Michael Cöllen

Paartherapie und Paarsynthese

Lernmodell Liebe

SpringerWienNewYork

Dipl.-Psych. Michael Cöllen
Hamburg, Bundesrepublik Deutschland

Printed in Austria

Druck und Bindearbeiten: Manz, A-1050 Wien
Graphisches Konzept: Ecke Bonk
Gedruckt auf säurefreiem, chlorfrei gebleichtem Papier – TCF
SPIN: 10630263

Mit 9 Abbildungen

Die Deutsche Bibliothek – CIP-Einheitsaufnahme

Cöllen, Michael:
Paartherapie und Paarsynthese : Lernmodell Liebe / Michael Cöllen. – Wien ; New York : Springer, 1997
ISBN 3-211-83006-5

ISBN 3-211-83006-5 Springer-Verlag Wien New York

Vorwort

Besondere Danksagung gebührt all denen, die in vielen Jahren durch ihre Liebe, ihre Ideen und engagierte Kritik wesentlich zur inhaltlichen Vertiefung und methodischen Ausdifferenzierung der Paarsynthese beigetragen haben. Tiefe Anerkennung empfinde ich für meine Familie, die mich mehr oder wenig geduldig begleitet hat.

Ganz besonders danke ich Ulla Holm, die diese Arbeit durch ihren großen Mut und ihre spirituelle Kraft vorangetragen hat. Regina Breitfuss gebührt Dank für die Faszination und Kreativität, die sie in die Anfänge der Paarsynthese hineingetragen hat. Aber auch den Ausbildungskandidaten und Kollegen gilt mein Dank, die mit ihrem Herzen, mit ihren Gedanken und mit ihrer Kraft diese Fortentwicklung der Paarsynthese ermöglicht haben: Eva Barkow-Lewinsky, Georg Barkow, Corinna Bestmann-Seidel, Christine und Jean-Paul Conrad, Peter Dörr, Jutta Fuchs, Drs. Peter und Wiebke Gräper, Dr. Irmgard Hartmann-Hagenstein, Hubert Hartmann, Doris Hodel Portmann, Martin Langos-Luca, Dr. Renate Luca, Walther Prym, Anne und Thomas Weber.

Hamburg, im Juli 1997

Michael Cöllen

Inhaltsverzeichnis

Vorbemerkungen

Das Prinzip der Androgynie ist wesentlicher Bestandteil von Paarsynthese. Darauf aufbauend werden heterosexuelle und homosexuelle Paare absolut gleichgesetzt. Daß trotzdem die Frau-Mann-Begrifflichkeit verwendet wird, geschieht in Anlehnung an das Yin-Yang-Prinzip des Tao.

Die Begrifflichkeit der Monade wird in der Paarsynthese im Sinn von Binswanger als Beschreibung des singularen Modus und damit anders als im Sinn isolierter Existenz nach Leibniz verwendet.

Die Begrifflichkeit der Synthese zielt hier auf Zusammenwirken und wechselseitige Durchdringung im *Liebenden Ineinander* der Dyade, nicht aber wie bei Hegel auf eine Höherentwicklung im Sinn von These – Antithese – Synthese.

Die Begrifflichkeit der Intimität umfaßt in der Paarsynthese nicht nur Körper, sondern auch Geist und Seele. Intimität als dynamische Verwirklichung von Liebe besitzt heilende Wirkung. Dieses Wirkprinzip dient daher als abgestuftes Agens in Paardynamik, Familie, Therapie und Gesellschaft. Die Therapeuten wenden deshalb in der Paartherapie zwar Intimität an, ohne aber sexuelle Handlungen zu begehen. Um Mißverständnissen und Mißdeutungen vorzubeugen, wird der Begriff *menschliche Dichte* als therapeutisches Basisverhalten synomym für Intimität verwendet.

Die Schreibweise *der Eine*, *die Andere* und *Beide* mit großen Anfangsbuchstaben soll dokumentieren, daß es sich jeweils um ein ganz bestimmtes Paar handelt.

Einleitung

Die Bedeutung unserer aktuellen Liebeskultur kann in ihrer zwiespältigen politischen Zeichensetzung nicht hoch genug angesetzt werden. Es geht dabei um ein Jubiläum besonderer Art: Innerhalb von fünfundzwanzig Jahren breitete sich im Gefolge der 68er die „sexuelle Revolution" aus, die Emanzipation der Frau und die Gleichberechtigung der Geschlechter. Letztere war erst 1958 als geltendes Recht per Gesetz in Kraft getreten. Insbesondere die Liebesordnung unserer Väter, weniger die unserer Mütter, wurde radikal von alten Gesetzen und enger Doppelmoral entrümpelt. Aber die zunehmende Freiheit brachte auch viele Risiken mit sich und ein Maß an Eigenverantwortung, das viele gar nicht erfüllen konnten. Ehe und Familie gerieten in heftige Turbulenzen.

Relativ schnell wurde in der BRD ein flächendeckendes Netz von Ehe-, Familien- und Lebensberatungsstellen eingerichtet. Nachdem gerade das Paar sich als Keimzelle jeder weiteren menschlichen Entwicklung herauskristallisiert hatte, mußte die Liebe als gesellschaftsbildender Prozeß verstanden werden. Liebe ist zwar nach landläufiger Meinung eine Himmelsmacht, dennoch unleugbar auch ein äußerst komplexer Lern- und Reifungsprozeß, der durch Kindererziehung, Stabilisierung der Persönlichkeit und des gesamten Lebensraumes noch erweitert wird. So wird die Liebe zum *Lernmodell für Menschlichkeit*. Zuerst erkannten die Kirchen diese zentrale Aufgabe und wurden aktiv. Staatliche Stellen folgten nach, wenn auch zögernder.

Fünfundzwanzig Jahre später sind durch tiefgreifende „Sparmaßnahmen" viele kirchliche Beratungsstellen bereits geschlossen worden. Die weitere Schließung der meisten dieser Stellen ist geplant. Eine sinnvolle Begründung für solche Maßnahmen zu finden, ist unmöglich. Denn jedes, aber auch jedes Argument, diese zu rechtfertigen, wäre widersinnig und zeigt nur Zwiespältigkeit und neue Doppelmoral auf. Der „Sittenverfall" liegt eben in diesen Sparmaßnahmen, nicht im angeblichen moralischen Verfall. Aus einer Liebesgesellschaft ist eine „Geld-Gesellschaft geworden, die vor allem den Narzißmus kennt" (Schmölders 1996). Gerade deshalb sollte nicht am Lernen der Liebe gespart werden. Im Zeitenfluß wandeln sich auch Form und Inhalt von Liebe. Deshalb muß dieses zentralste aller menschlichen Phänomene von jeder Generation immer wieder neu erlernt werden.

Bei der Bedeutung, die der Liebe in Geschichte, Kunst, Religion, Philosophie und Lebensgestaltung beigemessen wird, muß es verwundern, daß diese

Urkraft der Menschen heute immer mehr aus der Öffentlichkei ins Private verdrängt wird. Und in keiner Fakultät unserer Hochschulen, weder in Theologie, Medizin noch den Human- und Naturwissenschaften, wird Liebe, Intimität und Erotik als Fach oder gar als Prüfungsgebiet geführt.

Im Interesse des Lebens, der Natur und unseres Lebensraumes gilt es, andere Wege zu gehen. Die *Paarsynthese* bietet hier einen Ansatz. Sie begreift Liebe als psychodynamisches, kulturelles und politisches Geschehen, das Menschwerdung erst möglich und gleichzeitig sinnvoll macht. Die Wissenschaft der Zukunft – soll es eine geben – wird sich auf die Psychologie der Liebe richten müssen. Diese meint keineswegs eine reine „Paartheorie", sondern muß weitgefaßt verstanden werden.

Liebe und Intimität sind weltumspannende Kräfte, die in ihrer Vielfalt sonst gegensätzliche Pole zusammen führen. Sie zeigen den Weg zur Versöhnung zwischen Frau und Mann, zwischen Mensch und Natur, zwischen Völkern und Kulturen – sofern wir lernen, ihren psychologischen Gesetzen zu folgen. Die Liebe wird daher Forschungsfeld und Wissenschaft der Zukunft sein. Wie in der Vergangenheit das Ideal sich wandelte, vom religösen zum rationalen, zum Machtmenschen und hin zum kapitalistischen Menschen, so wird in Zukunft der liebende Mensch in den Focus der Betrachtung treten. Und wir brauchen diese Wissenschaft, wenn wir Leben auf unserem Planten weiterhin möglich machen wollen.

Die Zeitenwende hat aber schon begonnen. Parallel zur kapitalistischen Sinnkrise definieren sich Menschen mehr und mehr durch Liebe. Eine Umfrage des Bundesgesundheitsministeriums von 1992 ergibt: 80% der Bevölkerung halten Partnerglück für das Wichtigste im Leben. Die Liebesgemeinschaft und nicht mehr die soziale Gruppe ist für die eigene Befindlichkeit entscheidend. Diese sozialpsychologische Umwälzung verändert natürlich Bedeutung, Inhalt und Formenvielfalt von Liebe völlig. Zwar kennt die Liebe auch heute noch Ideale wie vor tausend Jahren, aber neue sind hinzugekommen. Der Liebesreigen eines Paares umfaßt heutzutage oft vier oder fünf sogenannte Paarzyklen mit jeweils sich verändernden Formen und Inhalten.

Solche Veränderungen bedeuten immer auch Krisen. Aber diese intimen Krisen der Paare dürfen nicht als Schuld oder Versagen der jeweiligen Frauen oder Männer mißdeutet werden. Deshalb ist es ärgerlich, wenn Politiker, Kirchenvertreter, Soziologen und Psychologen immer wieder den zunehmenden Egoismus der einzelnen Paare dafür ins Feld führen.

Gewichtiger als die Fehler der einzelnen Partner wirken die übergeordneten Strukturen unserer Kultur: Sie haben vor langer Zeit die Liebe aus Politik und öffentlichem Leben „abgespalten". Wie aber könnte Politik gedeihen, wenn die Liebe und die sie tragende Intimität aus den Grundsatzprogrammen der Parteien und Regierungen gestrichen und stattdessen abgedrängt werden in die sogenannte Privatheit. Wie „menschlich" kann dann überhaupt Politik, Verwaltung, Kirche und Staat noch sein?

Mit der *Paarsynthese* wird ein Konzept vorgelegt, das gerade auf Liebe als mächtigste, die Menscheit bewegende Kraft aufbaut. Die Psychologie der Liebe und des Paares wird umgesetzt in ein konkretes Handlungsmodell, angewandt in der Therapie von Paaren, Gruppen und Einzelnen. In seiner erweiterten Form wird es übertragen auf Institutionen, Belegschaften und Unternehmen, auf Organisationen und Parteien und damit auch auf Politik und Gesellschaft. Natürlich wird ein solches Konzept niemals umfassend genug sein, die Welt zu verändern, aber wir können auch nicht mehr darauf verzichten. Wir werden viele solcher Konzepte brauchen, um Leben und Gesellschaft zu erhalten und wieder menschlich werden zu lassen.

Paarsynthese ist kein neues Verfahren, sondern das Zusammenspiel der vorhandenen. Sie dient im erweiterten Sinn als Liebes- und Beziehungslehre, im engeren Sinn als methodenübergreifendes therapeutisches Modell. Die der Liebe innewohnenden Regeln und Gesetze wirken als Richtlinien für menschliches, professionelles, und politisches Handeln. Aus Psychologie, Sozialforschung, spiritueller Wissenschaft und therapeutischer Praxis wird ein schulenübergreifender Ansatz zum ganzheitlichen Leben mit Liebe in Partnerschaft, Familie und Gesellschaft hergeleitet. Er geht aus von einer *Dyadischen Anthropologie* und lehrt eine Psychologie des Paares. Darin verknüpfen sich innerseelische, paardynamische und umweltbedingte Kräftepotentiale in ständiger Wechselwirkung zu einem heilsamen Handlungs- und Therapiekonzept.

Die Verschmelzungsvorgänge der Liebe bis hin zum Orgasmus bergen brennpunktartig überraschend-logische Abläufe. Deren Analyse zeigt, daß im Mikrokosmos des Paares die Gestaltungsmöglichkeit des Ganzen liegt. Forschung, Lehre und Anwendung der Liebesdynamik vermögen die Förderung dieser höchsten menschlichen Energieform anzuregen, die Heilkraft der Intimität auf andere Beziehungsformen zu übertragen und die Sinnstiftung der Liebe gesellschaftsrelevant zu etablieren.

Paarsynthese wurde seit 1975 zunächst als therapeutische Behandlung von Paaren entwickelt. Sie löste sich von einseitiger Schulen- und Verfahrensbindung ab zugunsten einer übergreifenden und interkulturellen Synthese der vielgestaltigen Kräftepotentiale von Frau und Mann. Seit 1980 wird sie in verschiedenen Einrichtungen der Erwachsenenbildung in Form von Einzelseminaren, Kompaktcurricula und berufsbegleitend als 3jährige Weiterbildung zum Paartherapeuten gelehrt und angewandt. *Liebe als Lernmodell* kommt so als Dialogarbeit im klinischen, therapeutischen, pädagogischen und kirchlichen Bereich sowie in verschiedenen Unternehmenszweigen in Form von Job-, Team- und Führungskompetenz zur Anwendung. Sie ist gemäß der Eigenmodalität und Vieldimensionalität von Liebe nicht einer bestimmten Weltanschauung, einem festen Modell von Partnerschaft oder einer methodischen Richtung, nicht moralischen, sondern psychologischen Kriterien verpflichtet. Allein ineinandergreifendes Handeln aller methodischen Zugänge macht einen psychologisch und ökonomisch angemessenen Erfolg wahrscheinlich.

Grundannahmen daraus sind:

1. Das Paar und nicht der Mensch bildet die Grundform jeder humanen Existenz: Identität wird in der Intimität, Individuation durch Bindung gewonnen, Menschwerdung vollzieht sich in Partnerschaft. 2. Liebe als eigene Seinsform ist ganzheitlich und verwirklicht sich durch Intimität, die menschliche Existenz, Sinnfindung, Lust und Austausch umfaßt. 3. Liebe und Intimität sind notwendig privates und öffentliches Gut, unerläßlich zur Heilung von Mensch und Gesellschaft.

Ausgangspunkt der *Paarsynthese* ist ihre *Dyadische Anthropologie*, die wesentlich eine Philosophie der Lust, eine Theorie der Leidenschaft und Liebe, eine Psychologie des Paares und dessen Therapie umfaßt. Wir sehen darin den Ansatz zu einem neuen Lösungsverständnis für mitmenschliche Sozialisierung und darauf aufbauende Strukturen emotionaler, politischer und wirtschaftlicher Lebensformen. Die Paarsynthese reiht sich in die Tradition der Beziehungstheorien ein, die von Tao und Tantra über den französischen Positivismus Ende des vorigen Jahrhunderts, über Binswanger, Buber und Klages bis zu den Untersuchungen der modernen Neurobionik reichen.

Lernen durch und mit dem Partner steht dabei im Vordergrund. Dies ist dann ein gemeinsamer Entwicklungsprozeß der Partner, die sich gegenseitig stimulieren, konfrontieren, provozieren und evozieren, sich dadurch zu einer ersehnten Ganzheit vervollständigen, die sonst nirgendwo möglich, durch nichts ersetzbar und die zu erreichen nicht ein abgeschlossenes Ziel, sondern eine im Lebenslauf sich vollziehende Erfüllung bedeutet. Die Modalität einer Liebesbeziehung ist eine durchgehend andere als die sonstiger sozialer Beziehungen. Die Totalität der menschlichen Erfassung ist unvergleichlich, bedingt ihren Zauber, ihre Explosivität und ihre Zerstörungskraft. Dyade schafft durch hohe Verdichtung menschlicher Energie Existenz und Essenz. Die Trias von Gleichberechtigung, Androgynie und Ganzheit gilt dafür als Rahmenbedingung.

Männerprobleme sind dann immer auch Frauenprobleme und umgekehrt. Die notwendige Hinfindung zum eigenen Geschlecht, zum eigenen Selbst und zum anderen Geschlecht sind nur dyadisch in der Synthese von Frau und Mann zu erreichen. Die Partner werden angesprochen als Teil eines Ganzen, sie haben ihre Identität eben durch den Anderen in dieser Gestalt erst gewonnen.

In der psychotherapeutischen Arbeit mit der Liebe geht es nicht nur um Krankheit; das Leiden an der Liebe gilt nicht als heilungsbedürftig. Das Paar als Mikrokosmos im Makrokosmos lehrt uns: Der historisch übliche Zugriff auf die Einzelpersönlichkeit verbietet sich von selbst; das Paar ist Spiegel der Liebesunfähigkeit unserer Gesellschaft und einer defizitären Liebeskultur. Deshalb werden grundsätzlich andere Ziele angestrebt: Intimität als Heilkraft, die Versöhnung der Geschlechter, das Feiern der Ekstase und die Freude an den Sinnen. Über Individuation und Integration hinaus wird die Vereinigung männlicher und weiblicher Energie angestrebt: In einer Art Solidarpakt wird dem Einzelnen Vergangenheitsbewältigung erst möglich, Ahnenbotschaften abzulösen, elterliche Liebesmuster aufzuarbeiten, Altlasten abzubauen, um schließlich durch den Partner Selbstentfaltung und Androgynie zu lernen. Das dyadische Lebenskonzept vermittelt das intime Zusammenwirken zweier emanzipierter Persönlichkeiten in Gleichberechtigung und Ganzheit. Durch Androgynie und Resonanzenergie wird der Weg frei zur Synthese mit dem Gegenüber, ohne diesen zu „kolonialisieren". Die tiefe Gestaltung von Liebe und Beziehung durch Intimität führt so implizit zur liebevollen Weltgestaltung.

1. Kapitel

Zur Theorie der Liebe

1. Suche nach Liebe in den Wissenschaften

Das Zusammenwirken von Praxis und Wissenschaft, von Anwendung und Theorie ermöglicht in vielen Lebensbereichen, ein stimmiges Handlungskonzept zu entwickeln. Das könnte auch für Liebe und Intimität gelten, wird aber selten angestrebt. Erotik wird nicht an unseren Universitäten gelehrt, Lust und Ekstase werden nicht in Schulen und öffentlichen Bildungseinrichtungen vermittelt. Pflichtvorlesungen über Sexualität, Sinnlichkeit, Zärtlichkeit und lustvolle Leidenschaft gibt es nicht, weder für Psychologen noch für Mediziner, Juristen, Pädagogen oder Theologen. Forschung und Lehre intimer Beziehungen werden nur zögernd als notwendig akzeptiert. Ist es Hybris, Ignoranz oder Politik, dies zu unterlassen oder zu verbieten? Dürfen unsere Gesellschaft und Kultur diesen Fehler begehen? Können sie sich das leisten?

Diese Verdrängung und Abspaltung von Liebe, Sinnlichkeit und Lust aus Wissenschaft, Politik, Kirche und Verwaltung wirft viele Fragen auf nach dem Warum und Wozu. Ihre Beantwortung ist von Bedeutung, denn die Verbannung des Intimen in die Privatheit zeitigt unübersehbare Schäden für die Entwicklung jeder Zivilisation.

In der Kurzformel der Hippie-Bewegung *Make love not war* werden diese Folgen prägnant: Intimität als Gegenpol zur Aggression gehört notwendigerweise zur öffentlichen Lebensgestaltung. Sie kann und darf nicht sich selbst überlassen oder gar tabuisiert werden, weil sonst die Tendenz zur Zerstörung in den Vordergrund tritt.

Die Dyadische Anthropologie der Paarsynthese vertritt die Auffassung, daß Liebe und Intimität als solche schöpferisch und sinnstiftend sind. Nicht allein Streben nach Lust (S. Freud, 1856–1939), Streben nach Macht (A. Adler, 1870–1937), Streben nach Sicherheit und Nahrung (A. Maslow, 1908–1970) und Streben nach Sinn (V. Frankl, 1902–1997) bilden originäre Triebfedern menschlichen Handelns, sondern das Streben nach Liebe tritt zumindest gleichrangig neben die anderen Grundmotivationen. Die Art der Entfaltung und Gestaltung von Liebe und Intimität prägen und formen in entscheidender Weise Persönlichkeit, Mitwelt und Gesellschaft.

Wie weit den Liebenden selbst, aber auch ihren Verwandten, Freunden, Kollegen, sozialen Gruppen und politischen Kulturen diese Erfüllung gelingt, hängt von Faktoren ab, die hier im einzelnen noch darzulegen sind. Sie werden wesentlich durch die erlebte Intimität mit der Mutter schon in der eigenen Kindheit geprägt. Wird der Erwerb dieser „Lebenstechniken" behindert oder blockiert, etwa durch Angst oder Verlust einer Bezugsperson, wird auch die „capacity to make deep relationships" blockiert, schreibt Bowlby schon 1969. Er wird durch seine Untersuchungen über kindliches Bindungsverhalten und die von ihm angewandten empirischen Methoden zum wichtigsten Erneuerer der Psychoanalyse. So ebnet er den Weg zum tiefenpsychologischen Verstehen von Liebe und ihrer lebenslangen Dynamik.

Die Paarsynthese fügt im Sinn einer life-span-Theorie (Blanck u. Blanck 1968) hinzu, daß das Ausmaß an Intimität in den verschiedenen Bindungsformen von Kindheit, Pubertät und Partnerschaft stetig zunimmt, da die Totalität des liebenden Austausches von Körper, Geist und Seele nur langsam wachsen kann. Der Grad an intimer Verwirklichung fördert die Liebenden in ihrer Individuation und durch die ganzheitliche Wirkung von Intimität schließlich in allen menschlichen Prozessen. Diese Dynamik gilt bis zum Tod eines Partners – denn auch ihn begreifen wir als intimes Geschehen.

Diese lebenslange Bedeutung von Intimität zeigt, wie notwendig sie Teil des öffentlichen Interesses werden muß und wie sehr die Wissenschaft sich daher dieses Themas (wieder) annehmen muß.

Um solche Aussagen über die Bedeutung und Dynamik von Liebe auf wissenschaftlichen Boden zu stellen, sind drei Fragen zu klären: 1. Auf welche Weise können allgemeingültige Erkenntnisse und Wissen zu diesem besonderen Thema gewonnen werden? 2. Welche Institutionen und Wissenschaften sind geeignet, Aussagen über die Liebe zu treffen? 3. Welchem Erkenntniszweck sollen diese Aussagen dienen?

Die Ausgangslage ist verwirrend: Fast alle Wissenschaftsbereiche mit Ausnahme vielleicht der reinsten Naturwissenschaften, alle Weltanschauungen und Religionen, viele Institutionen und politische Instanzen, öffentliche Träger und private Vereinigungen geben Erklärungen, Gesetze, Vorschriften, Verhaltenscodices und Sinndeutungen zum Phänomen der Liebe.

Dichter und Poeten, Maler und Photographen, Journalisten und Redakteure, Sachbuchautoren, Film, Theater, Fernsehen und Radio, Frauenzeitschriften und Herrenmagazine liefern Ergänzungen, manche sogar die wesentlicheren Aspekte. Und sicher darf das Wissen der Laien, der Frauen und Männer selbst, das Wissen der Liebenden und Hassenden nicht übergangen werden: Sie sind wirkliche Fachleute, sie verkörpern die Liebe. Ihre Alltagstheorien sind genauso wichtig wie die von Anthropologie, Soziologie oder Psychologie.

Es stellt sich jedoch die grundsätzliche Frage, ob Liebe überhaupt Gegenstand exakter Forschung sein kann und darf. Die wissenschaftliche Analyse, Auswertung und Erklärung der Liebesdynamik zwischen Frau und Mann scheint ein Paradoxon in sich. Da prallen zwei Welten aufeinander, wobei die rationale die heilige Welt der Liebe zu entweihen droht. Der Philosoph Ton Lemaire (1975) fürchtet solche Wissenschaft, weil „Denken ein Eindringen in diese subtilste aller Welten darstellt, zu der allein die Poesie mit verhaltenem Atem Zugang hat". Meine pubertierende Tochter hat in ähnlicher Weise meine ganzen Überlegungen zum „Lernmodell Liebe" für sich selbst in Minuten verworfen, da die Liebe das letzte Natürliche auf dieser Welt sei. Bei intensiver und tabufreier Betrachtung allerdings wird gerade augenscheinlich, daß die Liebesdynamik bestimmten Gesetzen gehorcht, die durch Beobachten und Denken sehr wohl erfaßt werden können. Dann kann auch größere Kenntnis und planerisches Einbeziehen von der in sich logischen Welt der Liebesgefühle enormen Einfluß auf die menschliche Entwicklung nehmen.

Vielleicht läßt sich noch etwas retten. Dazu benötigen wir nach unserem Verständnis eine genaue Begrifflichkeit, die thematische Bezogenheit und Definition, die Abgrenzung zu Nachbarwissenschaften und das wissenschaftliche Instrumentarium, mit dem geforscht wird.

Trotz allem bleibt festzuhalten: Eine alle Implikationen verbindende und daher verbindliche Definition der Liebe gibt es nicht. Eine widerspruchsfreie Aussage über Liebe ist nicht möglich, da der Widerspruch selbst Teil ihres Wesens ist. So ist in Knaurs Lexikon von 1956 das Stichwort Liebe gar nicht aufgeführt; im Psychologischen Wörterbuch von F. Dorsch (1963) wird zur Definition von „Liebe" lediglich Empedokles zitiert und die Unterteilung in Eros, Philia, Agape, Epithymia und Passio erwähnt; in der über 1500 Seiten starken Darstellung der Integrativen Therapie (Petzold 1993) wird sie lediglich achtmal als Begriff genannt – ohne jede Abhandlung.

Als Folge gehen Definitionen und Ergebnisse der Sozialpsychologie zur Erforschung intimer Beziehungen, wie Witte (1994) sie in seinem Lehrbuch darstellt, kaum über Alltagstheorien hinaus. So kommen beispielsweise Sternberg u. Grajek (1984), Vertreter der Kognitiven Psychologie, bei der Überprüfung der Balancetheorie nach Heider (1946) zu dem Ergebnis, daß für die Liebesbeziehung als besonders intensive Form von Kleingruppe Ähnlichkeit einerseits und Gegensätzlichkeit andererseits wichtig sind.

Leichter zugänglich könnte das Phänomen Liebe über die Erforschung der Qualität werden, denn da herrscht allgemeiner Konsens, daß sie eben nicht nach Quantität bemessen wird. Aber zur Alltagstheorie von Liebe gehört auch, daß allein die „Qualitäten eines guten Liebhabers" oder die einer „tüchtigen Hausfrau" nicht die ganze Liebe seien. Ohne diese beiden entgegengesetzten Qualitäten kommt die Liebe zumindest in einer langfristigen Partnerschaft allerdings kaum aus. Im Bereich Sexualität rückt der Streit um Qualität und Quantität häufig in den Focus ehelicher Krise: Der männlichen Bewertung wird mehr der quantitative, der weiblichen mehr der qualitative Aspekt zugesprochen. Expressis verbis heißt die Frage: Was ist von mehr Wert: dreimal in der Woche wenigstens Geschlechtsverkehr zu haben oder viermal pro Jahr, dafür aber von höherer Intensität? Sehr schnell kommt noch die differenzierende Qualitätsfrage dazu: Wie hat nämlich dieser Geschlechtsverkehr vor sich zu gehen: langsam, zärtlich und/oder leidenschaftlich, wild und schnell?

Noch aber geht es nicht um die Beantwortung solcher Fragen, sondern darum, welche der Quellen und Wissenschaften geeignet scheinen, über die Liebe grundlegende Aussagen zu machen. Allerdings wäre es töricht und würde dem Grundgedanken von Polarität und Synthese widersprechen, bei der Suche nach der rechten Erkenntnistheorie und Wissenschaftsmethode gewisse Zugänge aufzunehmen, andere aber von vorneherein auszuschließen. Andererseits können wir bei der vorhandenen Vielfalt der Aussagen zur Liebe nicht alle anführen und müssen eine Auswahl anhand von bestimmten Kriterien treffen.

Wir wählen als Referenztheorien diejenigen aus, die dem Thema Liebe eine entsprechend zentrale Bedeutung zugemessen haben und möglichst umfassend alle dazugehörenden Phänomene betrachten. Die Auswahl engt sich weiter dadurch ein, daß nur jene Theorien, Forschungen und Verstehensansätze einbezogen werden, die der Liebe inhärente Bewertungmaßstäbe zur Verfügung stellen. Liebe und Intimität erfahren danach in all ihren Einzelerscheinungen gleichberechtigte Wertschätzung. Sie werden nicht hierarchisch in ein übergeordnetes Wertesystem eingefügt oder darauf bezogen. Sexuelle Lust z. B. hat in sich selbst Wert – und nicht dadurch, daß sie einer Tugend oder einem sittlichen Verhalten zugeordnet wird. Desgleichen sind moralische Abstufungen oder ethische Bewertungen ausgeschlossen. Eine Unterteilung je nach dem Grad der Selbstlosigkeit oder nach Wertung von körperlicher und seelischer Liebe oder nach Normalität bzw. Abnormität verbietet sich von selbst. Homo- und Heterosexualität, platonische Liebe und sexuelle Lusterfüllung, allein oder zu zweit oder mit mehreren, Monogamie, Zeit-, Zweit- oder Drittehen oder Lebensabschnitt-Begleitung, alle Erscheinungen der Liebe sind gleichermaßen bedeutsam.

Hierbei wird deutlich, daß klassische Philosophie und Wissenschaft nahezu versagt haben. Sie erklärten die Liebe als nicht wissenschaftsfähig, als unseriös oder ordneten sie den Wert- und Morallehren der Kirchen zu. Die Liebe als zentrales Forschungsthema wurde von den Universitäten verbannt und von der Politik zur Privatsache erklärt. Historisch gesehen förderte diese Nichtbeachtung – möglicherweise ganz unbeabsichtigt – die Entwicklung intimer Freiheit und Autonomie. Liebe als Privatsache geriet so zum Gegenüber von Ehe und Familie als öffentlichem Gut. In der Folge wurden letztere als tragende Säulen der Gesellschaft rechtlich geschützt, gefördert und vielfach beforscht. Im Ergebnis kam es dadurch zu einer unreflektierten Bevorzugung traditioneller Beziehungsgestaltung statt kreativer Paardynamik. Leidenschaft und Begierde wurden über Jahrhunderte zur Sünde erklärt oder z. B. von Kant 1781 als „Krebsgeschwür der reinen Vernunft" denunziert. Starres Festhalten am Monogamiemodell machte so lange blind für die inneren Prozesse der Liebe, machte Individuum und Gesellschaft zu Analphabeten der Liebe, entmündigte in Wirklichkeit den Einzelnen, am Gelingen dieser Gefühle zu arbeiten.

So ist es nur zu verständlich, daß der zunehmenden Freiheit nach dem 2. Weltkrieg, die Intim-Beziehung mit allen Freiheitsgraden und Lebensformen selbstverantwortlich zu gestalten, vielfaches Scheitern und Mißlingen folgten. Auf dem Weg in die individuelle Selbstbestimmung wurde die öffentliche Unwissenheit und immer noch wirksame Tabuisierung der Liebe kaschiert.

Daran tragen nicht zuletzt Freud selbst, der Vater aller Psychotherapie, und seine Schüler Mitverantwortung. Denn sie, mit ihrer „lieblosen Psychoanalyse" (Gaylin 1987), untersuchten nur Eros und Sexus als Triebenergie, ohne auf die Liebe als solche zu achten. Dann definierten, diagnostizierten und reduzierten sie menschliche Sehnsucht nach Verschmelzung und Hingabe zum Schaden mancher Patienten als neurotisches Regressionsbedürfnis (Willi 1975, 1978; J. G. Lemaire 1980). Erst in jüngster Zeit werden diese Aussagen von manchen Autoren revidiert (Willi 1985, 1991, 1996).

Kein Wunder, daß bei solchem Versagen herkömmlicher Wissenschaft sich unkonventionelle Außenseiter dieses Themas annehmen. Neurowissenschaften wie z. B. Neuroinformatik, Neuropsychologie und Neurobionik versuchen die Beziehung von Geist und Gehirn, von Gefühl, Körper und Geist, Ich und Gehirn zu klären. Es geht dabei um vernetztes Verstehen aus Biologie und Physik, Psychologie und Philosophie. Liebe als Selbstorganisation des Geistes, als epigenetische Organisation oder als Organisation intrinsischer Kriterien in einer nichtlinearen Dynamik – so ließe sich diese menschliche Regung auch beschreiben. Mit ungewohntem Selbstverständnis berufen sich diese Wissenschaftler dabei gerade auf Platon. Sie vertreten einen neuen Dualismus und dessen Theorem von der Unabhängigkeit des Geistes und der Gefühle von Materie und Körper.

Danach sind Körper und Geist nicht notwendigerweise aufeinander angewiesen. Phänomene des Geistes sind auch außerhalb eines Körpers existent. Die Erkenntnisse der alten Neurochirurgie über neuronale Vernetzungen greifen danach zu kurz, vermögen nicht die Phänomene des Geistes zu klären. Das neue Selbstbewußtsein dieser Wissenschaften geht soweit, zu behaupten, daß die heutigen Philosophen in der Klärung dieser Fragen der Neurobionik weit hinterherhinken (Bunge 1980; Creutzfeldt 1981; Popper u. Eccles 1989; Fedrowitz et al. 1994). Ein erklärtes Ziel dieser Wissenschaften ist es, fühlende Apparate zu entwickeln, außerhalb jeder Kreatur. Einen Roboter zum Geliebten?

Was hat das zur Folge für das Erleben, Ausdrücken und Austauschen von Liebestaumel und Liebesschmerz? Was kann dann der richtige Zugang und die richtige Methode sein, Erkenntnisse über die Liebe zu gewinnen? Und wie können diese uns dienen, Leben umfassend menschlich zu gestalten?

2. Phänomenologie als Erkenntnisweg zur Liebe

Es erscheint in sich stimmig, lohnend und notwendig, sich auf die vielfältigen Erscheinungsformen der Liebe zu besinnen, diese zu verstehen und zu ordnen und dadurch zu einem lebensgültigen Erkenntnisansatz zu gelangen. Stimmig ist es deshalb, weil das Phänomen Liebe in aller lebenden Welt zu Hause ist. Lohnend erscheint dieser Zugang, weil alle Menschen dieser Welt auch ohne lange Vorklärung wissen, was Liebe meint. Und notwendig schließlich wird ein solches Vorgehen, weil allein die Liebe als alle Kulturen übergreifendes Phänomen die Chance bietet, der Zerstückelung der menschlichen Lebenswelt Einhalt zu gebieten und ihre Gegensätze zu versöhnen.

Als wissenschaftliche Methode des Verstehens von Liebe und Dasein vertritt Binswanger (1881–1966) diese Richtung. Ihm ist es gelungen, Gültigkeit und Vorrang der Phänomenologie für das Erleben und Verstehen von Liebe vor allen anderen Ansätzen zu beweisen.

Er gibt dem Sein den Vorzug vor dem Denken und lehnt das „cogito, ergo sum" von Descartes (1637) und dessen geistigen Nachfahren ab. Seine Psychologie geht vom Wir im wesentlich umfassenderen Sinn als die Psychoanalyse und die akademische Psychologie der kognitiven Theorien aus. Empirie und Scientistik sind für ihn nur „geistlose Menschenkennerei". Empirisch-wissenschaftliche Methoden lehnt er ab. Er kritisiert die sich naturwissenschaftlich gebärdende Psychologie, da diese das Menschsein nicht nur in „Ereignishaftigkeit oder Funktionshaftigkeit" (Binswanger 1942) einzwänge, sondern den Logos der Psyche völlig verfehle, indem sie Methoden und Begrifflichkeit der Naturwissenschaft entleiht. So versperrt sie sich selbst den Zugang zu ihrem eigentlichen Sachgebiet und wird dadurch zum künstlichen Herd einer Unmenge psychologischer Scheinprobleme.

Nach Binswanger ist allein die Phänomenologie wegleitend für Daseinserkenntnis, da sie als Erkenntnismethode nicht auf bloße Tatsachen-Erkenntnis und hypothetische Theorie abzielt, sondern „den Respekt vor den Phänomenen über alles setzt und in der Ausschöpfung des Gehaltes derselben ihren Sinn und ihr Ziel erblickt". Phänomenologie wird so zur Umwandlung individueller Anschauung in „Wesenserschauung". Bis hierher sieht er sich auch in Übereinstimmung mit Husserl. Im Gegensatz zu ihm aber geht er davon aus, daß sich in der Liebe die individuelle Anschauung ganz von selbst, nicht als Anstregung und Methode, sondern als Gunst und Gnade in Wesensanschauung wandelt. „Sie verbleibt damit nicht in der deskriptiv-erkennenden Wesensanschauung im transzendental-reinen Bewußtsein, sondern sie stellt Wesenseinbildung in der Realisierung transzendentalen Bewußtseins dar" (zit. nach Herzog u. Braun 1993). Diese Sicht wird durch Hans-Georg Gadamer (1986) erneut vertieft, der den abgelöst-verallgemeinernden Methoden der Scientistik und ihrer angeblichen Objektivierung vorwirft, die Besonderheit der jeweils erkennenden Person zu vernachlässigen.

Was hat das aber mit unserer Suche nach der rechten Wissenschaftsmethodik für Liebe zu tun?

Nach Binswanger ist die Liebe die unentbehrliche Grundlage aller Daseinserkenntnis, nicht aber Intentionalität (Buber 1958) oder Bewußtsein (Descartes 1644) noch Existentialität (Heidegger 1927), weder Theorie noch

Prinzip von Ich und Welt, sondern allein das „duale oder erotische Problem von Zeit und Ewigkeit". Liebe dient als Schlüssel zur Daseinserkenntnis. Sie ist nicht wie die naturwissenschaftliche Psychologie auf Funktionalismus gerichtet.

Tatsächlich spielen bei unserer Wahl von wissenschaftlichen Methoden und Nachbardisziplinen die Überlegungen Binswangers eine große Rolle. Dieser Respekt vor den Phänomenen, den er der Phänomenologie als Methode vor der naturwissenschaftlichen Psychologie zuschreibt, stellt nämlich die Verbindung zu einer ganz anderen Welt her, die für unsere Arbeiten zur Paarsynthese im Zusammenspiel von weiblich und männlich unverzichtbar ist: zum Taoismus. Dieser gewinnt alle seine Erkenntnisse durch reine Phänomenologie, zeitigt das Dasein als ein Universum von männlich-weiblichen Erscheinungen, die sich in rhythmischer und ewiger Wiederkehr aneinanderfügen, nicht hierarchisch-vertikal, sondern zirkulär und gleichberechtigt einander zugeordnet. Dabei ist im einzelnen Phänomen immer die Struktur des Ganzen enthalten und umgekehrt.

Überprüfen wir daraufhin die empirischen Methoden der modernen kognitiven Sozialpsychologie, erfüllen sich Binswangers Einlassungen fast erschreckend. So wird im „Lehrbuch Sozialpsychologie" (Witte 1994) im Sachregister der Begriff „Seele" nicht einmal angeführt. Von G. H. Mead (1863–1931) als einem der Begründer dieser Disziplin wird der Begriff der „substantiellen Seele, die von Geburt an den Menschen mit einem individuellen Ich ausstattet", bewußt aus diesem Forschungsbereich zwecks Überprüfbarkeit und Effektivitätskontrolle ausgeklammert.

Diese „Seelenlosigkeit" so beforschter Liebe, intimer Beziehungen und Partnerschaft läßt dann die Ergebnisse mitunter trivial erscheinen, da aufgezeigte Zusammenhänge als Alltagstheorien längst vorhanden sind (Schild 1990). Der Erkenntniswert für Nachbardisziplinen, für die Paare selbst und für deren Therapeuten bleibt gering: „Zusammenfassend ist festzustellen, daß Liebe und Verliebtheit unterschiedlich wahrgenommen werden ... Liebe wird für bedeutsamer und weniger oberflächlich erachtet ... Eine Liebesbeziehung soll vor allem partnerschaftlich-symmetrisch gestaltet sein, zugleich aber auch leidenschaftlich" (Kraft u. Witte 1992).

Solche Erkenntnisse führen aber leider noch längst nicht zu einem Dialog der Seelen und Körper. „Die an der Effektivität und Effizienz festgemachte utilaristische Ethik, die rasche Symptombeseitigung und konkrete Problembewältigung in den Mittelpunkt ihrer Auffassung stellt, bleibt allzu sehr einem gefährlichen Zeitgeist unkritisch verhaftet. Überträgt man das empirisch-positivistische Wissenschaftsideal auf die Menschen und Kulturwissenschaften, so muß es ganz zwangsläufig zu einer Reduzierung der Fragestellungen, im extrem auf neurophysiologische Forschungsthemen der Informationsverarbeitung hinauslaufen und zu einer Abstrahierung von konkreten geschichtlichen und gesellschaftlichen Einflüssen wie zur Trivialisierung der zu erforschenden Themen kommen. Wird die Subjekthaftigkeit der Seele ausgeschaltet, ist dies das automatische Ergebnis" (Mertens 1995).

Daß diese Position gegenüber heutigem Wissenschaftsverständnis von kognitiver Psychologie eher auf Ablehnung stößt, müssen wir mit Traurigkeit im Herzen zur Kenntnis nehmen.

3. Sozialpsychologischer Ansatz zum Verständnis von Liebe und Intimität

Der radikale Standpunkt Binswangers in seiner Ablehnung aller naturwissenschaftlichen Psychologie muß dennoch relativiert werden. Es ist sicher das besondere Verdienst von Witte (1994), aus diesem Dilemma reiner Empirie moderner Sozialpsychologie einen Ausweg zu suchen, zumal diese schon seit Simmel (1921), besonders aber in den letzten zwanzig Jahren erhebliche Anstrengungen zum Verständnis von intimen Beziehungen und von Paar- und Familiendynamik unternommen hat. Er benennt als Schwesterdisziplinen der Sozialpsychologie die Kultur-Anthropologie und Soziologie, die für unsere Betrachtungen ebenfalls entscheidend sind.

Vertreter der Anthropologie sind vor allem Ruth Benedict (1960), Magaret Mead (1951, 1958) und G. H. Mead (1968). Die wissenschaftliche Methode dieses Vorgehens ist die Hermeneutik und führt bei G. H. Mead zum Symbolischen Interaktionismus. Ihre Studien haben uns aufschlußreiches Wissen über die Gestaltung der sexuellen Entfaltung und über die Liebesbeziehungen zwischen Eltern und Kindern und die zwischen Frau und Mann bei den Naturvölkern geliefert. Lange Zeit glaubte man, daraus „natürliche" und damit normale oder gesunde Formen von Liebe ableiten zu können. Die Soziologie bzw. die soziologische Sozialpsychologie ist begründet von Max Weber (1864–1920), Emile Durkheim, Karl Marx usw. und untersucht den Einfluß gesellschaftlicher Bedingungen auf Sozialverhalten, soziale Interaktionen, Regeln und Rollen und soziale Ereignisse. Als Hauptmethode verwendet sie die Umfrage. Ihre Ergebnisse brachten Licht in das Dunkel der Schlafzimmer, lösten viele Skandale aus und lehrten vor allem, daß es eine einheitliche Norm von Liebe und Sexualität nicht gibt. Schockierendste Erkenntnis daraus war, daß zwischen öffentlicher Moral und privatem Intimverhalten eine nicht schließbare Kluft besteht. Danach ist beispielsweise sexuelle Untreue, statistisch gesehen, sehr viel „normaler" und weit mehr verbreitet als Treue (Bornemann 1978; Hite 1978, 1988; Schnabel 1992; Füller 1992). Die psychologische Sozialpsychologie hat Einstellungsforschung, experimentelle Kleingruppen-Forschung, kognitive Theorien und soziale Motivation zum Gegenstand. Wichtige Begründer sind Allport (1924, 1949) und Kurt Lewin (1890–1947). Scientistik und Aktionsforschung gelten hier als zentrale Forschungsmethoden. Im Rahmen solcher Kleingruppen-Forschung wurde denn auch die Vielzahl an empirischen Untersuchungen zu Liebe und Partnerschaft durchgeführt.

Die Kritik an Umfrage und Experiment als ausschließliche wissenschaftliche Methoden ist nach Witte (1994) so laut geworden, daß immer stärker ein

Paradigmenwechsel von der experimentellen zur phänomenologischen Forschung zu fordern sei. Wenngleich durch Hermeneutik, Umfragen und empirische Erhebungen wichtige Teilerkenntnisse über das Verhalten in Liebe und Partnerschaft gewonnen wurden, so helfen sie nur wenig, Psychodynamik und feinstoffliche Prozesse der Liebe zu verstehen. Witte selbst tritt nicht für Paradigmenwechsel ein, sondern arbeitet an einer Paradigmenanreicherung. Das könnte z.B dadurch geschehen, daß die Partialmethodologien miteinander kombiniert werden, d. h. Umfrage, Experiment, Phänomenologie und Aktionsforschung gemeinsam zur Anwendung kommen. Um die Vielfalt der Phänomene zwischen Individuum und dessen gesellschaftlicher Beeinflussung besser einordnen zu können, übernimmt Witte den Systembegriff: Ein Individuum ist danach immer ein offenes System. Mit Habermas (1981) ist hervorzuheben, daß eine funktional-strukturelle Systemtheorie notwendig gebunden ist an Sinnbildung durch Dialogsituation. Damit ist die Brücke zum Paar als kleinstem sozialen System wieder hergestellt. Um nun soziales Handeln und darin enthalten auch die Liebe zu begreifen, werden in der Sozialpsychologie heute üblicherweise kognitive Theorien und Erklärungsmodelle, denen im wesentlichen Kausalerklärungen zugrunde liegen, herangezogen. Die wichtigsten seien hier unter dem Aspekt von Liebe kurz vorgestellt.

3.1 Reaktanztheorie

Auf die Liebe angewandt erklärt sie folgendes: In der Regel haben wir alle die Erwartung (kognitives Subsystem), daß wir in Freiheit über unsere Gefühlszuwendungen (konatives Subsystem) entscheiden dürfen. Werden wir nun zur Liebe gezwungen, insbesondere zu Sexualität und Geschlechtsverkehr, entsteht Reaktanz, das heißt ein Bedürfniszustand (affektives Subsystem), der versucht, die Freiheit in diesem Bereich wieder herzustellen. Dies geschieht in der Regel durch Aggression oder durch Verweigerung.

3.2 Dissonanztheorie

Als eine der wichtigsten Theorien der modernen Sozialpsychologie betrachtet sie das kognitive Subsystem als ihren Schwerpunkt und geht daher von folgenden zentralen Annahmen aus:

1. Dissonanz entsteht, wenn eine Person zwei widersprüchliche Eindrücke über soziale Ereignisse oder Personen empfängt.
2. Je wichtiger die dissonanten Eindrücke sind, umso stärker die Dissonanz.
3. Je stärker die Dissonanz, umso gefährdeter die Identität der Person. Die Notwendigkeit, steigende Dissonanz zu reduzieren, ist dann unumgänglich.
4. Reduktion von Dissonanz erfordert eine innere Einstellungsveränderung oder eine Verhaltensänderung.

Demnach entsteht besonders nach schwierigen Entscheidungen eine Dissonanz, nach einer erzwungenen Einwilligung in eine Handlung oder bei Handlungen, die von der eigenen subjektiven Norm abweichen, und bei widersprüchlichen Wahrnehmungen im Vergleich zu anderen Personen. An der Weiterentwicklung der Dissonanztheorie mit Untersuchungen zur Reduktion von Dissonanz hat besonders Witte (1980) gearbeitet. Danach kann Dissonanz durch Kompensation sowohl im affektiven, im kognitiven wie auch im konativen Subsystem beseitigt werden. Es geht dabei immer um Sicherung der eigenen Identität. Dabei müssen Informationen linear integriert und flexible Grenzziehung ermöglicht werden.

Auf die Liebe angewandt bedeutet dies, daß Abgrenzung gerade innerhalb und eben nicht außerhalb der Beziehung geübt werden muß. Zur Kompensation von Reaktanz oder Dissonanz bedarf es des intensivierten Informationsaustausches und der Informationsverarbeitung zwischen den Partnern. Die Bedrohung der eigenen Identität durch abweichende Erwartungen des Partners oder Enttäuschungen der eigenen Erwartungen haben notwendig einen erhöhten Erregungszustand zur Folge, der Kräfte zur Beseitigung der Dissonanz mobilisieren soll. Das erklärt die oft Stunden und Nächte dauernden, nervenzerfetzenden Diskussionen und Streitereien bei Partnerkrisen. Es erklärt aber auch, daß Rückzug in trotziges Schweigen die Dissonanz noch steigert und die Krise vertieft.

3.3 Attributionstheorie

Sie stellt gleichermaßen den Versuch dar, aus Alltagstheorien heraus soziale Bedeutungs- und Ursachenzusammenhänge nachzuvollziehen. Wesentliche Grundannahmen sind dabei:

1. Personen suchen Erklärungen für soziales Geschehen.
2. Die gewonnenen Erklärungen hängen ganz von den Informationen ab, die die handelnden Personen besitzen. Die Erklärungen unterscheiden sich durch Ursachen mit sachbezogenen Erklärungen und durch Gründe mit personenbezogenen Erklärungen.

Für Liebende meint das konkret, daß es von großer Bedeutung ist, die Handlungen der Partner in ihren Motiven zu erkennen, Begründungen dafür zu finden und den Zusammenhang zwischen Handlung, Begründung und Ursache zu erkennen. Der gegenseitige Informationsstand entscheidet dabei über die Verwertung. Hierzu benötigen die Liebenden sehr viel Informationsaustausch bzw. Dialogkompetenz, um sich in ihren einander bedingenden Zusammenhängen verstehen zu können.

3.4 Austauschtheorie

Sie hat besondere Bedeutung für die Forschungen zu Liebe und Partnerschaft gewonnen. Sie wurde von Simmel (1885–1918) entwickelt, dann von Homans

(1950, 1961) und Thibeaut u. Kelly (1959) auf intime Beziehungen angewendet und von letzteren zu einer „Theorie der Interdependenz“ erweitert. Die Analogie zu ökonomischen Prozessen spielt dabei als Metatheorie eine große Rolle. Zunächst allerdings besagt die Austauschtheorie nur, daß die Beziehung zwischen Menschen aus Geben und Nehmen sozialer Güter besteht. So werden zu Weihnachten Geschenke ausgetauscht. Über den Austausch von Sachgütern hinaus geht es hier um den Austausch von Beziehung: Frau und Mann tauschen in ihrer Intimität Körpererleben, Gefühle, Alltagsgeschehen, Sinnfindung und Zeit miteinander aus.

Früher legten Heiratsregeln für Frau und Mann diesen Austausch fest, heute liegt er allein in den Händen des Paares. Natürlich geht es dabei in erster Linie nicht um ökonomisches Gewinnstreben, sondern darum, die Beziehungsweise zu definieren und zu stabilisieren. In der Praxis der Paartherapie zeigt sich allerdings, daß bloße Aushandlungsregeln, also Verträge über einen gleichberechtigten Austausch, in der Regel selten zu einer Stabilisierung der Beziehung oder zur Aufhebung der Zerrüttung führen.

3.5 Equitytheorie

Die Equitytheorie klärt Handlungsmotivationen und ergänzt so die genannte Austauschtheorie (Walster et al. 1978). Sie mildert deren kapitalistische Grundtendenz durch das im Menschen angenommene Streben nach sozialer Gerechtigkeit. Auf Liebende angewandt: Diese versuchen durchaus, eigenen Gewinn zu maximieren bzw. den Verlust zu minimieren. Sie tun dies automatisch dadurch, daß sie nach Selbstbestätigung in der Beziehung streben mit dem Ziel, die eigene Identität zu wahren bzw. aufzubauen und zu stabilisieren.

Kommt es nun zu einem Ungleichgewicht, liegt im kognitiven Subsystem des Partners eine Abweichung vom gerechten Wert vor. Diese Abweichung erzeugt im affektiven Subsystem ein unangenehmes Gefühl, das zu einer Veränderung durch das konative Subsystem zwingt. Die Partner versuchen die scheinbare Ungerechtigkeit abzubauen, indem sie entweder den eigenen Einsatz (konativ), den erhaltenen Beitrag (konativ) oder die innere eigene Erwartung (kognitiv) verändern oder die Austauschbeziehung schließlich beenden (konativ). Oder aber sie versuchen, den Austauschpartner zu verändern (konativ).

Die Motivationen der Menschen richten sich in der Regel darauf, Gewinne für sich zu erreichen, den Kräfte-Einsatz zu verringern, also lieber am Partner als an sich selbst etwas zu verändern. Diese Regeln gelten besonders und immer, sobald die eigene Identität bedroht ist. Ist die erlebte Ungerechtigkeit allerdings nicht mehr kompensierbar, kommt es zu Trennung oder Partnerwechsel.

Nach Untersuchungen von Berscheid, Walster und Bohrnstedt 1973 ist die Zufriedenheit in ehelichen Beziehungen tatsächlich umso größer, je ausgewogener der Austauschprozess abläuft. So ist es nicht verwunderlich, daß einige paartherapeutische Methoden auf dem Versuch aufbauen, den Austausch zwischen den Partnern per Vertrag festzulegen, um so ein Gleichgewicht zwischen Input und Output und damit Gerechtigkeit zwischen den Partnern herzustellen (vgl. Lederer u. Jackson 1972). In der Praxis zeigt die Anwendung der Equity-Theorie auf intime Beziehungen nur geringen Erfolg. Liebe und Intimität kennen doch noch andere Motivationen als Gewinnmaximierung, Identitätsstabilisierung und Gerechtigkeit. Diese sind sicherlich wichtige Motivationen, doch offensichtlich spielt über das Nehmen hinaus das Geben in der Liebe eine zentrale Rolle. Die aktive Hingabe der Liebenden reicht manchmal bis in den Tod, ohne Rücksicht auf die eigene Existenz.

Außer den genannten kognitiven Erklärungsmodellen zum menschlichen Beziehungsverhalten gibt es natürlich viele andere. Nach Witte (1994) sind inzwischen reine Kausalerklärungen für soziales Handeln als unzureichend erkannt worden. Daher will er die Scientistik um die Phänomenologie erweitern. Der Systembegriff hilft ihm dabei, die Schwierigkeiten zwischen den Methoden zu überwinden. Dann gälte es allerdings, Steuerungsvorgänge im System und Abgrenzung zu anderen Systemen zu klären. Die Kombination naturwissenschaftlicher und sozialpsychologischer Themen bleibt auch dann schwierig.

3.6 Systemtheorie

Gregory Bateson (1979) hat zur Systemtheorie sechs Thesen aufgestellt:

1. Ein System besteht aus verschiedenen Teilen, das zu einem Ganzen organisiert ist. Lebende Systeme sind mit Geist versehen und handeln letzten Endes intelligent. Evolution ist somit ein intelligenter und gleichzeitig ökologischer Prozeß.
2. Alle Teile kommunizieren. Organisation findet statt durch Kommunikation und Austausch von Information.
3. Energie als wirkende Kraft ist nur beigeordnet. Gundlegender ist Information. Erst durch Information in Form gebrachte Energie führt zur gestalteten Materie. Energie dient lediglich dazu, das System zu versorgen bzw. die Organisation von Information zu ermöglichen. Zitat: „Der Geist ist das Primäre. Ob viel oder wenig Energie, immer ist es der Geist, der bestimmt, wie diese Energie genutzt wird."
4. Sämtliche Geistsysteme, also lebende Wesen, sind nur zu verstehen durch zirkuläre und komplexe Erklärungsmodelle. Alle linearen, kausalen und Wenn-Dann-Beschreibungsprozesse erfassen nur punktuell.
5. Alle Information ist kodiert und wird je nach Lebewesen spezifisch organisiert. Die Art und Weise, wie Information organisiert wird, zeigt, wie diese Organisation verändert werden kann.
6. Alle Organisationen weisen eine Hierarchie mit logischen Typen (Russell 1984) auf: Die Ebenen der Organisation sind je nach ihrer Komplexität

einander über- oder untergeordnet. Je mehr Ganzheit dabei zustande kommt, desto höher ist der logische Typ angesiedelt. Die höchste Ebene ist der Kosmos.

Als „kleinstes soziales Subsystem“ (Witte 1994) ermöglicht das Paar in seinem hochkomplexen Wesen mehr Ganzheit als andere Beziehungsformen. Was liegt näher, als das Paar als Grundlage aller Systeme zu sehen, als logischen Urtypus? Die Systemtheorie stellt von daher für die Paarsynthese eine Möglichkeit sinnvoller Einbettung in Wissenschaftskonzepte dar. Und sie geht noch weiter:

Die wichtigsten Merkmale eines Systems sind nach Parsons Strukturfunktionalismus (1966) drei Funktionen: Orientierung, Steuerung im Inneren und Abgrenzung nach außen. Luhmann (1982) differenziert in seiner „funktional-strukturellen Systemtheorie“ bzw. in der daraus entwickelten Theorie selbstreferentieller Systeme weiter aus und fügt an Funktionen hinzu: Reduktion von Komplexität und Sinnhaftigkeit, verbunden mit einer Strategie selektiven Verhaltens. Habermas (1981) fügt dem hinzu, daß Sinnbildung gebunden ist an Dialog.

Diese Erkenntnisse der Systemtheorie hat Ron Kurtz (1994) unmittelbar auf die von ihm entwickelte Hakomi-Körpertherapie übertragen. Er vollzieht den Paradigmenwechsel hin zu komplexen, sich selbstorganisierenden, also lebenden Systemen. Damit wird die rein empirische Betrachtungsebene verlassen und eine Annäherung an teleologische Erklärungsmodelle gesucht. Die moderne Systemtheorie sieht Motivation und Sinn nicht allein im Erhalt des eigenen, sondern aller über- und untergeordneten Systeme.

Nach ihm ist Psychotherapie Heilung, und Heilung widerfährt nur lebenden Organismen. Dinge können nicht heilen, sie heilen auch nicht von selbst. Nur lebende Systeme heilen. Sie werden nicht wiederhergestellt oder repariert. Heilung ist ein Akt der Selbsterneuerung. Lebewesen können sich nicht gegenseitig heilen, sie können sich nur helfen oder behindern. Lebende Systeme (vgl. Maturana u. Varela 1987, „Autopoeisis“; Jantsch 1980, Taoismus) beinhalten Erhaltung, Selbstorganisation und Steuerung. Sie vollziehen sich in Form von Evolution. „Es liegt in der Natur von Lebenwesen, daß sie an ihrer Umgebung mitwirken und mit ihr in Austausch treten. Lebende Systeme müssen für ihre Umgebung offen sein. Sie müssen sich Energie, Materie und Information zuführen (Entropie) und sie müssen Abfallprodukte ausscheiden. Leben heißt, sich ständig auszutauschen, und dieser Austausch ist ein natürlicher, physikalischer Prozeß. Danach ist unser Begriff vom Selbst der Ursprung der Lüge. In Wirklichkeit sind alle Organe und Organisationen verbunden, wir sind eingebettet in eine Kosmologie. Ausgrenzung und Abspaltung ist demnach ein neurotischer Vorgang, der sich im Begriff des Selbst manifestiert. Kommunikation ist der Weg, Spaltung zu überwinden. Der Drang, sich zu vereinen, wird so zur heilenden Kraft. Durch den Prozeß der Kommunikation werden Teile zu einem Ganzen organisiert. Darin besteht die Heilung“ (Kurtz 1994).

Aus diesen Grundsätzen der Systemtheorie läßt sich für die Frau-Mann-Beziehung schlußfolgern: Das Paar ist vergleichbar einem Mikrokosmos im Makrokosmos. Es bildet ein halboffenes System, in dem alle Gesetze gelten, die sonst in Natur, Welt und Kosmos herrschen, um Lebensprozesse im Universum zu steuern. Im Universum von Paar und Partnerschaft müssen lediglich spezifische Modalitäten der Organisation und Information und damit der Steuerung gegenüber anderen Systemen beachtet werden. Diese bilden gleichzeitig die Abgrenzung zu anderen Systemen.

Was hier nüchtern klingt, gibt doch jedem Liebespaar die ihm eigene Aura und unvergleichliche Faszination: Die Liebenden fühlen sich selbst ganz in ihre Zweisamkeit versunken, wie auf einer Insel, abgeschirmt gegen jede Außenwelt, geben sich für andere unsichtbare Zeichen und flüstern in eigener Sprache; gleichzeitg fühlen sie magische Kräfte, wollen der Welt ihr übergroßes Glück mitteilen und wähnen sich verbunden über Zeit und Raum hinaus mit der Unendlichkeit.

Der Ansatz der Organisations- und Informationstheorie hilft trotz seiner Nüchternheit gleichfalls weiter bei unserer spezifischen Suche nach wissenschaftlichem Erkenntnisgewinn: Die Liebe zwischen Frau und Mann zeigt sich in ihrer Intimität, definiert als die gegenseitige Sehnsucht nach Austausch von Körper, Geist und Seele in einem halb geschlossenen System. Um diesen Austausch befriedigend gestalten und damit das System aufrechterhalten zu können, bedarf es vor allem eines hohen Maßes an Informationsfluß und Organisation. Dies wird auf der Verhaltensebene vollzogen.

Hier haben dementsprechend lern- und kommunikationstheoretische Konzepte ihre aufschlußreichen Untersuchungen über Paarverhalten (Mandel et al. 1975; Hahlweg 1986; Scholz 1987) angesetzt und daraus paartherapeutische Konzepte abgeleitet. Nachteil dieses eher empirischen Zuganges bleibt, daß die Steuerung dieses ungeheuren Datenaustausches zwischen Partnern natürlich nicht befriedigt, verändert oder verbessert werden kann allein durch das sichtbare, das sogenannte offene und damit dem Bewußtsein zugängliche Verhalten. Die tiefenpsychologisch-unbewußte und ebenso die spirituelle Verbindung zum Partner bliebe damit auch weiterhin der Beeinflussung, Entfaltung und Korrektur entzogen. Hilfsweise wird angenommen, daß eine gezielte Verbesserung des offenen Verhaltens zwischen Partnern schließlich auch zur positiven Veränderung, sogar zur Bewältigung von „Erblasten“ aus Kindheit und Jugend führt.

4. Tiefenpsychologischer Ansatz zum Verständnis von Liebe und Intimität

Ein komplexeres Erklärungsmodell für soziales Handeln und die Entstehung von intimem Bindungsverhalten findet sich in der Kombination von Psychoanalyse und Kognitiver Psychologie, die auch von der Untersuchungsmethodik her fruchtbare Wege der Zusammenarbeit verspricht. Daher im folgenden eine ausführlichere Darstellung. Das Verdienst einer solch bahnbrechenden Arbeit kommt hauptsächlich John Bowlby (1971, 1975, 1988) zu.

Als Direktor der Tavistok-Klinik hat er seit 1951 für die Weltgesundheitsorganisation Untersuchungen über die geistige Gesundheit von heimatlosen Kindern durchgeführt. Er beschreibt ausführlich seine sich von der klassischen Psychoanalyse abgrenzende Vorgehensweise, der er sich dennoch eng verbunden fühlt. Da seine Diskussion mit Freud für unsere Fragestellung inhaltliche und methodische Relevanz hat, besonders aufgrund seiner Energiedebatte und Bindungstheorie, sei sie hier exemplarisch ausgeführt.

Während Freud vom Patienten als „Endprodukt" rückwärts auf die kindliche Entwicklung schließt, geht Bowlby den umgekehrten Weg. Psychoanalytische Thesen werden der Empirie zugänglich, indem er prospektive Untersuchungen anstellt. Die Persönlichkeitsentwicklung wird dabei aus Ereignissen und Erfahrungen im vorhinein prognostiziert: Verhaltensbeobachtung bei Kindern führt zu sicheren Erkennnissen bei Erwachsenen.

Die Entwicklung und die Art der Einwirkung seelischer Kräfte generell beim Kind und beim Erwachsenen wurde und wird allerdings sehr kontrovers diskutiert. Eine zentrale Vorstellung dazu ist die von energetischen Vorgängen.

4.1 Das psychische Energiemodell

Die Entwicklung eines psychologischen Energie-Konzeptes begann mit Fechner (1801–1887) und Helmholtz (1821–1894) und wurde schließlich von Freud übernommen. Die Thesen eines solchen Energiemodells sind:

1. Geistige Funktionen werden nach dem Erregungsgrad unterschieden, der alle Eigenschaften von Quantität besitzt, nämlich die Fähigkeit, anzuwachsen, sich zu verringern, sich zu verschieben und sich zu entladen, ähnlich einer elektrischen Ladung.
2. Der geistige Apparat wird durch zwei eng miteinander verbundene Prinzipien gesteuert. Das Trägheitsprinzip steuert das Erregungsniveau möglichst niedrig aus, gerade, um die Funktionen aufrechtzuerhalten. Das Gesetz von der Trägheit der Energie wird auch dem Todesinstinkt zugeschrieben und als Nirwana-Prinzip bezeichnet. Das Konstanzprinzip der Energie besagt, daß eine solche in sich wandelnder Form immer erhalten bleibt. Nach Bowlby, der Freuds Übernahme des Energiebegriffes als falsche Anbiederung an die Naturwissenschaften kritisiert, wird das Energiemodell überflüssig, denn:

1. Die Energietheorie erklärt nur unzulänglich, warum eine Handlung beginnt oder endet. Ansammlung, Entladung oder Erschöpfung von Energie kann einen großen Teil von Verhalten nicht erklären: ein Baby z. B., das zu weinen aufhört, wenn es seine Mutter sieht, aber sofort wieder beginnt, wenn sie aus dem Blickfeld verschwindet.
2. Das psychische Energiemodell ist nicht testbar. Popper (1974) aber hat die empirische Wissenschaft in den heutigen Rang erhoben, indem er ihre

Testbarkeit als Hauptkriterium ins Feld führte: Je besser eine Theorie zu testen sei, desto besser sei sie für die Wissenschaft zu gebrauchen.

3. Moderne Konzepte der Informationstheorie sehen den lebenden Organismus unabhängig vom Energiegedanken. Die Rückführung auf ein psychisches Energiemodell gerade jetzt würde eine neue Barriere der Zusammenarbeit darstellen.

Bowlby selbst setzt im wesentlichen auf instinktives Verhalten als Handlungskonzept, das abhängig ist von der Wahrnehmung eines Wechsels in der Umgebung. Jede neue Stimulation unterliegt danach einem Feed-back seiner Umgebung. Feed-back wird zum steuernden Instrument und erklärt Energieerhaltung besser als das Trägheitsprinzip. Feed-back ist die Form, die eine optimale Nutzung zwischen System und Umwelt möglich macht.

4.2 Die Bindungstheorie

Die zentralen Ergebnisse Bowlbys (1971, 1975, 1988) sind entscheidend für eine Psychologie des Paares durch das Primat emotionaler, intimer Bindung als Faktor der Persönlichkeitsentwicklung. Er weist nach, daß dasselbe Bindungsverhalten, das Kinder von ihrer Mutter erfahren, von ihnen als Erwachsene weitergelebt wird. Seine Rückschlüsse scheinen angetan, die unten dargestellte Intersubjektivitätstheorie als Verständnis einer allgemeinen Beziehungshaftigkeit des Menschen zu relativieren bzw. zu präzisieren: Anstelle von Relationalität tritt Intimität in den Vordergrund. Die „Spezifische-Bezugsperson-Theorie“ wird entscheidend.

Diese Bindungstheorie anerkennt, daß menschliches Streben nach intim-emotionalen Bindungen eine Basiskomponente menschlicher Natur darstellt. Diese ist im Neugeborenen in unentwickelter Form bereits vorhanden und wirkt bis ins hohe Alter fort. Während der Kindheit entstehen diese Bindungen mit den Eltern, die für Schutz, Komfort und Unterstützung sorgen. In der gesunden Heranwachsenszeit und im Erwachsenenleben werden diese Beziehungen fortgesetzt, aber auch durch neue Bindungen ergänzt.

Die primäre Kommunikation zwischen Kind und Mutter geschieht durch emotionalen Ausdruck und begleitendes Verhalten. Obwohl dieses später durch Sprache vervollständigt wird, steht die nonverbale, rein emotionale Kommunikation als Grundzug intimer Beziehung durch das ganze Leben im Vordergrund. Die Fähigkeit zur Entfaltung intim-emotionaler Bande wird als prinzipielle Anlage einer effektiv funktionierenden Persönlichkeit und als Zeichen geistiger Gesundheit gesehen. Ein weiterer Grundzug menschlicher Natur ist die Fähigkeit zur Versorgung, ein dritter ist die der Erkundung der Umgebung, die Spiel und verschiedene Aktivitäten mit Gleichaltrigen einschließt. Erkundung steht Bindung gegenüber: Bei Angst wächst das Bedürfnis nach Bindung und Nähe, bei Sättigung von Nähe setzt Erkundungsverhalten, also Entfernung von der Mutter als intimer Bezugsperson ein. Daraus leitet Bowlby ab, daß das Konzept der sicheren Nähe Grundelement jeder Therapietheorie sein muß.

Weitere Untersuchungen weisen nach, daß das Bindungsverhalten aller Altersstufen davon abhängt, wie Eltern ihre Kinder jeweils behandelt haben. (Bowlby 1988; Großmann u. Großmann 1994). Daraus ergeben sich drei „Bindungsstile", nämlich der sichere, der ängstlich klammernde und der ängstlich vermeidende Stil. Klammern entsteht durch Unsicherheit über elterliche Zuwendung, Vermeiden durch Zurückweisung der kindlichen Zuneigung. Positives Mutterverhalten wiederum ist abhängig von der emotionalen Unterstützung, die sie aktuell erhält und als Kind selbst empfangen hat.

Bindungsverhalten, das bei Einjährigen beobachtet wird, tendiert bereits zur Dauerhafigkeit, und zwar weitgehend unverändert. Das Bindungsverhalten wird im heranwachsenden Kind zusehends zur persönlichen Eigenart, die dazu führt, dasselbe auf neue Beziehungen zu übertragen. Es wird dann zum unbewußten Verhaltensmuster. Eine Korrektur desselben findet kaum statt, da gegensätzliche Erfahrungen ausgeschlossen bzw. abgewehrt werden. Stattdessen wird das Bindungsmuster generalisert und durch spätere Bezugspersonen, die das Individuum völlig anders behandeln, nur minimal verändert.

Begründet wurde die empirische Unterscheidung verschiedener Bindungsstile von Ainsworth et al. (1978). Sie unterschieden durch eine standardisierte Testsituation kindliches Bindungsverhalten in drei Stile: sicher, ambivalent und vermeidend. Diese drei Bindungsstile wurden dann von Shaver 1990 auf erwachsenes Bindungsverhalten übertragen. Nach Bartholomew u. Horowitz (1991) kristallisierten sich endgültig vier solcher Binddungsstile heraus, nämlich: sicher/sicher, ambivalent/besitznehmend, vermeidend/ängstlich und vermeidend/ablehnend. Witte et al. (1994) kommen ebenfalls zu einer abgeleiteten Differenzierung mit vier Bindungsstilen. In einer erneuten Untersuchung gelingt dann auch der wichtige Nachweis, daß solche Bündel von Verhaltensmustern in breiter Form wirksam sind. Damit läßt sich belegen, daß die Unterscheidung in vier Bindungsstile, die zusammenfassend am besten mit sicher, ambivalent, ängstlich und vermeidend umschrieben werden können, empirisch nachweisbar und für die weitere Klärung von Beziehungsverhalten sehr fruchtbar ist: „Liebesmuster" im Erwachsenenverhalten basieren auf Kindheitserfahrung; Bindungsstile schließen auch andere Verhaltensbereiche, nämlich Hilfeorientierung und sexuelle Orientierung ein. Sie organisieren sich zu einem integrierten Verhaltenssystem. So finden Doll et al. (1994) einen Zusammenhang zwischen Bindungsstil und Dauer der Liebesbeziehung: Die Dauer der bestehenden Beziehung war beim sicheren Bindungsstil am höchsten, gefolgt vom ambivalent-besitznehmenden, dann vom ängstlichen und schließlich vom ablehnenden Bindungsstil.

Eigene Untersuchungen der Paarsynthese kamen durch Befragungen, Veränderungsmessungen und Auswertung von Dialogen zu vier „Partnerstilen", nämlich Anpassung, Durchsetzung, Planung und Intuition (Cöllen 1989, 1989b). Sie lassen sich den oben beschriebenen Bindungsstilen wie folgt zuordnen: Ängstlicher Bindungsstil entspricht Anpassung, sicherer Bindungsstil der Durchsetzung, ablehnender Bindungsstil der Planung, ambivalenter Bindungsstil der Intuition. Ingesamt leiten wir daraus Partnerstrategien ab: Das sind mit dem Partnerstil verbundene komplexe Aktions- und Reaktionsweisen, die im Dialog mit dem Partner eingesetzt werden. Liebes- und Konfliktdynamik werden dadurch wesentlich definiert. Partnerwahl und Partnerstreit, Liebesrausch und Liebesmord hängen davon ab. Die Art ihrer Verbindung entscheidet über Gelingen oder Scheitern, über Glück und Unglück in der Liebe.

Als Ergänzung bzw. als Weiterführung dieser „Spezifischen-Bezugspersonen-Theorie" ist im Rahmen der psychoanalytischen Ichpsychologie die Arbeit von Gertrude und Rubin Blanck (1968) zu sehen. Sie entwickeln daraus, für analytisches Denken damals eher ungewöhnlich, eine life-span Theorie und schreiben: „Seelisches Wachstum ist nicht, wie häufig angenommen, auf Kindheit und Pubertät beschränkt, sondern während der gesamten Lebenszeit möglich. Besonders in Ehe und Partnerschaft liegt eine große Chance der Integration und Entwicklung wichtiger Persönlichkeitsbereiche."

5. Intersubjektiver Ansatz zum Verständnis von Liebe und Intimität

Der Ansatz der Intersubjektivitätstheorien gründet anders als die empirische Sozialpsychologie mehr in der philosophischen bzw. teleologischen Betrachtungsweise. Er stützt sich wesentlich auf Phänomenologie als zentrale Erkenntnismethode. Intersubjektivitätstheorien sind heute weit verbreitet und Bestandteil zentraler Aussagen zum Menschsein. Von ihrem Ansatz her sind sie als Antwort auf die Subjekt-Objekt-Theorie der Psychoanalyse zu verstehen, die letztendlich von einem monadischen Selbstkonzept ausging. Grundlage der Intersubjektivität ist die Anerkennung des anderen als „ebenfalls weltkonstituierendes Subjekt, d. h. neben mir gibt es noch andere Subjekte und meiner Wahrnehmung von Welt steht gleichberechtigt die der anderen Subjekte zur Seite" (Prechtel u. Burkard 1996).

Die Interaktionstheorie von G. H. Mead (1863–1931) kommt hier zum Tragen, aber mehr noch die Theorie der Intersubjektivität, die wir in jeweils unterschiedlichen Gewichtungen und Entwicklungen sowohl von Husserl (1859–1938) in seiner „intentionalen Psychologie", von Binswanger (1881–1966) in seiner „Daseinsanalyse" und Martin Buber (1878–1965) in seinem „Dialogischen Prinzip" kennen.

Die Integrative Therapie nach Petzold (1993) baut ihr Intersubjektivitätskonzept auf der Theorie von Gabriel Marcel (1968) auf und unterscheidet drei Modaliäten: 1. Objektbeziehungen als Haben-Modus, der von der Sorge um Dinge getragen ist. Die Objekte sind austauschbar. 2. Sachlich-funktionale Beziehungen im Machen-Modus, die aufgabenorientiert sind. 3. Subjektbeziehungen im Sein-Modus, die wertschätzende Interaktionsprozesse zwischen zwei Individuen meinen (vgl. Fromm 1976).

Nach Petzold (1993) gründet Intersubjektivität, also der Sein-Modus, im „Koexistenz-Axiom“ der grundsätzlichen Verbundenheit allen Seins: „Weil Ich und Du immer nur aus wechselseitiger Bezogenheit existieren, das heißt ko-existieren, ist es sinnvoll, im Korrespondenzmodell das Ich nicht vom Du zu isolieren, sondern subjetive Beziehung insgesamt, Ich und Du, unlösbar verbunden durch die Konjunktion, als Element zu nehmen.“ Intersubjektivität ist der fundamentale Beziehungmodus im Korrespondenzprozeß, durch den allein Konsens entstehen und damit Sinn gefunden werden kann.

Wichtig an dieser stringenten Betrachtungsweise ist, daß „intersubjektive Begegnung und Auseinandersetzung, d. h. Korrespondenz, ein klares Ich und Du voraussetzen und es gleichzeitig konstituieren“ (Petzold 1993). Identität und Integrität als Ganzes kann nur erfahren und entfaltet werden, wenn ein Subjekt mit einem anderen korrespondiert, um sich so gegenseitig und miteinander wahrzunehmen, zu erfassen, zu verstehen und zu erklären.

In seinem Konzept betont Petzold die Bedeutung des Respekts vor der Integrität des anderen, auch vor dessen Anders-sein, den Respekt vor der Würde und Ganzheit des anderen, „im wechselseitigen Begreifen und Verstehen mutueller Empathie als Grundlage für das Aushalten der Lebenswelt mit ihrer Ambiguität und Komplexität“. Hier versucht er eine Brücke zur Liebe zu schlagen, indem er die Imperative: Werde, der du bist! und Erkenne dich selbst! durch einen dritten ergänzt: Liebet einander!

Auf diese Einfügung beschränkt sich Petzolds Auseinandersetzung mit der Liebe. Es bleibt aber sein Verdienst, in der Suche nach einem übergreifenden Ansatz und entsprechenden Erkenntnismethoden in seiner Metatheorie ein umfassendes Modell der Erkenntnisgewinnung vorgelegt zu haben, das allerdings auch in der Korrespondenz auf Integration zielt, den Erhalt des Subjekts also. Wesen und Sinn der Liebe bleiben damit unerfaßt. Sein Konzept von integrativer und mehrperspektivischer Hermeneutik, bezogen auf Psychotherapie, ist getragen vom phänomenologischen Zugang, von der intersubjektiven Beziehungsmodalität und durch Korrespondenz, die eben diese Intersubjektivität selbst zum Sinn werden läßt. Damit ist der „zum Sinn verurteilte Mensch“ (Merleau-Ponty 1966) und Leben überhaupt nach Petzold in seiner wichtigsten Dimension erfaßt.

Um der Mehrperspektivtät dieses intersubjektiven Prozesses gerecht werden zu können, erweitert er das Verständnis von Hermeneutik als Sinnfindungsprozeß: Sie vollzieht sich in der hermeneutischen Spirale, nämlich im Wahrnehmen, Erfassen, Verstehen und Erklären unter Einbeziehung des hermeneutischen Zirkels, daß nämlich das Ganze aus den Teilen und die Teile aus dem Ganzen zu verstehen seien. „Dabei ist sowohl persönliche als auch kollektive Sinnerfassungskapazität abhängig von der Mehrperspektivität des Sehens und der Komplexität des Erfassens. Denn Sinn scheint nur in Zusammenhängen auf“ (Petzold 1993), Verbindung und Verknüpfung ist dann Sinn in sich. So ist es menschliches Ziel, Zusammenhänge immer besser zu verstehen, nämlich sich selbst, den Mitmenschen und die Welt. Dabei wird Sinn nicht nur rational, sondern auch im eigentlichen Sinn des Wortes als sinnlich verstanden. Werden Sinne verletzt, kommt es zu Sinnlosigkeit, Sinnzerstörung und Sinnverlust, damit auch zur Orientierungslosigkeit.

Sicher ist auch gerade diese Position Petzolds von besonderer Bedeutung für Liebe und Partnerschaft, da Sinnlichkeit und Sinn zentrale Fundamente von Liebe darstellen. Zu hinterfragen bleibt allerdings im geschilderten Ansatz, ob tatsächlich Verbindung und Verknüpfung per se Sinn machen. Auch kann das daraus hergeleitete Verstehen und Erklären nicht Ziel in sich sein, sondern es dient gerade der Entfaltung, Vertiefung und Erfüllung von Liebe.

So stellt Binswanger bereits bei Husserl in Frage, inwieweit dessen Intersubjektivitätstheorie wirklich als solche zu bezeichnen sei, weil sie eben nicht auf ein duales, sondern auf ein plurales Wir bezogen wird. Die These, daß die Identität Mensch nur im Dialog oder in Koexistenz und Konsens gewonnen wird, beinhaltet nämlich vielfache Relationalität. Aber gerade in dieser Vielheit kommt es zu keiner „einzigartigen" Beziehung, sondern diese wird, ohne Intimität, wahlweise ablösbar und damit wieder objekthaft. So sagt Petzold (1993a) ausdrücklich: „Mensch wird man durch den Mitmenschen." In dieser Diktion ist neutrale Beliebigkeit gegeben. Die Intersubjektivitätstheorie geht damit weiterhin vom Subjekt als dem eigentlichen Seins-Modus aus und bleibt auf diese Weise befangen im Anthropozentrismus, der den Einzel-Menschen zum Maß aller Dinge macht.

Betrachten wir nun diese Intersubjektivitätstheorien genauer, werden sie speziell unter dem Aspekt von Liebe, wie Binswanger und auch Ton Lemaire dies für wahre Intersubjektivität im dualen Modus fordern, noch mehr in Frage zu stellen sein. Es ist gerade die Nichtachtung dieses besonderen Modus des Menschseins, nämlich der intimen Liebe eines Paares mit Erotik, Sexualität, Lust und Ekstase, die schon bei Buber als Urheber dialogischer Philosophie und Erfinder des Dialogischen Prinzips ins Gewicht fällt: Die Dimension der Geschlechtlichkeit und der sexuellen Bestimmtheit der Menschen werden im wesentlichen außer acht gelassen. Das aber macht jedes Verstehen von Mensch unmöglich, verwandelt alle Bemühungen um Verstehen ins Sinnlose (Lemaire 1975).

6. Konsequenzen für die Paarsynthese

Die Liebe selbst als Modell von Welt, als Erleben und Erkenntnismethode, als eigene Wissenschaft zu begreifen – mit allen Sinnen – ist für die Betrachtung menschlichen Daseins besonders geeignet, da sie das im hermeneutischen Zirkel aufgezeigte Problem am ehesten löst: Liebe richtet sich immer auf das Ganze, sucht das Verstehen und findet es doch in der Begrenztheit des Paares. So sehr, daß Binswanger noch einmal bewußt unterscheidet zwischen „transzendentaler Intersubjektivität" als objektive Konstituierung von Welt und Intersubjektivität der Liebe als Überwelt, als Ewigkeit und Heimat. Die Ordnung des Ganzen läßt sich allein aus der Liebe erkennen, denn sie umfaßt immer den ganzen Menschen in seiner Verwobenheit mit dem Universum und all seiner Teile.

In den oben genannten Unterschieden des methodischen Vorgehens zum Verstehen von menschlicher Existenz, Verhalten und Beziehung innerhalb der unterschiedlichen Wissenschaftsbereiche sehen wir nun keinen unauflöslichen Widerspruch der Erkenntnisprozesse, sondern eine einmalige Chance, denn erst die Vielheit aller Phänomene führt zum Ganzen. In der coincidentia oppositorum liegt die Wirklichkeit: Widersprüche sind Teil der Mehrperspektivität. Die Dynamik der Liebe und des ganzen Lebens gründet in Gegensatz, Zwiespalt und permanentem Wandel. Alles Leben, alle Liebe wächst durch Polarität, Ambivalenz und Zyklus. Erst durch Synthese, nämlich im Zusammenwirken der Gegensätze, entsteht Fülle und Reichtum der Liebe. Ob Dualismus, Mentalismus oder Holismus – alle Strömungen bilden zusammen die natürliche Vielheit der Erkenntnis zur Erfassung der Ganzheit des Universums und aller darin enthaltenen Phänomene. Diese Vielfalt zu würdigen gehört zum Wesen von Liebe.

In dieser Übersicht wird deutlich, daß die jeweiligen Verfahrensansätze, wenn überhaupt, dann nur sehr begrenzt, Teilbereiche von Liebe, Intimität und Sinnlichkeit abhandeln. Im Gegensatz dazu finden wir in anderen Kulturen Ansätze, die übergreifende philosophische, theoretische und praktische, also ganzheitliche Lehren auf der Basis von Liebe und Lust geschaffen haben. Diese erfüllen religiöse, soziale, persönliche und auch pädagogische Aufgaben, indem sie den Paaren ein Handlungskonzept zur Verfügung stellen und damit gleichzeitig die soziale Gemeinschaft formen. Da bei uns diese Zusammenhänge so nicht gesehen bzw. bewußt voneinander abgespalten werden, kann die Gesellschaft auch nicht von den der intimen Bindung innewohnenden Heilkräften durchdrungen werden.

Paarsynthese bemüht sich deshalb, ein Zusammenwirken aller Ansätze auf einem gemeinsamen Hintergrund zu erreichen. Aufbauend auf einer „dyadischen Anthropologie" und einer Psychologie des Paares, einer Theorie der Liebe und Philosophie der Lust, nicht zuletzt auf einer Theologie der Erotik und auf empirischer Sozialforschung zur Sinnsuche mit angemessenen wissenschaftlichen Erkennntismethoden ist nach einer fundierten Gesellschaftslehre zu suchen. Daraus könnten dann konkrete Handlungskonzepte für Psychotherapie, Sozialarbeit, Pädagogik, aber auch für Politik und Gemeinschaftswesen abgeleitet werden.

Die notwendigen Einsichten und Erkenntnisse dazu müssen zwangsläufig durch die Vielheit der Zugangswege wissenschaftlicher Möglichkeiten gewonnen werden. Um Liebe und Intimität in ihrer Bedeutung für Privatheit und Öffentlichkeit als Bildungsprozeß einer Gesellschaft angemessen vertreten und lehren zu können, ist es notwendig, die vorhandenen wissenschaftlichen Konzepte und Theorien unter dem Aspekt Liebe zu verbinden und daraus ein übergreifendes Konzept abzuleiten.

Das bedeutet in Teilen einen Bruch mit der traditionellen Auffassung von Wissenschaft. Denn passende Teile aus bestimmten Theorien herauszulösen und zu einem neuen Konzept zusammenzusetzen, wird üblicherweise als Eklektizismus aus Wissenschaft und Psychotherapie ausgegliedert.

Und doch ist es gerade das Ansinnen von Paarsynthese, verschiedene Konzepte zu einem in sich geordneten, sinnvollen Ansatz, zu einer Synthese zusammenzuführen, ohne realiter wieder eine eigene Schule oder Vorgehensweise mit eigener Methodik zu bilden. Sie will die jeweilige Eigenständigkeit nicht in Frage stellen noch eine neue eigene und damit wieder unzulängliche Theorie erstellen. Das allein ist der Gewinn von Synthese gegenüber der Integration. Paarsynthese strebt nicht nach Integration der Disziplinen, sondern nach respektvollem Zusammenwirken der Theorien und ihrer Methoden, ohne größere Modifikationen oder Monopolansprüche. Gleichwertig und -rangig bilden alle Ansätze mosaikartig ein Ganzes und werden jeweils für bestimmte Inhalte und Thesen entsprechend herangezogen. So muß auch Witte (1994) verstanden werden, wenn er statt von Ablösung eines Paradigmas von Paradigmenanreicherung spricht. Allen anderen Bemühungen, die unter dem Begriff der Integration in Wirklichkeit allen anderen nur wieder ein übergeordnetes Konzept entgegenzustellen versuchen und damit realiter einem Zusammenwirken entgegenarbeiten, muß hier vorsichtig begegnet werden.

Unsere Betrachtung verschiedenster Theorien und ihrer Methoden zum adäquaten Verstehen und Handeln von und mit Liebe und Intimität zeigt zunächst ein Ergebnis: Keiner der Ansätze klärt hinlänglich die Dynamik zwischen Frau und Mann, noch stellen sie ausreichende Forschungsmethoden zur Verfügung. Alle aber liefern wichtige und zutreffende Teilerkenntnisse. Diese sollen im folgenden zusammengefaßt werden:

Aus der Energietheorie Freuds trifft eine der wichtigsten Annahmen, nämlich das Trägheitsprinzip, auf die Liebe gerade nicht zu. Im Gegenteil, hier geht es mit Klages (1930) um Fülle und verschwenderischen Umgang, um den Reichtum an Gefühlen, um Grenzüberschreitungen, um Eskalation und Ekstase. Die zweite Annahme vom Konstanzprinzip trifft nur bedingt zu. In vielen Fällen wandelt sich Liebe in den Gegenpol, in Haß um. Die reine Energie bleibt so erhalten. Was aber geschieht, wenn sie sich in Fremdheit oder gar in Gleichgültigkeit umwandelt?

Zwar wird das für gewöhnlich nicht mehr als Liebe bezeichnet, es kann jedoch angenommen werden, daß es sich dabei nicht wirklich um Energieverlust handelt, sondern einfach um Energieumwandlung: Aus Leidenschaft wird Haß, aus Romantik Nüchternheit, aus Sehnsucht Vertrautheit, aus Ekstase Innigkeit, aus Neugier Gleichgültigkeit.

Weitere, aus der Energietheorie hergeleitete physikalische Gesetze wie die der Auf- bzw. Entladung oder auch der Verschiebung treffen auf Lust, Liebe und Intimität wiederum nur begrenzt zu, am ehesten da, wo es sich um Triebenergie im Sinn sexuellen Verlangens handelt.

Dennoch benutzt Paarsynthese zur Erklärung des Syntheseprozesses zwischen Frau und Mann wenigstens in Teilen den Energiebegriff. Er scheint unverzichtbar, um die hohe Verdichtung und Beschleunigung menschlicher Prozesse zwischen Ekstase und Zerstörung in der Paardynamik verständlich zu machen. Außerdem weist dieses Konzept eine emotionale Stimmigkeit auf: Verliebte erleben in der Regel eine deutlich erhöhte Vitalenergie, so daß sie wenig Schlaf und Nahrung brauchen. Schließlich hat dieser Begriff Eingang in die Alltagstheorie gefunden, wenn sie von der unbesiegbaren Kraft der Liebe spricht. C. G. Jung hat den Energiebegriff in sein Konzept der psychischen Energie (n. Hark 1988) übernommen. Er findet als solcher in der Analytischen Psychologie und Therapie heute noch seine Anwendung.

Aus Bowlbys Bindungstheorie berufen wir uns auf das Primat intim-emotionaler Bindung als eigenständige Grundmotivation menschlichen Handelns. Das Streben nach Liebe und Intimität mit einem Partner gehört zur Grundausstattung der Menschen. Darüber hinaus beziehen wir uns auf das Konzept der Bindungsstile. Diese erscheinen als relativ konstantes Persönlichkeitsmerkmal, das entscheidend Einfluß nimmt auf spätere Beziehungsgestaltung.

Aus den Systemtheorien und den entsprechend angewandten Methoden übernimmt die Paarsynthese die Orientierung am Dialog als Steuerungsmöglichkeit. Kritik daran ist, daß trotz der gedachten Vernetzung der Systeme Integration statt Synthese als vorrangiges Funktionsprinzip gesehen wird. Es geht dann immer um die Fähigkeit, die Wirkung des anderen in das eigene System zu integrieren. Paarsynthese verbindet demgegenüber Systeme miteinander, ohne sie gegenseitig zu integrieren. Gerade in der Unabhängigkeit voneinander wirken sie aufeinander ein, und nur dadurch, daß sie ihre Abgrenzung bewahren, finden sie miteinander zu einem neuen Wesen, zu neuer Energie und zu gemeinsamem Sinn. Integration, Synthese und Expansion sind dabei gemeinsame und ineinanderwirkende Prozesse der Verwirklichung von Liebe und Sinn.

Dennoch ist dieser Ansatz sehr hilfreich für das Verstehen von Liebesdynamik und Beziehungsgestaltung. Denn es handelt sich dabei nicht nur um Austausch von Energie, sondern auch von Daten zwischen den Partnern. Verbesserte Neuorganisation von Information führt zu Heilung. Selbstkorrektur findet dann immer durch erhöhte Kommunikation und Feedback statt. Auch die erfolgreiche Therapie des Paares bestünde dann teilweise in der Verbesserung des Informationsflusses.

Sind auf diese Weise Liebes- und Konfliktdynamik eines Paares teilweise zu verstehen und zu steuern, bleibt das schwierigste Problem ungeklärt, das der Sinnhaftigkeit: Welchen Sinn hat Liebe im Leben? Ist ein Partner für einen anderen bestimmt? Welches Ziel haben Paare? Wie arbeiten wir bei Paaren daraufhin? Noch umfassender geht es um die feinstofflichen Vorgänge zwischen Partnern. Die Spiritualität des Paares, die unsichtbare Anziehung zwischen Frau und Mann, die Tiefe ihrer seelischen Berührung im intimen Austausch kennzeichnen die Paardynamik erst in ihrer einzigartigen Bedeutung.

Wenn auch in unterschiedlicher Weise, so vernachlässigen die Theorien von Energie, Bindung, System oder auch die anderen wie Lern- und Kommunikationstheorie den spirituellen Aspekt von Liebe. Sie vermeiden paradoxerweise den direkten Umgang mit der Seele. Sie mißachten, daß Seele nicht nur einen tiefenpsychologischen und einen zwischenmenschlichen, sondern eben auch einen spirituellen Anteil hat, der in vielen Fällen gerade die Liebe von Partnern kennzeichnet und diese befähigt, einander sowohl in göttlicher Ekstase und universaler Verschmelzung als auch in Not, Krise und Krankheit zu begegnen. Erst in dieser Kombination entstehen Sinn und Heimat.

In der Praxis führt das dazu, daß wir bis heute nicht in der Lage sind, zu klären, was Gefühle als Äußerungen der Seele wirklich sind und wie sie sich von Emotionen, von Affekten und Impulsen konkret unterscheiden. Die Neurobionik hat dies als Problem erkannt und sucht danach, wie in unserem Gehirn Geist aus Materie durch elektrolytische Vorgänge entsteht und wie daraus Gefühle entstehen können. Und wir müßten weiter danach suchen, wie daraus Seele und schließlich Liebe werden kann. Denn allein die Verbindung zweier Seelen liefert dem Paar schließlich die Antwort, ob ihr Zusammenleben Sinn hat, Sinn macht und somit eine tiefere Entfaltungsmöglichkeit in sich trägt.

In jeder Alltagstheorie gilt es als zentrales Merkmal von Intimität und Liebe, daß sie neben der existentiellen auch essentielle Bedeutung haben, also sinnstiftend wirken. Wie aber können wir diesen Sinn erkennen, ihn benennen und im Dialog zum Austausch bringen? Wir brauchen dafür Codices (Luhmann 1982), Übersetzungen, Sprache, die den Datenaustausch miteinander erst möglich machen. Darüber hinaus gilt es, die Gesetze des Datenaustauschs zwischen Liebenden zu klären.

Hierzu gibt das Konzept der Intersubjektivitätstheorie wertvolle Hinweise, sowohl die Sinnfindung als auch die hermeneutische Methodik der Sinnerfassung und -vermittlung betreffend. Ich und Du im wechselseitigen Prozeß von Wahrnehmen, Erkennen, Erklären und Verstehen erfahren Sinn. Der Mensch bleibt zwar seiner Subjekthaftigkeit verhaftet, gewinnt aber in seiner notwendigen Relationalität ganzheitliche Identität.

Gerade und besonders die westlichen Religionen als theologische Wissenschaften nehmen gegenüber den vorangegangenen Konzepten eine ganz andere Stellung ein. Deren Ausrichtung auf Transzendenz und die Zielsetzung des Menschen auf Gott hin erlauben und verlangen keine Gültigkeitsforschung im eigentlichen Sinne. Sinn erfährt der Mensch zuletzt nur durch und in Gott. Der daraus abgeleitete abendländische Dualismus mit seiner Aufspaltung in Körper und Seele, in Erde und Himmel, in Oben und Unten, in Gut und Böse und damit auch der Liebe in irdische und himmlische Liebe, in Agape, Philia und Eros, widerspricht einer ganzheitlichen Betrachtungsweise.

Dennoch muß Paarsynthese sich natürlich auch gerade mit den Positionen der westlichen Religionen auseinandersetzen, da diese, kulturpolitisch betrachtet, die vielfache Ausgestaltung der Liebesinhalte und -formen sowohl im öffentlichen als auch im privaten Leben mitgesteuert haben. Genau an dieser Stelle scheint aber unser Bemühen, Paarsynthese als Möglichkeit der Zusammenführung verschiedenster wissenschaftlicher Ansätze zu verwenden, zum Scheitern verurteilt, einfach deshalb, weil christliche Religionen, spirituelle und empirisch-naturwissenschaftliche Theorien im traditionellen Diskurs einander unversöhnt gegenüberstehen. Zwar gab und gibt es durchaus ernstzunehmende Versuche einer Synthese wie die aus der New Age Bewegung von Grof (1986), Capra (1983, 1984), Wilber (1981, 1986) u. a., aber sie sind inzwischen fast wieder verdrängt bzw. in die universitäre Wissenschaft nie aufgenommen worden.

Paarsynthese realisiert ihre Intention eines übergreifenden Konzeptes, indem sie Liebe und Intimität letztendlich in ein dreidimensionales Wirkgefüge stellt. Dieses Gefüge konstituiert sich aus einer dynamischen Vernetzung von: 1. persönlicher Geschichte, 2. Dialog und Austausch im Hier und Jetzt unter Einbeziehung der Umwelt, 3. Spiritualität als universaler Einbettung. Diese bilden gleichermaßen die drei Seinsformen der Liebe. Sie zusammen wirken wechselweise durch Integration, Synthese und Expansion in den Kosmos hinein. Sie ermöglichen eine wahrhafte Beschreibung aller in den Untersuchungen zur Liebe aufgeführten Phänomene und erklären in ihrem Miteinander hinlänglich die Komplexheit von Liebe. Sie beschreiben nicht nur teilweise, sondern universal. Sie umfassen alles, was es in der Liebe zu erklären, zu beschreiben, zu deuten und schließlich auch zu heilen gilt.

Natürlich zeigen sich hier die Grenzen von menschlichem Denken und Fühlen: Wir suchen als Menschen beständig nach Heilung und heilenden Techniken. Wir verknüpfen dieses Suchen immer auch mit Spiritualität. Inhalt jeder Spiritualität ist aber letzten Endes die Klärung der feinstofflichen bzw. der nichtstofflichen Existenz und Essenz, die für viele in der Suche nach Gott gipfelt.

7. Spiritueller Ansatz zum Verständnis von Liebe und Intimität

Als Überleitung zum Ansatz einer allgemeinen dyadischen Anthropologie sei der Ansatz des Taoismus und des Tantra vorgestellt. Als „spirituelle Wissenschaften" sind sie im westlichen Wissenschaftsbetrieb wenig anerkannt. Dennoch zeigen sie in hervorragender Weise die Möglichkeit auf, Philosophie und Lebenspraxis miteinander zu verbinden. Zwischen Weltbild, Religion, Theorie, differenzierter Analyse, Methodik und praktischem Ratgeber findet keine Spaltung statt. Die Kluft zwischen Theorie und Praxis, die bei uns übliche und demonstrative Ablehnung, daß universitäre Wissenschaft unmittelbar für die Übertragung auf die Praxis zu sorgen habe, ist diesen Ansätzen seit jeher fremd.

Deshalb war es auch selbstverständlich, Sexualität und Liebe als lebensbestimmende Kräfte zum ernsten Gegenstand genauester phänomenologischer Beobachtung zu machen. Das Ergebnis daraus führte zu einem Respekt vor diesen Phänomenen, der sich darin nierderschlug, daß Liebe, Intimität und Sexualität öffentlich gewürdigt und gelehrt statt moralisch abgewehrt wurden. Eine bis heute wirksame, unverändert stimmige und auch für die heutige Lebens- und Liebesgestaltung äußerst hilfreiche Liebeslehre ist daraus entstanden.

7.1 Tantra

Europäische Philosophie und Anthropologie haben den Tantrismus noch weniger als den Taoismus aufgenommen, wahrscheinlich gerade, „weil er die Auffassungen und Tabus der bürgerlich-christlichen Welt am stärksten in Frage stellt. Weil seine Grundhaltung auf die Sinnlichkeit des Menschen und insbesondere auf seine Sexualität als Inbegriff von Lebensbejahung und Lebensenergie zielt, erhielt das Tantra das Flair des Anrüchigen" (Helferich 1992). Gleich dem Ansatz des Tao verwirklicht der Mensch aber gerade durch Sexualität seinen Anteil am Göttlichen. Dies ist beonders dadurch möglich, daß er „die Welt als eine Stätte der Freude betrachtet, in der jeder essen und trinken und fröhlich sein kann und soll" Ramakrishna (1833–1886). Sexuelle Lebensenergie bedeutet gleichzeitig das Weibliche, das aber verstanden wird als die übertragene Energie des Männlichen. „So sind Mann und Frau, Gott und Göttin wie Prinzipien, die in ihrer Polarität zusammen gehören: Einheit in der Zweiheit."

Der Geschlechtlichkeit wird damit im Tantrismus eine tief symbolische Rolle zugewiesen. Indem der Einzelne sich seiner Leidenschaft ganz hingibt und sie nutzt, streift er die Beschränktheit seines Ich ab und erfährt sich als Teil einer Weltordnung, die er bejaht. Die Erfahrung des Selbst findet sich also gerade im Gegenteil von Verzicht.

Noch stärker als das Tao verfügt das Tantra von daher über eine ungeheure praktische, aber auch symbolische Anreicherung der Sexualität. Differenzierte Anleitungen und Übungen sollen die Vereinigung von Frau und Mann als ekstatische Erfahrung erlebbar machen. Sie werden unterwiesen, mit sexueller Energie kunstvoll und in gegenseitigem Respekt umzugehen und diese zur Ekstase zu steigern. Diese Übungen sind in Form vorgeschriebener Abfolgen von Handlungen und sinnlichen Ritualen festgelegt. Diese strenge Ritualisierung gerade im Umgang mit Sinnlichkeit und Lust gerät vor allem für unsere westliche Vorstellung eher zur Kontraindikation. Die Meinungen gehen auch auseinander, ob diese Ritualisierungen tatsächlich mehr einem meditativen Charakter dienten oder aber dazu gedacht waren, die Leute in ihrer Armut zu beschäftigen, damit sie nicht in soziale Unruhe gerieten. Andererseits kosten diese Rituale soviel Zeit und Aufmerksamkeit, daß sie nur für eine wohlhabende Oberschicht geeignet schienen.

Neben dieser sehr stark sexuellen Auffassung des Tantra hat sich eine entschärfte Form des Tantra etabliert, in dem die Geliebte als göttliche Mutter verehrt wurde und die geschlechtliche Vereinigung in geistige, individuelle und meditative Erfahrung umgelenkt wurde (weißes Yoga).

Solche grundlegende Sexualisierung im Menschenbild widerspricht unserer klassischen abendländischen Auffassung. So wurden vom Westen aus betrachtet jene östlichen Kulturen und Philosophien wenig ernst genommen und bis heute als unseriös bzw. als heidnisch bekämpft. Die Arroganz des Eurozentrismus scheint hier ungebrochen. Die tantrische Traditon dagegen verwirklicht das Aufnehmen und Verbinden von Fremdem, wodurch Begegnung zu wirklicher Synthese und Verständigung führen kann.

Bei Tao und Tantra stellt sich gleichermaßen die Frage, ob es überhaupt zu einer Synthese zwischen östlicher und westlicher Philosophie kommen kann. Inzwischen gibt es durchaus viele Denker in dieser Richtung (Grof et al. 1981, Durrell 1985), selbst Wirtschaftler wie Stikker (1988) und Jahrmarkt (1988), dennoch droht auch diesen eher Ausgrenzung. Nach Helferich ist die Frage einer möglichen Synthese zwischen Ost und West allerdings falsch gestellt. Es könne zu keiner Verbindung kommen, da es vor allem in der indischen Philosophie um das Selbst, um das „Erwachen des Tigers" als persönliches Wachstum des Einzelnen gehe. Der Weg zu diesem Wachstum ist dann mehr als persönliche Synthese zu verstehen, als Summe von Erfahrungen, die der Einzelne mit sich selbst macht, indem er sich bewußt wird, meditativ wird und sich öffnet, innere Achtsamkeit entfaltet und spirituell wird.

Solche Lehren aber, wie beispielsweise die des Maharishi Mahesh Yogi (1958), bekannt als „Transzendentale Meditation", vernachlässigen nach dem Verständnis der Paarsynthese, daß wirkliche Öffnung und Bewußtwerden seiner selbst nicht allein durch Sitzen, Sammeln und Meditieren möglich ist. „Paradoxerweise und zugleich völlig logisch brauche ich dafür die Erfahrung von anderen Menschen, den Spiegel des anderen Selbst" (Helferich 1992). Besonders Bhagwan (1931–1990) hat das erkannt: Er sieht gerade in der sexuellen Begegnung, in der Liebe und im Tanz den Weg, durch sich hindurch und über sich hinaus zu gehen und sich völlig neu zu finden.

Diese Verbindung von Körper, Geist und Seele wiederherzustellen, überhaupt zu entfalten und im wesentlichen zu vertiefen, ist dann auch Ziel der modernen Humanistischen Psychotherapie wie Bioenergetik, Gestalttherapie, Hakomi usw.

Helferich sieht Bhagwan mit den von ihm entwickelten vielfachen Meditationstechniken deshalb am ehesten als Vertreter einer konkreten Synthese östlicher und westlicher Psychologie. Ein gutes Beispiel dafür ist die dynamische Meditation, die vom Körper ausgehend, durch Gefühle und Gedanken hindurch bis zur Stille, zum Schauen und Gewahrwerden führen kann. Wie in der Gestalttherapie wandelt sich die zunächst erhöhte Spannung schließlich in Entspannung um. Die fünf Schritte der dynamischen Meditation lauten: chaotisches Atmen als Aufpumpen mit Energie; Explosion: Herausschreien aller Gefühle, die im Körper sind; Springen: mit erhobenen Armen hochspringen; Einfrieren: Stille erleben; Zelebration: Tanz und Feier des Augenblicks.

„Das große Buch des Tantra" (Douglas 1989) spricht deshalb von der „Alchimie der Ekstase". Nach ihm haben die seit langem festgefügten und starren Normen sexuellen Verhaltens im Westen psychologische Barrieren geschaffen, die innerliches Wachstum verhindern und einschränken. Deshalb seien die tantrischen und taoistischen Traditionen, die sich über lange Zeit parallell entwickelt und schließlich auch ausgetauscht haben, die klarsten und bedeutungsvollsten Sexualgeheimnisse, derer der Westen heute bedarf. Sexuelle Tabus und Hemmungen werden durchbrochen, um die intensive Sinnenfreude von immer blockierenden Schuldgefühlen zu befreien. Dennoch muß auch dieser Weg „sinnvoll" geschehen. Er bedarf einer positiven spirituellen Orientierung, um nicht ins emotionale Chaos zu führen.

So ist auch das Tantra eine Philosophie, eine Wissenschaft, eine Kunst und eine Lebensart, in der sexuelle Energie bewußt und kreativ genutzt wird. Die Techniken zur Erhöhung des sexuellen Bewußtseins verfolgen ausschließlich das Ziel, Transzendenz zu erreichen, denn „die verborgene Macht des Geschlechtsaktes ist der Samen für alle Kreativität. Das Verstehen der praktischen Lehren des Tantra ermöglicht, einen ganz neuen Sinn des Lebens zu finden" (Douglas u. Slinger 1989). Die in diesen Praktiken gefundene Energie wird bewußt so geleitet, um Integrität, Klarheit und Weichheit zu fördern. Aber diese höheren Prinzipien können dem Tantra zufolge nur durch eine Kombinaton von Männlichem und Weiblichem erreicht werden. Nach Devi (1977) wird im Tantra die Frau als gleichwertig, wenn auch als wesensverschiedene Kraft betrachtet. Der westlichen Enge der sexuellen Einschichtigkeit und Identität wird eine neue Dimension hinzugefügt, in dem jedes einzelne Individuum seine eigene Doppelgeschlechtlichkeit, Männlichkeit und Weiblichkeit zugleich erkennt und realisiert. So spielt die Frau im Tantra eine entscheidende Rolle: Sie ist die Trägerin der weiblichen Energie, die eine zentrale Stellung einnimmt. Der Mensch ist im Tantra stärker dem weiblichen Prinzip der Schöpfung verbunden, während das männliche Prinzip eher unfaßbar entrückt ist. Mann und Frau müssen sich beständig vervollkommnen und einander ergänzen.

Die Einheit des Seins, das „Prana", ist mit der kosmischen Energie gegeben. Das Sein teilt sich nicht in Materie und Geist, sondern ist lediglich Kreislauf, durch Transformation gespeist. Körper und Geist, Energie und Materie, Wirklichkeit und Erscheinung, Mikrokosmos und Makrokosmos sind Einheit. Das Selbst und die Welt sind nur zwei einander ergänzende Aspekte ein und derselben Realität. Wer seinen Körper kennt, kann das Universum kennenlernen.

Tantra lehrt, daß wir die Schöpfungsenergie, die wir benötigen, um zur geistigen Befreiung zu gelangen, nur dann finden, wenn wir uns der Kraft bemächtigen, die dem Geschlechtlichen innewohnt. So lernen wir im Tantra, unsere sinnlichen und emotionalen Kräfte nutzbar zu machen, uns zu erweitern und damit die Praxis einer verinnerlichten Ekstase zu beherrschen.

Diese beginnt mit dem potentesten, dem geschlechtlichen Akt als polare Verbindung männlicher und weiblicher Energien (Devi 1977). Das ist das tantrische Ja zum Leben.

Nach Margo Naslednikov (1987) ist das Tantra der Königsweg der Wiedervereinigung zwischen den Gegensätzen, zwischen grobstofflich und feinstofflich, zwischen Bewußtsein und Materie, zwischen Gut und Böse, zwischen Leben und Tod, der Zustand des ursprünglich Androgynen: Durch Vereinigung zur Einheit. Dies ist aber eher eine Wiedervereinigung zu nennen, da wir durch die Geburt lediglich herausgerissen werden aus der vorgeburtlichen Einheit mit dem Kosmos (vgl. auch Klages, Binswanger).

Sexualität ist deshalb ein Weg auf der Suche nach dieser Vereinigung, nach der absoluten Einheit. Die geheiligte Vereinigung von Mann und Frau ist wie ein Fenster zur endgültigen Befreiung. Frau und Mann sind dabei im Kosmos eingeschlossen. Die Sexualität führt aus der Dualität heraus, aus persönlichem und auch aus intersubjektivem Ego hin zur Erfahrung der kosmischen Vereinigung, die ihrerseits in der Verschmelzung der männlichen und weiblichen Potenzen nicht nur im Paar, sondern auch im eigenen Inneren zustande kommt, als Integrations- und Syntheseprozeß zugleich.

Zunächst erforscht, versteht, lebt, lenkt und befreit der Tantriker seine sexuelle Energie und damit auch seine Beziehung zum anderen. Dann tritt er in eine zweite Phase ein, in der die sexuelle Energie jetzt völlig erkannt und wiedererkannt nach innen gerichtet, verwandelt und damit transzendiert wird. Ganz anders als im christlichen Weltbild ist nicht der sexuell enthaltsame Asket derjenige, der wirklich menschlich ist, sondern der androgyne Mensch, in dem sich die Prinzipien vereint haben. Lange Ekstase hängt dann schließlich nicht mehr von der Vereinigung mit dem anderen ab, sondern drückt sich als Zustand permanenter Liebe aus, die innere Vereinigug des Seins und des Bewußtseins widerspiegelt, vollkommene Ausgewogenheit zwischen Selbst und der Welt.

7.2 Tao

Das Tao als Erklärungsmodell und Lehre vom Sein war und ist von größtem Einfluß nicht nur im chinesischen und asiatischen Raum, sondern findet auch im Westen zunehmende Verbreitung und Anwendung. Obwohl rein beobachtende Gesellschaftslehre, wird Tao hier primär als Philosophie verstanden, sekundär als pragmatische Anleitung zur ganzheitlichen Lebensform, die Gesundheit, Ernährung, Liebe und Politik einschließt. Als praktischer Ratgeber lehrt Tao sogar Unsterblichkeit, Steigerung der sexuellen Kräfte und die Vertiefung der Liebe zwischen Mann und Frau. Als Kunstform erfüllt sich Taoismus in besonders anrührender Weise.

Die Schwierigkeit für westliche Menschen, Taoismus zu verstehen, liegt sicherlich einmal in dem ganz anders gearteten chinesischen Denken, zum anderen aber im Thema des Taoismus selbst, daß nämlich das Geheimnis des Lebens weder aussprechbar noch definierbar sei. Gerade dieses nicht definierbare und doch zentrale Verstehen von Sein hindert uns häufig an der wirklichen Auseinandersetzung mit dem Taoismus.

Ausgerechnet von Hegel und Herder wurde China und seine geschichtliche Entwicklung negativ eingestuft. Sie sahen diese Konstanz als einheitliches Reich von über 2000 Jahren und die Kontinuität dieser Kultur als Zeichen von Unwandelbarkeit, mit einer Gesellschaft ohne Freiheit und ohne selbstbewußte Persönlichkeiten. Helferich (1992) legt dar, daß erst nach der wahnwitzigen Selbstzerstörung unserer westlichen Kultur im 1. Weltkrieg eine Revision dieser arroganten und fortschrittbesessenen europäischen Denkweise einsetzte. Tatsächlich gibt es bis heute außer Granet (1884–1940), Needham (*1900) und einigen modernen Autoren wie Watts (1982) Grof und Wilber kaum Wissenschaftler, die die kulturgeschichtliche Bedeutung des Tao und Tantra in unsere Wissenschaftsbetrachtung aufgenommen haben.

Ein grundlegender Bezug zur Natur zeichnet im wesentlichen chinesische Philosophie, Religion und sogar Politik aus. In beispielloser Einfachheit symbolisiert das „Buch der Wandlungen" etwa 1100 v. Chr. diese aus der Beobachtung der Naturphänomene gewonnenen Erkenntnisse über das Universum und die Vernetzung seiner Teile in sechs übereinandergelegten Strichen. Die untersten zwei bedeuten Erde, die mittleren Menschen und die oberen Himmel: die drei Urmächte der Welt, die Dreieinheit in einem Zeichen. Diese Linien werden in zwei Arten geteilt, nämlich in durchgezogene und unterbrochene Linien, die jeweils für zwei polare Grundkräfte stehen, nämlich die durchgehende Linie für Yang als das Männliche, Helle, Starke und Aktive und die unterbrochene Linie für Yin als das Weibliche, Dunkle, Schwache und Passive. So wird die Dreiheit: Himmel – Mensch – Erde in polarer Zweiheit von Ying und Yang in der Einheit eines Zeichens gefaßt. So erfordert jedes Zeichen, jede Erscheinung in der Welt also eine doppelte Deutung: differenzierend in stofflich, himmlisch und menschlich einerseits und in Yin – Yang, also in männlich und weiblich andererseits. „So bildet das Ganze ein mikrokosmisch-makrokosmisches Gesamtbezugssystem auf der Grundlage zweier polarer Urkräfte in beständigem Wandel im Gleichgewicht" (Helferich 1992).

Kennzeichen für chinesisches Denken ist korrelatives Denken: Alles steht in Beziehung zueinander. Granet (1963) faßt dies in der Formel zusammen: „Alles im Kosmos ist wieder Kosmos". Die Beziehungen, in denen jeder Teil zu einem anderen steht, sind einerseits harmonisch, andererseits gegensätzlich, immer aber beides. So ist jede Erscheinung im Kosmos einerseits für sich und steht andererseits in Bezug zum Ganzen. Helferich (1992) schreibt dazu: „Das chinesische Denken gliedert also die Erfahrung, indem es gegensätzliche Aspekte in Beziehung setzt. Es gehorcht damit einer anderen Logik als das europäische Denken, für das der Begriff der Kausalität grundlegend war."

Diese Art dialektischen Denkens, die sich auch im modernen China wiederfindet, „entspricht damit eher einer taoistischen Dialektik der Gegensätze, die sich einer in den anderen verwandeln, als der Hegelschen Dialektik der Gegensätze, die in gegenseitiger Wechselwirkung eine höhere Synthese hervorbringen" (Helferich 1992). Mit dieser Annahme der Verwandlung von Erscheinungen in die jeweils entgegengesetzten Pole nähert sich der Taoismus auch den Grundüberlegungen des Tantra von der Umwandlung des Stofflichen in Feinstoffliches. Auf die Liebe angewandt heißt das, daß alles, was immer ein Partner auch tut, sich auf den anderen auswirkt und gleichzeitig auf ihn selbst zurückfällt. Noch direkter: Schade ich meinem Partner, so schade ich mir selbst. Oder: Helfe und unterstütze ich den Partner, so helfe ich auch mir. Indem ich aber auch mir selbst helfe und mich liebe, helfe ich auch dem Partner.

So ist das Verhältnis von Ying und Yang zu sehen: Die Partner sind harmonisch und gegensätzlich zugleich. In dieser Wechselseitigkeit sind sie aufeinander angewiesen bzw. können sich nicht gegenseitig verneinen. Zwei Kräfte bzw. zwei Prinzipien sind es, die sich hier in ihrem Gegensatz entsprechen wie Tag und Nacht, Warm und Kalt, Sommer und Winter, Männlich und Weiblich.

Dabei betont das Tao, daß es keine Rollenfestschreibung gibt und damit keine Rollendivergenz zwischen Frau und Mann. Im Gegenteil, durch die Verwandlung des einen in das andere wird das androgyne Prinzip realisiert.

Diese Ausgangspunkte waren Grund dafür, daß wir auf der Suche nach Quellen und Referenztheorien für umfassendes Verstehen von Liebe gerade den Taoismus ausgewählt haben. Er ist Ausdruck einer ganz anderen Grundstimmung gegenüber der Natur, gegenüber sich selbst, den anderen gegenüber, zwischen Frau und Mann. Dabei ist auffallend, wie durchgängig für das Tao Bilder des Weiblichen stehen: Nach Helferich (1992) gibt es wohl kein zweites Beispiel in der Geistesgeschichte dafür, „daß ein so metaphysisches Prinzip wie das Tao mit einer solchen Konsequenz mit dem Weiblichen verknüpft wurde".

Um das Wirken des Tao zu beschreiben, wählt der Taoist als Vergleich das Wasser: Es nährt, ermöglicht Leben überhaupt und doch sei nichts auf Erden so weich und schwach wie Wasser. Aber es wird vom Festen und Starken niemals besiegt, sondern eher umgekehrt. Das Wasser ist im Strudel, im Fall chaotisch und schafft doch Ordnung und Gesetz. So wird verständlich, daß der Taoismus in der Frau als dem weichen Prinzip das Zentrum der Lust sieht. Ihr hat sich deshalb der Mann anzupassen.

In diesen Auffassungen ist der Gegensatz zur zweiten großen gesellschaftsformenden Kraft Chinas zu sehen, dem Konfuzianismus: Dieser baut auf patriarchalischer Familienstruktur auf und ordnet danach Politik und Reich. Später gewinnt der Konfuzianismus eine staatstragende Rolle und führt teilweise zu einem Legalismus. Interessant, daß Konfuzius und Laotse Zeitgenossen waren. Letzterer hat sich bewußt gegen den Konfuzianismus und dessen Hauptprinzipien gewandt, nämlich gegen Legalismus, gegen Lernen im mechanistischen Sinne, gegen Nutzeffekt und künstliche Zivilisation, ebenso gegen dessen moralische Doktrin. Der Taoismus wendet sich im übrigen gegen Unterdrückung und Ausbeutung, da alle Kräfte zusammenhängen und zusammengehören. Im Gegensatz zum Konfuzianismus stellt der

Taoismus einen sehr individualistischen Ansatz in den Vordergrund, daß nämlich jedes Wesen für sich selbst in der Beziehung zum anderen sei, während der Konfuzianismus sagt, daß ohne Staat, Gesetz und Familie nur ein Rückfall in den Zustand der Tiere möglich sei.

Eine dem Taoismus verwandte Lehre ist die von Mo-Ti, der die Liebe in das Zentrum aller Betrachtungen stellt, die unterschiedslos für alle Menschen und deren Zusammenleben von grundlegender Bedeutung ist. In dieser Lehre zeigt sich ein früher utopischer Sozialismus, in dem Gerechtigkeit und allgemeine Menschenliebe zu Leitbegriffen werden. Danach entspringen alles Elend, alle Unzufriedenheit und aller Haß, auch alle Unterdrückung und alle Übergriffe immer einem Mangel an gegenseitiger Liebe. Von hier aus ist die Verbindung zu ziehen zur Liebestheorie von Ficino (1433–1499), zu den französischen Utopisten um 1800 und schließlich zu Binswanger, Klages und Lemaire und zu den Zielsetzungen der Paarsynthese.

Die grundlegende Schrift des Tao ist das Tao Te King, ein angeblich von Laotse zurückgelassenes Schriftwerk, das doch von mehreren Autoren zusammengestellt worden ist. Viele Grundbegriffe sind dabei nicht genau zu übersetzen, da das Tao selbst das Unaussprechliche meint, das, was jedem Wesen Leben gibt. Um wenigstens eine Ahnung davon zu bekommen, wohin das Tao zielt, seien die Begriffe annähernd erläutert: Tao bedeutet demnach Weg, auch Weg zu ewigem Leben oder die Bahn der Gestirne, den Wechsel der Jahreszeiten und die Abfolge von Tag und Nacht. Laotse wird dementsprechend der Satz zugeschrieben: Der Weg ist das Ziel. Das Te meint eher Kraft bzw. Tüchtigkeit und Wirkkraft, später auch Tugend. Tao und Te bilden zusammen die Grundlage des Kosmos (vgl. Walf 1989).

Taoismus leistet etwas, was hier im Westen so nicht denkbar wäre, nämlich eine Verbindung von Mystik und Staatsführung, von Individualität und gesellschaftlichem Verhalten, von Liebe, Intimität und Politik. So dient er als Leitbild für menschliches Verhalten und für politische Herrschaft. Taoismus wehrt sich gegen eine von außen übergestülpte Moral. Er schließt keinen Standpunkt aus, wendet sich aber gegen monopole Ansprüche der verschiedenen Schulen und ihre endlosen Streitigkeiten und gegenseitigen Verurteilungen.

Das Tao steht damit jenseits menschlicher Relativität. In seiner gewaltlosen Kraft und der vieldeutigen Eindeutigkeit ist der Taoismus als pluralistische Weltauffassung zu begreifen, die für Individuum und Gesellschaft gleichermaßen Wege des Handelns weist.

Über Chinas Grenzen hinaus ist der Taoismus auch in Japan verbreitet. Er hat dort die gesamte Kultur derart beeinflußt, daß heute kaum noch zu unterscheiden ist, was originär japanischem und was chinesischem Einfluß entstammt. So ist der Shintoismus eine Verbindung aus Naturreligion der Ureinwohner Japans mit einer Ableitung aus dem Shen-Tao, dem Weg des Geistes, einer der chinesischen Formen des Taoismus.

Wie anders taoistische Grundhaltung im öffentlichen Leben wirkt, zeigt sich darin, daß in allen asiatischen Religionen und Lehren das Liebesleben der Begründer, der Lehrer und Könige eine große Rolle spielt. Im Taoismus sind es die Kaiser, die sich bei den Weisen der Liebe kundig machen, im Tantra sind es die Götter selbst und Buddha, die die Liebe in all ihren Variationen genießen. Dies wird in den jeweiligen Texten ausführlich beschrieben. Ganz anders dagegen im Westen: Alle Geistesgrößen werden lediglich mit ihren politischen, religiösen oder geistigen Taten dargestellt; jegliche Beschreibung des intimen Lebens fehlt. Dabei wäre wichtig, daraus Vorbildfunktion ableiten zu können bzw. öffentliches Bewußtsein zu schärfen für die heilsame Bedeutung von Intimität und Liebe.

Der Unterschied zwischen taoistischer Anschauung und Intersubjektivitätstheorie, zu deren Denkern auch der jüdische Religionsphilosoph Martin Buber (1878–1975) als Begründer einer „Philosophie des Dialoges" zu rechnen ist, sei verdeutlicht: Hier ist es das persönliche, das zwischenmenschliche Verhältnis, das als eigener menschlicher Grundbezug von der Es-Welt der Politik, der Wirtschaft und Öffentlichkeit abgesetzt wird. Ansätze dieser Art wurden auch in der Existenzphilosophie Heideggers im Begriff der Eigentlichkeit weitergedacht. Der öffentlich-politische Raum erscheint pauschal als „Welt des Man". Diese Art von Dialog und Zwischenmenschlichkeit ist deshalb eine andere als im Taoismus, weil sie sich bewußt abgrenzt von der Es-Welt, während im Taoismus keine solche Abgrenzung der Phänomene stattfindet.

Nicht also in der Intersubjektivitätstheorie, sondern im Taoismus begründet liegt die Forderung der Paarsynthese, mit der Ausgrenzung der „Zwischenmenschlichkeit" von Intimität und Liebe in der Politik Schluß zu machen. Beide müssen voneinander durchdrungen sein, nach denselben Gesetzen geregelt werden und ihrerseits so notwendigerweise eine Synthese bilden.

7.3 Paarsynthese und Tao

Für die Paarsynthese gewinnt das Tao auf folgenden Ebenen an Bedeutung:

1. Die taoistische Betrachtung von den Zusammenhängen und Erscheinungen dieser Welt kann in unserer Wissenschaftssprache als dyadische Phänomenologie bezeichnet werden. Dabei ist entscheidend, daß nicht lineare, vertikale, horizontale oder kausale Zusammenhänge gesehen werden, sondern zirkuläre. Die einzelnen Erscheinungen dieser Welt sind nicht Ursache füreinander, sondern gehören zu einem Ganzen, verbunden durch die Einheit der Gegensätze und den rhythmischen Wandel im Lauf der Zeiten. Jedwede Erscheinung dieser Welt existiert niemals ohne ihr Gegenteil.

2. Die Lehre von der Androgynität umfaßt nach June Singer (1986) das Prinzip der Einheit, nämlich Einheit in uns selbst und Einheit der äußeren Gegensätze. Zum anderen lehrt das Tao, daß alle Erscheinungen dieser Welt nur als Zusammensetzung aus Männlich und Weiblich zu verstehen sind. Das Mischungsverhältnis ist allerdings nicht in Zahlen zu messen. Dieser Umstand bewirkt wiederum, daß westliche Wissenschaften mit dem Androgynie-

konzept so gut wie gar nicht arbeiten und in der sozialpsychologischen Forschung nur flüchtig zu diesem Komplex Stellung bezogen wird (vgl. Witte 1994). Danach sind Frau und Mann, Männlich und Weiblich nicht wirkliche Gegensätze, sondern zwei unabhängige Dimensionen. Witte kommt so zu dem Schluß, daß Idealpersonen zu gleichen Anteilen weibliche und männliche Aspekte besitzen sollen. Das ist ein Mißverstehen vom wirklichen Androgyniekonzept. Gleiches gilt für Willi (1975), der meint, daß Androgynie zur Selbstgenügsamkeit führen würde, da auf diese Weise Individuen sich selbst befriedigen könnten. Witte folgert allerdings richtig, daß es nicht darum gehen kann, Gegensätze zu vereinen, sondern nur darum, die Einheit der Gegensätze zu akzeptieren.

Im Gegensatz zu solch empirischen Vorgehensweisen bei der Geschlechtsrollenforschung sieht das Tao das Prinzip von Männlich und Weiblich als Ordnungsprinzip des Kosmos. Diese Anteile ändern sich mit jeder Zeitstruktur und verhelfen dem Gegensatz zu stärkerer Wirksamkeit. Androgynie in der Liebe bedeutet, die jeweils entgegengesetzten Pole zu unterschiedlichen Zeiten in verschiedener Intensität auszuleben, und zwar gemeinsam. Androgynie zeigt, daß Männer und Frauen nicht von verschiedenen Sternen stammen, daß sie einander mit gleicher Sprache verstehen und jeder sich selbst durch Verschmelzung mit dem Partner verstehen lernt.

3. Lust ist ein Bestimmungsmerkmal und gleichzeitig Sinnerfüllung des Menschen. In der Lusterfüllung finden Menschen Sinn im Ganzen und erfahren Teilhabe am göttlichen Prinzip.

4. Anders als westliche Wissenschaften scheuen sich östliche Philosophien keineswegs, Konzepte, Anweisungen und Empfehlungen für den Alltag zu geben. Die Literatur des Taoismus gibt eine Fülle von Hilfen, das Leben zwischen Frau und Mann und ihre gemeinsame Lusterfüllung und damit auch Sinnfindung möglichst gesund zu gestalten. In Lehrbüchern zur Liebe, in Gemäldeserien und Handzeichnungen, in Anekdoten und Metaphern werden die jungen Paare in die hohe Kunst der Liebe, der Erotik, der Sexualität und Sinnlichkeit eingewiesen. Konkrete Anweisungen für Tempo, Rhythmus und Atemtechniken beim Geschlechtsverkehr werden gegeben, weitere Anleitungen zum Halten des Samens, zur wechselseitigen Befriedigung bis hin zum samenlosen Orgasmus und vor allem auch zum Verzicht auf Orgasmus, um auf diese Weise ein tieferes Erleben der Sinnlichkeit zu erreichen.

5. Intimität gilt im Tao als zentrales Element der Öffentlichkeitsgestaltung. Ähnlich wie in anderen asiatischen Gesellschaften spielte Liebe und Erotik nicht nur in der privaten Häuslichkeit, sondern auch in der Öffentlichkeit, in Kunst und Politik eine wesentliche Rolle. Besonders sichtbar und wirksam wird dies in der überaus kreativen Sprachgestaltung für Intimität, Erotik und Sinnlichkeit, die es in ihrer Einfühlsamkeit möglich macht, auch in jedweder Öffentlichkeit adäquat und voller Poesie über Lust von Frau und Mann miteinander zu sprechen. Jede primitivierende Darstellung fehlt. Intimität wird so zur Anleitung für androgyne, ganzheitliche und weniger zerstörerische Lebenskultur.

8. Untersuchungen zur Paarsynthese

Mit der Neugründung der Ehe-, Familien- und Lebensberatungsstelle der Caritas Hamburg 1973 bestand die Chance, beraterische und psychotherapeutische Tätigkeit an einem breiten Klientel von Anfang an mit psychologischer Forschung zu begleiten.

Psychologie als Wissenschaft hatte bis dahin kaum die Liebesbeziehung zwischen Frau und Mann als Basis für Persönlichkeitentwicklung untersucht. Die Entfaltung der Menschen ist aber bis ins hohe Alter abhängig von ihrer Möglichkeit, Beziehung zu leben. Auch nach dem Kleinkind- und Kindesalter, nach der Pubertät und über die Adoleszenz hinaus geht Entfaltung und Formung der Persönlichkeit weiter, insbesondere durch Bindung an Intimpartner (Blanck u. Blanck 1968). Soziologische Untersuchungen zeigen sogar, daß Menschen ohne eine solche Bindung früher sterben. Daraus läßt sich folgern, daß eine Psychologie der Persönlichkeit als Basis eine Psychologie des Paares braucht.

Das Selbst des Menschen erfährt im intimen Dialog mit dem Partner erst tiefergehende Bewußtheit von sich selbst. Das Baby lernt durch die Berührung mit dem Mutterleib sich selbst kennen, erfährt und identifiziert sich so, grenzt sich als anders ab. So begreifen sich Menschen in der Fortentwicklung durch den Partner und erleben sich in ihm. Ohne ihn kämen die lebenslangen Entfaltungsprozesse zur Stagnation. Partnerwerdung und Paargestaltung sind also immer auch Entwicklungspsychologie der Menschen schlechthin.

Da aber um 1970 Psychologie und Therapie für Paare im Vergleich zur Erziehungsberatung, zur Einzel-, Gruppen- und Familientherapie weder methodisch-praktisch noch theoretisch erarbeitet war, bestand großes Interesse, eine grundlegende Psychologie des Paares und eine daraus ableitbare Paar-Therapie zu entwickeln. Bisherige Ansätze zeigten erhebliche Mängel: Zum einen war besonders der Bereich Ehe, Liebe und Sexualität an kirchlichen und kommunalen Institutionen trotz der vorausgegangen 68er Jahre immer noch stark geprägt durch Anstand, Moral und Gesetz; zum andern war die Entwicklung einer „Ehetherapie" eben durch diese Gesellschaft lange tabuisiert: Eine wertfreie Psychologie der Liebe war unter den ethischen, moralischen und normativen Bedingungen dieser Zeit kaum formulierbar, auch gar nicht erwünscht.

Darüber hinaus war das methodische Denken der Psychotherapie noch zu sehr von klassischer Einzeltherapie bestimmt, so daß Paare und Paartherapie als die Kombination zweier Einzelbedingungen verstanden wurden. Grundannahme war, daß eine Ehe mit hoher Wahrscheinlichkeit umso erfolgreicher sein würde, je reifer die beiden Individuen seien, die zusammenfinden. Erfolgreiche Paartherapie schien deshalb allein in gewohnten Einzelverfahren, also mit Partnern, aber getrennt in Einzeltherapie, und nur so möglich.

Das hier dargestellte Forschungsvorhaben dagegen sollte herausfinden, wie eine genuine Psychologie und Therapie des Paares zu finden und durchzuführen sei. Moralische, normative und schulenbedingte Begrenzungen sollten bewußt vermieden werden. Dies führte in der Folge zu massiven Auseinandersetzungen mit dem katholischen Stellenträger. Als Zwischenergebnisse und Hypothesen daraus in einem Buch (Cöllen 1984) veröffentlicht wurden, kam es zu einer von der Kirchenverwaltung angeordneten Auflösung der gesamten Beratungsstelle. Dies hatte zur Folge, daß die Untersuchung auf breiter Basis eingestellt werden mußte. Bis dahin hatten fünf Eheberater, fünf Psychologen, mehrere Praktikanten und Studenten an der Untersuchung und Auswertung mitgewirkt. Ab 1986 wurde diese dann im Rahmen einer Privatpraxis und in therapeutischen Weiterbildungseinrichtungen teilweise fortgesetzt.

8.1 Untersuchungsablauf

Die vorliegenden Ergebnisse umfassen einen Zeitraum von zwanzig Jahren und stützen sich auf folgendes Material: Explorationen und Anamnesen, diagnostische Untersuchungen mit dem Gießen-Test (1993) an mehr als 150 Paaren, Auswertungsergebnisse von etwa 500 Paartherapien; 250 dokumentierte Paartherapien mit Stundenprotokollen, 175 Klientenergebnisbogen (nach sieben Jahren eingestellt), Auswertung von Dialogen, Transskripten, Protokollen und das gesamte Arbeitsmaterial der Paare wie Hausaufgaben, Partnerdiagramme, Fragebogen und schriftliche Ausführungen: Was verstehen Sie unter Liebe? Ihre Liebe damals, Ihre Liebe heute? Mängelliste am Partner; Innerer Dialog; Orgasmusbeschreibung.

Die genannten Therapien wurden in unterschiedlichen Settings durchgeführt: mit einem Paar, mit Einzelpartnern, wechselnd einzeln und als Paar, in Paargruppen; mit einem Therapeuten, teilweise mit einem Therapeutenpaar; fortlaufende Protokollierung der Paargruppentherapien. Zur Auswertung wurde jedem Paar unmittelbar nach Therapieende und ein Jahr nach der Therapie ein Fragebogen übergeben. Er war im Team der Beratungsstelle auf Grund bisheriger Erkenntnisse entwickelt worden.

Zur Auswertung wurde das Team der Beratungsstelle herangezogen. Jeder zurückgesandte Fragebogen wurde durch jeweils zwei Teammitglieder unabhängig voneinander und anonym nach den Kriterien: schlechter – gleich – besser – gut eingeschätzt. Auf der Bemessungsgrundlage von Quartilen ergab sich, daß 30% der Befragten mit gut bis sehr gut antworteten, 42% mit besser. Im Team wurde das als Erfolgsquote von 72% eingestuft. Dies entspricht auch den Untersuchungsergebnissen anderer Autoren (Lederer u. Jackson 1972; Ott 1985).

Die Schwierigkeiten exakter paartherapeutischer Erfolgsmessung sind bis heute weitgehend ungelöst. Ist es schon schwierig, für die Einzeltherapie valide Meßverfahren zu entwickeln, potenzieren sich diese Probleme in der Paartherapie: Die Tatsache, daß Frau und Mann auch bei positivem Ausgang der Therapie unterschiedliche Beschreibungen für ein und denselben Prozeß abgeben, daß sie nicht nur unterschiedliche Sprache und Wahrnehmung haben, sondern auch je nach Motivation eine differierende Einschätzung, verschärft sich noch bei „negativem" Therapieausgang. Kommt es am Ende der Therapie zur Trennung, neigen annähernd 88% der Betroffenden auf der „Verliererseite" zunächst zu negativer Einschätzung der Therapie, allerdings nur etwa 55% auf der „Gewinnerseite" zur positiven. Unsere späteren Befragungen zielten deshalb nicht mehr auf reine Ergebnisfragen wie: positiver oder negativer Ausgang, erfolgreich oder erfolglos, sondern auf qualitative Veränderungsmerkmale wie sie z. B. bei Scholz (1987) und Hahlweg (1986) genannt werden: verbesserte Kommunikation in der Sprecher- und in der Zuhörerrolle, Problemlöseverhalten, Belohnung des Partners, Gefühls- und Problemansprache, Veränderung durch „Verwöhntage".

Dabei sollte allein der phänomenologische Zugang zum Erkennen gemeinsamer Evolutionsmöglichkeiten oder der Krisenlogik der Paare und ihrer erfogreichen Therapie führen. Auf ein Verfahren eingeengte methodische Vorgehensweisen würden notwendigerweise von einem Konstrukt ausgehen, das die freie Beobachtung des Paares einschränkte.

So sehr auch die methodenbedingte Reduzierung der Komplexität von Paardynamik oder ideologische Normen vermieden werden sollten, so schnell mußten wir doch eingestehen, daß auf herkömmliche Wissenschaftsbereiche nicht verzichtet werden konnte. Damit entstand eine normative Beeinflussung.

Wir benennen daher Grundlagen, auf die wir uns beziehen. In den Wissenschaftsbereichen sind dies: Psychologie der Entwicklung (Örter 1984; Bowlby 1971, 1975, 1988; Dornes 1993; Grossman u. Grossman 1994), der Wahrnehmung, der Motivation, der Emotion, Sozialpsychologie, Differentielle Psychologie, Tiefenpsychologie, Sexologie, Soziologie, Verhaltensforschung und Biologie, Völkerkunde, Theologie, schließlich auch moderne Neuro-Wissenschaften. Am schwierigsten schien es, die Grundlagen östlicher Liebeswissenschaften aufzunehmen, die Theorien und Methoden aus Taoismus und Tantrismus, obwohl diese als Ergebnisse einer Liebeshochkultur verstanden werden müssen, aber kulturfremd sind.

Des weiteren legten wir die Annahme vom Paar als „relativ offenem System" zugrunde. Relativ offen, weil Frau und Mann durch ihren Exklusiv-Anspruch aufeinander auch ein geschlossenes System darstellen, in dem gewisse Einflüsse von außen, besonders Intimität mit Dritten, in der Regel ausgeschlossen werden. Andere Einflüsse wie gesellschaftliche, kulturelle und ethische Normen dagegen gehören unmittelbar zum Wesen der Paar- und Ehegestaltung. Sie müssen deshalb gerade mitgedacht werden. Der anteilige Austausch im Binnenraum zwischen den Partnern wie auch der Austausch mit dem Außenraum verändern sich zudem mit der Partnerzeit.

Des weiteren definiert sich das Paar durch seine Beziehungsdynamik zwischen Frau und Mann als soziales System (vgl. Witte 1994). Diese

„Interaktion" wirkt in der Regel durch das gesamte Erwachsenenleben hindurch, wird aber in verschiedenen Formen und Ausprägungen gelebt.

Es wird deutlich, daß es sich bei diesen Annahmen um sozialpsychologische handelt, die wohl am ehesten eine wertfreie Bearbeitung zulassen. Dennoch ein kritisches Unterfangen, da hinlänglich bekannt ist, wie sehr gerade das Phänomen „Liebe" durch die jeweilige Kultur, Zeitgeschichte, Umwelt und gesellschaftliche Entwicklung geprägt ist (Röhl 1983; Solé 1979; Gay 1984, 1989; Schenck 1979, 1987).

Schon zu Beginn dieser Arbeit 1974 war klar, daß es hier eher um die benutzerfreundliche Anwendung denn um reine Theorie gehen sollte. Das Ergebnis der Untersuchungen sollte der Paartherapie und Liebesschulung der Ratsuchenden zugute kommen und nicht der universitären Forschung und damit deren empirischen Wissenschaftskriterien unterworfen sein. Es sollte aber auch nicht vereinfachend ein isoliertes Phänomen herausgegriffen werden. Die Titel solcher Arbeiten machen es deutlich: Wenn Frauen zu sehr lieben (Norwood 1986); Peter-Pan-Syndrom (Kiley 1987); Männer lassen lieben (Wieck 1987); Utopie der Treue (Gambaroff 1984); Mann-Frau-Neurose (Faehndrich 1988). Die ganzheitliche Erfassung der Liebe wurde hier zugunsten einer abgegrenzten Problemstellung aufgegeben.

Wir hatten im Gegenteil das Ziel, ohne Reduktion von Komplexität und ohne Aufspaltung von Ganzheit einen Ansatz zu finden, in dem sich die Liebenden und Hassenden in einem psychologischen Grundverständnis von Liebe wieder entdecken, das gleichzeitig Evidenz-Erleben möglich macht.

Dazu mußte der Ansatz 1. umfassend sein, d. h. alle Phänomene der Liebe miteinbeziehen, 2. emotional wirksam werden, d. h. die Suchenden tatsächlich auch in der Seele erreichen, 3. praktikabel und nützlich sein, d. h. im Alltag des Paares anwendbar sein, 4. intelligente Lösungen bieten, d. h. Fehleranalysen ermöglichen und neue Sinnorientierung schaffen.

Eine solche Nutzanwendung von Psychologie ist natürlich häufig praktiziert worden. Aus der Kommunikationspsychologie wurde die Kommunikationstherapie, aus der Verhaltenspsychologie die Verhaltenstherapie, aus der Gestaltpsychologie die Gestalttherapie, aus der Systemtheorie die Systemtherapie usw. Deren Anwendung wiederum auf Paartherapie geriet dementsprechend schulenzentriert und methodenspezifisch, nicht wirklich ganzheitlich und integrativ. Der von uns gewünschte Pragmatismus dagegen erforderte eine Öffnung hin zu einem pluralen, doch in sich abgestimmten Konzept einer Beziehungslehre, deren innere Logik und Gesetzmäßigkeit aus sich heraus wirksam werden kann in verschiedensten Anwendungsfeldern wie Erwachsenenbildung, Therapie ebenso wie Pädagogik, Gruppendynamik, Betriebsklima und Firmenkultur.

8.2 Ergebnis – Übersicht

Die Sammlung der Begrifflichkeiten, die im zugänglichen Material alle der Liebe zugeordnet wurden, gestaltete sich ob der Fülle zunächst schwierig, zumal noch nicht klar war, wie und nach welchen Kriterien diese zu ordnen waren.

Schnell wurde deutlich, daß es keine hierarchische Ordnung der Phänomene geben konnte. Wichtigkeit, Häufigkeit oder Moral differieren in der Einschätzung zu sehr. Eine einfache Auflistung nützte ebenso wenig, da sie keinen Erhellungswert besaß. Durch Vorstellungen aus dem Tao geleitet, griffen wir auf eine kreisförmige Anordnung der Phänomene zurück mit Hauptkategorien, die wir später als Quadranten definierten, die ihrerseits jeweils einen Abschnitt im Leben eines Paares darstellen. Jedem Abschnitt ließen sich dann einzelne Pole zuordnen, die gemeinsam einen Schwerpunkt bildeten, der jeweils zu seiner Zeit im Leben des Paares in den Vordergrund tritt. Dabei zeigte sich, daß eine bestimmte zeitliche Abfolge zustande kam: Je nach Lebensphase und Paaralter traten bestimmte Pole in den Vordergrund.

Bei der Überfülle des Materials fiel besonders auf, daß die Partner sich gehäuft in Gegensätzen schildern bzw. den Gegenpol betonen: „Du willst nur Sex – Du willst nur über Gefühle reden"; „Du grenzt Dich zu sehr ab – Du klammerst"; „Du kümmerst Dich nur um Dich – Du kümmerst Dich viel zu sehr um die Kinder"; „Du und Dein Macho-Gehabe – Du mit Deiner weiblichen Logik".

Eine zweite entscheidende Variante dieser gegensätzlichen Auflistung von Themen lautete: „Du kümmerst Dich viel zu viel ums Geld – Du zuwenig"; „Du mit Deinem übertriebenen Körperkult – Du pflegst Dich viel zu wenig".

Jedes Thema in der Liebe war demnach nicht nur gekennzeichnet durch seinen Gegenpol, sondern jeder Pol war auch noch definiert durch ein Zuviel oder Zuwenig. Diese Variante gewann Bedeutung für die Paare, indem sie als Ambivalenz definiert wurde: Lange Überbetonung oder Vernachlässigung eines Pols führen zu Unbehagen bis hin zur offenen Krise.

Ein dritte Variante lag in der zeitlichen Einordnung: „Früher hast Du Dich noch gepflegt und zurechtgemacht – heute vernachlässigst Du Dich, läufst wie eine Schlampe herum"; „Früher hat es Dir gefallen, wenn ich mich ganz schön gemacht habe für Dich – heute siehst Du es nicht einmal". Was früher als besonders attraktiv wahrgenommen wurde, konnte ins Gegenteil umschlagen. Liebesinhalte und -formen veränderten ihre Bedeutung, wurden ersetzt und wandelten sich stetig.

Liebe wurde außerdem beschrieben nach Kriterien der Intimität: „Ich hab Lust auf Dich"; nach Kriterien der Sinnesorgane: „Ich rieche Dich so gern", nach Kriterien der Sinngebung: „Mit Dir will ich mein Leben teilen"; nach Kriterien des Raumes: „Bei Dir kann ich mich ganz tief fallen lassen"; nach Kriterien der Intensität: „Ganz doll, ganz heftig, ganz stark"; nach Körperempfinden: „Mir schlägt das Herz bis zum Halse, mir bleibt die Luft weg, mir zittern die Knie"; nach Zeit: „Bei Dir spüre ich gar nicht, wie die Zeit vergeht".

Die erste entscheidende Erkenntnis: Es gibt eine Grunddynamik der Liebe, gekennzeichnet durch drei Wirkmechanismen von Polarität, Ambivalenz und Wandel. Alle im Untersuchungsmaterial der Liebe zugeschriebenen Phänomene ließen sich außerdem untergliedern in geschichtliche, dialogische und spirituelle Seinsbereiche. Zum geschichtlichen zählen innerseeliche Aspekte, Lebensgeschichte, Herkunftsfamilie, Partnerwerdung und alle tiefenpsychologischen Prozesse; zum dialogischen Bereich zählen Mit- und Umwelt, existentielle Bedingungen wie Beruf, Bildung, Ökologie und Ökonomie; zum spirituellen Bereich gehören Sinnfragen, Werthaltungen, und übersinnliche Aspekte. In der Pychologie entsprechen diese drei Bereiche der Tiefenpsychologie, der Sozialpsychologie und der transpersonalen und spirituellen Psychologie.

Die aus diesen Untersuchungen heraus entwickelte Paarsynthese sieht in der Folge die gewordene Persönlichkeitsstruktur lediglich als Teil der gesamten Liebesdynamik. Hauptgegenstand der Paarsynthese ist deshalb nicht die „Kollusion“, wie viele Analytiker es sahen (Dicks 1969; Willi 1975; J. G. Lemaire 1980) oder die „Konstruktdifferenzierung“ (Willi 1991), sondern das Zusammenwirken männlicher und weiblicher Potentiale.

Damit allerdings wird eine herkömmliche Anthropologie mit dem Paradigma „Mensch“ im Zentrum in Frage gestellt, gleich, ob dieser als theozentriertes, anthropozentriertes oder materielles Wesen gedacht ist. Das Paradigma der Paarsynthese lautet demgegenüber: „Das Paar“ in seiner intimen Bezogenheit. „Der Mensch wird als Paar erst ganz“ (Saint-Simon 1760–1825).

Die Ergebnisse dieser Untersuchung zeigen, daß die Liebe zwischen Frau und Mann und Teilbereiche davon wie Sexualität eine ganzheitliche Grunddynamik besitzen. Einzelne Phänomene werden von allen anderen Lebenspolen mitgeformt. Diese stete Einwirkung vollzieht sich je nach Phänomen, Situation und Personen in sehr wechselhafter Ausprägung.

Neben einigen übergreifenden Ergebnissen lassen sich aus dieser Untersuchung vor allem fünf Wesensmerkmale von Liebe ableiten, die ihrerseits hinführen zu den fünf Bausteinen einer Psychologie der Paares. Sie werden im 3. Kapitel zur Psychologie des Paares ausführlich beschrieben. Zum ersten Verständnis seien sie hier in einer kurzen Übersicht genannt:

1. Energie → Paarmodell
2. Polarität → Liebeszyklus
3. Rhythmus → Paarzyklen
4. Intimität → Paardialoge
5. Strategie → Partnerstile

Zum Paarmodell: Gewonnen wurden aus dem vorliegenden Untersuchungsmaterial durch Zuordnung sinnentsprechender Begriffe zu Überbegriffen schließlich sieben Polaritäten, deren vierzehn Pole all jene Kräfte repräsentieren, die von innen und von außen auf das Paar einwirken, die die Liebe zwischen Frau und Mann ausmachen und alle ihre Seinsformen erfassen. Die Teammitglieder sammelten zur Auswertung alle im Material häufig genannten Begriffe, mit denen die Partner die Art ihrer Paardynamik zu beschreiben versuchten. Unabhängig voneinander stellte jedes Teammitglied daraus Bedeutungsgruppen zusammen und gab diesen jeweils einen Oberbegriff. Die häufigst Genannten wurden als Polbezeichnung ausgesucht. Die entsprechenden Gegensatzpaare wurden dabei aus den Inhalten der Pole gewählt. Es sind die Polaritäten: des Geschlechts von Frau und Mann; der Beziehung zwischen Hingabe und Trennung; des Lebens zwischen Schöpfung und Tod; der Sozialisation zwischen Gesellschaft und Individuum; der Zeit zwischen Vergangenheit und Zukunft; des Sinnes zwischen Alltag und Kosmos; der Ganzheit zwischen Körper und Seele. Es sind also die Lebensthemen des Paares. Wie beim Atommodell ordneten wir diese Kräfte in einem Kreis, in dessen Mitte sich das Paar bewegt. Die Partner bilden so ein Energiezentrum.

Ergebnis: Polaritäten als Lebensthemen sind Spannungsräume oder Energiefelder, deren entgegengesetzte Pole nach Austausch streben. In der Liebe sind sie für die Dynamik verantwortlich, die im Gegensatz der Pole, in der Zwiespältigkeit des Auslebens und im Wechsel der Kräfte die ganze Bandbreite der Liebesphänomene produzieren (siehe Abb. 1a. *Paarmodell*, S. 261).

Zum Liebeszyklus: Die Frage war nun, wie sich diese Lebensthemen einander zuordnen, sich gegenseitig beeinflussen, wie sie gesteuert werden und wie die Partner sich darin begegnen oder unterscheiden. Alle gesammelten Begriffe wurden jetzt je nach Intensitätsabstufung auf der Verbindungslinie zwischen den Gegenpolen eingetragen. So ergab sich ein kreisförmiges „Partnerdiagramm".

Ergebnis: Es gibt keine vollkommene Liebe, keine rundherum glücklichen Paare, nicht die alles erfüllende Liebe, denn die Partner können nicht alle Pole des Lebensraumes gleichzeitig besetzen, weder jeder für sich noch als Paar zusammen. Sie können immer nur partiell und successiv die Pole durchwandern. Bei gemeinsamem Durchwandern des ganzen Liebeszyklus kann das Paar zwar alle Höhen und Tiefen von Liebe erleben, niemals aber alle Aspekte gleichzeitig. Diese Liebesdynamik wandelt sich zur Konfliktdynamik durch die Werteinstellung, Präferenz und Zeitdifferenz, mit der Partner die Lebenspole besetzen, d. h., diese Lebensthemen für sich zu erfüllen trachten (siehe Abb. 1b. *Liebeszyklus*, S. 262).

Zu den einzelnen Paarzyklen: Schon bevor wir im Team mit systematischen Beobachtungen und Befragungen begonnen hatten, wurden wir mit Fragen der ratsuchenden Paare konfrontiert, die uns automatisch zu einem Merkmal von Liebe führten: Es ging um unser Alter, von den Sekretärinnen bis zum Stellenleiter, unseren Familienstand, Glaubenszugehörigkeit, bis hin zur Anzahl unserer Kinder. Dabei stellte sich schnell heraus, daß diese Fragen jeweils ihre eigenen Probleme zu der Zeit spiegelten, in Abhängigkeit vom Alter des Paares und der Partner. Dieser Trend wurde bestätigt durch die Untersuchungsergebnisse: Die Paare liebten und stritten sich, je nach Beziehungsdauer, um andere Lebensthemen, mit anderen Mitteln und Strategien und auf anderen Ebenen.

Ergebnis: Der gesamte Liebeszyklus eines Paares unterteilt sich in fünf Paarzyklen. Biorhythmus und Beziehungszyklus entscheiden mit über die Paardynamik. Paare durchlaufen in ihrer Liebes- und Konfliktdynamik Prozesse, die sich nach dem „Paar-Alter" ordnen lassen. Lebensthemen, Problemkonstellationen, Krisenverläufe, spezifische Inhalte tauchten regelhaft bei bestimmten Altersgruppen, kombiniert mit der Dauer der Beziehung immer wieder auf. Dies ging aus den Jahresberichten anderer Beratungsstellen ebenso deutlich hervor. Aber schon in den 70er Jahren stieß dieses Konzept der Phaseneinteilung auf Kritik, da Individuen im Einzelfall häufig die starre Phaseneinteilung unterlaufen. Einleuchtend, denn ein Paar, das sich im Alter von 50 Jahren findet, steht trotzdem am Anfang seiner Liebe; umgekehrt zählt ein Paar, das im 15. Lebensjahr zusammenfand und mit 30 Jahren schon 5 Kinder hat, schon als altes Paar. Alterunterschiedliche Paare, die eine Altersdifferenz von 15 bis 35 Jahren haben, lassen sich noch weniger einordnen. Deutlich wurde, daß junge Paare andere Interventionen brauchen als junge Beziehungen mit alten Partnern oder alte Paare mit jungen Partnern usw. Phasenmodelle allein nach biologischem, nach psychologischem Alter oder nach historischer Betrachtung genügten nicht, zumal sie für Einzel-Menschen konzipiert waren. Trotzdem benannten die Befragten selbst regelhafte Rhythmen oder Wechsel, die alle Paare gleichermaßen erlebten (siehe Abb. 3. *Paarzyklen*, S. 267).

Zu den Paardialogen: Die systematische Beobachtung der Paare ergab, daß es nicht ausreicht, zu klären, um welche Themen das Paar streitet, sondern daß ebenso zu klären ist, wie sich ein Paar streitet und welche Mittel dabei angewendet werden. Eine reine Auflistung von Streitanlässen erwies sich sehr bald als wenig fruchtbar, auch wenn sich dabei eine Rangfolge feststellen ließ (Reiter 1983, Jahresberichte der Beratungstellen).

Alle Konflikte, Nöte und Partnerdifferenzen sowohl in glücklichen als auch in Krisenzeiten ließen sich in fünf Gruppen zusammenfassen. Darum wurde gestritten; dort wurde aber auch nach Lösung gesucht. Wir haben sie als Dialogsäulen definiert, die am besten die Paardynamik beschreiben und ordnen: Körper-Dialog, Gefühls-Dialog, Sprach-Dialog, Sinn-Dialog, Zeit-Dialog.

Ergebnis: Der Austausch der Paare konnte als umso intensiver gelten, je mehr dabei alle Dialogebenen gleichzeitig zur Anwendung kamen. Dies stellte sich als Maß für befriedigende Intimität heraus, die einen Zugewinn an Paarsubstanz sichert (siehe Abb. 4. *Paardialoge*, S. 268).

Zu den Partnerstilen: Aus der Konfliktdynamik der Paare und aus den therapeutischen Prozessen ließen sich fünf recht deutlich unterscheidbare Gruppen von Verhaltensweisen und Umgangsmechanismen zwischen Partnern herauskristallisieren. Sie gleichen bekannten Typologien und Persönlichkeitsfaktoren. Da sie in den Alltagstheorien der Partner vorhanden sind, im täglichen Umgang miteinander permanent verwendet werden und einen

Erhellungswert für die Konfliktdynamik besitzen, wurden sie als zentraler Baustein in die Paarsynthese aufgenommen, wenngleich sie sich statistisch nicht mit Sicherheit voneinander trennen ließen. Wir nennen sie: Intuition, Anpassung, Durchsetzung, Planung und Integration.

Ergebnis: Diese als Partner-Stile definierten Verhaltensweisen rühren aus Erziehung und Atmosphäre der Herkunftsfamilie. Sie wirken weiter in der Partnerwahl und zeigen sich schließlich in der Liebes- und Konfliktdynamik: Bestimmte Partnerstile verflechten sich miteinander durch jeweils eigene Strategien in einer systematischen und in sich logischen Vernetzung. Solche Partnerstrategien sind zu Teilen durchgehend stabil, zu Teilen nur partnerbezogen (relational). Oft verhält sich ein Partner nur so und nicht anders speziell mit seinem Intimpartner, ganz anders aber mit Freunden und Kollegen. Partnerstile sind demnach nicht nur fixiertes Merkmal einer Person, sondern unterliegen einem Entwicklungsprozeß (Hartmann-Hagenstein im Dialog). Im günstigen Fall führen sie zu einem fünften Partnerstil: Über Intuition, Anpassung, Durchsetzung und Planung zur Integration (siehe Abb. 5a. *Partnerstile*, S. 269).

Zusammenfassung: Liebe vollzieht sich als Austausch der Liebenden in fünf Zyklen, gesteuert durch fünf Partnerstrategien auf fünf Dialogebenen. Die Liebesphänomene lassen sich in sieben Begriffseinheiten fassen. Durch Polarität, Ambivalenz und Rhythmus finden die Partner zu notwendiger Auseinandersetzung, um dadurch für Beide Ganzheit, Gleichberechtigung und Androgynie zu ermöglichen und sich so gegenseitig zu erfüllen. Diese Erfüllung umfaßt Körper, Geist und Seele in zeitlicher Verschiebung jeweils gleichermaßen.

2. Kapitel

Dyadische Anthropologie

Die Analyse der Frau-Mann-Beziehung und eine differenzielle Psychologie des Paares entschlüsseln überraschende und folgenreiche Erkenntnisse. Sie zwingen geradezu zur radikalen Überprüfung abendländischer Philosophie und deren politischer Umsetzung. Klassische Denkpositionen müssen hinterfragt und revidiert werden, demzufolge auch Moral- und Rechtsvorstellungen. Statt Anthropozentrismus benötigen wir eine dyadische Anthropologie, eine Lehre von Menschen also, die eben das Menschsein aus den Gesetzen der Polarität von Frau und Mann her erforscht und daraus ihre zentralen Grundannahmen ableitet.

1. Zentrale Grundannahmen

1. Das Paar und nicht der Mensch ist Ausgangspunkt aller Menschlichkeit und bildet die Grundform jeder humanen Existenz: Identität wird durch Intimität, Individuation in der Bindung gewonnen, Menschwerdung vollzieht sich in Partnerschaft.
2. Liebe als menschliche Seinsform ist Mikrokosmos im Makrokosmos, kleinstes soziales Subsystem und als Teil des Ganzen mit derselben Dynamik ausgestattet. Zentrale Wesensmerkmale sind Energie, Polarität, Rhythmus, und in Abgrenzung zu anderen Subsystemen fünf Partner-Strategien und fünf Dialogebenen der Intimität.
3. Liebe und Intimität sind notwendig privates und öffentliches Gut, unerläßlich zur Ganzwerdung und damit zur Heilung von Mensch und Gesellschaft.
4. Der Wert einer Kulturgesellschaft ist daran zu messen, wie gleichberechtigt Frau und Mann gestellt sind. Alle Lehren, die sich überwiegend aus dem Selbstverständnis des Mannes heraus definieren, gefährden menschliche Entwicklung, da sie durch Abspaltung des Weiblichen ganzheitliches Leben verhindern.

Wir Menschen verstehen uns per se als Wesen, die in Beziehung zueinander und miteinander leben. Die Liebe ist die intensivste Lebensform von Beziehung, weil sie Menschen in der Einheit von Körper, Geist und Seele erfaßt.

Intimität zwischen Frau und Mann vollzieht diesen Austausch und bewirkt gegenseitige Vervollständigung. Sehnsucht und Liebesfähigkeit sind in jedem von uns angelegt, deren Entfaltung und Vertiefung jedoch ein lebenslanger Lernprozeß. Das Gelingen eines solchen Lernprozesses ist abhängig von der psychologischen Entwicklung des Einzelnen, von Mitmenschen und der Mitwelt und schließlich von der Einbettung in wertvolle Sinnzusammenhänge. Geschichte, Dialog und Spiritualität bilden den Kosmos des Paares. Abspaltung oder Unterdrückung einer dieser drei Seinsebenen führen zur Störung von personaler und dyadischer Identität und damit zum Verlust von Menschlichkeit.

„L'homme est complet, comme couple" (Saint-Simon 1760–1825) heißt das alte und zugleich neue Paradigma. Alt, weil es in allen großen Urmythen antiker Kulturen, in den Urreligionen der Völker (Schubart 1944; Maffesoli 1986; Camby 1989; Parrinder 1991) den Ausgangspunkt aller Entwicklung darstellt. Neu, weil es in der abendländischen Kultur dieser Bedeutung vollkommen beraubt worden war. Stattdessen wurde der „Mensch" zum Mittelpunkt der Welt gemacht – und dieser Mensch wurde sofort verstanden als der „Mann". So wurden Menschenrechte zu Mannesrechten, das Wort Mann in vielen Sprachen gleichgesetzt mit Mensch. Selbst das Wort Anthropologie spiegelt diese Aufspaltung.

Dies gilt mit wenigen Ausnahmen für alle abendländischen Religionen und Philosophien bis heute, aber auch für Medizin, Psychotherapie und Psychologie: Von Protagoras (487–420 v.Chr.) und seinem Lehrsatz: „Der Mensch ist das Maß aller Dinge", über den Kirchenlehrer Augustinus (354–430), der die Frau als animalisch-seelenlos definiert, die Liebe entsexualisiert und die keusche „Josefs- oder Paradiesehe" propagiert, über den „engelgleichen" Thomas von Aquin (1225–1274), der diese Frauendiffamierung im 13. Jahrhundert fortsetzt und die Christen darin bestärkt, daß die Liebe zu einer Frau den Mann ins Verderben hinabzieht, über Kant (1724–1804): Leidenschaft als Krebsgeschwür der reinen Vernunft, Leibniz (1646–1716) und seine Monadenlehre, Heidegger (1889–1976) und seine Fundamentalontologie, die ohne Analyse des Spannungsfeldes Frau–Mann bleibt, S. Freud (1856–1939) bis Fritz Perls (1893–1970), sie alle sind dem Anthropozentrismus erlegen. Der Mensch, sprich: der Mann, wurde zur „Krone der Schöpfung" erklärt, der sich „die Erde untertan" machen sollte. Diese Eroberer-Ideologie leitete die Zerstörung und Ermordung der Natur, der Umwelt ein, die Unterdrückung und Ausrottung vieler Tiere und Menschen und Völker. Es enstand die „Man-Welt".

2. Historische Herleitung dyadischer Anthropologie

Die Begründung unseres Versuchs, das Paradigma „Mensch" durch „Paar" zu ersetzen, beginnt mit der Betrachtung der ursprünglichen Einheit zwischen Religion und Sexualität als den Zentralen der Sinnstiftung für Menschen. Der

Soziologe Camby, der sich neben den Religionsanalytikern Schubart und Parrinder intensiv mit diesem Thema befaßt, beschreibt 1989 diese Entwicklung so:

„Um ein vollständiges Bewußtsein seiner selbst zu erlangen, kannte der Mensch zwei Wege: die Religion und die Erotik. Die Religion glorifizierte den Geist, die Erotik heiligte den Körper; und die Heiligung des Geistes war nicht möglich ohne die Glorifizierung des Körpers. Die Hindus dekorieren ihre Tempel mit Szenen der Liebe, und Mohammeds Paradies ist von ‚Huris mit großen Augen' bevölkert. Im Kamasutra werden die Rezepte der Liebe gesammelt, denn die Künste und die Spiele des Körpers führen zur Meisterschaft der Seele. Die Begierde ist der Gott der Griechen: Eros, ein mit Rosen Gekrönter, entfacht das Leben mit Pfeilen der Liebe.

Wir aber haben Dornen in seine Krone gepflanzt. Wir haben die Abstinenz und die Treue bevorzugt. Statt der unzähligen Liebesszenen schmücken wir unsere Tempel mit Darstellungen unsäglicher Tortouren von Märtyrern und krönen sie mit erschreckenden Wasserspeiern. Der Geist hat dem Körper den Krieg erklärt; und dieser Krieg, Körper und Geist haben ihn verloren. Die Askese ist ihrem Gefängnis entronnen und die Erotik verschwunden. Der Imperialismus des Geistes hat sich gegen den Geist selbst gewandt: Die Liebe ist heute noch krank am Gift, das ihr das Christentum zu trinken gegeben hat. Seither ist die Begierde unter dem Zeichen von Widerspruch und Verwirrung plaziert und desorientiert die moderne Seele mit unbekannten Dämonen. Die Pornographie verbreitet sich rascher als die Gebete der Kirche. Dann klagt man die Erotik und die Sexualität ihrer Erbärmlichkeit wegen an" (Camby 1989).

Die Paarsynthese sucht deshalb nach Philosophien des Körpers im Abendland, die der menschlichen Haut ihren Platz schaffen und Zärtlichkeit, Lust, Ekstase und Verschmelzung als den eigentlichen Schöpfungsprozeß in den Mittelpunkt ihrer Analysen und Forschungen stellen. Wir suchen eine solche Philosophie, eine solche Mystik und deren Praxis in den Winkeln der Geschichte, in den Tiefen der Religionen und auf den Plätzen der Kulturen. Wir wollen das archaische Wissen der Körper und ihr sehnsuchtsvolles Ahnen von zärtlicher Wärme ebenso lehren wie das intime Suchen der Seelen und der Geister nach inniger Verwandtschaft. Wir wollen Riten und Theologien der Erotik finden und das Geheimnis dieser Kraft reinstallieren, als Weg zur möglichen Ganzheit der Menschen, zur integralen Präsenz. Dieser Weg ist nur zu finden im Zusammenwirken der Gegenpole von Frau und Mann und durch die Versöhnung der Geschlechter.

Die unermeßliche Bedeutung der Liebe und auch die der geschlechtlichen Vereinigung für Menschwerdung ist schon im ältesten Schriftdokument der Welt, dem Gilgamesch-Epos, festgehalten. Die Liebe brauchte nicht erfunden zu werden, sie bestimmte von Anfang an die menschliche Geschichte. Erst mit dem Siegeszug der reinen Männerreligionen beginnt ihre Aussonderung aus dem öffentlichen Leben.

Eine ausführliche Darstellung dieser alten Liebeslehren erübrigt sich, da sie geläufig sind: Das sinnlich-erotische Hohelied Salomos um 300 v. Chr.; der Mensch als zweigeschlechtliches Kugelwesen in Platons Darlegungen über Eros und Sokrates' Ausführungen über die Liebeslehre der Diotima (384 v. Chr.). Ovids „ars amatoria" (1 v. Chr) beglückt nicht nur die Menschen bis ins Mittelalter, sondern erfreut heute noch die Schülergenerationen der humanistischen Gymnasien. Selbst die Briefe des Hl. Paulus an die Korinther (61 n. Chr.) belegen die Bedeutung der Liebe, wenn auch jetzt erstmals in der reinen Auslegung von Agape als gespaltener Liebesform: „Nun aber bleibt Glaube, Hoffnung, Liebe, diese drei; aber die Liebe ist die größte unter ihnen". Spätestens jetzt zerbricht die „ionisch-griechische Übereinstimmung von Logos und Kosmos" (Korff 1995). Aber selbst der Kirchenlehrer Augustinus (354–430 n.Chr.) bekennt sich noch zu seinen Liebeserfahrungen und lernt daraus seine Liebe zu Gott. Den Abt Abaelard (1079–1142) und die Priorin Heloise (1099–1164) als das berühmteste Liebespaar verbinden zu Beginn des Mittelalters Frömmigkeit und Fleischeslust. Die französischen Toubadoure dagegen unterstellen ihr ganzes Leben der wohl körper-, aber nicht lustlosen und sinnlichen Liebe. In der Renaissance erstellt Ficino (1469) im Geiste des Neuplatonismus eine umfassende Liebeslehre, die wieder Erotik und Religion verbindet. Ähnliches leistet die Hl. Theresa von Avila für die Zeit der großen Mystikerinnen und Mystiker im 16. Jh., die ihre Liebe zu Jesus in leidenschaftlicher Körperlichkeit preist. Niemand hat den Gedanken der Einheit von Paar und Kosmos so prägnant formuliert wie Novalis, der Romantiker und Erfinder der „Blauen Blume", wenn er um 1797 schreibt: „Meine Geliebte ist die Abbreviatur des Universums, das Universum die Elongatur der Geliebten."

Ganz anders stellt sich in der Geschichte der deutschen Philosophie die Bewertung der Liebe dar. Es ist eher die „Geschichte einer Mesalliance" (Korff 1995): In Immanuel Kants Leben gibt es keine Frauen: Sein Resumee: „... und doch ist der Geschlechtstrieb sowohl Neigung der Menschen als er auch unter dem Namen der Liebe Pflicht werden kann" (zit. nach Korff 1995). Georg Friedrich Wilhem Hegel (1770–1831) ist ein Lust- und Frauenverachter. Trotzdem heiratet er mit 41 Jahren eine 20jährige, aber für ihn ist Liebe nur Pietät, fast Mitleid. Frauen haben nur „bewußtlosen Geist" und „können wohl gebildet sein, aber für die höheren Wissenschaften sind sie nicht gemacht. Frauen können Einfälle, Geschmack, Zierlichkeit haben, aber das Ideale haben sie nicht ... Stehen Frauen an der Spitze der Regierung, so ist der Staat in Gefahr, denn sie handeln nicht nach den Anforderungen der Allgemeinheit, sondern nach zufälliger Neigung und Meinung" (zit. nach Korff 1995). Arthur Schopenhauer schreibt 1844 seine Frauenverachtung in seinem Traktat „Über die Weiber" nieder, was ihn aber nicht daran hindert, viele von ihnen zu genießen. Er schreibt: „Das niedrig gewachsene, schmalschultrige, breithüftige und kurzbeinige Geschlecht das schöne zu nennen, konnte nur der vom Geschlechtstrieb umnebelte männliche Instinkt ... Mit mehr Fug könnte man das weibliche Geschlecht das unästhetische nennen". Schließlich vergleicht er die Frauen mit den heiligen Affen von Benares. Seine „Metaphysik der Geschlechtsliebe" ist nach Th. Fontane nur noch Ausdruck eines „eigensinnigen, vorurteilsvollen, persönlich vergrätzten Herrn" (zit. nach Korff 1995). Friedrich Wilhelm Joseph Schelling dagegen beschreitet einen neuen Weg. Zwar sieht er die Geschlechtsrollen erstaunlich aufgeteilt: „Die ganze Fülle der Fruchtbarkeit ist übergegangen, ist sichtbar dargestellt im weiblichen Geschlecht, der ganze Reichtum des Lichtes im männlichen ...", aber er sieht auch die erstaunliche Paaridentität: „Das männliche und das weibliche Individuum, jedes ist ein ganzes, ein eigenes organisches Wesen, das insofern vollkommen Substantialität und Selbstständigkeit hat ... Es ist aber dieser seiner Selbstständigkeit unbeschadet dennoch wieder ein Nichtganzes, d. h. ein solches, das nur seyn kann, inwiefern auch das Entgegengesetzte ist, und das wahrhaft nur ist in der Identität mit diesem Entgegengesetzten. Jedes von beiden drückt für sich schon eine Identität beider Attribute aus, aber diese Identität ist eine einfache und deßhalb unvollkommene" (zit. nach Korff 1995). Ganz anders wütet Otto Weininger, der als Zeitgenosse Freuds in seiner weitverbreiteten und heute wieder aufgelegten Schrift „Geschlecht und Charakter" 1917 die Frauen gar als seelen- und gewissenlose Wesen, dem Tier gleich, einstuft und sie des Hochverrats und niederer Verbrechen wie Mord jederzeit für willig hält.

Im französischen Kulturbereich stellt sich die Einstellung zur Liebe und zur Lust, wie kaum anders zu erwarten, viel bedeutsamer, inniger und dem Leben verbundener dar. Den Sozial-Utopisten Ende des vorigen Jahrhunderts erscheint die Frau trotz der damaligen latenten Frauenverachtung als die „Erlöserin". Der Geschichts- und Sozialphilosoph Auguste Comte (1798–1857) betrachtet sie als eine moralische Vorsehung: Der menschliche Fortschritt liegt nach ihm ausschließlich in der Frau. Saint-Simon gründet seine Utopie einer besseren Welt auf Androgynität und stellt in seinem neuen Christentum das Paar ins Zentrum seiner Vision. Das „menschliche Wesen" wird als Paar erst ganz. Alle sozialen Probleme, so schreibt sein Schüler Infantine, könnten gelöst werden, wenn man dem Paar die Autorität zugestünde, die man sonst dem Menschen beimißt. Durch die Beziehung erst kann der Mensch sich erweitern und entfalten, sowohl im Körper als auch in der Seele.

Charles Fourier (1772–1837) setzt gleichermaßen feministische und religiöse Akzente. Er mißt den Wert von Gesellschaft, Kultur und Zivilisation daran, wie sie ihre Frauen behandelt. Er schlägt vor, auf Erden ein Regime der Harmonie einzurichten, in dem die Menschen das Gelübde der Liebe erfüllen, denn es ist die letzte Leidenschaft, in der wir eine Spur des göttlichen Geistes finden. Er „entwickelt eine kämpferische Ethik, die er Gegen-Moral nennt" (Onfray 1992): Nur einen Beruf, nur einen Partner zu haben, führt zur „morcellement", zur Zerstückelung des Menschen und als Ersatz zur kapitalistisch-individuellen Bereicherung. Erst durch die Erfüllung der Leidenschaften finden Menschen das Glück und vor allem die Liebe, die „mächtigste Triebkraft der leidenschaftlichen Annäherung". Er schafft ein Modell des hedonistischen Utopismus, für das er ein „Ministerium der Liebe" einrichten will. Er sieht dabei deutlich den Zusammenhang zwischen Liebe, Leidenschaft und Politik, wie überhaupt die französische Geschichte lange Zeit durch die Liebesaffairen ihrer Könige und Politiker gekennzeichnet war. In der fortschreitenden Zivilisation, die gerade körperliche Leidenschaften und Ausschweifungen zu unterbinden sucht, sieht er eine perverse Entmenschlichung. Er tritt deshalb für „harmonische, für göttliche Orgien" ein, die in eigenen Clubs öffentlich gelebt werden. Minister und Hohepriesterin bereiten diese vor. Seine „Nouvel ordre amoureux" verlangt die Aufhebung der Treuepflicht und fördert Ehe-Pausen.

Diese Tradition der französischen Geistesgeschichte lustvoller Liebesgestaltung zur menschlichen Befreiung wirkt hinein bis in die 68er Mai-Unruhen. Maffessoli (1986) greift sie wieder auf in seiner Arbeit zur „Soziologie des Orgiasmus" und Onfray in seiner „Philosophie der Ekstase" (1993). Der Originaltitel heißt bezeichnenderweise und viel zutreffender: „L'art de jouir. Pour un materialisme hedoniste" (1991), was eher mit „Kunst des Orgasmus" zu übersetzen wäre.

In der jetzigen Wirklichkeit haben unsere Religionen dagegen den Verlust der Liebe nur scheinbar ersetzt. Würde die Liebe wieder auferstehen, verlören die modernen Religionen und Philosophien ihren restlichen Kredit. Camby (1989) nennt die Krankheit des Abendlandes in der Folge ein „Gefangensein des verlorenen Körpers". Er unterstreicht, daß die Pornographie des gegenwärtigen Jahrhunderts das Vorspiel einer Entsexualisierung der Menschheit ist. Es genüge aber nicht, allein das Christentum der Vernichtung der abendländischen Erotik anzuklagen und es zu bekehren, um die Menschheit zu befreien. Gleichermaßen müßten Marxismus, Freudianismus und die bürgerliche Revolution angeklagt werden, daß sie den Menschen von seinen Begierden abtrennen. Dennoch bleiben nach Camby die Kirchen die Hauptverantwortlichen für die Schwemme heutiger Pornographie: „Durch all die Mühen, die Sexualität mit dem Bösen zu identifizieren, haben sie schließlich die Sexualität und das Christentum selbst jeder spirituellen Substanz entleert. Im Bemühen, die Freuden des Fleisches als die animalistischsten von allen zu definieren, deren man sich schämen muß, die man verbirgt und worüber man errötet, ist die Sexualität zu einem Hauptobjekt des Interesses im Abendland geworden, bis zu dem Ausmaß, daß jede andere Manifestation von Gefühlen oder Persönlichkeit erloschen ist, bis zu einem spirituellen Zusammenbruch des Abendlandes" (Camby 1987).

Etwa gleichzeitig mit Fourier versucht auch Ludwig Feuerbach (1804–1872) die Tradition des imperativ-männlichen Denkens klassischer Philosophie, durch Hegel bis in den Olymp erhoben, zu brechen, indem er Religion, Theologie und elitäre Philosophie mit Natur, Liebe, Sinnlichkeit und Menschlichkeit konfrontiert. Nach ihm ist „das Geheimnis der Theologie die Anthropologie": Der Mensch projeziert seine Wünsche nur auf einen Gott. Religion ist dann Ausdruck von Entfremdung; sein Ziel aber ist der ganze Mensch. In seiner „neuen" Philosophie ist der Mensch ein natürliches, „bedürftiges, auf den Anderen angewiesenes Sinneswesen. Der Leib als Träger gehört zu seinem Wesen; der Leib in seiner Totalität ist Ich, ist das Wesen selber. Aber der einzelne Mensch für sich hat das Wesen des Menschen nicht in sich, weder als moralisches noch als denkendes Wesen, sondern nur in der Gemeinschaft, in der Einheit des Menschen mit dem Menschen – eine Einheit, die sich aber nur auf die Realität des Unterschiedes von Ich und Du stützt". Diese konkrete Einheit des Menschen wird nur vermittelt vom „Prinzip der Mitmenschlichkeit", dem höchsten Prinzip jeder Philosophie der Zukunft. Ein solches Bewußtsein von Mitmenschlichkeit findet seinen tiefsten Ausdruck im Gefühl der Liebe, die Feuerbach schließlich als die eigentliche Religion bezeichnet (zit. nach Helferich 1992). Fourier fordert, daß Religion nicht mehr zum Antagonisten der Liebe wird, sondern vielmehr zu den spirituellen Kräften zurückfindet, die man ihr in der Antike zuordnet. Wir erinnern uns, daß die Griechen, feine Kenner der Genüsse von Liebe und Lust, Liebe und Begehren nicht als Drama, sondern vielmehr als Aufgabe sehen, als einen wahrhaft kategorischen Imperativ. Warum hat die moderne Psychoanalyse diese Lust nicht aufgegriffen?

Stattdessen zeigt sich die immerwährende Wirkung der bei uns üblichen Abspaltung des Körpers von der Seele in der Folge der Unterdrückung der als seelenlos definierten Frau und des darauf aufbauenden Männerdenkens in ältesten und jüngsten Beispielen der sogenannten „Human-Wissenschaften":

Da ist Freud und seine Entdeckung vom Penisneid, der auch heute noch, wenngleich weniger eng ausgelegt, in der tiefenpsychologisch-fundierten Psychotherapie einen zentralen Stellenwert einnimmt. Türcke (1991) hinterfragt: „Ist nicht Freuds Theorie der weiblichen Sexualität eine Kurzschrift der ganzen patriarchalen Kultur? Der Glaube, daß das kleine Mädchen, weil ohne Penis, sich naturnotwendig als mangelhaft, als ohne das, was Geschlechtlichkeit eigentlich ausmacht, erfahren muß – ist das nicht spezifisch männliche Sicht, die in der Frau gar keine eigene Subjektivität erkennen kann, sondern nur einen Mangel an männlicher? Nicht vorstellbar die Generationen von Patientinnen, die Opfer ausgerechnet solch männlicher Psychotherapie wurden, von der sie sich eigentlich Heilung versprochen hatten!"

Natürlich ist dann auch zu hinterfragen, ob die feministische Forschung über die Entstehung des weiblichen Begehrens (Chasseguet-Smirgel 1974; Christiane Olivier 1987; Jessica Benjamin 1994) nicht dem gleichen Fehler unterliegt, nur auf der anderen Seite? Kann ein solches Phänomen untersucht werden in dieser isolierenden Betrachtungsweise? Müßte nicht vielmehr Begehren bei Mädchen und Knaben gleichermaßen untersucht werden, um überhaupt verstehen und unterscheiden zu können, wie sich „weibliches Begehren" denn eigentlich definiert?

Nicht so verbreitet, aber der ständigen Wiederholung wegen gerade im Psychotherapiebereich bedenklich ist der Ansatz der Integrativen Therapie (Petzold 1993) zu werten. Sie erläutert ihr zentrales Theorem der Intersubjektivität ohne jeden Bezug zu Geschlechtlichkeit, Lust, Sexualität und Intimität.

Ableitungen daraus wie die vier Beziehungsmodalitäten des Menschen: Begegnung, Kontakt, Beziehung und Bindung werden ohne Einbeziehung von Leidenschaft und Erotik ausdifferenziert. Es zeigt sich, wie entscheidend die Subjekthaftigkeit des Theoretikers und Wissenschaftlers seine Forschung und Lehre beeinträchtigt. Petzold verzichtet in seinen Überlegungen zur Mit-Menschlichkeit und in seinen phänomenologischen Betrachtungen völlig auf Liebe als eigene Sinndimension. Abgespalten, verdrängt und dementsprechend entwürdigt, bleibt diese wichtigste Seite der Menschen aus der vorgeblichen Humanität verbannt. In ihrer Metatheorie strebt die Integrative Therapie aber gerade nach Ganzheitlichkeit und Aufhebung des Dualismus.

Weil diese „Integrative Therapie" aber die geschlechtliche Bedingtheit der Menschen gar nicht aufgreift und somit das Subjekt Mensch neutralisiert, verhindert sie das, was sie vorgibt, besonders zu würdigen: die Zwischenmenschlichkeit. Es kann nicht darum gehen, den Unterschied zwischen Frau und Mann zu negieren, zu neutralisieren oder gar zu mißachten, sondern die Würde des Anderen gerade in seiner Andersartigkeit hervorzuheben. Erst dann führt ein Weg zur Synthese.

Daß der sexuelle Unterschied eben nicht vernachlässigt werden darf, betont bereits Nietzsche (1844-1900), wenn er sagt: „Grad und Art der Geschlechtlichkeit eines Menschen reicht bis in den letzten Gipfel seines Geistes hinauf." Philosophen wie Ton Lemaire (1975) untermauern diese These: „Jede Interpretation von Welt, jede Deutung des Ganzen und des Bestehenden würde, wäre so etwas Wesentliches wie die Liebe außer acht gelassen, den Sinn einer umfassenden Interpretation in Unsinnn verkehren. Die Erotik als alles, was die Liebe zwischen Mann und Frau als solche konstituiert, ist wahrscheinlich jener Modus des In-der-Welt-Seins, der unser Verhalten am tiefsten bestimmt, ... jener Aspekt unseres Daseins, der neben der Religion am meisten fasziniert, beklemmt, entzückt, quält." Viele Autoren unterstützen diese These, wie Schenk (1979) und Duhm (1991), der dazu schreibt: „Liebe und Sexualität durchziehen unsere Gesellschaft wie die Nerven im Zentralnervensystem."

Es bleibt der Rückschluß, daß das Abendland, das dieser unserer Erde allüberall seine Kultur aufgedrückt hat, mit seiner so tief gespaltenen Liebeslehre geistesgeschichtlich und politisch weitgehend Unheil angerichtet hat. Der auch heute noch herrschende Anthropozentrismus hat letztendlich die Monadologie eines Leibniz (1646–1717) nie überwunden. Ansätze wie die von Jung, Buber und Petzold sprechen weiterhin von dem „Menschen". Sie sehen wohl dessen soziale Bedingtheit, aber das hat Aristoteles auch schon getan. So kommentiert Luce Irigaray (1980) eher bitter: „Jede bisherige Theorie des Subjekts hat dem Männlichen entsprochen."

So ist es das Anliegen von Paarsynthese, das Paar in den Mittelpunkt aller Betrachtung von Welt zu stellen. Wichtige Vertreter der jüngeren Zeit für diesen Ansatz einer dyadischen Anthropologie sind: Vladimir Solov'ev (1853–1900), der die sinnliche Liebe zwischen Frau und Mann als christliche Aufgabe sieht und für die Ekstase als Selbsterfahrung eintritt. Gleichzeitig vertritt er eine überall wirksame Dynamik der geschlechtlichen Liebe: „Nicht umsonst werden die geschlechtlichen Beziehungen nicht nur Liebe genannt, sondern sie sind Liebe im hervorragenden Sinn des Wortes, Typ und Ideal jeder anderen Liebe“ (zit. nach Schmölders 1996). Weiter ist C. D. Ouspensky (1970), ein russischer Philosoph der Jahrhundertwende, zu nennen, der eine esoterische Psychologie entwickelt hat. Er definiert darin die Geschlechtsenergie als die Zentrale aller anderen menschlichen Energien. So integrierte er in seine Überlegungen schon die Lehren von Tantra und Sufismus. Er sieht in der Sexualität die menschliche Energie, die die ganze Evolution durch „Transmutation“ der Geschlechtsenergie erst in Gang setzt bzw. sie weiterführt. Im Tantra würden wir von Transformation sprechen. „Es gibt im Menschen keine andere Kraft, welche die Geschlechtsenergie ersetzen könnte. Alle anderen Energien wie Intellekt, Wille und Gefühl ernähren sich vom Überschuß an Geschlechtsenergie, wachsen aus ihr heraus und leben durch sie.“ Sein Landsmann Berdjadev (1930) gehört ebenfalls in diese Tradition, die die Bedeutung des Androgynie-Konzeptes erneut in den Vordergrund gestellt haben. Auch Willi hat seine ursprünglich rein analytisch orientierte Auffassung vom Paar (1975) zugunsten einer Sicht der Koevolution von Frau und Mann (1985, 1996) aufgegeben.

Weitere Quellen der Paarsynthese sind verschiedene Theorien der Gefühlsbildung, der Entfaltung von Gefühlen und der Therapie von Gefühlen nach Dumont (1876), Heller (1981), Dreitzel (1992), Pasini (1994), Petzold (1995) und schließlich Theorien und Forschungen der empirischen Psychologie und Sozialpsychologie wie z. B. die Bindungstheorie von Bowlby (1953–1988) und die Untersuchungen von Doll et al. (1994) zu den Bindungsstilen.

Die Bedeutung der Gefühle für die Liebe ist unbestritten. Dem gegenüber steht die relative Bedeutungslosigkeit der Gefühle für die moderne Wissenschaft. Während in der Antike Gefühle noch intensivst untersucht wurden und z. B. um 1880 eine regelrechte Gefühlslehre entwickelt wurde (Dumont 1876), „wird in der modernen Philosophie und empirischen Wissenschaft eher versucht, das Problem der Gefühle auszublenden, oder es wird im christlichen Sinn ein Dualismus betrieben, der die seelischen Gefühle eher als die guten, die körperlichen als die negativen darstellt“ (Heller 1981).

Besonders die Gefühle der Liebe und all ihre Nuancen verdienen aber zentrale Beachtung für einen sinnvollen Aufbau von Welt. „Die Anziehung der Geschlechter zueinander bildet eine der wichtigsten treibenden Kräfte im Leben, und ihre Intensität und die Formen ihrer Äußerung bestimmen fast alle anderen Merkmale und Eigenschaften im Menschen“ (Ouspenski 1970). Agnes Heller macht sich deshalb daran, Menschen als Einheit von Gefühl und Denken zu setzen. In ihrem Menschenbild wird weder die reine Vernunft noch der Wille durch Gefühle gestört, noch reines Fühlen durch Denken. Sie räumt allerdings ein, daß diese Einheit von Gefühl und Denken – obwohl eine empirische Tatsache – in der Realität niemals ganz erreicht wird.

In sehr aktuellem Bezug zum Konzept der Paarsynthese steht der Ansatz der Schweizer Psychologin und Linguistin Annie Berner-Hürbin (1989) mit ihrem Modell vom Eros als subtiler Energie. Gegen alle Spaltungsgeschichte des Westens zwischen Kopf und Bauch, Körper und Seele und somit auch zwischen Frau und Mann setzt sie das Wirken dieser subtilen Energie. Diese wirkt als mächtige integrative Kraft, sofern es gelingt, sie durch Transformation von der stofflichen auf die feinstoffliche Ebene zur Vertiefung des Menschseins zu wandeln. Dabei kommt es darauf an, daß wir lernen zu kooperieren, weil nicht individuelle Originalität, sondern kollektive Wirksamkeit von Bedeutung sein wird. Sie meint damit natürlich nicht eine rein physikalische Energie, sondern Lebensenergien als zwischenmenschliche Austauschprozesse, wie Eros schon bei Platon zu verstehen ist. Sie beruft sich dabei auf den Physiker David Bohm, der die Möglichkeit sieht, aus der materiellen und Bioenergie heraus höhere Energien zu erreichen. Es lohne sich nicht, diese durch Trinken, Rauchen und Streiten zu vergeuden, sondern im Austausch von Ich und Du, von Frau und Mann die höchste Stufe zu gewinnen, die feinste Form dieser Energie. Die Anthropologin Badinter gießt diese Prozesse männlicher und weiblicher Dialoge und Fortentwicklungen in die Formel: „L'un est l'autre" (1986).

Wer diesen Weg der spirituellen Energie nicht gehen mag, kann doch mit Beck u. Beck-Gernsheim (1990) erkennen, daß die Liebe in dieser Postmodernen wichtiger als je zuvor wird, wenngleich auch immer schwieriger. Die steigende Unsicherheit der Liebesbeziehungen zeigt sich nach ihnen im statistischen Durchschnitt, nachdem selbst die Ehescheidung von Langzeitehen und Wiederverheirateten erheblich zugenommen hat: „Entsprechend wächst der Dschungel elterlicher Beziehungen: meine, deine, unsere Kinder mit den jeweils damit verbundenen unterschiedlichen Regelungen, Empfindlichkeiten und Konfliktzonen für alle Betroffenen." Auch Ehen ohne Trauschein bleiben davon nicht unberührt. Inzwischen sind viele Formen der praktizierten Liebes- und Lebensgemeinschaften akzeptiert oder treten in gleichberechtigte Konkurrenz zueinander. Viele Soziologen (Shorter 1975; Lempp 1986; Langner 1995) werten dies nicht so sehr als Risiko, sondern als Chance.

Um die Potentiale dieser subtilen Energie Eros und Liebe tatsächlich nutzen zu können, müssen sie allerdings aus vielen Labyrinthen und moralischen Gefängnissen befreit werden. Chu (1994) sieht die Chance dafür im von Neurotizismen befreiten Umgang mit Scham und Leidenschaft. Sicherlich sind solche Prozesse nicht einfach schwarz/weiß zu sehen und nur schwer in Gang zu setzen. Die „Fallstricke der Liebe" (Lazarus 1988) sind ja keinesfalls allein in den einzelnen Frauen oder Männern zu suchen, sondern im tief verankerten Unbewußten, im Kollektiv ebenso wie im Archetyp, und schließlich in allen gesellschaftlichen Normierungen und Regelungen.

Sehr differenziert nähert sich Jessica Benjamin (1994) diesem Thema: Sie tritt als Feminstin für eine Versöhnung zwischen Männlichkeit und Weiblichkeit ein, wobei sie Frau und Mann nur „unbestimmte Grenzen" zuschreibt, keine Rollenfixierung anerkennt und vor allem die Psychoanalyse in dieser Ausformulierung hinterfragt. Sie stützt das Anliegen der Paarsynthese in besonderer Weise, wenn sie fordert, eine Wissenschaftsveränderung durch den Feminismus zu erreichen. Sie will definitive Antworten, definitive Regeln und eigene Techniken mit konkreten Handlungsanweisungen finden, damit die Einwirkung des Weiblichen auf die männliche Wissenschaftswelt neue Gestaltung möglich macht.

Sie sieht für die Psychoanalyse nicht mehr die alte und äußerst kritisch zu betrachtende Beziehungsdynamik der Subjekt-Objekt-Theorie, sondern die der Intersubjektivität: Mann und Frau sind Teile einer binären Opposition, sie werden männlich und weiblich nicht nur durch die Identifikation mit Mutter und Vater, sondern sind als Menschen dem Prinzip von männlich und weiblich unterworfen. Sie sieht aber, daß damit noch kein Ausweg aus der Polarität der Geschlechtlichkeit gegeben ist. Daß die klare Geschlechtsrollenzuschreibung weder empirisch noch anderswie möglich ist, wertet sie als Möglichkeit zur multiplen Identifikation. Damit wird männlich/weiblich nicht zur Kategorie, sondern zur vielfachen Möglichkeit. Daraus folgert sie, daß Heterosexualität keineswegs grundsätzlich in Menschen festgelegt ist, sondern Bisexualität den eigentlichen Ausgangspunkt darstellt. In der alten Rollenfestschreibung ist gleichzeitig eine patriarchalische Definition von Macht angelegt, worin sie die „Fesseln der Liebe" sieht. Freudiander sehen nach ihr zunächst Macht und Machtkampf ausschließlich zwischen Vater und Sohn, zwischen Männern. Die Frau spielt dabei eine untergeordnete Rolle, die der Anpassung. Dieses greift vom Säugling bis zum Liebesleben Erwachsener, indem das Mädchen zum Objekt, der Junge aber zum Subjekt gesetzt wird.

Benjamin selbst hebt hervor, daß der Gegensatz der Geschlechter unser gesamtes psychisches, kulturelles und soziales Leben durchdringt. Trotz ihrer oder vielmehr gerade ihrer feministischen Haltung wegen betont sie, daß es ihr und anderen nicht darum geht, für die Weiblichkeit Partei zu ergreifen, sondern vielmehr die dualistische Struktur selbst aufzuheben. In der Konsequenz fordert sie, ähnlich wie die Paarsynthese, daß dann beispielsweise auch Erotik in der Politik Platz finden müsse.

Dieser allgemeinen Bedeutung wegen ist es mir ein wichtiges Anliegen, aufzuzeigen, daß dieser Ansatz der Paarsynthese nicht wirklich neu ist. Sowohl in der Antike als auch im Mittelalter und in der Moderne existiert eine große Tradition dyadischen Denkens. So greift z. B. schon vor 1900 Karl Kraus den Zusammenhang zwischen „Geist und Geschlecht" (nach Wagner 1987) auf, analysiert die Erotik der Wiener Moderne und hinterfragt so den Strindbergschen „Kampf der Geschlechter". Neben der sozialen Frage wird die sogenannte sexuelle Frage vor der letzten Jahrhundertwende zum besonderen gesellschaftlichen Brennpunkt mit Auswirkungen bis in Politik, Wirtschaft, Schulen und Kirchen hinein. Bis dahin gab es in den patriarchalischen Kulturen eine überwiegend negative Stigmatisierung des Weiblichen. Das steigerte sich bis zum offenen Frauenhaß. Freud selbst in seiner damals neuen Seelenkunde erkannte das „Weib" eher als Störfaktor, als irritierendes Element, das die gesellschaftliche Ordnung bedroht, als Terra incognita, als dunklen Kontinent.

Die Frage nach dem Stellenwert des Weiblichen in der Kultur wird um 1900 immer weiter generalisiert und ist von da an nicht mehr zu unterdrükken. Anders als Weininger und Freud analysiert zeitgleich Arthur Schnitzler mit hoher Intuiton das Frauenschicksal seiner Zeit, und Gustav Klimt verherrlicht in seinen faszinierenden Bildern die sinnliche Frau.

Michel Onfray (1993) untersucht das Verhältnis antiker und moderner Philosophen zur Lust, zum eigenen Körper und die Verbindung von „Geist und Körper" im Philosophen selbst. Er zeigt die Bedeutung der Spaltung zwischen Körper und Seele, zwischen Lust und Askese in der Philosophiegeschichte auf und wie dieser Widerspruch gelebt wurde.

So gilt beispielsweise für den großen Kirchenlehrer Albertus Magnus: „Wer mit Gott vereint ist, darf ungestraft seine Fleicheslust stillen, auf welche Weise und mit welchen Geschlecht auch immer, sogar wenn die Rollen vertauscht werden" (zit. nach Onfray 1993). Was den Menschen erfülle bzw. erlöse, darüber schieden sich schon damals die Geister zwischen Hedonisten und Epikuräern. Innerhalb der Bewegung der Gnostiker gab es ebenso Asketen wie Orgiasten. Als Beispiel dafür nennt Onfray, daß die schwangere Geliebte mit ihrem dicken Bauch zur transzendentalen Meditation genutzt wurde: „Gemäß dem theologischen, kosmologischen und gnostischen Prinzip, demzufolge die ganze Welt der alle Möglichkeiten bergenden Gebärmutter nachgebildet ist, ist die Betrachtung eines trächtigen Bauches gleichbedeutend mit der Betrachtung des Universums im Kleinen."

Onfray versucht nachzuweisen, daß Denken keine vom Körper losgelöste Tätigkeit ist. Dies aber hatte die abendländische Philosophie zumindest implizit gelehrt, da sie dem Körper und seinen Sinnen nie einen besonderen Rang zugesprochen hat. Am Beispiel großer Philosophen zeigt er dagegen, daß deren Einsichten oft gerade in ekstatischen Zuständen, Visionen und Augenblicken gewonnen wurden. In einer Sendung des Deutschlandfunks (1996) belegt Strzebniok in ähnlicher Weise, daß gerade die größten Kirchenfürsten zur Zeit der Mystik eben und gerade durch Frauen angeregt waren. Selbst die Heiligsten unter ihnen, oder gerade diese hatten nachweislich eine intime Geliebte. Die Schriften dieser Liebenden, die Zeugnis des intimen Dialoges geben, wurden um 1930 herum besonders zensiert, damit sie im „wohlverstandenen Interesse der Gläubigen" überhaupt verständlich bzw. leserlich bzw. akzeptabel sein konnten.

Zum Schluß dieser historischen Herleitung eines dyadischen Menschenbildes sei noch W. Hueck (1925, 1928, 1961) erwähnt. Mit seinem Bezug zu Weininger nimmt er in Teilen zwar eine chauvinistische Haltung ein, erkennt in seiner konsequenten Verfechtung von „Polarität als Wahrheit" aber ein dynamisches Grundmuster, das besonders für und in der Liebe gilt. Nach ihm schaffen Eizelle und Samen erst Leben. Das ewige Doppelgefüge zwischen Frau und Mann und ihr Leben im Gegensatz zueinander: Erst gemeinsam und gleichberechtigt begründen sie Ganzheit. Auf den Rausch der Verschmelzung folgt notwendig die Aggression der Abgrenzung. Das Ergebnis daraus ist eine unaufhörliche Erneuerung durch einen Gegensatz, der niemals aufgehoben, niemals gestillt und niemals befriedigt wird. Diese Entzweiung liegt aber schon im Selbst; jeder von uns kennt die zwei Seelen in seiner Brust.

Zwei-heit in der Wir-heit, Zwiespalt und Wandel sind Grundregeln der Liebe. Der Rhythmus schafft die Verbindungswege dazwischen. „Ewige Polspannung und Potentialdifferenz sorgen für strömende Harmonie, für das Fließgleichgewicht zwischen den Partnern. Dieses Gesetz gilt gleichzeitig für alles Leben, selbst für das anorganische Sein, für subjektive und objektive Wahrheit" (Hueck 1961). Polarität, Ambiguität und Zyklus selbst lassen sich nicht weiter erklären und aufschlüsseln, denn sie stellen in sich den Erklärungsgrund: Sie sind die das Chaos ordnenden Kräfte. So wird die Liebe zu einem Prozeß der Synthese, der mit „mystischer Gewalt zwei Wesen zu einer Wesenshaftigkeit", d. h. zu spiritueller Seinserfüllung zusammenfügt. Dabei ist die Richtung dieser Synthese nicht vorgegeben: Aufbau oder Zerstörung. Begriffe der Moral lassen sich deshalb auf diesen archetypischen Urtrieb gar nicht anwenden. Ebensowenig beschränken sich die Begrifflichkeiten von männlich und weiblich stereotyp auf die vorgegebenen biologischen Geschlechtseigenschaften.

Diese Übersicht über die Tradition dyadischen Denkens sollte nicht der Legitimation, sondern eher der Synthese der Wissenschaften dienen und die Bedeutung der Liebe für Psychologie, Wissenschaft, Kunst, Philosophie und Politik hervorheben. Als Ausgang einer dyadischen Anthropologie sollen dazu der Psychologe Ludwig Klages und seine Abhandlungen über Erotik, der Psychiater Ludwig Binswanger und seine Phänomenologie der Liebe, schließlich der Philosoph Ton Lemaire und seine Phänomenologie der Zärtlichkeit ausführlich behandelt werden.

2.1 Klages: Vom Kosmogonischen Eros

Ludwig Klages vermeidet in seiner Abhandlung über Erotik (1921) den Begriff Liebe, weil durch seine beispiellose Vieldeutigkeit strittige Sachverhalte nicht geklärt werden könnten. Er verwendet stattdessen den Begriff Eros im griechischen Sinn. Liebe versteht er als Oberbegriff von Neigung und Trieb. Neigung verbindet er mit Sympathie und Richtung. Der Trieb hingegen gibt vor, was gesucht wird. Trieb selbst teilt er in drei Arten:

1. Der Vereinigungstrieb sucht körperliche Vereinigung. Der Mensch als Einzelwesen strebt triebhaft nach der Urform der Erfüllung, nach einem Höchstmaß körperlicher Nähe. Als innigsten Ausdruck dessen setzt er Kuß und Mutterliebe. Letztere ist animalisch, triebhaft, ohne Kontrolle durch den Geist. Die Mutter liebt ihr Kind gerade auch mit seinen Fehlern und verurteilt nicht den verlorenen Sohn. Besonders deutlich zeigt sich dieser Vereinigungstrieb im Trennungsschmerz zwischen Mutter und Kind. Klages verweist dazu auf die altchinesiche Bildzeichenschrift, die den Begriff Liebe dadurch ausdrückt, daß sie neben die Gestalt einer Frau die eines

Kindes stellt. Zärtlichkeit versteht er als Zusatz zum Bemutterungstrieb. Er definiert damit den Vereinigungstrieb als außergeschlechtlich.

2. Der Verschlingungstrieb geht einher mit Begierde. Er zeigt sich im Nahrungstrieb, der eher zwanghaft erfüllt werden muß. Die Paarsynthese sieht im Verschlingungstrieb die Basis für den Trieb zur „Ein-Verleibung", eine Ausuferung der gesunden Integrationstendenz. Auf diese Weise kommt es zu Besitzanspruch, zum bloßen Gebrauch des Partners, der für das eigene Selbst beansprucht wird.
3. Der Geschlechtstrieb oder Sexus wird von Klages auch Begattungstrieb genannt. Dieser ist grundlegend zweigeschlechtlich, aber nicht gekoppelt an einen Fortpflanzungstrieb, den Klages in Abrede stellt. Der von ihm als antagonistisch abgelehnte Geist allein bedinge diesen, der zielgrichtet und machtorientiert schließlich Leib und Seele spaltet.

Der Erosbegriff hat sich im Lauf der griechischen Klassik und Hochklassik bis zum Zerfall gewandelt. Ursprünglich gemeint war der allbeherrschende demiurgische Eros, größte und wichtigste Angelegenheit der antiken Seele, vertreten durch Ibykos, Sophokles und Hesiod. Eros bildet mit Gaya und dem vorpolaren Chaos, das beiden vorangeht, die urschöpferische Dreiheit aller Geschehen. Es folgen die Lehren der Orphik bis hin zu Theokrit, bei dem Eros schließlich zu der uns überwiegend bekannten Puttenfigur wird.

Platon, dessen ganze Philosophie vom Erosgedanken getragen wird, preist diesen ausdrücklich im Symposion und im Phaidros. Platon erfindet die Aufteilung in irdische und himmlische Liebe als Unterscheidung von sinnlicher Neigung und seelischer Begeisterung. Diese Spaltung führt zur heute noch gebrauchten Einteilung in platonische und erotische Liebe. Nach Platon ist die Liebe zwischen zwei Menschen lediglich eine Form der Liebe zu dem Guten und Edlen als Bild, das durch den anderen hervorgerufen wird. Liebe bezieht sich also nicht auf die konkrete Person, sondern auf die im anderen gesehenen Eigenschaften von Schöheit, Güte und Trefflichkeit.

Diese Kernthese greift Klages an: Danach würden nämlich die Liebe und die Lüste in hierarchische Werte eingeteilt, gemessen am Maßstab der Tugend, des Verstandes und der Gottgefälligkeit. Dieser sogenannte platonische Eros wird von der katholischen Kirchenlehre als die reine, die himmlische Liebe übernommen und dementsprechend von Nietzsche bei Platon als „praeexistentes Christentum" definiert.

Klages definiert seinen Erosbegriff dagegen als elementar-erotischen, der dämonischen Inhalt hat (vgl. Kondylis 1991). Er unterscheidet zwischen Eros und Geschlechtstrieb: Wollust ist zwar in beiden vorhanden, aber im Eros mehr als Zustand, im Geschlechtstrieb nur als vorübergehende Befriedigung und hier mit Sexus gleichzusetzen. Er kritisiert an Platon, daß dessen Begriff von irdischer Liebe im wesentlichen dem Sexus gleichgestellt und bloße Befriedigung zum Ziel hat, wie jeder Trieb. Befriedigung aber ist immer eine zeitlich begrenzte, kurzfristige Angelegenheit; hier schon eine frühe Kritik an der reinen Triebtheorie von Freud.

Dieser fehlleitende Drang zur Befriedigung wird von Klages begründet mit der Vergeistigungstendenz des Menschen, die ihn von der Sinn-Welt abspaltet. Das Wesentliche liegt also nicht in der Befriedigung als Übergang vom Zustand des noch nicht Besitzens in den des Besitzens (Schopenhauer 1788–1860). Es würde sofort erneute Bedürftigkeit auftreten und der ewigen Behebung eines Mangelzustandes gleichkommen. Wollust zeigt sich dann nur in der geschlechtlichen Befriedigung, die aber durch ihre zeitliche Begrenztheit immer wieder zum erneuten Mangelzustand führt. Demgegenüber findet Klages die sogenannte selbstlose und himmlische Liebe aber auch nicht erstrebenswert, weil sie „blutlos" sei. In der Vollkommenheit des erotischen Rausches dagegen geht es nicht um Befriedigung, sondern um Erleben aus der Fülle, des Überströmens, des sich Verschenkens im zentralen Geschehen der Ekstase.

Ekstase (= außer sich stehen) ist gekennzeichnet durch Fülle, die nach Nietzsche die Schranke von Individuation und damit die Isolation des Einzelwesens durchbricht und es in das Leben der Elemente versinken läßt. Fast eine moderne Chaoslehre! In diesem Erleben begreift sich das Einzelwesen Mensch als Teil des Ganzen, des Kosmos, in einem ozeanischen Gefühl, in einem Zusammenknüpfen der Pole der Welt. Hier gibt es eine Parallele zum taoistischen Ekstasebegriff: Aus der Fülle den Orgasmus zu erleben heißt, sich dem Göttlichen zu nähern.

Die Wirkung der Ekstase beruht darauf, daß sie Befreiung der Seele des Menschen von der Kontrolle des Geistes ermöglicht. Dadurch entsteht wieder Einheit von Leib und Seele mit dem Kosmos. Die Trance-Tänze der Sufis, der Voodoo-Kulte und die Sonnentänze der Crow-Indianer haben nichts anderes zum Ziel. So wird möglich, daß der Mensch sich durch diese Befreiung als Teil des Ganzen, durch die „Seelenentselbstung" als Teil des Kosmos fühlt, entpolarisiert zwischen Seele und Leib. Hier besteht Übereinstimmung nicht nur mit Tao und Tantra, sondern auch mit Bhagwans Lehre, die ebenfalls den Weg der freien Sexualität benutzt, um schließlich das eigene Ich zugunsten einer Integration in die Weltseele aufgeben zu können.

2.2 Binswanger: Liebe als Grundform menschlichen Daseins

„Grundformen menschlichen Daseins" sind für Luwig Binswanger (1942) Existenz, Liebe und Umgang (mit anderen oder mit sich selbst). Damit ist jeweils ein ursprünglicher, nicht weiter zerlegbarer Modus des Menschseins gemeint. Diese drei Formen sind vergleichbar mit dem singularen, dualen und pluralen Modus nach Dilthey (1833–1911). Die Paarsynthese sieht den Wirkzusammenhang von Monade, Dyade und Triade als Ergebnis dieser Modi. Auch Dyade als Grundform ist nur denk- und lebbar in Abhängigkeit von den anderen. Dem trägt die Paarsynthese Rechnung, indem sie die drei Seinsformen von Liebe, nämlich die geschichtliche, die dialogische und die spirituelle Dimension unmittelbar in der Praxis von Psychotherapie zur Anwendung bringt.

Binswanger will zeigen, „wie anders das Menschsein ist und in Erscheinung tritt, wenn man es von der Liebe her interpretiert statt von der Existenz. Auch das Verstehen von Mitmenschen und psychologische Erkenntnis sind ohne Einbeziehung der Liebe nicht möglich" (zit. nach Herzog u. Braun 1993). Er betont allerdings den „ungeheuren Unterschied" zwischen genetischer Herleitung der Liebesformen in der Psychoanalyse und seiner eigenen „Aufdeckung eines anthropologischen Urphänomens Liebe". Er ersetzt, um menschliche Realität erfassen zu können, das Konzept von „Person" durch das Konzept von „Dasein" im Sinne Heideggers. Allerdings ist dessen Daseins-Analytik ontologisch zu sehen, nämlich als Analyse der Seinsverfassung von Dasein selbst, während Binswanger auf menschliches Dasein zielt. Er kritisiert folglich Heideggers Daseinsanalytik und Fundamentalontologie und wendet sich vehement gegen die „Aufblähung" der Einzelexistenz. Während bei Heidegger Ich und Welt einander gegenüber stehen, geht es Binswanger um das Wir, um Sehnsucht und Urbegegnung: Er versteht Wir-heit als nicht ableitbare, phänomenlogisch-ontologisch ursprüngliche Einheit, zu der kein Weg vom Selbst führt, wohl aber umgekehrt. Er grenzt sich damit auch von Jaspers (1919) und von Buber ab, die den Menschen sich entfalten sehen im Dialog, um dann zu Liebe und Einheit zu finden. Beide gehen von der Intentionalität, vom Bewußtsein des ein Du suchenden Ichs aus. Durch diese Intentionalität formt sich erst Wir-heit, entsteht duales Wir. Binswanger geht umgekehrt vor. Erst in der Begegnung, im Vollzug der Liebe, vollendet sich das Gegenseitig-Sein. Nicht Ich und Du stehen am Anfang, sondern das Wir, aus dem das Du erst hervorgeht.

Eros wird wie bei Klages daher nicht von der Geschlechtsliebe her verstanden oder mit ihr identifiziert, auch wenn Eros nur in der Geschlechtsliebe seine höchstmögliche Vollendung erfährt. Das Sexuelle ist in der Erotik nicht die Hauptsache, sondern nur ein Weg zur Rückkehr zum Wir. Die Einheit der Liebenden ist der Grund für mögliches Selbst-Sein. Habe ich Heimat beim Du, so werde ich meiner selbst gewahr, als Träger der Wir-heit. Einsamkeit ist dann etwas anderes als Isoliertheit, beziehungsweise Alleinsein: „Auf dem Grund wahrer Zweisamkeit realisiert sich durch Einsamkeit das Selbst" (zit.n. Herzog u. Braun 1993).

In der Folge distanziert sich Binswanger von Heideggers Intentionalitätsbegriff, der die Bewegung des Menschen auf andere zu beschreibt. Dies geschieht aber in beliebiger Aneinanderreihung bzw. macht die anderen zu Objekten, läßt andere als Dinge erscheinen, weil eine einseitige Intentionalität da ist, die zwangsläufig im Solipsismus endet.

Wenn Paarsynthese formuliert, daß Identität durch Intimität, menschliche Ganzwerdung in Partnerschaft, Existenz und Sinn durch und aus der Liebe heraus erst entstehen, dann bezieht sie sich damit ganz wesentlich auf Binswanger. Seine Radikalität, mit der er vor einem halben Jahrhundert diese Erkenntnisse formulierte, besticht und überzeugt: „Allein aus der Wir-heit und erst daraus entspringt die Selbst-heit. Das Wir, die Gemeinschaft von Ich und Du, ist früher als Ich-selbst und Du-selbst."

Plurale Wir-heit als Relationalität des Menschen wie in der Intersubjektivitätslehre zeigt allerdings nur das Eingeschlossen-Sein vieler ohne diese Ganzheit, selbst wenn darunter der eigene Partner sein sollte. Erst duale Wir-heit hebt dieses Nebeneinander von Beziehungen der pluralen Wir-heit auf. Duale Wir-heit ist ontologische Einheit = unio, während die Einheit von Ich und Du als communio zu verstehen ist (nach Herzog u. Braun 1993).

Abgrenzung der Paarsynthese gegenüber dieser Wir-Existenz beginnt allerdings dann, wenn Binswanger diese Einheit des Wir als nicht polar, als ungeschieden voraussetzt. Ohne Polarität gibt es kein Leben, schon gar nicht Liebe. Bezogen auf die Liebesdynamik der Paarsynthese heißt diese Polarität allerdings nicht Ich und Du, sondern Mann und Frau.

Bei Heidegger verwirklicht sich Liebe in Form von Sorge im Raum des Nebeneinanders, in der Verdrängung durch Ratio und im Einräumen von Platz. Bei Binswanger bildet die Liebe einen Wir-Raum. Der kennt keine Grenzen. Er ist postiv gezeichnet durch Vertrautheit, Nähe und Heimat. Der Mensch als solcher ist auf der großen Erde und im Universum eher fremd, voller Angst und heimatlos. Er findet Heimat in der Liebe, im Liebenden. „Heimat geschieht also in der Umarmung." Liebe vollzieht sich aus der Fülle und nicht aus der Sorge (des Erhaltens). Während bei Heidegger der Mensch Macht erringt aus Sorge (1927), braucht dies der Mensch im liebenden Wir nicht.

Um der wahren Bedeutung von Liebe gerecht zu werden, betont Binswanger, daß psychologisches Verstehen sowohl historisches als auch existentielles und duales, liebendes Verstehen des Menschen sein muß. Eine Psychologie im Sinne solcher Daseinserkenntnis kann weder der Geisteswissenschaft noch der Naturwissenschaft noch sonst einer Teilwissenschaft allein zugerechnet werden. Die Liebe als anthropologische „Grundkategorie", als Modus des Menschseins berührt alle Wissenschaftsbereiche vom Menschen und der Welt. „Hat man dagegen den dualen Modus des Menschseins nicht mit in den anthropologischen Ansatz gebracht, so ist dieser Fehler nicht mehr gut zu machen, und muß das Unternehmen als anthropologisches scheitern" (Binswanger 1942). Lemaire wird später sagen, daß sich jede Wissenschaft vom Menschen in Unsinn verkehrt, wenn sie diese Grundkategorie der Liebe außer acht läßt.

2.3 Lemaire: Phänomenologie der Zärtlichkeit

Der Philosoph Ton Lemaire, geboren 1941, wird neben Klages und Binswanger zur wichtigsten Quelle für Paarsynthese. Bewußt hebt Lemaire die Liebe aus dem weit verbreiteten ideologischen Denken heraus, nämlich aus dem gesellschaftlichen Zusammenhang, aus ihrer religiösen Tendenz oder aus ihrer kosmischen Funktion. Er will sie psychologisch-philosophisch verstehen und kommt so zu einer Hermeneutik der Liebe.

Er baut auf einer Phänomenologie der Zärtlichkeit auf. Sie stellt den Gegenpol zur Leidenschaft dar: letztere als Ausruck der Vitalität, erstere als

Ausdruck der Zerbrechlichkeit, insgesamt die Dimension der Intimität. Der Kuß gilt dabei als intensivstes Geschehen zwischen innen und außen. Allein durch die Liebe erfahren Menschen in der Zuwendung vom Partner Ganzheit zwischen innen und außen ihrer selbst. Zärtlchkeit ist für ihn der Weg, die Gegenpole miteinander zu versöhnen.

Sie manifestiert sich in Liebkosung, Kuß und Blick. Diese wiederum sind für ihn Zentralen zum Verstehen von Liebe im allgemeinen. Reflexion über Liebe setzt aber voraus, daß der Denker selbst die Liebe erlebt hat. Ähnlich beginnt Klages im Kosmogonischen Eros, daß die Rede von etwas ist, das man kennen muß, weil ansonsten immer Mißdeutung folgt. Somit wird deutlich, daß Liebe die Problematik des hermeneutischen Zirkels auflöst, da sie erkennt, was sie kennt, da ein Vorwissen da ist vom zu Wissenden.

Die hervorragende Gewichtung, die Lemaire Liebe und Zärtlichkeit zuschreibt, liegt darin, daß die grundlegendste Art, wie jemand situiert ist, sein Geschlecht ist: Jeder trifft sich selbst als Mann oder als Frau.

Zärtlichkeit und alle ihr zugehörigen Empfindungen sind keine Substanz, die irgendwo auf der Welt gefunden werden könnte. Lemaire versucht deshalb eine Begriffsbestimmung aus dem Empfindungsgeschehen heraus. Danach ist Zärtlichkeit etwas uns An- und Berührendes, das im wesentlichen von vier Aspekten ausgelöst wird: von klein, verletzbar, rein, schön. Er fügt überraschend aufrichtig und zugleich sinnvoll die Möglichkeit eines fünften Aspektes hinzu, zumindest für den Mann, nämlich die Frau.

Die Frau scheint ihm Verkörperung all dessen, was Kind- und Frausein kennzeichnen. Die Verbindung zwischen Mutter und Kind, die noch ungetrennte Einheit abbildet, ist ein totales In-der-Welt-Sein. Das In-der-Welt-Sein hat für ihn, wie auch für Klages und Binswanger, seinen Grund in Beziehung. Er unterscheidet aber nicht nach verschiedenen Beziehungsmodalitäten, sondern setzt eine unbegrenzte Möglichkeit von Beziehungen, aus denen er allerdings zwei als besonders wichtig hervorhebt, nämlich die Mutter-Kind-Beziehung und die Frau-Mann-Beziehung.

Bhagwan (1981) nennt eine dritte: die politische Beziehungsmodalität. Die Politik der Neuzeit spaltet Liebe bewußt, indem sie diese institutionell und juristisch mit dem Tabu der Privatheit belegt hat. Sie zerstört von daher das In-der-Welt-Sein der Menschen, richtet sich einpolig auf Machterhalt und Kontrolle, verunmöglicht einen ganzheitlichen Austausch von Körper, Geist und Seele.

Lemaire ist ein Meister der zärtlichen Phänomenologie: Die verschiedenen Beziehungsmodalitäten differenziert er im Erleben des Kusses. Wie Klages sieht er nicht auf die Funktion, sondern auf das Empfinden. Wie aber unterscheidet sich der Eltern-Kind-Kuß, der Kuß für erwachsene Kinder und für Freunde von dem zwischen Mann und Frau in einer erotischen Beziehung? Was ist die Eigenart eines solchen Kusses und welchen Sinn haben Liebkosungen? Wodurch unterscheidet sich Erotik in Blick, Wort oder Berührung von anderen Gesten derselben Verwendung?

Darin liegt dann keine Neutralität mehr, sondern besondere Intention und Intensität von Zuwendung oder auch Abneigung und Abwendung. „Verliebtheit ist eine eigene Form des In-der-Welt-Seins: Der Wille, am Dasein des anderen teilzunehmen, nahe bei ihm zu sein, drückt sich in Zuneigung aus, dessen substantiellste die Umarmung, dessen flüchtigste der zärtliche Blick ist" (Lemaire 1975).

Wenn nun aber der Liebe eine solch extraordinäre Stellung im Menschlichen eingeräumt wird, was ist dann ihr Sinn? Die Hermeneutik der Zärtlichkeit muß beantworten, warum Menschen einander liebkosen, was ein Kuß als auffälligste, häufigste und intimste äußere Liebkosung bedeutet.

Lemaire betrachtet auf ganz besondere Weise „Haut", ohne die Sinn nicht verständlich wird. Haut meint hier, anders als in der Gestalttherapie, nicht nur Kontaktorgan für Abgrenzung und Berührung, sondern Sinnträger und Brükke zwischen innen und außen. „Indem ich berühre, werde ich selbst immer mitberührt – ich kann mich dem nicht entziehen; ich kann nie jemanden berühren, ohne selbst berührt zu werden – im Gegensatz zu den übrigen Distanz-Sinnen" (Lemaire 1975). Daher ist Fühlen und Berühren substanziell und die intensivste Begegnungsfrom, sie geht deshalb auch unter die Haut. Aber Haut ändert ihre Bedeutung im Lauf der Entwicklung: Für Kinder ist Haut identitätsstiftend, vermittelt Zuneigung und Mißbilligung.

Wie bedeutsam Zärtlichkeitserleben im Hautkontakt ist, geht im übrigen auch aus den Untersuchungen zur Intelligenzentwicklung hervor: Das Gehirn von Kindern, die nur selten gestreichelt werden, ist bis zu 30% kleiner als normal (Greenspan u. Greenspan 1985).

Kinder erfahren in den nachfolgenden Jahren Liebe, Schmerzen und Verletzbarkeit, die über Haut entdeckt wird. In der Pubertät kommt es zu einer neuen Hauterfahrung: Jungen und Mädchen erfahren Haut plötzlich völlig anders, Haut als Fläche für Liebkosung. Das Gegenüber wird unterteilt in Wunsch nach Liebkosen und Ablehnung von Liebkosung. Über Berührung wird das eigene Geschlecht definitiv als Mann oder Frau erfahren. Die Liebkosung kann nicht selbst gewährt werden, in der Selbstbefriedigung nur ersatzweise.

In der Folge unterscheidet Lemaire zwischen authentischer und inauthentischer Erotik und Intimität; letztere ist die rein sexuelle Betätigung, die im Extrem bis zur Vergewaltigung führen kann. Inauthentische Berührung ist die Loslösung des äußeren Körperkontaktes vom inneren Zärtlichkeitsstreben. Hier findet eine Einengung des Intimitätsbegriffes statt, die in der Paarsynthese nicht nachvollzogen werden wird. Intimität ist dort vielmehr der Austausch von Körper, Geist und Seele – und umso inniger empfunden, je mehr davon gleichzeitig getauscht wird. Lemaire führt dazu ein weiteres Kriterium ein: Streicheln und Küssen brauchen nicht gelernt zu werden. Wir genießen von Natur aus die taktile Anwesenheit des anderen. Auch hier sind aus Sicht der Paarsynthese Zweifel angebracht, da die verschiedenen Sozialisierungsformen unterschiedliche Zärtlichkeitsgesten oder Nichtzärtlichkeiten zustande bringen.

Lemaire verwendet nun gerade die Zurückweisung der Liebkosung, um seine Analyse von Zärtlichkeit an die Hauptthese heranzuführen. Stößt der Wunsch nach Liebkosung auf Ablehnung, bzw. Nichtgegenseitigkeit, wirft Zärtlichkeit auf sich selbst zurück: die intensivste Art, über Zärtlichkeit nachzudenken und sie zu erfahren. In der abgewiesenen Liebkosung wird die Spaltung in Innen und Außen erfahren, auf beiden Seiten (vgl. Köhn-Behrens: Tiefenkontakt und Oberflächenkontakt, 1937). Zwar kann ich noch streicheln, aber spüre deren Nichterwiderung. Ich spüre den Rückzug des anderen in sein Inneres. Der andere hat sich mit Fleisch und Blut zurückgezogen. Er zeigt nur noch die neutrale Außenseite und ein unerreichbares Inneres. Die Ablehnung führt zur Spaltung in eine Außen- und Innenseite. Ein Austausch ist nicht mehr möglich.

Im Phänomen der abgelehnten Liebkosung zeigt sich noch eine weitere Spaltung, nämlich die von Körper und Seele. Der Körper bleibt zurück, die Seele entweicht. So bedeutet Ablehnung den Verlust der Körper-Seele-Einheit. Kann aber auch die Umkehrung davon als Gesetz gelten, daß nämlich das Erleben von Liebkosung die schmerzliche Trennung von Innen und Außen, zwischen Körper und Seele aufhebt? Kann also Erlösung durch den Partner stattfinden?

Lemaire sieht in der Sprache unserer Gesellschaft und Kultur Ausdruck für eine gängige Weltanschauung vom Menschen: Wird von der liebenden Vereinigung von Frau und Mann gar als „fleischlichem Umgang" gesprochen, dann drückt das die Spaltung unserer Gesellschaft aus. Er wählt deshalb Liebe und Zärtlichkeit als bevorzugten Ausgangspunkt seiner Kritik am dualistischen Leib-Seele-Schema und für eine adäquate Interpretation des Menschen. Es ist gerade der Sinn authentischer Liebkosung, den anderen nicht zum Körper zu machen. Streicheln schenkt mir mich selbst, läßt mich selbst sein, ich falle mit mir zusammen. Ich erfahre durch das Gestreicheltwerden mich, mich als Identität, auch mit Fehlern und in meiner Scham über Unzulänglichkeiten seelischer und körperlicher Art: Ich werde mir meiner in verschiedenen Tiefen bewußt. In der Paarsynthese nennen wir das später: Durch Dich zu mir. Mein Partner kann mich spalten, er kann aber auch meine Rettung, mein Heil und meine Erlösung werden, indem er mir Ganzheit von Innen und Außen ermöglicht. In den Worten der Paarsynthese: Identität durch Intimität.

Bei kritischer Prüfung des Sprachgebrauches wird deutlich, daß Ausdrükke, die menschliche Intimität in Fleisch, Körper und Seele zerlegen wollen, irreführend sind. Die „Körperlichkeit" zwischen Frau und Mann ist eine Benennung, die schon Spaltung in sich trägt. Deshalb spricht die Paarsynthese allein von Intimität, die Seele, Geist und Körper einschließt. In der zärtlichen Ganzheit liegt dann auch begründet das Erblühen, das Strahlen des anderen und das Glück. Die geküßte Haut erfüllt. Intimität zeigt sich, wenn das Äußere zum Inneren und das Innere zum Äußeren wird, dann sind die Partner maximal anwesend, es gibt nur noch Ganzheit: Einordnung in ein Gemeinsames, in das Ganze, in den Kosmos. Zärtlichkeit verbindet Dionysisches mit Appollinischem, verbindet Struktur und Phänomen, vereint Polaritäten und läßt Verschmelzung und Abgrenzung zu einem Vorgang werden: Das Chaos ordnet sich.

Hier findet sich ein wichtiges Ergebnis unserer eigenen Untersuchung wieder, daß Liebe nämlich erst im Ausleben von Polarität, Ambivalenz und Veränderung sich ganz erfüllt. Liebe lebt in und durch die Verbindung von Gegensätzen zwischen Abgrenzung und Verschmelzung: Paare erfahren erst die Fülle der Liebe, wenn sie auch Trennendes leben. Sie empfinden darin vielfachen Zwiespalt im stetigen Hin und Her des Wandelns zwischen den Polen. Aber nur so wird es langsam möglich, daß sich Frau und Mann einander annähern, sich gegenseitig erlösen, trösten und versöhnen, denn sie können auf diese Weise die Spaltung überwinden. So verbindet Zärtlichkeit „irdische und himmlische" Liebe. Der Erlöser-Gedanke bleibt nicht Gott allein vorbehalten. Damit beantwortet sich die früher gestellte Frage nach dem Sinn: Transzendenz in der Erotik als die höchste Form des Seienden zu finden, Zusammengehörigkeit zu erleben, die scheinbare Exklusivität der Pole zu versöhnen.

3. Paarsynthese als dyadische Anthropologie

Die Paarsynthese mit ihrer Forderung nach einem Paradigmenwechsel vom Menschen zum Paar vertritt demnach keine völlig neuen Thesen, Methoden oder Wissenschaften, sondern steht in einer langen Tradition androgynen Denkens. Sie will vielmehr mit Hilfe schon vorhandener Erkenntnisse neue Anstöße geben, alte Denkgewohnheiten in Frage stellen, die Augen für Philosophien fremder Völker öffnen und das Zusammenwirken männlicher und weiblicher Potentiale und Kulturen fördern. Sie tut dies auf dem Weg der Synthese statt der Integration. Daraus leitet sie ein übergreifendes Handlungskonzept her, das das Zusammenspiel, das Zusammenwirken gerade auch gegensätzlicher Kräfte möglich macht, statt diese auszugrenzen oder zu unterdrücken. Statt abzuspalten, zu bekämpfen oder in Form von Integration sich einzuverleiben, wird im Austausch mit dem Gegenüber das unterschiedliche Potential genutzt. Dieser Austausch vollzieht sich in schwingender Resonanzenergie statt im Kampf um Gewinnen und Verlieren. So kann eine neue Gesellschaftsordnung entstehen.

Der Weg der Integration, heute in Philosophie, sozialen Theorien und therapeutischen Diskursen vielfach beschritten, kann dann nicht mehr im Vordergrund bleiben. Er muß durch den der Synthese zumindest ergänzt werden. Integration zielt letztendlich immer auf die Organisation oder Reorganisation eines Subjektes. Trotz aller Vernetzung oder Intersubjektivität lebt es nur dadurch, daß es als eigenes Subjekt gilt. Innere und äußere Kräfte werden im Wechsel von Öffnung und Abgrenzung, von Geben und Nehmen organisiert und ausgetauscht, um die eigene Existenz und deren Entfaltung zu sichern. Alle Lebensprozesse eines Subjektes aber, die als Integration bezeichnet werden, dienen dem singularen Modus, stellen einen zentripetalen, individuellen Prozeß dar. Synthese dagegen meint den dualen Modus des In-der-Welt-Seins, die Dyade als Urgrund. Ihre zentralen Lebensprozesse liegen im Zusammenwirken von Miteinander, Ineinander, Füreinander und Durcheinander, eben darin, daß es zu keiner Einverleibung, sondern zu souveräner Abgrenzung kommt. Synthese meint im Vergleich zur Integration, keine personale Eigendynamik, bei der einwirkende Kräfte integriert, d. h. zentripetal verwertet werden, sondern immer einen dialogischen Prozeß zweier gleichberechtigter und sich dadurch emanzipierender Personen. Dieser Prozeß der Synthese erst führt zu der nötigen Entwicklungskraft, weiteres Leben zu schaffen. Im Zusammenspiel von männlicher und weiblicher Potenz entsteht wieder Leben: die Triade.

Ein solcher Paradigmenwechsel zieht allerdings viele und tiefgreifende Folgen nach sich: Neben mehr philosophischen Konsequenzen müssen auch ganz reale, alltägliche gezogen werden: z.B gemeinsames statt Einzelsorgerecht für Kinder aus freien oder geschiedenen Ehen; gleiche Bezahlung für Frauen- und Männerarbeit, Besetzung aller Führungspositionen in Staat und Kirche mit Frau und Mann, ebenso in Politik, Kultur und Wirtschaft; Abschaffung des Zölibates.

Um dafür ein Handlungskonzept erstellen zu können, führt die Paarsynthese wissenschaftliche Ansätze und Methoden aller Art zusammen. Ganz im Sinne von Synthese werden bewußt keine eigenen Methoden entwickelt, sondern die Partialmethodologien der verschiedenen Wissenschaften und die damit gewonnenen Erkenntnisse als Mosaiksteine gesehen, die erst in ihrer Synopse das Gesamtbild entstehen lassen. Die Analysen der Paarsynthese legen nahe, daß allein das Zusammenspiel aller Kräfte, speziell aber das Zusammenwirken der jeweiligen Gegenpole und nicht deren Unterdrückung irdische und menschliche Entfaltung auf Dauer wachsen lassen.

Die Liebe dient uns als Wahrheit, selbst und gerade dann, wenn sie auch als Ware dient. Zwischen ihren Polen von Heiligtum und Prostitution zeigt sich die unermeßliche Vielfalt ihrer Phänomene, die wir alle mit Respekt betrachten. Psychologische Hermeneutik hilft uns dabei, deren wirkliche Bedeutung und Sinnhaftigkeit zu erkennen, um daraus Regeln für unser Menschsein, für unsere Orientierung und Sinnfindung im Universum abzuleiten. Die Liebe als Urgrund für das Erkennen einer sinnvollen Weltsicht zu verwenden bietet sich an, da sie ganzheitliches Leben in sich darstellt: mit Körper, Geschlecht, Geist und Seele, in der Weltgemeinschaft, mit allem, was wir sind.

Liebe, Intimität und Partnerschaft als Sujet zur Welterfassung bilden keinen beliebig gewählten Focus, austauschbar oder ersetzbar durch Philosophie, Religion, Psychologie, Medizin oder Naturwissenschaft, sondern sie sind die eigentliche Quelle von Wissenschaft. Sie geben uns Aufschluß über das Ganze, ebenso über die Teile im Ganzen.

Alle neueren Theorien über Gesellschaft, Kosmos und Menschsein stimmen in einer Grundannahme überein, nämlich im Konzept der Vernetzung und in der Ganzheitslehre, im „holonomischen Paradigma" (Grof 1986). „Wenn aber die Teile sich vom Ganzen her bestimmen, dann bestimmen sie ihrerseits auch das Ganze" (Gadamer 1986), so daß sich nach dem hermeneutischen Zirkel alle Phänome aus dem Ganzen verstehen lassen, aber auch das Ganze nur aus den einzelnen Teilen verstanden und gedeutet werden kann. Die Ordnung des Ganzen läßt sich demnach aus der Liebe erkennen, denn sie umfaßt das Ganze und all seine Teile des Menschseins. Die Liebe gewinnt so in den Wissenschaften endlich wieder den gebührenden Platz.

4. Ansatz einer Dyadenlehre

4.1 Die Dyade

Die Dyade dient als Grundparadigma, dem Individuum und Gruppe zugeordnet sind. Der Wirkmechanismus dieser Trias gibt Aufschluß über die Psychologie der Liebe, die Psychologie des Paares und damit über die Bedingungen des Lebens überhaupt. Vergesellschaftung vollzieht sich in der Beziehung von Frau und Mann, im Paar. Die Intimbeziehung schafft im Prozeß der Synthese die notwendige existentielle und essentielle Verdichtung, um Menschwerdung im tiefsten Sinne zu erfüllen. Im Vergleich zum Menschen als Einzelwesen einerseits und Gruppenwesen andererseits erfaßt sie uns total.

Die intime Bezogenheit der Liebesgemeinschaft stellt nun im Vergleich zur subjekthaften Monade des einzelnen Individuums einen ungeheuren Zuwachs an menschlicher Energie zur Verfügung, die den Einzelnen zur persönlichen Weiterentwicklung geradezu zwingt. Allein der Intimpartner versteht es, durch Stimulation, Konfrontation, Evokation und Kreation den immer neuen Anstoß zu geben, sich fortwährend zu verändern, die eigenen Potentiale auszuschöpfen und letztlich an den eigenen Defiziten zu arbeiten. Allein in der Intimität der Frau-Mann-Beziehung ist diese Möglichkeit zur ganzheitlichen Begegnung auf allen Ebenen des Menschseins erfahrbar. In dieser existentiellen Konfrontation liegt die Gewähr, daß Menschen nicht zur selbstzufriedenen Ruhe kommen, weil diese „Tag-und-Nacht-Gemeinschaft" gegenseitige Einblicke bis in die kleinsten Poren unserer Nacktheit von Körper, Geist und Seele gewährt. Liebe wird so zur Bündelung des Menschseins.

Liebe und Intimität stellen dabei eine völlig eigene, spezifische Modalität von menschlicher Energie dar. Sie befähigt Menschen überhaupt erst, die häufig schmerzhaften Reifungsprozesse auf sich zu nehmen und durchzustehen. Ähnliche Prozesse finden sich allenfalls im Eltern-Kind-Verhältnis: Das Kind lernt viele Fertigkeiten zunächst allein den Eltern zuliebe (Piaget 1937; Örter 1984), bevor es aus eigener Motivation heraus handeln kann. Anders als in Integration und Individuation, die im übrigen von den Schulen der Psychologie und Psychotherapie sehr verschieden gebraucht werden, sieht

Paarsynthese deshalb im Prozeß der Synthese zwischen Frau und Mann das eigentlich zentrale und sinnstiftende Geschehen des Menschseins. Selbst die empirische Sozialpsychologie, die eher Funktionsmodelle und Faktoren der Liebe prüft, erkennt inzwischen die sinnstiftende Wirkung von Liebe an (Witte 1992, 1994).

Bevor es aber zur Sinnstiftung kommt, bedarf es der körperlichen, seelischen und geistigen Berührung zweier Liebender. Menschliche Energie, die auf solche Weise zum intimen Austausch kommt, bildet in dieser Synthese einen fließenden Energieraum zwischen den Polen aller Lebenskräfte. In diesem Raum kommt es, wie bei allen hoch konzentrierten Energievorgängen, zu außerordentlichen Entladungen. Diese vollziehen sich in Schöpfung, Ekstase und Orgasmus ebenso wie in Katastrophen und Zerstörung.

Wir greifen hier trotz kritischer Einschränkung bewußt auf dieses Energiekonzept zurück, denn die Liebe besitzt unter anderen Wirkungen auch die von Energie. Sie gilt als wichtiges Teilprinzip von Paarsynthese, ohne diese hinreichend erklären zu können. Synthese meint hier außerdem nicht notwendigerweise Höherentwicklung im Sinn der Hegelschen Dialektik von These, Antithese und Synthese, sondern beschreibt das Zusammenwirken von Kräften.

Überall, wo sich Kräfte vereinen und Energien bündeln, entsteht Wärme und Hitze. Es kommt zu Verdichtungen, die ihrerseits zur Beschleunigung von Prozessen führen. Zeit spielt damit in der Liebe eine wichtige Rolle. Gerade bei solch hohen Energievorgängen ist es wichtig, den richtigen Umgang mit Zeit, in diesem Fall mit Partnerzeit, zu lernen. Die Vorgänge der Verschmelzung, der Vorbereitung, der Ruhepausen, des Nachklingens und Besinnens, der Hingabe und Abgrenzung, der Explosionen von Gefühlen, sie alle brauchen ihre je eigene Zeit, haben ihren eigenen Fluß.

Mit diesem Merkmal von Liebe als Energie sind also noch andere wichtige Eigenschaften verbunden, nämlich Verdichtung, Beschleunigung und Rhythmus. Diese brauchen dann notwendigerweise, sollen sie auf Dauer das Leben und die Liebe erhalten, die jeweiligen Gegenpole von Verdünnung, Verlangsamung und Stillstehen. Rückzug, Abgrenzung und Einsamkeit gehören dann ebenso notwendig zur Liebe wie Darauflosgehen, Hinstürmen, Erobern und Hingeben in Endloszeit. Fremdheit zwischen Frau und Mann und wieder ihre Ähnlichkeit bewirken Anziehung und Abstoßung. In ihrer Gegenpoligkeit verkörpern sie Ganzheit in der Hitze der Verschmelzung der Geschlechter, die im unaufhörlichen Wechsel mit Selbst- und Gruppenwerdung steht. Diesen Aspekt vernachlässigen auch die sonst sehr differenziert arbeitenden Vertreter einer fundierten Gestalttherapie, die das Selbst eben als Kontaktprozeß begreifen, aber auch ohne expliziten Bezug zu Intimität und Sexualität (Portele 1995; Frech 1995; Fuhr 1995).

Partnersuche und Paarbildung sind also nicht nur biologische, sondern auch psychologische Notwendigkeit eines Naturvorganges. Mag die biologische Komponente der Paarbindung auch durchaus der Arterhaltung dienen, so dient ihre psychologische Seite der Geburt und Heilung der Menschen im Sinne einer Ganzwerdung. Sinngemäß läßt sich hier ableiten, daß Paarbildung nicht notwendigerweise auf der biologischen Komponente, der Frau-Mann-Beziehung allein aufbaut. Zwei Frauen oder Männer in gleichgeschlechtlicher Liebe erfüllen, heilen und erlösen sich gleichermaßen, sofern sie durch die Dynamik ihrer inneren Gegenpoligkeit zur Synthese gelangen.

In ihrer Abgrenzung gegenüber den Daseinsformen von Individuum und Gruppe stellt sich damit Dyade als ureigene Qualität menschlicher Beziehung dar, die durch keine andere ersetzt werden kann. Aus der bisherigen Übersicht lassen sich fünf charakteristische Kennzeichen herleiten, die als Wesensmerkmale der Liebe gelten können. Sie werden hier im Rahmen eines anthropologischen Verstehens nur kurz beschrieben. Ihre psychologische Bedeutung in der Liebesdynamik wird ausführlich im folgenden Kapitel über die Psychologie der Liebe dargestellt. Die ersten drei Wesensmerkmale sind gleichzeitig Merkmale aller lebenden Systeme, die letzten beiden jedoch unterscheiden das Paar von allen anderen (vgl. Kap. 1, S. 47):

Energie. Aus der Energie der Liebe entstehen leibliche und seelische Existenz. Dyade als der Ort der Liebe ist damit zentraler Bestandteil von Selbstverwirklichung: Sie stiftet Identität und fördert Individuation. Liebe als Energieaustausch im Mikrokosmos des Paares ist Teil eines universalen Kosmos mit allgemeingültigen Gesetzen. Eigenart jeder Energie, auch der Liebesenergie, ist ihre Ambiguität: Sie wirkt immer nach zwei Seiten, aufbauend oder zerstörend, abhängig von Quantität, Intensität und Dauer. Entsprechend hat sich der Gebrauch dieser Energie nach ökologischen Aspekten zu gestalten: Gefühlsenergien dürfen nicht ausgebeutet werden; ebensowenig kann ein Partner immer nur Gefühle investieren ohne entsprechenden Ausgleich; es gibt keine selbstlose Liebe (Branden 1989). Der gleichberechtigte Austausch der Liebesenergien sichert erst den Fortbestand dieser Energien (siehe Abb. 1a. *Paarmodell*, S. 261).

Polarität. Liebe bewirkt Sinn und gibt Orientierung, weil sie in der Dyade alle Gegensätze zu einem Ganzen verbindet und durch Polarität zu einer dynamischen und sinnvollen Ordnung fügt. Das Paar bildet einen Kosmos, der Raum und Heimat menschlicher Erfüllung wird. Im Raum sind die Liebesenergien zirkulär und nicht-hierarchisch geordnet: Alle Energien gelten gleichberechtigt und sind gleichzeitig als Pole einander je gegensätzlich zugeordnet. Polarität ist der Energielieferant für die kraftvollen Prozesse der Liebe und der Lust, ergänzt durch rhythmische Veränderung der energetischen Vorgänge. So sind Frau und Mann androgyn, Vorraussetzung des *Liebenden Ineinanderseins.* Dyade wirkt immer ganzheitlich und trennt nicht in „Lebens- versus Systemwelt" (Habermas 1981) (siehe Abb. 1b. *Liebeszyklus*, S. 262).

Rhythmus. Der Austausch der Liebesenergien regelt sich nach den Rhythmen der Partnerzyklen. Die unterschiedlichen Bedürfnisse und Energien treten in der Liebesdynamik zu unterschiedlichen Lebenszeiten, meist gegensätzlich in Erscheinung. So folgt auf Hingabe Abgrenzung, auf körperliche Begegnung seelische Verschmelzung, auf Harmonie Streit und umgekehrt. Das Ganze erfüllt sich niemals gleichzeitig: Nur im Gesamt der Zyklenabfolge einer lebenszeitlich unbegrenzten Dyade wird Liebe vollkommen (siehe Abb. 3. *Paarzyklen*, S. 267).

Intimität. Sie ist der fühlbare und reale Vollzug der Liebe. Sie erfüllt in den Grunddialogen von Körper, Gefühl, Sprache, Sinn und Zeit das Verlangen der Liebenden nach Vereinigung und Austausch innerster persönlicher Bereiche von Seele, Geist und Körper. Der Austausch vollzieht sich teils als ganzheitliches Erleben in überglücklichen Stunden, teils mit wechselweise in den Vordergrund tretenden Dialogen im alltäglichen Glück des Liebenden Ineinander. Der singulare Modus des Menschseins wird somit durch den dualen Modus erst erfüllt und angereichert. Intimität bildet zusammen mit den Partner-Strategien die spezifischen Merkmale des dualen Modus gegenüber anderen sozialen Subsystemen (siehe Abb. 4. *Paardialoge*, S. 268).

Strategie. Um die ungeheuere Energiefülle im Kosmos der Liebenden sinnvoll austauschen und gestalten zu können, verfügt jeder Partner individuell über unterschiedlichste Strategien. Diese bündeln sich für gewöhnlich zu bestimmten Reaktionsmustern und zeigen sich als Partnerstile von Intuition, Anpassung, Durchsetzung, Planung und Integration. Sie sind persönliche Instrumente zur Aussteuerung von Eigenraum, Partnerraum und Lebensraum entsprechend singularem, dualem und pluralem Modus. Diese Strategien zu verbessern und notfalls zu korrigieren, um in differenzierter Weise sowohl den eigenen als auch den Partner- und Umweltbedürfnissen gerecht zu werden, ist gemeinsame Aufgabe des Paares. Die Stile der Partner vernetzen sich dabei auf Grund der damit jeweils verbundenen Strategien zu einem paarspezifischen Muster. So entfaltet jedes Paar seine nur ihm eigene Identität und gewinnt seinen spezifischen Platz im Kosmos (siehe Abb. 5a, b, S. 269f.).

Das Paar steht also im Focus: Ausgang aller Schöpfung und Urzelle, aus der Individuum und Gesellschaft, Subjekt und Gruppe, Monade und Triade hervorgehen. Das Paar bildet den Brennpunkt aller Lebenspole. Daher ist es im sinnhaften Raum das Zentrum aller Energien.

4.2 Die Monade

Der einzelne Mensch ist als *zoon politikon* (Aristoteles, Politika III/6) naturgemäß ein Beziehungswesen, das erst in einer Mitwelt von Menschen seine Identität finden kann (Buber 1958). Diese „Monade" Mensch wird zum Individuum, indem es seine inneren Kräfte und die der Umwelt in einem fortwährenden Prozeß der Individuation durch Integration zwischen Abgrenzung und Anpassung zu einem Ganzen vereint und sich als Teil-Ganzes wiederum in ein übergeordnetes Ganzes einbindet (C. G. Jung 1988; Portele 1995). Dieser Prozeß allerdings ist durch die beliebige Vielfalt und Qualität der Beziehungsmöglichkeiten noch relativ unspezifisch und undifferenziert.

Die Kräfte im eigenen Inneren und die der Umwelt müssen dabei in sich und miteinander in ein relatives Gleichgewicht gebracht werden. Trotz objektiver Einwirkungen von außen durch Mitmenschen und Gegebenheiten vollzieht sich diese „Selbstwerdung" sehr subjektiv, in Abhängigkeit von den eigenen „Orientierungsfunktionen von Denken, Fühlen, Empfinden und Intuition" (C. G. Jung 1979). Diesen Differenzierungsprozeß hin zu Selbstverwirklichung und Ganzheit nennt Jung „Individuation" mit dem Ergebnis der Bildung und Besonderung von Einzelwesen. Dieses Einzelwesen steht nun in keiner Weise in Gegensatz zum Kollektiv, denn kollektive Beziehung ist Vorraussetzung für Einzelexistenz. Individuelle und kollektive Norm stehen deshalb nicht im Gegensatz zueinander, da die individuelle nur Abgrenzung und Differenzierung vom Allgemeinen und die Herausbildung des Besonderen ist. Dieses Besondere wird nach Jung nicht eigens gesucht, sondern ist im Individuum a priori schon in der Anlage begründet. Der individuelle Standpunkt ist dann gegenüber der Kollektivnorm kein Gegensatz, sondern lediglich andere Orientierung. Diese kann gelenkt sein von völliger Anpassung an die Umwelt bis zur völligen Abgrenzung, Isolierung und egozentrischen Durchsetzung. Die zwingende Notwendigkeit zum ausgleichenden sozialen Handeln besteht nur relativ, d. h., Kontakt oder Beziehungsabbruch ist bei Konflikten ohne massive Rückwirkung auf die eigene Identität möglich.

Durch Integration geschieht dann die Herstellung einer möglichst umfassenden personalen Ganzwerdung. Dazu werden abgespaltene Persönlichkeitsanteile oder „Schattenseiten" in die Bewußtheit eingefügt, also Unbewußtes in Bewußtes gewandelt, unter Aufgabe von Verdrängung und unter Verzicht auf Projektion.

Auch bei Jung stehen sich also Individuum und Kollektiv, singularer und pluraler Modus unvermittelt einander gegenüber. Die duale Modalität von Frau und Mann als Bedingung für die anderen Modi wird als solche nicht benannt. Wenngleich Jung ein eigenes Androgyniekonzept erstellt und die Polarität von animus und anima, von Logos und Eros im Archetypischen verankert, bleibt er hier einem Dualismus verhaftet. Er bezieht sich mit seiner Geschlechterdynamik eher auf das Höhlengleichnis von Platon: Der Mann sucht seine eigene anima, tief in ihm verankert, ruhelos in der Frau, die Frau sucht ihren animus im Mann. Beide bleiben sie so Einzelwesen, im Grunde Monaden.

Ähnlich sieht Gestalttherapie die Tendenz zur Selbstverwirklichung als grundlegendes Motiv jeder Aktivität des Leib-Geist-Seele-Organismus eines Menschen. „Es ist das Streben danach, sein individuelles Wesen so optimal wie möglich zu verwirklichen und zwar immer im Zusammenkommen, in

Auseinandersetzung, im Sich-einig-Werden mit der Welt. Dadurch wird die Existenz, das Dasein der Person garantiert" (Votsmeier 1995). Neben der Tendenz zur Selbstverwirklichung wird bei Störungen die Tendenz zur Selbsterhaltung wirksam. Die Mittel zur Selbsterhaltung sind nicht Entladung und Triebabfuhr wie bei Freud, sondern im Sinne einer organismischen Selbstregulierung die Erzeugung einer mittleren Spannung. Ziel ist die Wahrung der Identität. Leibliche und seelische Bedürfnisse sind dann lediglich Hinweise zur Erhaltung des Gleichgewichtszustandes. Dabei steht nicht der Zwang zur Bedürfnisbefriedigung im Vordergrund, wovon das dringendste das Überlebensbedürfnis sei (Perls 1980), vielmehr die Regulierung der Selbstverwirklichung (Goldstein 1934), die nötigenfalls sogar Störung, Schädigung oder Tod in Kauf nimmt. Das Wesen des Organismus als eines Ganzen steht im Vordergrund. Das wird dem komplexeren In-der-Welt-Sein gerechter als die auf dem physiologischen Konzept beruhende Annahme der organismischen Selbstregulierung. In dieser Hinsicht stimmen die neueren Vertreter der Gestalttherapie wohl überein, daß das Konzept der organismischen Selbstregulierung, angesiedelt zwischen triebtheoretischen Konzepten der Psychoanalyse und der feldtheoretisch-systemischen Theorie Goldsteins, noch nicht die ganze Dynamik erklärt. Der Prozeß der Selbsterhaltung ist aber, um mit Portele (1995) zu sprechen, nicht eigentlich einem Selbst zuzurechnen, sondern einem „Nichtselbst": Danach ist das „Nichtselbst ein Prozeß und nichts Substantielles. Es hat nicht Bestand, man kann es nicht festhalten, es entsteht dauernd neu, in Abhängigkeit, insofern ist das Nichtselbst tatsächlich nicht."

Hier ist Annäherung an Binswanger und an das Theorem der Paarsynthese gegeben: daß In-der-Welt-Sein nur im Wir seinen Grund findet und allein keine Existenz ist, sondern nur als Prozeß in Abhängigkeit (von Beziehung). Ein Selbst kann ohne Kontakt gar nicht entstehen. Fuhr (1995) sieht das Selbst zwischen Selbstverwirklichung als Veränderungslernen, Problemlösen und Heilung einerseits, andererseits als transformatives Lernen zur Selbsttranszendenz, d. h. als Wandel des Welt- und Selbstverständnisses. Beide Möglichkeiten werden im Prozeß des Kontaktes verwirklicht. Das Selbst ist „das System gegenwärtiger Kontakte, es entsteht in der Beziehung". Deshalb sprechen Fuhr und Portele (1995) auch vom relationalen Selbst. Sie grenzen sich damit von Perls ab, der ein Selbst mit einem Kern sieht, als authentische Schicht der Person. Damit nun der Austausch zwischen Organismus und Umwelt, zwischen Ich und Du möglich wird, muß im Kontaktvollzug die Ich-Funktion hintangestellt und das Selbst transzendiert werden. Dadurch kommt es im Moment intensiver Begegnung zur heiligen Qualität, wir werden „selbst-los" (Portele 1995). Wir erleben intensive Begegnung und erhalten dadurch Zugang zu überpersönlichen Bereichen, zum universellen Eingebundensein (Fuhr 1995).

Frech (1995) selbst bemängelt, daß diese Tradition der Gestalttherapie in ihrer Auseinandersetzung mit der „Normalexistenz" durch „Dualität von

Selbst und Umwelt gekennzeichnet" ist. Es findet sich hier die unvermittelte Gegenüberstellung von singularem und pluralem Modus. Das Suchen nach Möglichkeiten, im prozeßorientierten Selbstkonzept eine Brücke zu spirituellen Erfahrungen anzubieten, macht dies überdeutlich. Er stellt dazu einem westlich orientierten Selbstbild das der buddhistischen Auffassung entgegen, in dem ein starkes Ich gerade als Ursprung allen menschlichen Leides gesehen wird. Um zu einem erwachten Bewußtsein im Sinne dieses buddhistischen Verständnisses zu kommen, sieht Frech die Notwendigkeit eines besonderen und anderen Vorgehens als das der Gestalttherapie, z. B. auf dem Weg der Meditation.

Aber auch sein Selbst-Verständnis nimmt keinen Bezug zum dualen Modus, nämlich zum Liebenden Ineinandersein. Nach dem Verstehen der Paarsynthese ist gerade der duale Modus allein die Brücke zwischen singularem und pluralem Modus. Das Ineinandersein der Liebenden ist Universum, verbindet erst die Modi zu einem Ganzen, zum Menschsein. Die Brücke zwischen Ich und Kosmos ist die Wir-Einheit, das Paar in seiner Liebe, im Vollzug der Intimität. In der Ekstase von Lust und Hingabe, so Klages, geben wir das Selbst auf, entziehen damit dem Ich die Kontrolle des Geistes, und gelangen zur Teilhabe am Ganzen, werden Baustein des Universums, Verwirklichung des Göttlichen.

Schon im sprachlichen Ausdruck der genannten Ansätze ist der immer mitgedachte singulare Modus allzeit erkenntlich durch die zentrale Stellung und Verwendung der Begrifflichkeit: der Mensch (man, l'homme). Unausweichlich, trotz aller Vernetzungstheorien, zeigt sie die Vereinzelung des Menschen auf. Natürlich scheint diese phänomenologisch wider im persönlichen Erleben. In alltäglichen und therapeutischen Gesprächen mit betroffenen Paaren höre ich immer wieder den schmerzenden Satz: „Letztendlich bin ich doch allein" oder: „Ganz innen bin ich einsam". Diese grundlegende Vereinzelung des Menschen ist Gegenstand fast jeder klassischen europäischen Philosophie mit der Gipfelung in der Monadenlehre nach Leibniz.

Wir versuchen deshalb, diese Suche nach dem zentralen Modus des Menschseins nicht als ein Entweder-Oder zu begreifen, als Nebeneinander und Miteinander rivalisierender Ansätze, sondern als eine Synthese der verschiedenen Modalitäten. Mensch als Einzelwesen, als Gruppenwesen, hier besonders aber als Paarwesen angesprochen, zeigt sich im Alleinsein (singular als Existenz), im Miteinandersein und Zusammensein (plural im Umgang) und im Ineinandersein der Liebenden (dual als Paar).

Für Binswanger besteht diese Synthese in den Grundformen menschlichen Daseins von Existenz, Liebe und Umgang mit sich selbst und anderen. Er bezieht sich dabei auf Dilthey, der Menschsein in einer solchen Dreiheit sieht, nämlich im singularen, dualen und pluralen Modus. Im singularen Modus steht der „Mensch" im Zentrum. Die ihm zugesprochene konstitutiernde Intentionalität (Heidegger 1993; Buber 1958) faßt den Menschen immer als

Individuum, als Subjekt und insofern monadisch, nämlich als eine Monade vom Ich zum Du, vom Ich zum Wir. Binswanger aber erkennt die Liebe als die Bedingung, die Voraussetzung für solche Intentionalität. „Hat man das Dasein einmal als jemeinige Existenz bestimmt oder als Seele, Monade, Subjekt oder Individuum geglaubt oder gedacht, so kommt man nie mehr zum Dasein als Liebe, sondern nur ... zu religiösen Geboten (Liebe Deinen Nächsten – über Gott – wie Dich selbst), zu metaphysischen Spekulationen oder wissenschaftlichen, das Problem auf den Kopf stellenden Theorien", schreibt Binswanger 1942 dazu. Er vermerkt mit Kritik, daß im Register der Denkpsychologie das Stichwort Liebe nicht vorkommt und das Wort Eros nur im platonischen Sinn des Hinstrebens zur Idee.

Eine solch monadische Auffassung des Menschen ist in Wirklichkeit bis heute auch in den Vernetzungs- und Intersubjektivitätstheorien nicht überwunden, die schließlich immer noch vom Subjekt ausgehen. Intersubjektivität setzt letztendlich ein Subjekt voraus, während nach Binswanger das Subjekt eben erst in der Dyade geboren wird.

Als singulares, monadisches Verstehen des Menschseins müssen auch die Ansätze der empirischen Sozialpsychologie und Kognitiven Psychologie gesehen werden. Sie legen ihren Forschungen drei Subsysteme des Individuums zugrunde, nämlich das kognitive, das affektive und das konative. Diese stellen ein Konstrukt dar zur Erhellung persönlicher Einstellungen, ihrer Entstehung und Veränderung. Einstellungen erklären wiederum das soziale Handeln. Liebe auf der Basis individueller Parameter wird als solches definiert und somit zu einem Schwerpunktthema der neueren Sozialpsychologie (vgl. Amelang, Ahrens, Bierhoff 1991).

Das affektive Subsystem umfaßt alle emotionalen Stellungnahmen auf interne oder externe Reize hin. Dazu gehören Gefühle, Bewertungen und Präferenzen. Das kognitive Subsystem beinhaltet vor allem die Differenzierungen zwischen sozialen Phänomenen wie z. B. Interpretationen des Partnerverhaltens, Unterscheidungen und soziale Erwartungen. Auf Grund dieses Subsystems haben Menschen Annahmen über Wahrnehmung und Erklärung gespeichert, auf deren Grundlagen Interpretationen, Differenzierungen und Erwartungen erfolgen.

Die beiden Subsysteme sind damit wesentlich durch Aufnahme und Verarbeitung von Hinweisreizen gekennzeichnet. Das konative Subsystem beinhaltet Handeln und sichtbaren Ausdruck, alle Äußerungsformen physiologischer Reaktionen über motorische, nonverbale bis zu verbalen Handlungen. Ein bestimmtes Handlungsspektrum gehört zu diesem Subsystem, das unterschiedlich stark vom Willen beeinflußbar ist. Die Liebe bildet da eher eine Ausnahme, da sie als nicht willentlich, also nicht steuerbar gilt (Simmel 1921).

Differenzierend zu dieser Dreiteilung kommt hinzu, daß es Prozesse höherer Ordnung gibt. Danach werden Gefühle oder Handlungen bzw. Interpretationen dieser Handlungen unterschiedlich bewertet. So gewinnt ein Kuß sehr unterschiedliche Bedeutung je nach der Verbundenheit der Küssenden. Ein anderes Problem resultiert aus der engen Verknüpfung zwischen affektivem und kognitivem Subsystem, d. h. eine inhaltslose Bewertung oder neutrale Kategorisierung sozialer Ereignisse ist nicht möglich. Immer findet Bewertung statt. Gerade sie spielt in der Liebe eine zentrale Rolle, da sie den Geliebten einmal in den Himmel hebt und alles an ihm kostbar macht, ihn ein andermal aber abwertet, entwertet und dadurch sinnlos macht.

Die Sozialpsychologie betrachtete die Forschung zu „intimate relationships“ lange als einen Teilbereich der Kleingruppenforschung. Danach entsteht ein Mikrosystem wie Familie bzw. Partnerschaft aus Einzelpersonen oder Gruppen, die eine gewisse Zeit und bestimmte Entwicklungsprozesse benötigen, um zur Paarbildung zu kommen. Einem eigenständigen Paardenken trägt die empirische Sozialforschung neuerdings Rechnung, indem sie die Erforschung intimer Beziehungen aus der Kleingruppenforschung herausgelöst hat. Die Entwicklung und Aufrechterhaltung von Intimbeziehungen, Phasenmodelle zur Entstehung von Paarbeziehungen und Modelle der Liebe sind damit zu einem seriösen Forschungsfeld auch im Rahmen empirischer Wissenschaft geworden. Ihre Ergebnisse zeigen aber eher, wie die sozialen Subsysteme Paar einerseits und Gruppe/Welt/Kosmos andererseits am Subsystem Individuum partizipieren und ineinandergreifen.

So beschreiben Levinger und Snoek (1977) ein Phasenmodell zur Entstehung eines Mikrosystems, als das Partnerschaft zu definieren ist, durch drei Schritte: Null-Kontakt, bewußter Oberflächenkontakt und Wechselseitigkeit. Das Heraustreten aus dem Null-Kontakt und weiterer Wechsel von einer Phase zur anderen kann durch räumliche Nähe, durch Arbeitsplatz- und Freizeitgestaltung, durch Informationsgewinn über andere Personen, selbst durch klimatische Bedingungen enstehen. Immer noch mehr die Männer als die Frauen stellen dann Oberflächenkontakt her, abhängig von Attraktivität, angenommener Ähnlichkeit, Bildung usw. Schließlich finden Anpassungsprozesse statt, damit Wechselseitigkeit erreicht werden kann. In dieser Phase werden andere Beziehungs-Alternativen geringer bewertet bzw. das outcome dieser Jetzt-Beziehung wird höher eingestuft. Die Beziehung bleibt stabil, wenn der Gewinn aus der Beziehung größer bleibt als alternative Profiterwartung.

Ein erstes, wissenschaftlich konzeptioniertes Modell von Liebe stellt Simmel (1921) vor: Liebe ist danach eines der wichtigsten Themen zur Entstehung und Aufrechterhaltung von natürlichen Mikrosystemen. Er nennt sechs Hauptmerkmale von Liebe: Unteilbares Gefühl von Einheit; primäre Emotion, die willentlich nicht steuerbar ist; kognitive Idealisierung des Gegenüber mit starker Anbindung; Identitätsverlust durch Liebe (vgl. Luhman 1982); Verbindung zweier Menschen ohne Gründe; Bindung an das affektive System und daher Gefühlsschwankungen unterworfen und wenig beständig. Bei Liebesverlust rückt dann wieder die eigene Identität ins Zentrum. Beständigkeit von Liebe und Bindung hängt ab vom affektiven Subsystem und dort von *need, care, trust*; vom Wunsch nach Nähe und Vertrauen, daß der Partner als Informationsquelle zur Deutung der Weltbezüge und der Weltsicht gelten kann. Witte (1994) erweitert diesen Ansatz: „Eine solche Beziehung ist folglich für jeden Partner einzigartig und führt zur Veränderung der Identitäten der Partner. Ja sogar die Identitäten selber werden abhängig vom Mikrosystem der Paarbeziehung, wie man den negativen Scheidungsfolgen entnehmen kann."

Trotzdem sind Systemansätze zur Aufrechterhaltung von Beziehung nach den Kognitiven Theorien letztendlich individuumzentriert. Sie gehen sowohl von der Austausch- als auch von der Equity-Theorie her immer von einem Gewinn für die eigene Persönlichkeit, zumindest aber von sozialer Gerechtigkeit im Vergleich zum Partner aus. Soziale Mikrosysteme sind gekennzeichnet durch folgende Ausprägung: a) auf der affektiven Ebene als emotionale Beziehung zwischen den Mitgliedern, b) auf der kognitiven Ebene als Ähnlichkeit der Vorstellungen und Erwartungen der Mitglieder, c) auf der konativen Ebene als Interaktion zwischen den Mitgliedern und Kontakten nach außen. Simon (1952) kommt in seinen Untersuchungen zum Ergebnis, daß über die Stabilisierung der Beziehung drei Faktoren entscheiden, nämlich Interaktion, Sympathie und Aktivität. Daraus ergeben sich mathematische Formeln, die Witte (1994) später aufgreift und ausdifferenziert, die diese Stabilität als charakteristische Gleichung aufzeigen. So soll z. B. die Interaktion eines Mikrosystems nicht größer sein als die jeweiligen Aktivitäten es erfordern. Dem Partner hinterherlaufen wirkt also destabilisierend. Folglich ist reines Interaktions- oder Kommunikationstraining und verstärkte verbale Auseinandersetzung der Systemstabilität abträglich, weil die Kommunikation übergewichtig wird im Vergleich zu Sympathie und Interaktion. Sympathie kann dann wachsen durch Interaktion; Stabilität ihrerseits wächst durch Interaktion, Sympathie und Aktivität. Die Koeffizienten wachsen je nach ihrer Intensität untereinander.

Diese Beispiele zeigen, daß empirisches Messen und Erforschen des offenen Verhaltens der Liebenden immer an einen individuumzentrierten Ansatz gebunden bleibt. Von daher gehen viele Phänomene, die die Liebe gerade als solche auszeichnen und uns so erschauern lassen, in die Untersuchungen gar nicht ein. Die gerade in dieser Disziplin entwickelte Austauschtheorie bleibt seelenlos, weil die Begegnung der Seelen gar nicht vorgesehen ist. Denn die Seele als Forschungsgegenstand wurde hier als zu subjektiv ausgegliedert. Diese Betrachtungsweise der Kognitiven Theorien reicht daher nicht aus, die wahre Komplexität von Intimität und Liebe zu erfassen. Der Ansatz bleibt letztendlich „monadisch", da die Zentrierung im System „Mensch" liegt, der als funktionales Wesen sich selbst erhält.

Die bisherige Übersicht zeigt die Kluft zwischen den verschiedenen Denkrichtungen über die Liebe. Integrationsversuche scheinen paradox, weil Menschsein und Lieben jeweils mit anderen Schwerpunkten verstanden werden. Die Paarsynthese versucht deshalb, in ihrem Konzept übergreifende Erklärungs- und Anwendungsmodelle verschiedenster Ansätze gleichzeitig zu verwenden. Es soll daraus kein neues und übergeordnetes Denken werden, kein System also, das wieder alle anderen in sich zu integrieren versucht, um so doch noch einen allgemeingültigen Ansatz zu finden. Vielmehr soll das Miteinander- und Ineinanderwirken der verschiedenen Ansätze gefördert werden, die alle wichtige und wesentliche Erkenntnisse dazu beitragen. Liebe ist immer ein Zusammenwirken aus Spiritualität, Dialog und Geschichte und damit nur in der Synopse von Geistes-, Human- und Religionswissenschaften einerseits, von Gesellschaftstheorien und Systemerklärungen andererseits wahrzunehmen, zu verstehen und auszutauschen.

So sind natürlich alle Ansätze, den Menschen in seiner Dynamik als Einzelwesen zu erfassen, auch für uns wichtig, um das Ganze zu verstehen. Gerade die Einsamkeit des Schwerkranken, des Sterbenden gegenüber denen, die er zurückläßt, führt zurück auf das Alleinsein, auf den singularen Modus; desgleichen aber auch die Einsamkeit der hilflosen Helfer, der Zurückbleibenden. In der Sorge um die Existenz sind wir tatsächlich allein, gefangen im Individuum, ohne Brücke zum Du.

Die Übersicht zeitigt insgesamt eher eine babylonische Verwirrung auf der Suche nach dem rechten Weg zum Verstehen von Liebe. Diese Verwirrung zeigt sich im Angebot der über sechshundert verschiedenen Therapieverfahren, ihrer Konkurrenz untereinander und in manchen Alleinvertretungsansprüchen. Das wiederum spiegelt sich in vielen Seminarausschreibungen: Eine (Über-)Fülle von Vorgehensweisen und Methoden wird angeboten, um allen Wirklichkeiten von Liebe gerecht zu werden. Einerseits resultiert das aus der Erfahrung, daß eine Schulenorientierung allein nicht ausreicht, die Komplexität der Paardynamik zu behandeln, andererseits aus der Erkenntnis, daß eine eindimensionale Teilbehandlung im Ergebnis unbefriedigend bleibt. Überwiegend wird nicht Paartherapie angeboten, sondern eine Sammlung von Methoden und Verfahren, die Einzelne zu möglichst kompetenten Partnern machen sollen. So heißt es im Falter eines solchen Seminarangebotes: „Wir arbeiten mit folgenden Methoden: Gestalttherapie, Systemische Therapie, Körper-Psychotherapie, Psychodrama, Imaginations- und Phantasiereise, Ausdrucks-, Bewegungs- und Stimmarbeit, kunst- und kreativtherapeutischen Medien."

Ein solches Über-Angebot macht das Defizit deutlich: Aus Mangel an einem verbindenden Konzept müssen Theorien und Methoden, mehr oder weniger zufällig, abhängig von der einzelnen Ausbildung, wie in einem Puzzle aneinandergereiht werden, um auf diese Weise vielleicht der wirklichen Bedürftigkeit der hilfesuchenden Menschen gerecht zu werden. Bisher fehlt es an einer grundlegenden dyadischen Anthropologie und Methodologie, um Beziehungs- und damit auch Sinnkrisen der Ratsuchenden, aber auch einer ganzen Gesellschaft und Kultur bearbeiten zu können.

4.3 Die Triade

Die Triade ist Ausdruck der Schöpfungskraft von Dyade. Als Energiezentrum wirkt diese so stark, daß sie schöpferisch wird und Neues schafft und sich schließlich zur Triade erweitert. Kinder werden dann zum leibhaftigen

Ausdruck von Liebe. Aus dem dualen Modus heraus entwickelt sich der plurale. Aus dem Paar entsteht Familie, Gruppe und Gesellschaft, findet eine Expansion hinein in den Kosmos statt. Allerdings wirkt diese Energie auch wieder zurück: Wie „Einsamkeit" durch „Zweisamkeit" vervollständigt wird, so wird Zweisamkeit durch „Dreisamkeit" zu einem neuen Entwicklungsschub geführt. Monade, Dyade und Triade bilden solchermaßen ein einheitliches Entwicklungs- und Wirkprinzip.

In diesen Zusammenhang gestellt, gewinnt „Liebe als Lernmodell" besondere Bedeutung für das Wahrnehmen, Erfassen, Verstehen und sinnvolle Erklären von Welt. Ihre Dynamik und ihre Gesetze zu erkennen und anzuwenden, kann Wegweiser und Horizont sein für eine sinnvolle Neuordnung der Gesellschaft. Die Liebe lehrt uns zu leben, wenn wir nur ihre Regeln verstehen. So soll im folgenden, ähnlich wie bei Ton Lemaire am Beispiel der Zärtlichkeit und vor allem der abgewiesenen Zärtlichkeit, am Beispiel der Liebesbeziehung und ihrer Dynamisierung durch eine Dreiecksbeziehung sinnhafte Ordnung und Erfüllung aufgezeigt werden.

Die Dynamik der Triade leitet sich wie die der Dyade aus der Verschiedenheit aller Menschen her. Eine einfache Tatsache mit gravierender Wirkung: Verschiedenheit weckt unsere Neugier, zieht an, wirkt energetisierend, fordert heraus, spendet letztlich Leben, fördert uns in der Verdichtung der Synthese zur Individuation. Andererseits aber befremdet und ängstigt sie, behindert, blockiert, engt ein und macht uns aggressiv bis hin zur möglichen Zerstörung des Partners.

Tiefenpsychologische Konzepte gehen in der Regel davon aus, daß diese Verschiedenheit in der Dyade vor allem als neurotische Dynamik zum Ausgleich eigener Defizite wirkt (Kaes u. Anzieu 1984). Die Paarsynthese dagegen sieht diese Verschiedenheit als Energielieferanten zur Lebenserhaltung. Sie treibt zur Paarbildung, aber auch zur Paarveränderung und nötigenfalls zur Paarauflösung.

Die Tag-und-Nacht-Gemeinschaft mit dem Partner verhindert aber auch, diese so wichtigen Verschiedenheiten frei auszuleben. Natürlich gilt dies für alle Gemeinschaften mehr oder weniger, wirkt aber in der Dichte der Dyade besonders massiv. So kommt es notwendig zu unlebbaren Anteilen, zur Blockierung der doch vorhandenen Potentiale, zur immer auch gegenseitigen Behinderung, ohne deshalb als neurotisch, gestört oder zerrüttet zu gelten. Stört aber diese Behinderung in der sich potenzierenden Konfliktvernetzung die Partner allzusehr in den eigenen Entfaltungsmöglichkeiten, setzt die Dynamik der Triade ein: Die Partner versuchen mit Hilfe eines Dritten, was dann auch Kind, Freizeit oder Beruf sein kann, durch Expansion neuen Energieschub zur Erfüllung von Synthese zu finden. Da das Leben grundsätzlich verlangt, möglichst alle Anteile zu entfalten, scheint dies der normalste Weg zu sein, sich selbst zu verwirklichen.

Weitere Ursachen einer solchen Behinderung liegen nicht nur in der Dyade. Sie können ebenso im singularen oder im pluralen Modus der Partner begründet sein, also in blockierter Individuation oder in einer behindernden

Mitwelt. Da die Liebesdynamik aber im Mittelpunkt dieses Wirkprinzips von Monade, Dyade und Triade steht, sie als Urgrund für die beiden anderen Modalitäten dient, wird sie auch zum Austragungsort der Konfliktdynamik: Der Brennpunkt des Lebens wird dann zum Focus der Zerstörung.

Natürlich garantiert eine Dreiecksbeziehung infolge ihrer Ambivalenz nicht automatisch eine konstruktive Lösung. Dreiecks-Beziehungen sind immer auch janusköpfig, sind zu nutzen und zu fürchten. Eine andauernde Dreiecksbeziehung wird zum Ausdruck von Spaltung, zerstörter Synthese, mangelnder Integration, nicht wachsender Dyade. Umgekehrt braucht die Dyade die Energie der Triade, um Anstoß für weitere Synthese-Prozesse zu bekommen.

Die Notwendigkeit dieses Naturvorganges, durch Paarbildung die eigene Selbstwerdung und damit sinnvolle Ganzheit zu finden, ist so zwingend, daß die Natur mit Macht dafür sorgt, daß der Syntheseprozeß nicht zum Erlahmen kommt. Geschieht es aber doch, folgt als Reaktion auf die erstarrende Dyade entweder die Störung des Einzelnen bis zur Erkrankung oder aber die Entstehung einer Triade. Eine weitere Intimbeziehung wird gesucht, weil die ursprüngliche, in ihrer Dynamik blockierte, nicht mehr die notwendige Energie liefert für die notwendigen Veränderungsprozesse zum Ausgleich der Kräftepotentiale im Sinne ganzheitlicher Entfaltung.

Ist also der Prozeß gegenseitiger Vervollständigung in der Synthese zwischen Frau und Mann zum Erliegen gekommen, etabliert sich bewußt oder unbewußt eine Partnerkrise bis hin zur „Krisenintervention".

Die kann zunächst darin bestehen, daß einer der Partner ein sichtbares Symptom produziert: sexuelle Verweigerung, Streit, Depression, Unfall oder gar Mord. Oder er geht eben eine Dreiecksbeziehung ein: Seitensprung, Fremdgehen, Außenbeziehung, Partnertausch bis hin zur möglichen Trennung und Scheidung. Das „Fremdgehen" ist dann in Wahrheit noch gar nicht wirkliches Ausbrechen, sondern die Suche nach Lösung aus der Blockierung des Syntheseprozesses. Eine Triade entsteht.

Die Kräftedynamik einer Triade darf aber nicht als bloßer Ersatz für die erstarrte Dyade gesehen werden, gewissermaßen eine neue Synthese neben der alten und nicht mehr funktionierenden. In der Dreiecksbeziehung kommt es zwar zu neuer Verdichtung und Beschleunigung infolge der fremden Energiezufuhr, oft aber dient sie nur als unbewußte „Energieanleihe" für die alte Synthese-Verbindung. So wird eine „Krisenintervention" inszeniert: durch den Drang zur Beichte, durch oft unbewußtes Aufdecken des eigenen Fehltritts, durch schlechtes Gewissen, durch Ausbrechen aus moralischer Einengung, im Durchbrechen alltäglicher Routine. Kennzeichnend für ein solch allgemein gewandeltes Verständnis ist, daß heute die Aufdeckung einer Seitenbeziehung kaum noch zur Scheidung führt, oft aber zur krisenhaften, häufig auch therapeutisch begleiteten Aufarbeitung der blockierten Synthese.

Alle Naturvorgänge dieser Art sind zu ihrer Durchsetzung mit ungeheuerer Triebenergie ausgestattet, damit sie trotz aller Gefahr vollbracht werden, denn der Vervollständigungsprozeß darf aufs Ganze gesehen nicht zum

Erliegen kommen. So sind Triaden, psychologisch gesehen, zwar oft heilsam, gar notwendig, führen aber durch ihre erdbebenartigen Erschütterungen häufig bis an menschliche Abgründe. Triade ist dann der Beginn einer Neuordnung, wie Geburt und Tod.

So verstehen wir jetzt den hohen Prozentsatz an Untreue besser, die in verschiedensten Untersuchungen (Bornemann 1978; Rottleuthner-Lutter 1992; vgl. Cöllen 1989) bei fast allen Völkern nachgewiesen wird. Schon seit biblischen Zeiten und in den alten Göttermythologien dieser Welt finden sich zahlreiche Erzählungen und Berichte darüber. Nicht einmal die Todesstrafe, Verbrennen, Steinigen oder Auspeitschen hielt die Menschen vom Ehebruch ab.

Nun ist die Dreiecksbeziehung nur eine der möglichen Varianten einer Triade. Beruf, Hobby, Freizeitgestaltung, Ideologie, Macht, Geld, Meditation, alles mögliche kann als Energieanschub für die blockierte Zweierbeziehung verstanden werden. Die Intimbeziehung in Form von Seitensprung und dessen Variationen haben aber dabei eine besondere Stellung, da ihre Qualität eine ureigene und nicht mit den anderen vergleichbare ist. Sie soll hier gesondert betrachtet werden:

4.3.1 Dreiecksbeziehungen

Dreiecksbeziehungen wirken wie ein Stich ins Wespennest unserer tradierten monogamen Beziehungskultur. In der Regel werden sie als negativ und zerstörerisch, als Flucht und Vermeiden wirklicher Partnerbeziehung gesehen. Auch die von Jellouschek (1988) analysierten Hintergründe von Dreiecksbeziehungen am Beispiel von Zeus, Semele und Hera zeigen letztendlich nichts anderes als auszugleichende Defizite, als im steten Wiederholungszwang reproduzierte Kindheitsprobleme.

Dreiecksbeziehungen liefern in ihrer explosiven Energie einen weiteren Schlüssel zum Verständnis von Liebes- und Lebensdynamik. Dabei kommt es zum Widerspruch zwischen Psychologie des Paares und herrschender Moral, zumindest in unserer westlichen Kultur.

Sehen wir die Fakten, dann bestimmen Dreiecksbeziehungen unseren ganzen Lebenablauf: Das Kind wird zwar in eine symbiotische Mutter-Kind-Beziehung hineingezeugt, doch schon während der Schwangerschaft beginnt, kaum greifbar, die erste Triade: Der Vater tritt hinzu. Nach der Geburt lernt das Kind recht schnell, daß es zwischen zwei Bezugspersonen steht. Die Triangulation wird zum wichtigen Selbsterfahrungsprozeß um das 3. Lebensjahr herum. Dies gilt auch, wenn noch so oft von den fehlenden Vätern gesprochen wird. So wissen wir aus Kriegszeiten, daß die verschollenen, gefallenen oder gefangenen und dann zurückkehrenden Väter eine enorme Rolle in der Entwicklung der Kinder spielten. Die Folgen daraus beschäftigen uns noch heute in der Therapie. Andere Triaden wie Arbeitswelt, Schwiegereltern oder Leistung haben wir genannt, die alle miteinander konkurrierend bis explosiv wirken können.

Dreiecksverhältnisse mögen nur Tage oder Wochen dauern, andere dreißig und mehr Jahre, oder solche, die schon vor der Ehe begannen und dann als Dreiecksbeziehung in der Ehe weitergeführt werden: Sie kommen überall und in allen Kreisen vor: beim Zollbeamten ebenso wie bei der Pastorin, die den Pastor einer anderen Gemeinde liebt; beide sind verheiratet und beide haben Kinder zu Hause. Wie urtümlich und archaisch die Instinkte dabei funktionieren, zeigt ein Mann, der wie ein Hund seine Frau jedes Mal bei deren Nachhausekommen beschnüffelt, ihr den Rock hochhebt, überall riecht, weil er vermutet, daß sie bei einem Geliebten gewesen sei. Er erfährt nie die Wahrheit, doch hat sein Instinkt ihn nicht betrogen: Sie liebte tatsächlich einen anderen.

Und es gibt immer wieder Versuche, solche erweiterten Beziehungsformen zu legalisieren, sie als Institution einzurichten, in Gruppen offene Beziehung zu leben. Historische und aktuelle Beispiele sind zahlreich, so die Onaida-Gesellschaft Ende des 19. Jahrhunderts in den USA, die Kommunen der 68er Jahre, die Liebeskultur des Bhagwan in den 80ern, die Meiga-Bewegung der 90er Jahre. Aber ihre Institutionalisierung beraubt sie ihrer energetisierenden Wirkung. So zerfallen diese Versuche einer Neuordnung wieder.

Dreiecksverhältnisse sind so alt wie die Menschheit selbst: Der Himmel der Griechen bebt von solchen Dreiecken, von Göttinnen und Göttern gleichermaßen betrieben und natürlich auch eifersüchtig verfolgt. Göttervater Zeus trieb es dann auch allzu wild, z. B. mit Semele, mit Io, mit Europa, mit Leda und vielen anderen. Seine Gattin Hera konnte nur schäumen, toben und oft genug an den Rivalinnen heiße Rache üben. Auch die Menschen zur Zeit der griechischen Mythologie waren nicht besser; Götter und Menschen waren nur Abbilder füreinander. So die Geschichte des Jason, des Argonautenführers, der das goldene Vlies nur mit Hilfe der Königstochter Medea rauben konnte, die an ihn glaubt und ihn unendlich liebt, die er zu diesem Zweck auch heiratet und schließlich doch mit einer anderen Prinzessin betrügt.

Und in der Moderne die Geschichte der Effi Briest, die zwar gut hundert Jahre zurückliegt, aber die allseits praktizierte Doppelmoral verdeutlicht. Hier „ergibt" sich noch die Frau einem anderen Manne; der eigene Mann aber fordert Genugtuung für diesen Übergriff an seinem Eigentum, bis zum tödlichen Duell. So urtümlich sind diese Dreicksbeziehungen, daß das Konkubinat selbst von der Kirche bis ins 17. Jahrhundert offiziell als rechtliche Institution anerkannt wurde. Bis ins 20. Jahrhundert hinein wurden die Seitensprünge der Männer offiziell geduldet, die Doppelmoral zur Gesellschaftslehre gemacht. Erst 1926 fordert Helene Lange in Hamburg öffentlich Treue auch von den Männern.

Alle Untersuchungen zu heutigen Partnerbeziehungen zwischen Frauen und Männern verstärken diese Erkenntnis: Dreiecksbeziehungen sind normal. Die außereheliche Beziehung ist, statistisch gesehen, bei weitem die Norm. Alle Untersuchungen in Europa, Amerika und Japan ergeben, daß das Fremdgehen bei durchschnittlich 70 % aller Paare (Schnabl 1992) liegt.

Wichtige und überraschende Erkenntnisse dieser Untersuchungen sind: Es ist wohl nicht die weit verbreitete Idee vom Nachholbedürfnis, was Männer und Frauen zu Seitensprüngen treibt. Denn gerade die, die vor ihrer Ehe keine sexuellen Beziehungen hatten, bleiben in der Regel treu. Die aber, die schon vorher viele sexuelle Abenteuer hatten, suchen solche auch während der Ehe. Und noch eine Erkenntnis, die staunen macht: In der jüngeren Generation sind es die Frauen, die öfter fremdgehen und häufiger Seitenbeziehungen pflegen als die Männer. Daß Dreiecksbeziehungen zur öffentlichen Institution, zum Alltag der Liebe werden, zeigt sich heute in jedem Wochenblatt: Verheiratete beiderlei Geschlechts suchen hier ganz offen nach außerehelichen Kontakten. Eine französische Frauenzeitschrift betitelt ihren Hauptartikel: „Anleitung zum Fremdgehen“ und ein Hamburger Institut vermittelt Seitensprünge gegen Honorar.

4.3.2 Bedeutung von Triaden

Die tiefenpsychologisch-individuelle, aufs Private zielende Erklärung der Beziehungsdynamik von Triaden lehrt nur einen Teil der Wahrheit: Danach wird diese in der Regel als narzißtisches Bedürfnis gesehen, psychische Defekte und Mangelzustände auszufüllen. Eigene Erlebensstrukturen aus der Herkunftsfamilie führen dabei durch Wiederholungszwang zur ständigen Reinszenierung, zum neuerlichen Ritual, solange dahinterliegende Fixierungen nicht aufgearbeitet werden. Die rein psychologische Betrachtung ohne tradierte Moralbewertung läßt aber auch völlig andere Deutungen zu, wie z. B.: Triade als fortwährende und notwendige Triangulation, als Entwicklungsanschub, als Freisetzen kreativer Potenz, als Suche nach Ergänzung eigener Individuation, als Befreiung aus einengender Moral, erdrückender Zweierbeziehung und Suche nach der Vielfalt des Lebens. Triade ist zu verstehen als die Expansion der Dyade.

Darin läßt sich wieder die Grundregel der Liebe erkennen: Die Energie und Heilung, die uns aus der Liebe zukommt, erwächst nicht allein in Harmonie und Anpassung, nicht aus Idealvorstellungen und moralischen Normen, sondern sie lebt gerade durch die scheinbare Paradoxie von Polarität, Ambivalenz und Wandel. Die Kraft der Liebe speist sich aus ihren Gegensätzlichkeiten, Zwiespältigkeiten und ihrem stetigem Wechsel. Aufgrund der Ambiguität aller Energie liefert die Dynamik der Liebe logischerweise auch die Dynamik zur Trennung.

So betrachtet wird Liebe und Intimität zur gesellschaftlichen Kraft, die soziale Sprengwirkung und anarchistische Energie besitzt: Sie löst bestehende Ordnungen auf, durchbricht bürgerliche, religiöse und moralische Vorstellungen, sucht immer neue Wege, auch außerhalb der Legalität. Nach der Chaoslehre (Maturana u. Varela 1987) wird dadurch aber gerade erst neues Leben geschaffen: Alte Formen werden zerbrochen, damit neue gedeihen können. Sie bewahrt uns dadurch vor der Überkontrolle durch

Makrosysteme, die in ihrer politischen Tendenz zur Bürokratie und Überwachung das Leben sonst erstarren lassen (vgl. Maffesoli 1986). Onfray 1992 huldigt daher gar einer hedonistischen Weltordnung. Das Subsystem Liebe bewahrt sich vor Auflösung und Einverleibung in nächsthöhere Systeme, vor totaler Integration eben durch die ihr innewohnende Anarchie.

Triade ist also Ausdruck einer überall vorhandenen Wachstumsdynamik. Aber wir können hier aus dem „Lernmodell Liebe" ein weiteres Gesetz ableiten, das ebenso auf politischer Ebene gilt: Ein Partner kann nicht auf Kosten des Anderen wachsen und expandieren. Beide werden nur gemeinsam wachsen oder als Paar zerbrechen.

An dieser Stelle bedarf es einer kritischen Reflexion: Der Begriff Wachstum wird in Wirtschaft, Politik und biologischen sowie psychologischen Entwicklungsprozessen oft und nahezu selbstverständlich verwendet. Worauf zielt aber eigentlich Wachstum? Ist es als unbegrenztes, als absolutes und oberstes Gesetz ewiger Evolution tatsächlich das über allem stehende Ziel? Inzwischen sind wir auf der ganzen Erde an die Grenzen der Wachstumsdynamik gestoßen. Wir wissen nicht und können uns kaum vorstellen, wie die Welt vor Überbevölkerung und -produktion zu schützen sei.

Gleiches gilt für das Paar: Die wachsende Individualisierung unserer Gesellschaft führt zur wachsenden Freiheit des Paares. Damit einher geht eine wachsende Zahl von Freiheitsgraden, die eigene Begrenztheit von Liebespotentialen durch endlos viele Partnerwechsel oder Dreiecksbeziehungen zu kompensieren. Die alte Ethik dagegen mit ihren Moralgesetzen ist infolge ihrer einseitigen Polfixierung auf Harmonie, Treue, Dauer und Stabilität des Paares nicht mehr wirksam. Als Steuerungsmechanismus für die Entwicklungs- und Entfaltungsdynamik des Paares taugt sie daher nicht mehr. So suchen wir nach einer neuen Ethik, die solche Fragen des Wachstums beantwortet.

Die Psychologie des Paares legt es nahe, den Wachstumsbegriff zu ersetzen durch den von Erfüllung und Vervollständigung. Frau und Mann vervollständigen sich gegenseitig zur ersehnten Ganzheit und erfüllen sich im Liebenden Ineinander. Ihre Triebe und Energien sind nicht final, gerichtet auf einen Mehrwert, Macht und Kapital und deren Zuwachs. Die Liebesenergie ist allein auf Austausch dieser Energie im Gleichgewicht von Geben und Nehmen gerichtet und erfüllt sich damit selbst. Der Sinn der Liebe ist die Liebe. Es geht nicht um Wachsen, sondern Tauschen.

Dieses Gesetz der Dyade hat Gültigkeit und Wirksamkeit genauso in sozialen, gesellschaftlichen und politischen Bereichen, im Mikrokosmos der Liebe ebenso wie im Makrokosmos der Kulturen und Völker. Auch dort gilt es zu lernen, die Lebensräume durch Resonanzenergie gemeinsam zu nutzen und zu gestalten, statt mit Durchsetzungsenergie als Eroberer, Ausbeuter und Unterdrücker für sich allein zu beanspruchen. Was uns in der Liebe heute so selbstverständlich erscheint, kann auch in kollektiven Beziehungen Gesetz werden.

Menschenrechte sind demnach immer die von Frau und Mann gleichermaßen und gleichberechtigterweise. Sie sind verknüpft mit Lust und Anziehung, aber natürlich auch mit Schutz voreinander und mit der Bewahrung vor Übergriffen. Im taoistischen Verstehen sind alle Phänomene im Kosmos männlich oder weiblich: So gelten die Gesetze des Paares in der ganzen Welt: in Natur, Kreatur und Kosmos.

5. Paarsynthese als Partnerlehre

Eine umfassende Liebes- und Beziehungslehre, wie sie Paarsynthese zu erstellen versucht, muß notwendigerweise über den psychologischen Binnenraum der Beziehung hinaus auch den das Paar umgebenden politischen, kulturellen und spirituellen Raum betrachten. Die Psychologie des Paares braucht ihre Verankerung in einer Existenz- und Beziehungsphilosophie ebenso wie in einer expliziten Philosophie der Lust. Letztere war im Abendland weitgehend durch Moral und Ethiklehre ersetzt worden (Kondylis 1991). Der Taoismus dagegen, obwohl schon 3000 Jahre alt, entwickelte ein Holismus-Konzept, dem wir uns heute langsam annähern: So bildet sich das Gesamt des Universums im Paar ab, das Paar wiederum ist Abbild und Modell für das ganze Universum. Es repräsentiert in sich sowohl Kosmos als auch Materie, Kreatur und Gott in einem, birgt Seele und schöpferische Energie, die Tod und Leben umfassen.

Divergent zwischen westlichem und östlichem Ansatz war schon immer die zugrundegelegte Annahme von Ordnung und Steuerungsvorgängen in diesem Kosmos: Während wir im Westen von einem vertikalen Ansatz mit hierarchischer Ordnung ausgegangen sind, an deren Spitze Gott steht, hat sich die östliche Auffassung den horizontalen, besser noch den zirkulären oder zyklischen Ansatz zu eigen gemacht.

Danach gibt es kein Unten und Oben, kein höheres Wesen und niedrigere Kreaturen, keine Werteordnung von oben nach unten wie Gott – Mensch – Tier – Materie. Alle diese Existenzen werden als Phänomene des Lebens gleichermaßen geachtet, sind gleichberechtigt und gleichermaßen beseelt. Damit gehört jedes Teil dieses Universums zum Ganzen, ist notwendig für dessen Erhalt, für kosmisches Gleichgewicht. Menschen in dieser Ordnung haben deshalb keinerlei Recht, sich über andere Phänomene zu stellen, sich als „Krone der Schöpfung" zu bezeichnen, sich „die Erde untertan zu machen", geschweige denn, sie zu zerstören. Zur Erfüllung des Lebens werden vielmehr alle Phänomene gebraucht, auch dann, wenn sie scheinbar das Leben beeinträchtigen, blockieren oder zerstören. Die „Einheit der Gegensätze" wird hier offensichtlich. Alle haben nur einen Sinn, nämlich das kosmische Gleichgewicht zu erhalten – und nicht irgendeine Evolution zu verwirklichen. Die Erhaltung der Kreisläufe ist unsere Aufgabe (vgl. Grimmel 1993).

Liebe zwischen Frau und Mann im Kosmos ihrer Beziehung zielt darauf, das Gleichgewicht der Kräfte herzustellen. Dies geschieht durch Zulassen von Bewegung zwischen allen Polen und Gegensätzen des Lebens. Die Erfüllung der Partner vollzieht sich in allen Seinsformen der Liebe, in Resonanz mit allen Phänomenen. Resonanz mit allem ist aber nie gleichzeitig möglich, deshalb durchwandert das Paar im Lauf der Partnerzyklen von jung nach alt diesen Kosmos. Zum leichteren Verstehen dieses Kosmos, seiner Dynamik und seiner Gesetze haben die Menschen seit je den Kreis als Sinnbild gewählt und darin die verschiedenen Wirkmechanismen eingetragen. So kennen wir das Yin-Yang-Mandala aus dem Taoismus, das Medizinrad der Indianer und das Rad des Lebens, aus der Astrologie das Hosroskop. Deshalb haben wir für den Kosmos des Paares mit dem Partnerdiagramm ebenfalls den Kreis als Grundlage gewählt (siehe Abb. 2d. *Partnerraum*, S. 266).

Das Partnerdiagramm zeigt in der partnerspezifischen Polbesetzung einmal den Eigenraum auf, den jeder Partner in diesem Kosmos einnimmt, in der Überschneidung der beiden Eigenräume den Partnerraum des Paares und die gemeinsame Substanz und in den 14 auf dem Kreisrand eingezeichneten Lebenspolen die potentiellen Energien, in denen das Paar seine Liebe ausleben kann, nämlich den gesamten Lebensraum des Paares. Der Eigenraum repräsentiert in diesem Partnerdiagramm die geschichtliche und tiefenpsychologische Seinsform der Liebe im singularen Modus, der Partnerraum die dialogische Seinsform im dualen Modus und der durch den Kreis dargestellte Kosmos die spirituelle Seinsform der Liebe im pluralen Modus.

6. Gedanken zu einer Philosophie der Lust

Das Partnerdiagramm kann als grafisches Modell dazu dienen, tieferes Verstehen der Glückseligkeit von Paaren, der Erfüllung von Liebe und der dazu notwendigen Paardynamik zu erklären:

Je mehr Raum das Paar vom Zentrum her in die Ausdehnung des Kreises, in den Kosmos hinein in Anspruch nimmt, je mehr es sich mit Eigenraum und Partnerraum hin bis zum Kreisrand in den Lebensraum ausdehnt, um so erfüllter wird die Lust und das Glück des Paares sein. Mit anderen Worten: Je mehr das Paar seine Möglichkeiten auslebt, desto sinnerfüllter, desto lustvoller wird es seine Liebe leben können.

Für eine Philosophie der Lust läßt sich daraus ableiten, daß Erfüllung von Liebe und Glück nicht auf der Mitte zwischen den Lebenspolen etwa von Hingabe und Trennung liegen kann. Dieser „goldene Mittelweg“ würde bedeuten, sich zwar vernünftig, gemäßigt und gefahrlos zu verhalten, aber weder Hingabe noch Trennung auszuleben, sondern sich genau auf dem Null-Punkt zwischen diesen Gegensatz–Polen zu treffen und dort zu verharren. Das Partnerdiagramm zeigt, daß auf allen Polen höchste Lust erfahren werden kann. Aber Erfüllung, Ekstase und Höhepunkt können nur erreicht werden, wenn die Partner diese Pole auch ganz ausleben, bis an die Grenzen des Möglichen, diese zeitweise sogar durchbrechen. Natürlich können all diese Lüste in aller Intensität nie gleichzeitig ausgelebt werden. Das würde uns zerreißen. Das Regulans des Auslebens liegt im stetigen Wechsel von Quantität, Intensität und Dauer, im Wechsel zwischen den Gegenpolen und den verschiedenen Dialogformen. Das Grundgesetz bleibt: Frau und Mann erfahren beispielsweise die Fülle ihrer Sexualität, indem sie einmal weit auf die weibliche, dann wieder weit auf die männliche Seite dieser Liebesform gehen und intensive Verschmelzung mit starker Abgrenzung wechseln. Die Lust schwindet in dem Maß, wie nur halbe Abgrenzung und halbe Hingabe, nur halb männliche und halb weibliche Sexualität gelebt werden. Das Streben nach der Mitte zwischen den Gegenpolen würde den schnellen Tod der Liebe zur Folge haben.

Das Ausleben der Pole meint allerdings genausowenig wilde, chaotische, ungezügelte Exzesse und Orgien, die in blinder Lusterfüllung die Selbstzerstörung einleiten. Vielmehr meint Paarsynthese, daß die Ausdehnung bis an die Grenzen der Lebenspole gerade deren höchste Ausdifferenzierung und Vervollkommnung im Sinne von Vertiefung und Verfeinerung erfordert. Der Orgasmus als höchste Form der Verschmelzung wird dann zur Kunst der Liebe. Alle hohen Glücksempfindungen ebenso wie höchste Trauer und Einsamkeit bedürfen also gerade der Übung, der Konzentration und des Lernens, um überhaupt ihre Gipfel leben zu können, um sie eben nicht im zerstörerischen Chaos enden zu lassen.

Unsere Überlegungen zur Lust gründen demnach auf einer Symmetrie von Lust und Zerstörung: Im Partner liegt höchste Lust, durch ihn wird sie erst ganzheitlich möglich, genauso wie diese Liebe in den Tod führen kann. Diese ungeheure Liebesenergie zwischen Aufbau und Zerstörung auszusteuern, im Sinne fortschreitender Vervollständigung der Partner zu erwachsenen Persönlichkeiten und beglückender Liebesfähigkeit, erfordert sensible Strategien im Umgang mit Intensität, Dauer und Quantität der Grundimpulse von Liebe und Intimität. Diese Grundimpulse sind als sexuelles Begehren und erotisches Verlangen, als Zärtlichkeitsbedürfnis und Liebessehnsucht allem Lebendigen eigen. Sie bedürfen aber zu ihrer Vollendung und Erfüllung der verfeinernden Übung. Diese ist möglich durch Intensivierung, Fundierung und Differenzierung der Strategien und Dialogformen in all ihren Gefühlsnuancen und Begegnungsebenen, durch fundiertes Wissen und kontinuierliche Veränderung.

Grundsätzlich liegt in der Erfüllung der Lust die direkteste und größte Lebensbejahung, das Ziel des Lebens an sich. Es gilt also, die Lust zu erfüllen und nicht asketisch auf sie zu verzichten (Kondylis 1991; Onfray 1993; Chang 1977). Mit diesem Grundsatz greifen wir ganz entschieden auf die Weisheit östlicher Liebeslehren zurück, die ja immer auch eingebunden sind in die Lehren von Gesellschaft und Kosmos. Das Streben nach Lust, Innigkeit, Sexualität und Ekstase bringen wir mit auf diese Welt. Damit deren Energie und Macht auf den verschiedenen Höhepunkten nicht entwicklungshemmend oder gar zerstörend ausufern, lehren Tao und Tantra die Paare auf intensive Weise den quantitativen und qualitativen Weg der Lust. Gerade in Sexualität und Erotik wird deutlich, wie sehr z. B. der Wunsch nach häufigem und wildem Begehren im Gleichgewicht mit der Kunst der sanften, der zärtlichen, der sinnenvollen und ganzheitlichen Körperbegegnung stehen muß. Tao und Tantra lehren daher ebenso Techniken, Stellungen und Positionen der körperlichen Liebe wie den unendlichen und vielfältigen Wechsel von Geben und Nehmen: wie weibliche und männliche Lust einander vervollständigen, wie zeitweilige Zurückhaltung zur späteren Ekstase führt, wie seelische und körperliche Erfüllung jede für sich und gemeinsam zum Orgasmus führen. Lusterfüllung auf allen Polen wird zur Kunst durch kunstvolles Einüben der Partnerdialoge von Körper, Gefühl, Sprache, Sinn und Zeit.

Vor allem aber zeigen Tao und Tantra, wie die Beschäftigung mit der Lust zu sinnerfülltem Leben, zu Verantwortung dem Leben gegenüber und zur Förderung des Lebens beitragen. Erst der lusterfüllte Mensch schafft neues Leben, befindet sich in Harmonie mit Gott und dem Kosmos, erfüllt so seinen Auftrag auf der Erde, diese Welt nämlich zu erhalten und zur Blüte zu bringen.

Dabei lehrt der Taoismus lediglich das Zusammenwirken aller Dinge, ohne religiöse oder ideologische Implikationen. Er geht aus von der Gleichberechtigung aller Seins- und Lebensformen, wertet sie nicht gegeneinander auf oder ab, ist frei von Moral und betont auf diese Weise den heiligen Respekt vor allen Phänomenen des Lebens. Hier zeigt sich der Weg zur Entfaltung der ganzen Liebe: Sie kann nur in Freiheit wachsen, ohne Unterdrückung, ohne Gewalt, in Anerkennung aller Formen und Inhalte.

Das Tao besticht durch Einfachheit:

Liebe erklärt sich mit dem Herzen genauso wie mit der Seele oder mit dem Körper oder mit dem Geist. Jeder Quadratzentimeter Haut kennt die Wahrheit, spürt dieselbe Sehnsucht, wie unsere Träume von Liebe und unser Glauben an dieses Fühlen sie spüren.

Fühlen, Verstehen und Erklären: Ob wir das Gehirn untersuchen oder das Herz, die Seele oder die Haut, geben sie doch dieselbe Auskunft. Biologie, Physiologie, Psychologie oder Philosophie sind jeweils nur einseitig begrenzte Zugänge, um zu demselben Ergebnis zu gelangen, was der kleine Flecken Haut uns lehrt: Die Sehnsucht nach Berührung und Zärtlichkeit verlangt Erfüllung, Nähe bis zur Sättigung im Wechsel von Sanftheit bis zum kraftvollen Druck, ja bis zum schmerzhaften Biß. Dann wieder entsteht Sehnsucht nach Ablösung, nach Abgrenzung, Alleinsein, Sehnsucht nach Distanz statt Nähe, bis zur neuerlichen Sättigung auf diesem Pol der Trennung.

So birgt unsere nackte Haut in der Berührung mit dem Partner dieselben Gesetze, dieselbe Weisheit wie unser Geist und unsere Seele: Erst im Wechsel zwischen den einander jeweils entgegengesetzten Polen erfüllt sich unsere Liebe und damit unsere Identität und endlich unser aller Leben. Die Dynamik des Kosmos spiegelt sich wider im Kosmos der Liebenden.

7. Dyadische Anthropologie als Grundlage für Beziehungsgestaltung

In einer solchen „dyadischen Anthropologie" sehen wir deshalb den Grundansatz zu einem neuen Lösungsverständnis für mitmenschliche Sozialisierung und darauf aufbauende Strukturen emotionaler, politischer und wirtschaftlicher Lebensformen. Der Paarbeziehung als Ausgangsmodell kommt dabei hervorragende Bedeutung zu, denn die Psychologie des Paares, nicht die des Menschen, liefert uns die notwendige Erkenntnis und das notwendige Wissen über menschliche Umgangsformen, Regulierungsprozesse und allgemeine Lebensdynamik.

Partnerlehre wird damit zur Soziallehre: Einen Menschen wirklich erfassen und verstehen, seine Wahrheit erfahren, das ist nur möglich über die Art seiner Beziehungsgestaltung. Desgleichen sind Regeln für soziales und gesellschaftliches Handeln eben aus der psychologischen Partnerlehre abzuleiten statt aus einer individuellen oder institutionellen Moral oder Ethiklehre. Der Paradigmenwechsel vom Menschen zum Paar ist deshalb von immanenter Logik und bedarf keiner weiteren Begründung. Die Psychologie des Paares wird zum Erklärungsgrund allen menschlichen Verhaltens, so wie das Paar den Urgrund jeder menschlichen Existenz und Entfaltung darstellt. Die Liebe als zentrales Moment jeder Paardynamik und ihre fünf charakteristischen Wesensmerkmale stehen daher im Brennpunkt aller Betrachtung von Welt. Innerhalb der Humanwissenschaften kommt ihr vorrangige Bedeutung zu.

Die Dynamik des Paares ist gekennzeichnet durch den zentralen Lebensprozeß der Synthese, ergänzt durch Integration und Expansion. Diese Phänome und ihre Gesetzmäßigkeiten gilt es zu untersuchen und den übrigen Wissenschaften zugrunde zu legen.

Integration meint die dynamische Fähigkeit des Einzelnen, seine eigenen unbewußten und bewußten Potentiale optimal und dabei sozial und ökologisch verträglich zu entfalten, wobei die permanent im Umfeld wirkenden Kräfte adäquat einbezogen werden. Die zur Verfügung stehenden Kräfte werden dabei im eigentlichen Sinne egozentrisch, d. h. letztlich für den Erhalt und die Entfaltung des Subjekts eingesetzt.

Synthese meint dagegen die dynamische Fähigkeit eines Paares, in seiner Intimität den genannten Entfaltungsprozeß durch gegenseitige Stimulation, Konfrontation, Kreation und Evokation erfüllen und abschließen zu können. Der Andere wird nicht in das eigene Sein integriert, sondern in seiner eigenständigen Integration gerade gefördert. Im Gelingen verringert sich die Gefahr der immer gegenseitigen Konfliktvernetzung durch Dominanz, Manipulation, Projektion, Delegation und Reaktanz. Diese Strategien führen auf Dauer zum Zusammenbruch der Dyade und zur gleichzeitigen Entwicklungsblockade bzw. zur Zerstörung mindestens eines Partners.

Expansion ist die Wirkweise des pluralen Modus im menschlichen Sein als Streben nach Erweiterung von singularem und dualem Modus: Die schöpferische Energie und gegenseitige Befruchtung der Dyade bewirkt diese Erweiterung in neue Räume.

Integration, Synthese und Expansion sind zu verstehen als zusammenwirkende Kräfte, die sich durch Transformation der Energierichtung jeweils ergänzen. Diese drei Prozesse zu steuern verlangt von den Partnern höchste Dialogkompetenz, Konflikttoleranz und Strategiekompetenz. Sie zu erwerben bedarf sinnhafter Übung in Theorie und Praxis. Im „Lehrplan der Liebe" muß deshalb jede Generation und jeder Partner mit jedem Partner die Liebe neu erlernen, abgestimmt auf die Bedingungen dieser in sich einzigartigen Beziehung in seiner spezifischen Umwelt. Bei unseren konservativen Leitbildern von Liebe handelt es sich eher um einen zivilisatorischen und kulturellen Dressurakt des Menschen schlechthin, der letzlich in seiner Übersteigerung den Zenit überschritten hat. Das Ideal der lebenslangen Ehe, verbunden mit der intakten Kleinfamilie, hat aus der Sicht anthropologischer Forschung kaum je Verwirklichung gefunden.

Nicht der Trieb, sondern die Fähigkeit zu lieben muß regelrecht gelernt werden und kann nicht oder nur in seltenen Fällen als Zufall aus Trieb und Neigung gelingen. Wie der Adler-Schüler Dreikurs (1976) betont, hievte unsere Kultur die jungen Menschen unvorbereitet in die Ehe hinein, keiner aber half ihnen heraus.

Tatsächlich zeigt sich die Liebesdynamik heute unverstellt ohne krankmachende Zwangsmoral und konventionelles Ehemonopol in der Vielfalt der Lebensformen. Diese „gesunde" Pluralität an Inhalten und Formen der Liebe wird, psychologisch betrachtet, gesteuert durch die fünf Wesensmerkmale und das Grundgesetz der Liebe mit der Dynamik von Polarität, Ambivalenz und Zyklus. Die Liebe der Partner zueinander mit all ihren Erscheinungen von Herzflimmern, Ekstase, Verzweiflung, Demütigung und neuer Verschmelzung erfüllt sich nur, wenn das Paar die notwendige Wanderung zwischen den verschiedenen Polkräften der Liebe auf sich nimmt. Verharren, Fixieren oder Blockieren eines Poles stört oder zerstört den Lernprozeß der Liebe.

Liebe und Intimität sind absolute Antriebskräfte des Lebens, wirken als ungerichtete Energie, d. h. sie sind sowohl konstruktiv als auch destruktiv, werden von uns als gut oder böse erlebt; sie stellen die Nähe zum Leben als auch zum Tode her. In der menschlichen Entwicklung erwirbt der Einzelne durch seine „Ahnenbotschaft", im Mutterleib (Grof 1985) und in den ersten Lebensmonaten Begegnungsfähigkeit, in Kindheit und Pubertät dann allmählich Bindungsfähigkeit und schließlich im Erwachsenenalter Liebesfähigkeit. Damit gewinnt der Mensch erst durch und in der Liebe seine volle Integrität.

Die Liebesbeziehung zum Partner unterscheidet sich im Wesen kategorial und grundsätzlich von allen anderen Formen menschlicher Bindung. Sie ist daher nur begrenzt vergleichbar mit Freundschaft oder kollegialer Beziehung. Die Intimbeziehung zwischen zwei Menschen baut zwar auf den Fähigkeiten zu Begegnung und Bindung auf, kennt aber vor allem in ihren subtilen Mechanismen eine völlig eigene Dynamik und ebenso eigene Phänomene und Strukturen.

Die Komplexität dieser Phänomene und der dahinter erkennbaren Strukturen gründet in der dreifachen und damit alles umfassenden Wirklichkeit von Liebe, nämlich in der geschichtlichen, der dialogischen und der spirituellen Seinsform. Eine Reduzierung dieser Komplexität der einfacheren Handhabung wegen zerstört auf Dauer Liebe und Sexualität. Die so existentiell notwendige Pluralität der Liebe, uns schmerzhaft bewußt durch ihre tausendfachen Widersprüche, verlangt trotz der dadurch bedingten sozialen Sprengkraft ein Öffnen enger moralischer und kultureller Grenzen.

Paarsynthese meint somit neben der Synthese von Frau und Mann immer auch eine Synthese der östlichen und westlichen, der nördlichen und südlichen Kulturen und der diesen eigenen Liebesweisen zur Entfaltung der schöpferischen Potentiale aller Menschen. Ausgrenzung oder Unterdrückung bedeuten Zerstörung und Tod.

Partnerschaft ist als existentielle, essentielle und spirituelle Verdichtung gegenüber den Prozessen der Individuation zu verstehen. Solche Komprimierung führt notwendigerweise auch zu Kompromissen, die das Individuum als schmerzhaft empfindet, da sie die freie Selbstentfaltung begrenzen. Diese Verdichtung wird in der angewandten Paartherapie der Paarsynthese noch einmal gesteigert durch die Triade von Paar und Therapeut als besondere Beziehungsform. Dadurch tritt ein Beschleunigungsprozeß ein, der in seinem Aufbau wohl strukturiert und in seinen Entwicklungsschritten sinnhaft und präzise aufeinander aufbauen muß, um die dabei freiwerdenden Energiepotentiale nicht in unkontrollierbare Eskalation, trügerische Manipulation oder oberflächliche Stimulation münden zu lassen.

Am Ende unserer Betrachtungen und als Konzentrat einer dyadischen Anthropologie seien, um den Kreis zu schließen und an den Anfang zurückzukehren, Gedanken von Marsilio Ficino zitiert und vorgestellt:

Er veröffentlicht 1469 seine Reden über die Liebe, die nach platonischem Vorbild während eines Gastmahls gehalten und jeweils wichtigen Landsleuten seiner Zeit in den Mund gelegt werden. Er entwickelt nach Christi Geburt als erster eine fundamentale Philosophie, Theorie und Anwendung der Liebe und gibt damit das Denken der Renaissancephilosophie wieder.

Wie Sokrates im Dialog mit Phaidros, erkennt auch Ficino Eros als den ältesten aller Götter: Direkt aus dem Chaos, der gestaltlosen Welt entstand er, durch sich selbst vollkommen. Erst er ordnet das Chaos zum Kosmos, indem er die Verbindung aller Phänomene der verschiedenen Welten zueinander herstellt. Dadurch ist Eros von höchster Nützlichkeit, Bedeutung und Macht, denn er führt die Gegensätze zum Ganzen und die Menschen zum Göttlichen. Gemäß der christlich geprägten Rennaissancezeit und getreu dem platonischen Vorbild werden Liebe, Leidenschaft und Wollust allerdings der Tugend und dem Weg zu Gott untergeordnet.

Ficino gewinnt letztendlich für unseren Ansatz entscheidende Bedeutung, weil er sich intensiv mit der Wirkung von Liebe auseinandersetzt. Dabei kommt er zu Thesen, die erstaunlich übereinstimmen mit taoistischem und tantrischem Verstehen, aber auch mit modernem spirituellem Denken. Er könnte geradezu Wilhelm Reich (1975, 1982) und Alexander Lowen (1979) gelesen und Dieter Duhm (1991) mit seinen Gedanken über befreite Sexualität oder die Ergebnisse heutiger Sozialpsychologie und Systemtheorien studiert haben.

Das Liebende Ineinander im dualen Modus, das für die Paarsynthese Befreiung und gegenseitige Vervollständigung der Geliebten hin zur ersehnten Ganzheit ist, beschreibt Ficino folgendermaßen:

„Häufig kommt es vor, daß der Liebende ganz in das geliebte Wesen überzugehen wünscht, und nicht mit Unrecht; denn in diesem Streben sucht er aus einem Menschen Gott zu werden." Deshalb bittet und ermahnt er alle Menschen, „sich mit allen Kräften der Liebe hinzugeben, da sie ohne Zweifel etwas Göttliches" sei. Es wird deutlich, warum kirchliche Tradition solche allumfassende Liebe spalten mußte: Sie konnte nicht, ohne sich ad absurdum zu führen, Liebenden die Kraft zur Vervollständigung aus sich selbst und damit göttlichen Anteil zuerkennen. Bereits im platonischen Mythos vom Ursprung der Erotik wird diese Gefahr menschlicher Hybris gesehen: Die Menschen als doppelgeschlechtliche Kugelwesen werden übermächtig. Zeus spaltet sie in der Mitte. Seither verbrauchen sie ihre Energien mit der Suche nach der anderen, ihnen zugehörigen Hälfte, und richten ihre Kräfte nicht mehr gegen die Götter.

Ficino geht von der „sozialpsychologischen" Austauschtheorie aus: Liebende leben ihre Seele nicht im eigenen Leibe, sondern in dem des Geliebten. Dieses so entstehende Liebende Ineinander beschreibt er unnachahmlich: „Ohne Zweifel geht da etwas Wunderbares vor, wo zwei sich in gegenseitiger Zuneigung entgegenkommen: dieser lebt in jenem, jener in diesem. Sie tauschen einander gegenseitig aus: Ein jeder gibt sich dem anderen hin, um diesen in sich aufzunehmen. In welcher Weise sie sich hingeben, ist daraus zu ersehen, daß sie sich selbst vergessen; hier besitzt jeder von beiden sich selbst und den anderen. Denn dieser besitzt sich selbst, aber in jenem: jener besitzt sich selbst, aber in diesem. Nämlich, indem ich dich liebe, der du mich liebst, finde ich mich in dir, der du an mich denkst, wieder und gewinne mich, nachdem ich mich selbst aufgab, in dir, der du mich erhältst, zurück. Das Gleiche tust du in mir, denn wenn ich, nachdem ich mich selbst verlor, durch dich mich zurückgewinne, so besitze ich mich durch dich. Wenn ich mich durch dich besitze, so besitze ich vorher und in höherem Maße dich als mich, stehe also dir näher als mir selber, da ich nur durch deine Vermittlung zu mir selbst gelange."

Aus dieser engen Verflochtenheit, aus diesem Liebenden Ineinander leitet Ficino auch die Verantwortung für den Partner ab, ohne sie im christlichen Sinne zu moralisieren, sondern vielmehr aus inhärentem psychologischen Verstehen heraus:

„Dies ist die schuldige Vergeltung, daß dieser jenem und jener diesem die Seele, welche er ihm nahm, zurückgibt. Einer gibt dem anderen durch die Liebe seine Seele hin und erstattet durch seine Gegenliebe für seine eigene die fremde zurück. Darum muß von rechts wegen ein jeder, der geliebt wird, wieder lieben. Wer aber dem, der ihn liebt, die Liebe nicht erwidert, ist des Mordes schuldig; überdies ist er ein Räuber und ein Heiligtumsschänder."

Wird auch nicht jeder diese letzte Schlußfolgerung nachvollziehen, so wird er doch die hervorragende Bedeutung der Erotik erkennen, wie sie später Klages, Binswanger und Lemaire wieder aufgreifen. Nach Ficino ist Eros in allen Phänomenen und durchdringt diese, ist ihr Schöpfer und Meister. Die Liebe wird zum schöpferischen, bildenden und erhaltenden Prinzip: „Und wie der große Kosmos zu verstehen ist als einheitlicher Zusammenhang seiner Teile, die in ständig kreisenden Bewegungen eine Beziehung aller Teile untereinander bedingen, so ist es auch im Kosmos der Liebenden: Die Einheit der Teile entspringt allein aus gegenseitiger Liebe."

Die christlichen Kirchen mußten das ganze Mittelalter über solche Lehren fürchten, sahen sie doch den Menschen als sündenbelastet an, den allein göttliche Gnade erlösen konnte. Im Ansatz von Ficino liegt aber bereits, ähnlich wie im Taoismus, eine revolutionäre Umkehrung dieser Sicht: Frau und Mann erlösen sich gegenseitig und bilden in dieser Einheit Göttlichkeit. In den angeführten Untersuchungen der Paarsynthese zur psychologischen Bedeutung und Wirkung von Liebe finden wir diese mächtige Aussage von Ficino bestätigt. Wir haben Partner das Erleben ihres Orgasmus niederschreiben und schildern lassen. Darin werden immer wieder genau diese Erfahrungen, Empfindungen, Gefühle und „göttlichen" Erlebnisse ausgedrückt. Die Schwerkraft der Liebenden scheint aufgehoben im Erreichen des Höhepunktes, sie erfahren die Einheit mit dem Kosmos, die erotische Kraft durchflutet das ganze Sein, die Einheit des Lebens ist hergestellt.

Es geht dabei um mehr als nur um Poesie und Philosophie.

In diesen Beschreibungen Liebender aus dem 20. Jahrhundert wird, ebenso wie vor 500 Jahren bei Ficino und 2000 Jahre zuvor bei den Taoisten, die Liebe als ein Ereignis konstatiert, das Frau und Mann erst zu Menschen macht, ihnen neue und umfassende Identität verleiht, die Einheit der Gegensätze herstellt und dem kosmischen Geschehen seinen Sinn verleiht. Allen naturwissenschaftlichen Skeptizismen und ihren dürren Beschreibungen derselben Vorgänge gegenüber sei betont, daß dieses psychische Erleben von Frau und Mann an sich Realität darstellt, energetische Wirkung hat und zentrale menschliche Bedeutung verleiht. Indem die Liebe Körper, Geist und Seele ganzheitlich erfaßt, würdigt sie alles Lebende und alles Seiende.

3. Kapitel

Psychologie der Liebe – Psychologie des Paares

Der zentrale Gedanke der Dyadischen Anthropologie liegt darin, daß die Gestaltung einer sinnvollen und humanen Lebenswelt von der weitgehenden Verwirklichung und Anwendung der der Liebe innewohnenden psychologischen Regeln und Gesetze abhängt. Voraussetzung dafür ist, die Psychologie der Liebe zu kennen und ihre Umsetzung in der Intimität des Paares anhand seiner systemeigenen Prozeßdynamik zu begreifen. Eine solche Psychologie des Paares erfordert ein breites Erfassen der gesamten Liebesdynamik ohne methodische, moralische oder ideologische Reduktion von Komplexität. Sie hat vielmehr alle Aspekte einzuschließen, die in den verschiedenen vorgenannten Erkenntnisansätzen zum Tragen kommen, denn allein in der Pluralität der Phänome liegt Wahrheit und menschliche Wirksamkeit dieser die Welt bewegenden Kraft.

Aus dem bisher Dargestellten lassen sich folgende Aussagen ableiten: Die Liebe verbindet Frau und Mann als Paar zur kleinsten „sozialen Einheit". Fünf Wesensmerkmale kennzeichnen diese: Energie, Polarität, Rhythmus, Intimität und Strategie. Davon sind die ersten drei allen lebenden Systemen zu eigen, Intimität und Strategie dagegen spezifische, von anderen Subsystemen abgrenzende Merkmale.

Wir Menschen werden geboren aus der Verschmelzung, aus der Kraft und der Lust von Frau und Mann, gezeugt im Liebenden Ineinander. So begreifen wir das Paar als den Urgrund, das Zentrum des lebenden Universums. Von hier aus tritt Mensch in seine Vereinzelung ebenso wie in seine Vernetzung mit der Gruppe. Aus dem dualen Modus des Seins her leitet sich nach der einen Seite der singulare, nach der anderen Seite der plurale Modus des Menschseins ab. Jeder Modus stellt in sich ein System dar, doch zusammen bilden sie erst das Wirkprinzip Leben.

Diese drei menschlichen Systeme von Individuum, Paar und Gruppe unterscheiden sich von ihrem Schwerpunkt her durch jeweils eine spezifische und zentrale Prozeßstrategie: Integration in der Monade, Synthese in der Dyade und Expansion in der Triade. Mit ihrer Hilfe wird die systemeigene Dynamik überwiegend gesteuert. Da natürlich sowohl das individuelle als auch das plurale System Einfluß auf das duale nehmen, werden wir auch diese in ihrer Einwirkung gebührend berücksichtigen müssen. Für unsere Betrachtung steht aber die Psychologie des Paares, die Paardynamik mit ihrer Liebes- und Konfliktvernetzung im Zentrum. Unter Paardynamik verstehen wir dabei die Verknüpfung der individuellen Schicksale der Partner, ihrer Kräftepotentiale und ihrer Lebensziele, gemäß der drei Ebenen der Liebe, nämlich Geschichte, Dialog und Spiritualität (siehe Abb. 8. *Paardynamik*, S. 274).

Zunächst aber gilt es, die Aufgabe einer solchen Psychologie der Liebe zu bestimmen. Dem vorausgehend bedarf es aber noch der Klärung, wie diese Psychologie der Liebe sich in eine allgemeine Psychologie einfügt und was ihr als Besonderheit zukommt.

Wissenschaftlicher Gegenstand von Psychologie ist die Erforschung und Lehre der Seele und daraus resultierender Lebensphänomene. Traditionelle Felder sind beispielsweise Denken, Fühlen, Wahrnehmen, Handeln, Träumen, Persönlichkeit, aber auch die Entstehungs-, Entwicklungs-, Anwendungs- und Alterungsprozesse seelischer Gegebenheiten. Eine psychogene Gesundheits- und Krankheitslehre ist ein wichtiger Anwendungsbereich davon. Darüber hinaus ist die Psychologie auch die Wissenschaft von Vernetzung und Verletzung menschlichen Seins in seinen Sozial- und Weltzusammenhängen. Überwiegend wurde der Mensch bisher in seinen individuellen inneren Zusammenhängen, seiner inneren Dynamik von Körper, Geist und Seele zu erfassen versucht, andererseits in seinem Zusammenwirken mit anderen Menschen in Ehe, Familie, Freundschaft und Arbeit, in Politik und Gesellschaft, schließlich auch in seinen Zusammenhängen mit der transzendenten Form des Seins. Die Aufgabe der Psychologie generell erstreckt sich dabei auf Erfassen, Beschreiben, Verstehen und Lehren menschlicher Phänomene. Bei derartiger Komplexität des wissenschaftlichen Gegenstandes verwundert es nicht, daß Psychologie selbst in viele Teildisziplinen aufgegliedert ist. Dabei gibt es sehr unterschiedliche, sich teils widersprechende Lehrströmungen, die auch jeweils entsprechende Methoden und Forschungsansätze verwenden. Enge Berührungen und Überschneidungen mit Nachbarwissenschaften, von der Soziologie über Philosophie und Medizin bis hin zur Theologie, sind üblich. Natur-, human-, geisteswissenschaftliche und spirituelle Ansätze liefern dementsprechend Methoden zur Erfassung des Menschen und seines Seins.

Die Komplexität der Psychologie des Paares mit ihren abermillionen Facetten verlangt, alle Erkenntnisse und Erkenntniswege zur Synthese zu nützen, um so ein übergreifendes psychologisches Konzept von Liebe zu erlangen. Als Hauptmethode bietet sich dafür die Phänomenologie an, denn sie beobachtet alles aufmerksam und mit Respekt, ohne wesensbestimmend einzugreifen. So stehen für Binswanger Liebe und Phänomenologie in einem ganz besonders engen und einzigartigen Verhältnis: Der Schauende bei seiner Suche nach dem Wesen bleibt eben nicht mehr unbeteiligter Beobachter, sondern wird selbst Liebender und somit Teilnehmender.

Zu klären ist auf dem Vorweg der Gebrauch der Begriffe „Psychologie der Liebe und des Paares". Die Liebe ist ein Phänomen, das alles Lebende erfaßt und allem Lebendigen eigen ist. Sie ist aber nicht als abstrakte Erscheinung losgelöst von den Körpern zu betrachten, denn nur in ihrer Verkörperung wird sie wirksam. Ihre Dynamik beruht auf der Gegenpoligkeit von Männlich und Weiblich, was nicht unbedingt gleichzusetzen ist mit Frau und Mann. Infolge der androgynen Bestimmtheit der Menschen sind individuelle Verschiebungen von Männlich und Weiblich in beiden Geschlechtern möglich, so daß allein das äußere Erscheinungsbild und die physiologische Funktion nicht ausschlaggebend für die liebevolle Bestimmung sein müssen. Von daher unterscheiden wir bei unseren Betrachtungen zur Liebe nicht grundlegend zwischen homo- und heterosexueller Liebe, da sie an der polaren Grunddynamik der Liebe nichts verändert. Die spezielle Dynamik solcher eigenen Formen von Liebe ist höchstens als Folge gesellschaftlicher Normierung und Kontrolle different zu sehen.

Um aber ein stimmiges und auf andere Lebensbereiche übertragbares Modell von Liebe ausformulieren und dies in seiner Relevanz mit anderen Menschen und Wissenschaften diskutieren zu können, bedarf es zuallererst einer Definition dieser Begrifflichkeit, auch wenn diese der Komplexität wegen immer nur stückhaft bleiben kann. Zu dieser Definition gehören: die Beschreibung der Liebe, Abgrenzung gegenüber ähnlichen Phänomenen, Erklären und Verstehen ihrer Wirkung, ihre Ausprägung im menschlichen Dasein und schließlich die Störungen solcher Phänomene. Im besonderen sehen wir ihre Bedeutung darin, selbst als „Lernmodell" zu dienen. Da sie so allumfassend und intensiv wirkt, wird es von Nutzen sein, ihre Dynamik zu begreifen und ihre Regeln und Gesetze auf menschliches Tun anzuwenden: in der Psychotherapie von Paaren ganz besonders, aber auch in der Schaffung einer sozialen Ordnung, in der Rechtssprechung, in der Welt der Arbeit ebenso wie in der Welt der Politik.

1. Begriff der Psychologie des Paares

Liebe taucht schon in den Urmythen aller Religionen und Geschichten von Menschen auf (Parrinder 1991; Schubart 1944). Beredtes Zeugnis für die Ursprünglichkeit von Liebe ist deren Anführung in ältesten Schriftdokumenten der Menschheit überhaupt wie im Gilgamesch-Epos, im Tao, im Tantra und in den verschiedenen Schöpfungsgeschichten. Seit diesen Uranfängen versuchen Künstler, Wissenschaftler, Priester, Fachleute und Laien, Liebe zu definieren. Die Liebenden selbst wissen immer, wovon die Rede ist, und brauchen keine Definition. Und doch entzücken sie sich gegenseitig mit immer neuen zärtlichen Wortspielen darüber.

Um aber die Gesetze der Paardynamik zwischen Liebes- und Konfliktdynamik untersuchen und verstehen zu können, müssen wir versuchen, uns auf eine Begrifflichkeit festzulegen und Liebe zu definieren. 26.000 Versuche sind schon unternommen worden. Im Sinn der Paarsynthese verwenden wir diese Definition:

„Liebe ist zu verstehen als der intime und sinnerfüllende Austausch menschlicher Energie von Körper, Geist und Seele im Wechsel von Polarität und Rhythmus. Intimität als Ausdrucks- und Lebensform der Liebe ist in ihrer Ausprägung jeweils abhängig von persönlicher Geschichte, Dialog und spiritueller Erfassung. Ergänzende Formen zur dyadischen Liebe sind die Liebe zu sich selbst, die Liebe zu Natur und Kreatur, die Liebe zu Gott und den Menschen. Paarsynthese geht davon aus, daß alles Beseelte Sehnsucht nach Liebe in sich trägt und deshalb Liebe gibt und nimmt. Im liebenden Austausch entsteht Identität durch Würdigung, andernfalls kommt es zur Störung oder Zerstörung derselben."

Der Begriff der Energie in seiner Sonderung als Form der Liebesenergie in der Zwei-Einheit des Paares wurde schon zuvor definiert. Ausdrücklich anzumerken ist, daß alle anderen Formen der Liebe ebenfalls unter diese Definition fallen. Sie grenzen sich lediglich im Ausmaß der Intimität voneinander ab, nämlich im Umfang des Austauschs von Körper, Geist und Seele.

Die abendländische Aufteilung der Liebe in caritas, amicitas und sexus dagegen mit ihrer Bemessung nach Selbstlosigkeit und fleischlichem Anteil bedeutet Spaltung des ganzheitlichen Charakters von Liebe. In der psychologischen Betrachtung können wir diese Aufteilung nicht nachvollziehen. Jede Liebe enthält Anteile von Lust und ist niemals selbstlos (Branden 1982).

Dieser Versuch einer Bestimmung von Liebe soll ein Versuch bleiben. Eine empirisch überprüfbare Definition von Liebe scheint weder sinnvoll noch zweckmäßig. Jede Theorie der Liebe, jede Schilderung ihrer Dynamik muß unvollkommen bleiben. Das gilt auch für die Paarsynthese. Wenn Liebe in ihrer Universalität die gesamte Geschichte der Menschen, das gesamte Universum, gleichzeitig jede aktuelle Hier-und-Jetzt-Situation und in jeder Religion dieser Welt auch das zentrale Wesen des Göttlichen erfaßt, stellt sie letzten Endes das Totale dar, den Ursprung, Gott selbst, die Einheit des Universums. Sie ist damit, wie das Tao als Lehre vom Sein, nicht definierbar und in Worte nicht faßbar. Trotzdem suchen wir Annäherungen, Hilfskonstruktionen, Kodierungen und Symbole, um sinnvolle Verständigung zu ermöglichen. Zwar liegt gerade im „sprachlosen Augenblick" (Lemaire 1975) der Liebe ein zentraler Teil dieses „Zwiegespräches" (Möller 1988), aber zu seiner Vertiefung und weiteren Differenzierung, zu seiner Ausentfaltung und Abstimmung, notfalls zu seiner Korrektur und Änderung, bedarf es zumindest unter Menschen der Sprache als Mittel geistiger Auseinandersetzung und Konsensfindung.

Liebe beginnt als ursprüngliches Sehnen nach Austausch und Erfassen des Menschseins in der Person der/des Geliebten. Ursprünglichkeit bedeutet, daß dieses Streben als Energie zur Liebe in jedem Menschen angelegt ist, da wir aus einem Akt der Verschmelzung als Teil der Liebesdynamik zwischen Frau und Mann hervorgegangen sind. Deshalb gilt der Geschlechtsverkehr zwischen Frau und Mann als zentraler Ausdruck von Liebe und wird Liebesakt genannt. Sexuelles Begehren, Lieben und Geliebtwerden, Lust an Verschmelzung, an der erotischen, sinnlichen, geistigen und seelischen, ist als ursprünglich angelegt. Lediglich die Ausformung, die Tiefung, die Differenzierung, die ihr beigemessene ethisch-moralische Bewertung sind „Ausgeburt", sind Folge kultureller, sozialer und politischer Umwelt.

Die gewaltige Kraft der Liebe gründet in ihrer Potentialität zur Vollkommenheit. Sie schafft Erfahrung von Ganzheit, Erfüllung und Vervollständigung und ermöglicht damit Heilung von menschlicher Unzulänglichkeit, „Erlösung von den Übeln dieser Welt". Mag es auch nur für kurze Zeitspannen gelingen, manchmal nur für die Dauer einer einzigen Nacht, ja manchmal nur für die Sekunden eines einzigen „Augenblicks" – dann hat sich doch dieses Wunder der Vollkommenheit ereignet. Dieses Wissen und Ahnen um die Potentialität zur Vollkommenheit, das zieht uns Menschen in den Bann der Liebe. Wenn es einer Erklärung bedürfte für dieses mächtige Streben nach Liebe, dann läge sie im ursprünglichen Verstehen der Menschen als Paare und Paarsein als dem eigentlichen Urzustand, in den wir als Menschen in der liebenden Verschmelzung zurückkehren (vgl. Binswanger 1942).

Wenn es aber um die Entfaltung dieser Liebe geht, kann sie niemals am Individuum, sondern nur im dualen Modus des Paares, der Gegengeschlechtlichkeit von Frau und Mann erfaßt und verstanden werden. Paarsynthese leitet hieraus ihr Postulat ab, Erziehung, Pflege, Förderung und Therapie von Liebe niemals in getrennten „Lagern" zu vollziehen und den somit geförderten Geschlechterkrieg zu beenden. Stattdessen sehen wir die Versöhnung der Geschlechter und ebenso die Versöhnung der den Hintergrund bildenden Kulturen, Gesellschaften und Völker als Ziel.

Nicht also die Liebe selbst, nicht das Begehren, nicht die Sehnsucht nach Verschmelzung und Austausch, sondern lediglich die Lebensformen der Liebe brauchen von Menschen gelernt, erfaßt, verstanden und vertieft werden. Hier beginnt die „Kunst des Liebens" (Fromm 1976). Hier kann Wissenschaft, Forschung, Theorie, Psychologie und Therapie ansetzen.

2. Modell der Psychologie des Paares

Eine Psychologie der Liebe, hier eingegrenzt auf das Paar, versucht im Lebensraum des Paares wesentliche Erscheinungen, Prozesse, Regeln und Gesetze zu erkennen, die das Verhalten der Partner zueinander und das des Paares zu seiner Umwelt beschreiben und erklären. Diese Erkenntnisse wollen wir nutzbar machen besonders für den Bereich der Psychotherapie des Paares, aber ebenso für Einzel-, Familien- und Gruppentherapie, für Soziotherapie, Pädagogik, Erwachsenenbildung und die öffentlichen Aufgaben wie Ökologie, Arbeit und Politik. Wir haben dazu Ansätze einer „dyadischen Anthropologie" entworfen, die wir der Psychologie des Paares zugrunde legen. Fünf Wesensmerkmale der Liebe sind dabei charakterisiert worden, die wir hier als Bausteine der zu entwickelnden Psychologie verwenden und darstellen.

2.1 Liebes-Energie im Paarmodell

Die größte Schwierigkeit, Liebe als solche zu bestimmen, liegt vor allem in der Frage, aus welchem Stoff sie denn eigentlich sei und welchen Ursprungs. Was ist Liebe? Wo kommt sie her? Wie entsteht Liebe? Wie tut sie sich kund? Welche Dynamik kennzeichnet sie?

Wir untersuchen hier diese auf einen bestimmten anderen Menschen bezogene Energie. Klar ist, daß dieser ursprünglich physikalische Begriff für solche Auslegung sehr umstritten ist. Wir verwenden diesen Begriff trotzdem, weil er wichtigste Vorgänge zwischen Liebenden verdeutlicht. Im Austausch dieser Energien kommt es zu Verdichtung und Beschleunigung, Formung und Deformierung, Druck, Entladung, Kraft und Wärme. Alle diese Begrifflichkeiten kommen in den Alltagstheorien und in der Umgangssprache zur Beschreibung von Liebe vor. Häufig erzählen diese Glücklichen, daß ihnen durch die Liebe enorme Kräfte zuströmen und ein immenses Gefühl von Vitalisierung und Lebendigkeit eintritt. Bei Liebeskummer aber empfinden sie eine Zentnerlast auf der Seele und erleiden Gefühle von Unterdrückung, Bedrückung, Belastung bis hin zur Persönlichkeitsdeformierung. Das seelische Empfinden der Betroffenen gleicht oft einem fast physikalischen Vorgang (siehe Abb. 1a. *Paarmodell*, S. 261).

So ist die Liebe angesiedelt zwischen ihrer materiellen Form auf der einen und ihrer spirituellen Form auf der anderen Seite, zwischen grobstofflicher und feinstofflicher Erscheinung. Deshalb wird im menschlichen Empfinden Liebe nach Quantität, Qualität, Intensität und Dauer bemessen. So wird eine einmalige Begegnung, die gleichwohl alle Wesensmerkmale von Liebe tragen kann, in der Regel nicht als Liebe bezeichnet. Andererseits ist Liebe in ihrer orgiastischen Form schweißtreibend und anstrengend, sie kostet körperliche Kraft. Der Energiepegel fällt zwar ab, die Energie selbst wird aber in umso innigere Zuwendung umgewandelt. Gerade durch die Hingabe im Austausch wird die Energie erhalten, sogar vermehrt. In der Mattigkeit nach dem Orgasmus wächst neue Energie, neue Vitalität und Lust am Leben. Die Transformation „materieller" Liebe in spirituelle Liebe und die sich daran wiederanschließende Rückverwandlung in sexuellen Trieb ist der ewige Kreislauf der Liebe zwischen Polarität und Rhythmus.

Weiter stützen wir uns bei der Verwendung des Energiebegriffes auf die Tradition der Analytischen Psychologie. Danach ist psychische Energie „Ausdruck für die Psychodynamik der Seele und der in ihr waltenden Lebensprozesse" (in: Hark 1988). Die Wirkung psychischer Energie drückt sich als Kraft in Affekten, Begierden, Trieben, Wünschen und allen dynamischen Lebensäußerungen, ja auch in den Träumen aus. Psychische Energie wirkt positiv als Leistung, Vitalität, Lust und Kreativität, negativ als Depression, Gewalt und Zerstörung. Das Gesamt ist die Lebensenergie. Das Empfinden von Liebe liefert Kraft, Anstoß und Willen zu Lebensbejahung und Sinnerfüllung. Der Wille zur Liebe zeigt sich als originäres Streben gleich dem Willen zum Selbst (Portele 1995).

Unter Liebesenergie verstehen wir dann das Streben von Menschen, diesen intimen Austausch von Körper, Geist und Seele aufzunehmen, dadurch schöpferisch zu werden und sich gegenseitig im Liebenden Ineinander zu erfüllen. Dieser Austausch von Energie schafft neue leibliche, geistige und seelische Existenz, fördert Kreativität und Humanität. Durch die gemeinsame Entfaltung dieser Energie entsteht Verdichtung und Beschleunigung bis zu einem Höchstmaß von Entladung.

Die Probleme dieser Energie liegen nicht in der Frage nach dem Sinn, denn Liebe selbst ist Sinn. Zum Problem wird Liebe erst durch das Problem des Austausches von Energie zwischen den Liebenden. Die Liebenden können zunächst einmal unterschiedliche Bezugspersonen sein, nämlich Eltern und Kind, auch Mensch und Tier, Mensch und Natur, in ihrer dichtesten Form Frau und Mann. Die Steuerung dieses immensen Austausches und die Umverteilung der darin enthaltenen Lebenskräfte verlangt, wie aller Umgang mit Energie, sensible Strategien: Jede noch so zarte Energie kann zerstören, verdichten oder beschleunigen. Sie gedeiht nur nach den Regeln von Ökonomie und Ökologie: Die Umverteilung dieser Kräfte muß in ausgleichendem Verhältnis für die Liebenden stehen. Ohne auf Ressourcen zu achten, kommt es zu schnellen Erschöpfungs- und Zerstörungsvorgängen oder zur Ausbeutung der Partner. Die Liebe über die eigenen Möglichkeiten hinaus gefährdet Identität und Existenz, meiner selbst oder des Anderen.

Diese Energie ist wie jede Energie einem Fließgleichgewicht unterworfen und damit einem permanenten Veränderungsprozeß. In unserem Modell einer Liebespsychologie entwickeln wir daraus den Energieaustausch. Diesen Prozeß des Austauschens gilt es zu lernen, durch Erziehung, Bildung und Therapie zu vermitteln, auszudifferenzieren, zur sensiblen Meisterschaft zu führen und zur Erhaltung ökologischer Systeme anzuwenden. Die ungeheure Vielfalt der Liebesenergie aber erst einmal zu ordnen, in ihren Vernetzungen darzustellen und ihre Dynamik zu erklären, ist Voraussetzung. Dies wird im zweiten Wesensmerkmal von Liebe erfüllt – durch Polarität.

2.2 Polarität im Liebeszyklus

Um Liebe zu verstehen, müssen wir ihre Wirkweise kennen, das heißt über die Phänomene hinaus den dynamischen Prozeß erfassen, ihren gesunden ebenso wie den gestörten Verlauf betrachten und Möglichkeiten für Entfaltung, Bewahrung und Wiederherstellung schaffen.

Dem Begriff Polarität wird in diesem Zusammenhang der Begriff Universalität zugeordnet. Universalität der Liebe meint einmal, daß ihre Existenz in die übrigen menschlichen Phänomene und in alle Lebensphänomene, in das Universum selbst eingebettet ist. Damit scheinen die Strukturen im Hintergrund auf: Die Energievorgänge sind in das Ganze einzuordnen und das Paar ist als Teil des Ganzen zu verstehen. Polarität ist dann ein im ganzen Universum übergreifendes und allgemeingültiges Ordnungsgesetz. Danach sind alle Kräfte des Lebens und des Universums immer in ihrer jeweils gegensätzlichen bzw. polaren Anordnung in einem Kreisganzen zu sehen. In dessen Zentrum, nämlich im Brennpunkt aller Kräfte, lebt das Paar. In der Dynamik des Paares bündeln sich somit alle Gegensätze und heben sich doch wieder auf. Die Lehre von der Einheit der Gegensätze, sowohl in der katholischen als auch in der sozialistischen Lehre und in den Erkenntnissen der neueren Physik gleichermaßen vertreten, gilt gerade und besonders auch für die Liebesdynamik des Paares. Die von uns als widersprüchlich empfundenen Bewegungen der Liebe können dann auch verstanden werden als Ein- und Ausfaltung zwischen den Polen, etwa im Sinne der „coincidentia oppositorum" (siehe Glossar, S. 249).

Die Komplexität der Paardynamik ist in der ihr eigenen Polarität nur vordergründig unüberschaubar und grenzenlos. In Wirklichkeit verfügt die Dyade über einen sehr wohl geordneten Lebensraum. Aufgrund der inneren Beziehungslogik erfüllen die Partner ihren je individuellen, dyadischen und pluralen Modus. So nehmen sie ihren Platz im Ganzen ein und finden Heimat. Das Merkmal der Polarität läßt sich mit seinen verschiedenen Eigenschaften am besten im Partnerdiagramm darstellen. Es beschreibt nämlich die zirkuläre, gleichberechtigte Beziehung aller Lebenspole zueinander, als zweites die energetische Wirkweise durch Gegensätze, als drittes die rhythmische Abfolge der Partnerzyklen und -inhalte, als viertes das Ausmaß an Intimität als Folge der verwendeten Partnerstrategien und schließlich als fünftes das Bild eventuell gestörter Paardynamik.

Die Grundform des Partnerdiagrammes ist als Kreislinie dargestellt, auf der die Lebenspole eingetragen werden. Die jeweils gegensätzlichen Pole werden mit einer durch den Mittelpunkt des Kreises führenden Geraden verbunden. Die lebendige Abbildung der Paardynamik gründet sich dabei auf die sieben Grund-Polaritäten, auf die Intimität der Partner in ihren fünf Dialogebenen, auf den jeweiligen Rhythmus und Zyklus der Partner und schließlich auf die Partnerstrategien (siehe Abb. 2a. *Partnerdiagramm*, S. 263).

Die hier aufgezeigten Grundpolaritäten sind das Ergebnis aus unserer oben zitierten Untersuchung. Sie erfassen die am häufigsten genannten Aspekte der Paardynamik in ihrem Zusammenhang. Diese Gegensätzlichkeiten, die damit verbundenen Ambivalenzen und zyklischen Veränderungen führen das Paar oft in die Zerreißprobe. Wir sprechen hier bewußt von Polaritäten und nicht von Dimensionen. Letztere sind exakt definiert als Verbindung eines inhaltlich absolut aufeinander bezogenen Gegenteilpaares wie: heiß und kalt, Tag und Nacht – eine Kategorie bildend. Frau–Mann oder Hingabe–Trennung beispielsweise sind aber keine kategorischen Gegensätze, sondern lediglich gegensätzliche Erfahrungswerte.

Wie aus dem Tao hervorgeht, tragen alle Lebenskräfte auch einen Kern des Gegenpols in sich. Sie treten niemals in absoluter Reinheit auf. Vom Wesen her können sie nur in dieser Einheit mit dem entgegengesetzten Pol exisitieren. Zwischen diesen Lebenspolen nehmen die von Frau und Mann eine Sonderstellung ein, weil die Beiden Schöpfer des gesamten Kosmos sind. Im einzelnen heißen die Grundpolaritäten:

Polarität des Geschlechts:	Frau – Mann
Polarität der Beziehung:	Hingabe – Trennung
Polarität des Lebens:	Schöpfung – Tod
Polarität der Sozialisation:	Gesellschaft – Individuum
Polarität der Zeit:	Zukunft – Vergangenheit
Polarität des Sinnes:	Alltag – Kosmos
Polarität der Ganzheit:	Körper – Seele

2.2.1 Polarität des Geschlechts

Diese Polarität braucht nicht weiter unterteilt zu werden. Sie ist absolut und unausweichlich (Beck u. Rieber 1982): Menschen leben und fühlen als Frau oder Mann. Geschlechtlichkeit bestimmt unser aller Sein, Fühlen, Wahrnehmen, Erfassen, Denken und Verstehen. Colley (1959) faßt diese Totalität absolut: „So etwas wie ‚Personen' gibt es gar nicht; es gibt nur ‚männliche' und ‚weibliche' Personen ... es gibt keine menschliche Identität, die nicht durch Geschlechtsidentität tangiert wird."

Einer Psychologie der Liebe und des Paares muß deshalb die Bedeutung der Geschlechtsunterschiede von Frau und Mann würdigen. Allerdings ist es der experimentellen Psychologie trotz einer Unzahl von Untersuchungen bisher nicht gelungen, statistisch abgesicherte Geschlechtsunterschiede psychologischer Natur überzeugend nachzuweisen. Harris (1995) spricht daher gemeinsam mit Benjamim von „unbestimmten Grenzen" und faßt Geschlechtsidentität als Paradox: „... sie kann also zerbrechlich und unzuverlässig oder so beharrlich sein wie jede andere Schichtungs- oder Abwehrstruktur des Selbst." Schenk (1979) hält dagegen, daß die „Psychologie der Geschlechtsunterschiede und die Soziologie der Geschlechtsrolle" sehr verschiedene Sichtweisen dieses Phänomens Geschlecht zugrunde legen. Sie konstatiert, daß die Bedeutung dieser Thematik nicht so sehr in der biologischen oder psychologischen, sondern in der sozialen Determination begründet sei. Allgemeine Übereinstimmung herrscht darin, daß Geschlechtsunterschiede je nach Kultur, Gesellschaft und Umwelt in Ausprägung und Funktion variieren. Geschlechtsrollenzuschreibung und Rollenfixierung markieren erst die jeweils spezifische Geschlechter-Dynamik.

Ineinandertauchen und Einheit der Gegenpole von Frau und Mann ist dennoch gegeben, nämlich durch Androgynie. Die Fremdheit der Geschlechter, die zum Krieg der Geschlechter führt, ist nicht naturgegeben oder gottgewollt. Sie ist nur die halbe Wahrheit. Mann und Frau stammen nicht von verschiedenen Sternen. Sie sind sich ebenso gleich und seelenverwandt.

Die Konzepte von Yin und Yang im Tao, von Animus und Anima bei C. G. Jung belegen die sinnvolle wechselweise geschlechtliche Durchdringung, ohne die Frau und Mann nicht fähig wären, einander wirklich zu verstehen und zu lieben. Am prägnantesten hat der russische Denker Berdjadev (1955) die Bedeutung von Androgynie formuliert, wenn er in ihr die Grundlage für eine anthropologische Metaphysik sieht. Und Badinter (1986) sieht die Annäherung der Geschlechter so weit fortgeschritten, daß von einer „androgynen Revolution gesprochen, daß ein Ende des Geschlechterkrieges gesehen werden kann". Wie erwähnt, gibt es seit der Antike eine lange Tradition androgynen Denkens, die erst in unserer Zeit in Frage gestellt wird: „Die heutige Vorstellung von Ganzheitlichkeit der Selbstentfaltung mit dem Leitbild der Androgynie, das heißt der ganzheitlichen geschlechtlichen Entwicklung des Einzelnen, die keiner männlichen oder weiblichen Ergänzung bedarf, gibt keine Grundlage für eine Liebesbindung", deklariert Willi (1985).

Diese Mißdeutung des androgynen Konzeptes als „Hermaphroditentum" hält am alten Rollenkonzept der Komplementär-Beziehung zwischen Frau und Mann fest. Daß Frau und Mann sich trotzdem brauchen, ist gerade Teil des Androgynie-Konzeptes. Paarsynthese versucht daher, Unterschiede zwischen Frau und Mann klar herauszuarbeiten und als wertvoll anzuerkennen. Andererseits will sie aber männliche und weibliche Elemente in sich selbst versöhnen und entfalten, damit Gleichberechtigung und Rollentausch zur Selbstverständlichkeit und zur Quelle gegenseitigen Einfühlungsvermögens werden. Nicht die Art der Geschlechtsunterschiede ist für die Psychologie der Liebe und Paardynamik entscheidend, sondern die Art und Weise, wie Politik, Gesellschaft und jedes Paar für sich diese Unterschiede würdigen.

Im Alltag der Liebe führen diese Unterschiede oft zu handfestem Streit statt zur Würdigung. Beispiele machen die Problemlage deutlicher: Männer tendieren dazu, sich und ihre Liebe über Aktivitäten und Sexualität auszudrücken, Frauen eher in langen Gesprächen und innigen Berührungen. Viele Männer wollen sonntags sofort nach kurzem Frühstück raus, Frauen eher dabei sitzenbleiben. Krasser noch in der Sexualität: Ein Mann weckt seine Frau in der Todesnacht ihres Bruders und will sie mit Geschlechtsverkehr trösten. Ein anderer sagt morgens beim Weggehen: „Ich bin heute in Ficklaune. Ich muß Dich am Abend bumsen." Ein Dritter schließlich äußert: „Was nützt mir denn all das Getue, wenn ich nicht das Eine bekomme!" In einem anderen Fall allerdings ist es die Frau, die nur Geschlechtsverkehr zulassen kann, aber keine damit verbundenen Zärtlichkeiten, die ihr Mann ihr so gerne geben würde. Er ist ein ganz Weicher und Sanfter, den sie sich gewählt hat, weil sie als Mädchen von einem brutalen Mann mißbraucht worden war.

Irrigerweise wird der aus solchen Differenzen resultierende Streit häufig auch von Therapeuten als Machtkampf oder einfach als Kommunikationsstörung bezeichnet. Das trifft nur oberflächlich zu, weil der Kampf um solche Divergenzen von den tieferliegenden Motiven meist unbewußt auf ungefährlichere und nebensächliche Beziehungsthemen gelenkt wird.

Die folgenden sechs Polaritäten sind in Unterbegriffe gegliedert. Die Pole und ihre Unterbegriffe wurden aufgrund der Nennungen in unserer Untersuchung gefunden. Diese sind abgestuft in der Intensität, von der Mitte des Kreises ausgehend, und nähern sich in immer intensiverer Ausprägung den jeweils entgegengesetzten Oberbegriffen auf dem Außenrand des Kreises. Sie geben damit den Ausprägungsgrad an, mit dem ein Partner den jeweiligen Pol besetzt. Gleichzeitige, nur teilweise oder gegenseitige Polbesetzung durch die Partner entscheidet über das Ausmaß an gemeinsamer Paarsubstanz und damit über die Güte der Beziehung.

In den nachfolgenden Beschreibungen der weiteren Polaritäten werden diese in kleinerer Schrift in jeweils einer Zeile in ihrer Gesamtheit vorgestellt, um die Abstufungen bis zu den einzelnen Polen überblicken zu können.

2.2.2 Polarität der Beziehung

Die Polarität der Beziehung läßt sich mit folgenden Begriffen oder Schwerpunkten beschreiben:

Trennung – Aggression – Freiheit – Autonomie – 0 – Harmonie – Geborgenheit – Treue – Hingabe

Hingabe steht für die Sehnsucht nach intimem Austausch, Symbiose und Verschmelzung, nach Hautkontakt und zärtlicher Geborgenheit, nach Einssein und Harmonie, voller Treue. Sie will alle Grenzen zwischen sich und der Geliebten auflösen, in ewiger Umarmung und Ekstase, als die positive Kraft der Liebe. Trennung dagegen erleben wir als den negativen Pol, das Ende der Beziehung, durch Drang nach Freiheit, durch aggressive Abwehr und letztlicher Trennung. In der Mitte nähern sich die Pole den wichtigen Kräften von Harmonie durch Autonomie, von zarter Berührung, greifbar und fühlbar durch die Haut als „Sinnträger" und Brücke zwischen Ich und Du, zwischen innen und außen, als Organ von Kontakt und Grenze gleichzeitig.

Dichte und Intensität, Häufigkeit, Dauer und Kontinuität des Miteinander in dieser Polarität zeigen, wie sehr das Paar sich liebt, und markieren die Wanderung zwischen den Polen von Hingabe und Trennung. Paradox scheint, daß das Paar um so mehr Konflikte auszutragen hat, je mehr es sich liebt und je enger es miteinander lebt. Die Partner können sich aber nur lieben, weil sie auch getrennte Wesen sind (vgl. Luhmann 1982). Je größer nun die gemeinsame Paarsubstanz, desto größer auch das Konfliktpotential. Dann ist überwiegend Partnerraum und kaum noch Eigenraum vorhanden. Eine Frau schildert das während der Therapie ihrem Mann so: „Ich habe jetzt erst eine Chance, richtig zu lieben, wo ich keine Angst mehr habe, mich zu trennen. Jetzt erst kann ich mich frei entscheiden – eben auch für dich. Ich brauche mich nicht mehr aus lauter Angst vorm Leben an Dich anpassen und mich dabei aufgeben. Jetzt kann ich mich dir hingeben."

Das Paar, das sich aus Streben nach Symbiose niemals streitet, leidet irgendwann unter der alles zudeckenden Harmonie und ist genauso von Trennung bedroht wie das streitende Paar. Daß „Streiten verbindet" (Bach u. Weyden 1976), akzeptieren wir zwar theoretisch, erdulden es aber nur ungern in der Praxis.

2.2.3 Polarität des Lebens

Die Polarität der Kreativität läßt sich mit diesen Schwerpunkten beschreiben:

Tod – Einsamkeit – Rückzug – Abgrenzung – 0 – Anpassung – Sehnsucht – Entfaltung – Schöpfung

Diese Polarität ist Ausdruck der schöpferischen Urkraft, die das Paar in sich vereint. In der freiwilligen Anpassung aneinander liegt die Chance zur Entfaltung aller Sehnsucht und Potentiale. Daraus wächst die Energie, neues Leben zu schaffen: neue Körper, neue Seelen und neuen Geist. Das Paar wird, was wir göttlich nennen. Utopie, Phantasie und Sehnsucht heißen die Schwestern der Liebe. Sie sind in allen Menschen zu Hause und damit Realität. Sie zeigen uns immer neu einen Weg, wenn Verzweiflung, Zerstörung und Resignation drohen. Aber durch die beschriebene Ambiguität der Liebes-Energie ist ihre Potenz zur Zerstörung implizit. Frau und Mann können zum Schöpfer der Lebenskräfte, aber auch zu Zerstörern des Lebenden werden. Kleinliche Abgrenzung, trotziger Rückzug und Verweigerung führen dann in die Einsamkeit zu zweit bis hin zum Tod der Liebe oder zum Mord. Das Ausmaß an Kreativität der Partner ist Maß für ihre Liebeskompetenz, auch zur Bewältigung von Konflikten und Krisen. Die kreative Neugestaltung der Beziehung nimmt deshalb im paartherapeutischen Prozeß einen großen Platz ein.

2.2.4 Polarität der Sozialisation

Die Polarität der Sozialisation läßt sich mit den Schwerpunkten beschreiben:

Individuum – Macht – Selbstwert – Subjekt – 0 – Familie – Umgebung – Beruf – Gesellschaft

Der Mensch existiert als Individuum, aber er entstammt der Dyade und kann nur leben durch andere und mit anderen. Durch Intimität gewinnt er Identität, wird im Paar zum Menschen. Nur im dualen Modus kann er Leben weitergeben. Partner geben ihre Kreativität, ihre Schaffens- und Leistungskräfte für die Dyade, für die Familie und Freunde, in den Beruf und in die Gesellschaft und schaffen sich selbst damit Identität und Welt. Die soziale Vernetzung im pluralen Modus, in Gesellschaft, Beruf, Familien-und Freundeskreis stützt das Paar. Das soziale Netzwerk der Liebenden gleicht dem Sicherheitsnetz eines Artisten: Ist es gut verankert und fest geflochten, hält es viele Abstürze aus. Soziale Einbettung gilt als Parameter für Kontakt- und Beziehungsfähigkeit der einzelnen Partner und des Paares.

Geschichtliche und gesellschaftliche Einflüsse mit ihren jeweiligen ethischen, kulturellen und sittlichen Normen und Vorschriften bestimmen unser Liebesleben und das des ganzen Volkes. Deutlich wird dies an der lange Zeit starren Geschlechtsrollenaufteilung, die eine gleichberechtigte Liebesbeziehung kaum erlaubte. Heute erleben wir an uns den Umbruch dieser Rollenbilder, und viele Ehen leiden unter dieser Zerrissenheit.

Der singulare Modus, der persönliche Stand im Leben, die individuelle Ausstattung nimmt gleichermaßen erheblichen Einfluß auf die Gestalt des Paares. Das Individuum wird weiter durch und in der Berufswelt geformt. Tägliche Auseinandersetzung, Anpassung und Durchsetzung, Erfolg oder Versagen auf dem Arbeitsmarkt, der Verhaltenskodex einer jeden Branche: Sie zusammen bestimmen ganz wesentlich den Umgangston in Ehe und Familie. So wird der Berufs- und Arbeitsstil oft zum Partnerstil.

Die Bandbreite dieser wechselnden Einflüsse unserer Kultur verlangt vom Einzelnen ein eigenes Wertesystem, nach dem er seine Ziele, sein Handeln und sein Wünschen ausrichtet. Je nach Selbstbewußtsein kann er dies in Abgrenzung oder in Anpassung zu geltenden Regeln der Umwelt tun; je nachdem verspürt der Einzelne seine Macht und lebt in starkem oder schwachem Selbstwertgefühl. Die Gestaltung der Paarbeziehung wird davon wesentlich geprägt.

2.2.5 Polarität der Zeit

Diese Polarität der Zeit läßt sich mit folgenden Schwerpunkten beschreiben:

Vergangenheit – Herkunft – Partnerwerdung – Gestern – 0 – Morgen – Paarzyklen – Lebensplan – Zukunft

Im Paar verbinden sich Vergangenheit und Zukunft. Durch seine Zeugungskraft entsteht die Kette der Generationen, deren „Ahnenbotschaft" im Zusammenfluß von Samen und Ei über das Paar hinaus bis in das Schicksal der Enkelgenerationen weitergetragen wird. Der Mythos der Generationen seinerseits wirkt in die jetzige Verbindung hinein. Selbst nach einer Scheidung bleibt die Beziehung bestehen: durch die Erinnerung in uns selbst, in unseren Kindern und in der Erinnerung unserer Freunde und Verwandten. Nie mehr ist die Beziehung auszulöschen: Sie begann, lange bevor wir uns begegnet sind, und sie wirkt über alle Generationen weiter. Weit greift „Partnerzeit" in die Vorgenerationen zurück. Bei den Großeltern scheint das noch einleuchtend, da sie vom heranwachsenden Kind oft miterlebt wurden und häufig entscheidende Bezugspersonen waren. Doch der Stil dieser Familien, mit dem Vermächtnis der Liebe umzugehen und seine Liebesmuster und Bindungsstile weiterzugeben, ist durch viele Generationen geprägt worden (Bowlby 1988).

So ist „Partnerzeit" nicht allein durch die Dauer der Beziehung und durch die Quantität alltäglichen Zusammenseins bemessen und wirksam. Vielmehr sind Herkunft und „Vorgeschichten" ganzer Generationen schon Bestandteil der „Entwicklungspsychologie des Paares". Immer entscheidender werden heutzutage auch die „Vorbeziehungen", deren Botschaft oft in die Zweit-, Dritt- und auch Viert-Beziehung eingreifen (Shorter 1975). Oft wurde keine Abschiedsarbeit geleistet; finanzielles Desaster ist geblieben; Kinder aus Vorbeziehungen rivalisieren mit gemeinsamen Kindern; Rache trifft den neuen Partner.

Auch die Zeit der Abwesenheiten und des Getrenntseins beispielsweise durch Beruf oder Krankheit zählt als Partnerzeit und ist oft entscheidender als Zeiten des Zusammenseins. Die zu erwartende gemeinsame Zukunft spielt eine große Rolle für die Frage, ob das Paar seinen gemeinsam entwickelten Lebensplan verwirklichen kann. Der „Zeitnotstand" des Paares (Verena Kast im Vortrag) in einer modernen Welt der Technik, in denen Computer und Maschinen den Biorhythmus dominieren, führt immer mehr am Lebensplan vorbei und verhindert gegenseitige Vervollständigung.

Der Zeitdialog eines Paares ist ein für die Intensität der Beziehung übergeordnetes Kriterium. Denn die Grunddialoge von Körper, Gefühl, Sprache und Sinn brauchen gerade ihre je spezifische und oft partnerunterschiedliche Zeit. Die Alltagsrealität jedoch belastet das gemeinsame Zeitbudget überwiegend mit nicht primär partnerschaftlichen Tätigkeiten. Daß nur 9 Minuten Zeit durchschnittlich für das tägliche Gespräch miteinander (Jürgens 1989) bleiben, scheint angesichts der Bedeutung, die Liebe für unser Glück hat, paradox.

Zumeist wird erst im Angesicht drohender Trennung, Krankheit oder Tod bewußt, wieviel Zeit für Alltagsroutine statt für Leidenschaft vergeudet wurde. Dem Partner Zeit zu schenken, heißt, ihm Liebe schenken.

2.2.6 Polarität des Sinnes

Diese Polarität läßt sich mit den Schwerpunkten beschreiben:

Kosmos – Sinnlichkeit – Genuß – Sein – 0 – Haben – Pflicht – Verantwortung – Alltag

Liebe als sinnstiftende Dynamik gibt uns Raum, Heimat, Identität und Bedeutung, im Alltag ebenso wie im Kosmos. Das Paar bildet darin ein eigenes Universum, das manchmal im engen Raum des Alltags zerbricht. „Abwasch und Kosmos" miteinander zur liebevollen Einheit der Gegensätze zu verbinden, überfordert viele Partner. Die gemeinsame Sinnfindung über die Lebens- und Alltagsbewältigung hinaus bis in mystische und transzendentale Räume stabilisiert dagegen den Zusammenhalt. Alle Paare haben gemeinsame Lebensaufgaben zu lösen: nämlich Bewältigung der Herkunftsgeschichten, gegenseitige Vervollständigung und Teilhabe an den Integrations-, Expansions- und Syntheseprozessen im Kosmos.

Junge Paare fühlen dies selbstverständlich: Sie bezeichnen sich als füreinander bestimmt, spüren eine große Bedeutung in ihrer Begegnung und glauben an die gegenseitige Bestimmung. Alte Paaren dagegen füllen das Liebesleben oft ausschließlich mit All-Tag. Haushalt, Arbeit und Sorgen nehmen den überwiegenden Platz ein. Für Freiräume jenseits dieser Realität bleibt wenig Kraft. Damit gehen aber auch feinstoffliche Qualitäten zwischen den Partnern verloren, die von existentieller Bedeutung für die Stabilität des Paares wären. Sinnliche Verzauberung, emotionales Schwingen und zugelassene Empfindungen nehmen an Intensität ab, die Liebe erstickt im Alltag. Das bloße Sein wird dann zur Last statt zum Genuß. Statt Erfüllung droht Verlust. Der Sinn des Paares geht verloren: Durch Herzinfarkt, durch rastloses Fernsehen, durch „lieblose" Zeit, durch Streß und Hektik, im Raketenzeitalter der Gefühle. Bilder aus einem Video-Clip fliegen in Fetzen vorbei, ohne Zeit, sie auch nur zu erkennen. Der Glaube, durch materielle Sicherheit mehr vom Leben zu haben, füllt die Zeit mit seelenfremden Pflichten und oft falsch wahrgenommener Verantwortung für einen unerbittlichen Alltag.

Um aber den Kosmos der Liebe zu durchwandern und seine Geheimnisse mit allen Sinnen zu kosten und auf diese Weise Erfüllung zu finden, bedarf es unermeßlicher und endloser Zeit. (Daß ich jetzt gerade an meine Frau und meine Töchter denken muß, scheint mir besonders auffällig!) Die therapeutische Arbeit mit allen Sinnen des Paares kann dann zurückführen zum Sinn des Paares, kostet aber auch viel Zeit.

2.2.7 Polarität der Ganzheit

Diese Polarität der Ganzheit läßt sich mit den Schwerpunkten beschreiben:

Seele – Erfüllung – Gefühl – Geist – 0 – Kraft – Sexualität – Lust – Körper

Die Polarität von Körper und Seele ist häufigster Austragungsort aller Schwierigkeiten, Streitigkeiten und Verletzungen zwischen Liebenden. In unserer Kultur sind Körper und Seele voneinander gespalten worden: Der Körper galt als grobe, vergängliche Materie, mit animalischen Trieben und sündiger Lust verbunden, abgewertet gegenüber dem „kostbaren Gut der reinen und ewigen Seele" in ihrer Feinstofflichkeit. Diese Spaltung wurde auf die Geschlechter übertragen: Der Mann gilt als der sexuell drängende und triebhafte, die Frau als die dem Gemüt, der Feinheit der Seele verbundene, die Heilige, die in ihrer Unschuld, dem Manne unterworfen, seine Roheit ertragen muß. Je nach Epoche galt es auch umgekehrt: die Frau als Haltlose und Verschlingende, ihren Lüsten ausgelieferte Hure, der Mann dagegen als Träger der reinen Vernunft, des Logos, der Unbestechlichkeit (vgl. Weininger 1917).

Die Paarsynthese entwickelt ein anderes Verständnis: Die Liebe des Paares bringt in der Verschmelzung von Frau und Mann für Körper und Seele die Ganzheit der Menschen zurück. Ebenso heilig wie die Seele ist der Körper und die körperliche Liebe. Zu Recht spricht Thiele 1988 daher von der „Erotik Gottes". Die Erfüllung lustvoller Sexualität ist ebenso Vollzug religiösen Ausdrucks wie das Gebet zu Gott (Chang 1977). Kraft und Gesundheit des Körpers sind wesentliches Fundament der Lust. Dadurch können sich die Gefühle frei entfalten. Die Sehnsucht nach Verschmelzung von Seele und Körper beflügelt unsere Gefühle: Geist und Seele verbinden sich in der gefühlvollen Sinnlichkeit und Sexualität mit unserem Körper. So heilen wir uns.

2.2.8 Polarität als Energiequelle

Diese beschriebenen Polaritäten wirken gleichberechtigt und stehen in keiner hierarchischen Ordnung zueinander. Ihre unaufhörliche gegenseitige Beeinflussung bedingt die ständige Veränderung der Paardynamik im Lebensraum des Paares. Die Pole als Energiefelder verändern außerdem laufend ihre Größe und Intensität in Abhängigkeit von den restlichen Wesensmerkmalen der Liebe, nämlich von Rhythmus und Partnerstrategien. Die kreisförmige Anordnung im Partnerdiagramm zeigt deutlich die Gleichwertigkeit aller Lebenspole. Zum anderen erklärt diese Gegenüber- und Gleichstellung aller Lebenskräfte sowohl Liebes- als auch Konfliktdynamik: Da zum Leben Zerstörung und Trennung ebenso gehören wie Entfaltung und Symbiose, müssen alle Liebenden – und seien sie noch so eng miteinander verbunden – auch diese in unserer Kultur oft negativ definierten Kräfte leben. Die Partner sind dazu verurteilt, ihre Harmonie immer wieder in Frage zu stellen. Auseinandersetzung bewirkt Klärung, Entwicklungsanstoß, Identität, Abgrenzung und notwendige Durchsetzung. Der einen Streit beginnt, ist nicht unbedingt der Schuldige. So ist in der Liebe die Schuldfrage niemals kausal lösbar, sondern als Wechseldynamik zu verstehen.

Dies steht allerdings im Widerspruch zu unserer durch das Schuldverständnis des Christentums und der abendländischen Philosophie geprägten Auffassung. Wir kennen keine kausal- und schuldfreie Betrachtungsweise wie viele östliche Liebeslehren (Kakar u. Ross 1986), und es bleibt fraglich, ob die Auflösung der starren Grenzen zwischen Gut und Böse, so wie es die Paarsynthese durch Einbeziehung fremder Kulturansätze versucht, auch in unsere Denk- und Sichtweise Eingang finden kann. Dennoch ist die wesentlich vom Taoismus herrührende Auffassung, daß diese Polaritäten auf keinen Fall als Dichotomien zu verstehen sind sondern als Zeit-Phänomene, die nacheinander im zeitlichen Reigen in den Vordergrund treten, in jedem Fall grundlegend entscheidend.

Die Pole von Körper und Seele stehen in keinem dualistischen Gegensatz, sondern sind gleichermaßen Träger ganzheitlicher Existenz und Essenz. Es geht nicht wie in der Beziehungslehre von Stierlin (1976) um die Aussöhnungsarbeit zwischen unvereinbaren Gegensätzen, sondern vielmehr um Integration und Synthese. Das würde Stierlin zwar auch als Ziel definieren, aber er sieht Feindschaft zwischen den Polen, wo im Wechselspiel der Gegensätze energiereiche Zusammengehörigkeit und Einheit herrscht: Animalische Fleischeslust und seelische Durchdringung sind gleichermaßen göttlich. Die Reinheit der Begierde ist das Sakrament der Liebenden. Alle Liebenden dieser Welt bestätigen diese Einheit.

Auf diese Weise vermag die Psychologie der Liebe zwar die Widersprüche der Paardynamik sinnvoll zu erklären, der Schmerz jedoch wird den Leidenden, Streitenden und Hassenden dadurch nicht erspart. Dem Leidenden nützt alle Erkenntnis von der Einheit der Gegensätze in seiner Wut, Trauer und Enttäuschung wenig.

Paarsynthese zielt deshalb auf möglichst hohe Toleranz der Partner gegenüber divergierenden Bewegungen im gemeinsamen Lebensraum (vgl. Bauriedl 1996). Weder die Aufarbeitung von Neurosen, die Verarbeitung von Kränkungen und Verletzungen noch die Veränderung der Persönlichkeiten sind das Hauptziel, sondern vielmehr die Entwicklung von Fähigkeiten, anders-laufende Bewegungen des Partners auszuhalten bzw. angemessene eigene entgegenzusetzen, also eine erhöhte Konflikttoleranz. Diese entspricht nur in Teilen der Frustrationstoleranz, die mehr das passive Ertragen bzw. Aushalten von Spannungen beinhaltet. Konflikttoleranz dagegen meint das bewußte Aufsuchen von Spannungen im Wechsel der Pole, um die Paardynamik nicht in Routine und Monotonie erstarren zu lassen. So wird eine sinnvolle Paartherapie ebenso wie eine sinnvolle Politik nicht die Verschiedenheiten der Partner zu nivellieren suchen, sondern als Energiequelle nutzen.

Zum Erhalt von Liebe brauchen die Partner einen Bestand an Gemeinsamkeiten wie an Gegensätzlichkeiten. Die einen beglücken, geben Sicherheit und Vertrauen, vermitteln das Gefühl selbstverständlicher Geborgenheit und des Verstandenseins. Die anderen dagegen wirken energetisierend, als Prozeß der Auseinandersetzung und des Diskurses, der Klärung und der Abstimmung, der Differenzierung. Hier gibt es kein schweigendes Übereinkommen, sondern höchstens ein zeitweiliges Aushalten. Diese Gegensätze bedingen einerseits Anziehung und Attraktion, weil Fremdes neugierig macht, andererseits aber auch Abstoßung und Streit, weil Fremdes Angst macht.

Zuviel Homogenität würde Spannungslosigkeit, zuviel Heterogenität ein Übermaß an Spannung in der Dyade produzieren. Dieses Gesetz der Polarität wird ergänzt durch das der Ambiguität: Jeder Pol birgt in sich selbst Spannung zwischen gut und schlecht, angenehm und unangenehm. So büßen wir in der Hingabe an die Geliebte Identität ein, da wir unsere Ich-Grenzen aufgeben. Gleichzeitig gewinnen wir Identität in der vollen Energie des Aktes. Wir ziehen daraus Kraft und werden uns unseres Wertes bewußt. Die zentrale Bedeutung von so empfundener Ambivalenz für die Entwicklung von Beziehungsfähigkeit und Selbstverwirklichung sei hier noch einmal betont (vgl. Otscheret 1988). Sie ist neben Polarität und Rhythmus der dritte Energielieferant und Entwicklungsfaktor für menschliche Erfüllung.

Hier liegt ein weiterer der vielen unauflöslichen Widersprüche, die Ganzheit doch erst bedingen, die Liebenden aber in die Zerreißprobe führen: Die der Zivilisation eigene Moral gestattet eine nur begrenzte, geregelte und normierte Ausübung von Lust, was aber häufig ihren psychologischen Bedingungen zuwiderläuft. Die herrschende Moral westlicher Liebestradition bevorzugt überwiegend die Liebe in Form von Treue, Stabilität, Dauer und Harmonie. Jeder von uns kennt solche Sehnsucht und Hoffnung. Wir alle aber suchen auch den entgegengesetzten Pol: Abwechslung, Abenteuer und neue Erfahrungen, die trotz Risiko magische Anziehung ausüben. Das Wesensmerkmal der Polarität von Liebe zwischen den jeweils entgegengesetzten Polen ist also eng verknüpft mit dem der Ambivalenz auf jeweils einem Pol.

So erzeugt Liebestaumel bis zur Besinnungslosigkeit auf dem Pol der Hingabe höchste Lust in uns, doch gleichzeitig auch Angst vor Kontrollverlust und Desorientierung. In Frankreich wird der ekstatische Orgasmus deshalb auch „le petit mort“ genannt. Im Meer der Liebe zu schwimmen beinhaltet beides: Ebbe und Flut, tobende Springflut der Gefühle ebenso wie ruhende See in der Stille des Windes.

2.3 Rhythmus der Paarzyklen

Neben Energie und Polarität ist Rhythmus wesensbestimmend für alle lebenden Systeme. Schon die taoistische Weisheit, vor über 5000 Jahren aus der Beobachtung der Naturphänomene entstanden, hat erkannt, daß alles Leben im rhythmischen Wechsel der Jahreszeiten angesiedelt ist. Fruchtbarkeit, Zeugung und Pflanzung wurde dem Frühjahr, Sterben, Trennung und Abschied dem Herbst zugeordnet. Sterben in diesem Rhythmus ist kein Verlöschen, sondern eine Transformation von Leben in andere Formen, um im Wechsel wieder als Leben zu erscheinen. So kennen wir auch den Rhythmus der Liebe. Ein steter Wechsel zwischen den Polen verändert die Ausdrucksformen und die Lebensinhalte der Liebe. Um zur Leidenschaft zurückzufinden, braucht es dazwischen Abschied und Distanz. Um ein starkes Individuum zu werden, bedarf es der Verschmelzung mit dem Partner und Anerkennung in der Gesellschaft, um dann wieder für sich allein sein zu können.

Wir kennen andere Rhythmen: den des Atmens, den der körperlichen Vereinigung von Mann und Frau, den vom Leben und Sterben, den monatlichen Rhythmus im Zyklus der Frau und etwas weniger auffällig beim Mann, Schlafen und Wachen, Lieben und Streiten. Selbst die Materie gehorcht dem Gesetz von Polarität und Rhythmus. Die Gezeiten des Meeres, die Wiederkehr von Sonne und Mond, die Schwingungen im Atom. Auch unser Herz schlägt in regelmäßigem Rhythmus. „Alles Leben ist rhythmische Schwingung zwischen zwei extremen Möglichkeiten“ (Hück 1928). Und Schwingung ist nur möglich im Spannungsfeld der Polarität. Ansonsten unversöhnliche Pole voller Gegensatz werden im lebendigen Rhythmus vereint. „Unsere Welt ist Polarität und Rhythmus – sie ist verdammt zur ewigen Polarität ... und wird erlöst durch den ewigen Rhythmus des Lebens“ (Hück 1928).

Hier machen sich singularer und dualer Modus in ihrer Überschneidung besonders bemerkbar und begründen zumindest in Teilen die Konfliktdynamik eines Paares. Unter allen Lebewesen haben Menschen infolge ihres komplexen individuellen Subsystems häufig sehr verschiedene eigene Rhythmen. Tatsächlich sind Mann und Frau gezwungen, jeweils ihren ganz persönlichen Rhythmus, sowohl ihren Tages- als auch ihren Lebensrhythmus zu finden. Diese sind nur bis zu einem gewissen Grad angleichbar. Nicht jeder Abendmensch kann sich auf einen Morgenmenschen einstellen. Tagesablauf, Lust auf Geschlechtsverkehr, Freizeitgestaltung, alles ist abhängig vom jeweiligen Partner-Rhythmus.

Die Fähigkeit zur Anpassung spielt daher eine große Rolle. Ganz besonders wird diese gefordert, wenn sich Dyade zur Triade entfaltet: Tagesrhythmus und der Rhythmus der Liebe ändern sich. Stillen erzwingt andere Schlaf- und Wachzeiten. Je mehr ein Wesen, aber auch ein Paar seinen spezifischen Rhythmus leben kann, umso gesünder wird es in der Regel bleiben. Wir können uns vorstellen, welchen Energieaufwand es die Mutter kostet, sich ganz auf den Rhythmus des Kindes einzustellen. Oft geht das nur unter Aufgabe des eigenen. Und oft will und soll sie auch noch eine Annäherung an den männlichen Rhythmus sexueller Wünsche finden. Sie gerät dadurch in eine Abhängigkeit, die ihr viel an eigener Identität und Vitalität nimmt.

Haben wir bisher mehr von individuellen Rhythmen der Einzel-Partner gesprochen, soll im folgenden der Paar-Rhythmus in seinen einzelnen Paar-Zyklen dargestellt werden. Er ist für eine Psychologie der Liebe und des Paares ein weiteres, wesentliches Teilstück zum Verstehen der Liebes- und Konfliktdynamik. Seine Paarzyklen hängen vom „Alter des Paares" ab. Daß seine verschiedenen Entwicklungsstufen oft als „Reifungsprozesse" bezeichnet werden, ist irrig. Das würde eine Höherentwicklung implizieren, die unsere Definition von Synthese gerade in Frage stellt. Dann würden die vorhergehenden Zyklen nur unreife Durchgangsstadien sein. Paarsynthese wertet aber alle Schritte als gleichermaßen wichtig und sinnvoll. Sie sollen möglichst intensiv gelebt und ausgekostet werden.

Das Paar macht also Entwicklungen durch, die nacheinander das mögliche Ganze im gesamten Liebeszyklus erfüllen. Die einzelnen Zyklen beinhalten an bestimmte Lebensabschnitte gebundene Paarprozesse, die in fast allen Zweierbeziehungen ähnlichen Verlauf nehmen und ähnliche Probleme und Krisen auslösen. Solche Konflikte gehören in die Natur enger Partnerbindung und sind kaum vermeidbar. Durch diese Zyklen erfahren Formen und Inhalte der Liebe starke Veränderungen (siehe Abb. 3. *Paarzyklen*, S. 267).

Die Wahl des Begriffes Zyklus soll andeuten, daß diese Veränderungen im Wechsel von etwa zehn Partnerjahren regelmäßig vonstatten gehen, sich aber nicht scharf voneinander abgrenzen. Außerdem gibt es dabei Vor- und Rückläufe, Wiederholungen und Auslassungen. Markant für das Liebesgeschehen werden die infolge der notwendigen Veränderungen besonders an den Übergängen zum nächsten Zyklus auftretenden Krisen.

2.3.1 Zyklus Hingabe

Das jungverliebte Paar schwimmt im blendenden Glück von Hingabe, Verschmelzung und Symbiose. Attraktivität, Intimität und Persönlichkeitsentwicklung kommen dazu. Der Start ins gemeinsame Leben beginnt mit einem Höchstmaß an Partnerenergie, die eine unendliche Fülle von Möglichkeiten birgt: wie eine zweite Geburt. Die Paardynamik gerät darin zur reinsten Synthese und wird identisch mit Integration. Das Paar genügt sich selbst. Alles am Partner steigert das eigene Entzücken und Wohlbefinden. Selbst Aggressionsausbrüche werden bewundernd kommentiert: „Wut steht Dir gut."

Paarsynthese sieht Flitterwochen und honey moon nicht als Zeichen neurotischer Regression, als Rückwärtsbewegung in den ersehnten Mutterbauch, sondern als ideale Lebenssituation der gegenseitigen Vervollständigung. Es ist die Rückkehr in den Ur-Zustand, in die Wir-heit, die Zwei-Einheit. Die Körper sind eins und drängen nach ständiger Verschmelzung. Denken, Streben und Handeln sind gleichgeschaltet, der Eine kann ohne den Anderen nicht leben. Es ist ein Leben ohne Kampf, Mißtrauen, Konkurrenz und Leistungsdruck, die es den liebenden Geliebten ermöglicht, die Welt zu erproben und zu erobern und früher erlittene Wunden und Verletzungen wieder heilen zu lassen.

Jeder von uns kennt die tiefe Sehnsucht, diese völlige Konfluenz des Liebenden Ineinanderseins zu erleben, zu erhalten und zu wiederholen. In diesen rosa Zeiten geschehen Wunder und echte Wachstumsschübe: Alte Bindungen werden verlassen, Grenzen durchbrochen, Experimente gewagt. Leistungswille erwacht, alle menschliche Kreativität wird geweckt. Träumer, Dichterinnen, Künstler werden wir alle in dieser Zeit.

Die Rhythmik der Partnerzyklen läßt aber eine ewige und unendliche Hingabe nicht zu. Weitere Erfüllungsschritte müssen gemeinsam erarbeitet werden – ohne die Schubenergie der wilden Symbiose. Die Bewegungen des Paares in die weiteren Zyklen hinein verlaufen selten synchron oder auch nur parallel, prallen eher divergent aufeinander.

Je enger sich das Paar in den nächsten notwendigen Schritten auf einen neuen Zyklus hin ängstlich aneinander festklammert, um die Symbiose möglichst zu erhalten, desto heftiger kommt das Erwachen. Das Paar kann auf Dauer nur aus der Spannung der wechselweisen Besetzung verschiedener Pole leben. Diese Bewegung läßt sich nicht aufhalten. Geschieht dies doch, kommt es zu unerwarteten Trennungen, zum Verschwinden über Nacht, zur erstaunten Bemerkung: „Wie aus heiterem Himmel kam unsere Krise".

2.3.2 Zyklus Aufbau

War im vorangehenden Zyklus noch das Zueinander- und Ineinanderstreben die alleinige Sehnsucht, treten jetzt Selbstverwirklichung, Emanzipation, Autonomie, berufliche Leistung und Elternschaft in den Vordergrund. Gegenüber dem dualen Modus gewinnt jetzt der singulare die Oberhand. Prozesse der Individuation und erneuten Identitätssuche verschaffen sich Geltung. Integration, aber auch Expansion ist angesagt: Das Paar genügt sich nicht mehr selbst. Die Triade wird als neue Schubenergie gesucht.

In diese Zeit vor allem fällt die berufliche Expansion der Frauen und Männer: Um Erfolg zu haben und das „Nest für die Familie" bauen zu können, müssen sie Zeit und Kraft in Arbeit investieren, selbst wenn sie gern bei „Frau und Kind" zu Hause blieben. Da viele Männer Sicherheit und Erfolg gerade auch für ihre Familie anstreben und nicht nur zur bloßen Selbstbefriedigung männlicher Eitelkeit, fühlen sie sich doppelt hin und her gerissen.

Noch komplizierter ist diese Entscheidung zwischen Integration, Expansion und Synthese in der Regel für die Frauen: Einerseits sollen und müssen sie ihre eigene berufliche Selbstbestätigung erfahren, andererseits übernehmen sie in der Regel auch heute noch die Erziehung im Partnerraum der Familie. Kinder zu haben und zu betreuen, ist eine natürliche Art der Selbstverwirklichung, aber sie verlangt von der Frau eine höchst komplizierte seelische Doppel-Bewegung: Nach der Geburt muß die Frau, gewohnt, in Beruf und Öffentlichkeit ihren „Mann" zu stehen, ihre Arbeit unterbrechen, oft für immer oder zumindest unter Verzicht auf Karriere, muß sich in Abhängigkeit des Mannes begeben und die Binnenwelt der Familie aufbauen. Dort aber die notwendige Selbstbestätigung vom überlasteten, oft computergesteuerten Mann und den schreienden Kindern zu erlangen, ist schwierig. Die Verletzlichkeit der Frau in diesem Zyklus des Aufbaus wird deutlich. Der Umverteilungskampf gegenseitiger Bedürfnisbefriedigung beginnt. Sinnlichkeit und Zärtlichkeit leiden unter Müdigkeit, Nervosität, Kinderpflege und Vereinsamungsgefühlen. Die eigenen Lebensziele müssen oft sogar gegen den Willen des Partners angestrebt werden, was zusätzliche Explosionen garantiert. Das Paar tritt jetzt in aggressive Auseinandersetzung.

Diese starken Spannungen führen oft zu Seitensprüngen – in der Hoffnung, die verlorene himmelhochjauchzende Leidenschaft der Hingabezeit wiederfinden zu können. Dahinter steht der Wunsch auf schnelle und konfliktfreie Entspannung, um so das jetzt verwundete Selbstwertgefühl durch neue Liebe zu stärken. Das Expandieren in die Triade soll neue Kraft liefern. Die Aussteuerung der Paarsynthese gerät dabei oft außer Kontrolle. Das geht soweit, daß Paare gerade im Moment größter Krise ein Kind zeugen, vor dem Standesbeamten oder dem Pastor (als Dritten im Bunde) heiraten oder ein Haus kaufen. Die paardynamische Triebkraft ist an Einfällen und Kreativität, den notwendigen Synthese-Prozeß voranzutreiben, nicht zu überbieten.

Um daraus resultierende Existenzkrisen zu vermeiden, wählen inzwischen relativ viele Menschen nicht mehr das „Paarmodell", sondern entscheiden sich lieber für einen jeweiligen „Lebensabschnittsbegleiter", abgekürzt LAB. Der Syntheseprozeß wird dann auf befristete Intersubjektivität reduziert und damit zu einem Integrationsmodell umfunktioniert.

2.3.3 Zyklus Lebensmitte

Die „Lebensmitte des Paares" liegt um das 40. Lebensjahr. Nach C. G. Jung (1988) ist frühestens hier die Stufe der Individuation erreicht. Sie bedeutet Krise und Chance: Neuanfang durch Bruch mit den als Kind erworbenen Normen und eingeschliffenen Lebensgewohnheiten. In dem Maß, wie Selbstvertrauen in die Eigen-Kräfte gewachsen ist, löst sich die Abhängigkeit vom Partner: Eigene Zielsetzungen rücken gleichberechtigt neben Partnerziele. Die Kinder entfernen sich aus dem familiären Zentrum. Sinn und Sinnlichkeit sind neu zu schaffen. Beide müssen neu entscheiden, ob sie zusammen bleiben wollen.

„Frau und Mann beginnen, Bilanz zu ziehen, überprüfen ihren Lebensplan und sehen jetzt oft die letzte Chance, ihr Leben grundlegend zu verändern. Viele wissen endlich, daß Geld und Erfolg nicht zufriedener machen, und ahnen, daß sie sich bisher einem Lebensplan unterworfen hatten, der gar nicht ihr eigener war. Torschlußpanik, Angst vor dem Klimakterium, Abschied von der Jugend und dem Abenteuer, Verdienen-Müssen, um das eigene Haus abzubezahlen, Alterssicherung – und die unausweichliche Frage, ob sich das alles wirklich lohnt: für einen selbst, für die Familie, mit diesem Partner, der inzwischen ein ganz anderer geworden ist als der, der er zur Hoch-Zeit war. In vielen Ehen herrschen Enttäuschung, Resignation oder Niedergeschlagenheit und Ausweglosigkeit, in der sich die Partner oft eingesperrt fühlen. Streitrituale haben die Liebesrituale ersetzt. Die Ausbruchversuche, besonders der Frauen, sind jetzt ernsthafter, die Scheidungsstatistik weist sie dabei zu 80 Prozent als treibende Kraft aus. Die Männer machen es sich manchmal bequemer und versuchen, eine Dreiecksbeziehung auf Dauer einzurichten" (Cöllen 1989).

Heute wird jede vierte „alte" Ehe geschieden, sicher nicht aus Leichtsinn. Shorter (1975) interpretiert diesen steigenden Trend eher dahin, daß die Liebe als kostbarstes Gut im Leben gesehen wird. Deshalb wird noch einmal alles gewagt, noch einmal alles an Kräften aufgeboten und in die Waagschale des Schicksal geworfen. Die Chance, nochmal eine neue, vielleicht „bessere" Familie aufzubauen, läuft aus. Viele gehen dabei das Risiko von Armut ein, für sich und für ihre Kinder.

Die Partner wägen jetzt Integration, Synthese und Expansion gegeneinander ab. Zumal unsere Gesellschaft jetzt zur Jahrtausendwende auch plurale Lebens- und Liebesformen ermöglicht: Kinder sind schon gezeugt oder werden von neuen Partnern mitgebracht; Alleinerziehende organisieren sich zu zeitlich begrenzten Lebensgemeinschaften; Liebe-Leben unter getrennten Dächern und auf Zeit, sexuelle Befriedigung auch ohne feste Beziehung, solitär über Telefon und Internet. Pluralität bietet Risiken und Chancen, wo früher viele auf Liebe bzw. deren Kompensation hätten verzichten müssen. Vielleicht steht die Jahrtausendwende sogar für eine noch größere Wende in der Psychologie der Liebe: die Liebe zu oder zwischen geklonten Menschen.

2.3.4 Zyklus Altern

Elementare Lebensveränderungen bedingen die neue Krisenfülle dieser Partnerspanne: Zwanzig bis dreißig Partnerjahre sind schon vergangen – aber vor dem Paar liegen durchschnittlich noch weitere zwanzig Jahre.

Die Spannungen sind groß: Ende der Karriereleiter, nahendes Ausscheiden aus dem Beruf, Verlust sozialer Beziehungen, Positionierung am Rand des Geschehens, zunehmend drohende Arbeitslosigkeit im Alter, soziale Isolation, Klimakterium der Frau und deutliche Abnahme der sexuellen Potenz beim Mann. Die Kinder verlassen das Elternhaus endgültig: Zusammen-Überleben ihretwegen entfällt. Krankheiten und Gebrechen nehmen zu, bisheriger Lebensinhalt geht verloren. Vor wenigen Jahren noch zeigte sich das tragische Geschick vieler Frauengenerationen, die kein anderes Lebensziel haben durften als Ehefrau und Mutter zu sein. Aufgrund patriarchaler Leitbilder hatten sie nie damit angefangen, ihre eigene Persönlichkeit und Sinnfindung zu entfalten. Aber auch heute noch werden in den Augen vieler Männer ihre Frauen im Lauf der Jahre zu einer Art Einrichtung für die tägliche Verpflegung, ohne Ansprüche auf Eigenleben. Kein Wunder, daß Frauen in diesem Alter besonders häufig krank werden, Selbstmordgedanken haben oder – im günstigeren Fall – den Mann verlassen. Heute ist die eigene Berufstätigkeit der Frau an die Stelle früherer Überanpassung an den Mann getreten. Dadurch mildert sich die Härte der Lebensumstellung des Paares. Für beide stehen heute genügend Außenstabilisatoren zur Verfügung; Möglichkeiten individueller und dualer Lebensgestaltung, die voller Attraktivität sind.

Nach soziologischem Sprachgebrauch beginnt jetzt der dritte Lebensabschnitt. Manche Partner bewegen sich jetzt wieder aufeinander zu und begreifen die Tiefe ihrer Synthese. Sie beginnen, einander dankbar zu werden für das Aushalten, für die Geduld mit den Fehlern, für die Chance gemeinsamen Lernens und für die Vervollständigung eines sich rundenden Lebens. Sexuelles Begehren wandelt sich in erfüllende Sinnlichkeit.

Im Streitfall aber geschieht Seltsames: Trotz aller zwischenzeitlich gelebten Persönlichkeitsveränderungen gewinnen Charaktereigenarten die Oberhand, die in Kindheit, Jugend und frühem Erwachsenenalter bei den eigenen Eltern voller Mißbilligung beobachtet, erlitten, bekämpft und scheinbar aus dem eigenen Verhalten ausgemerzt wurden. Rigidität, Bitterkeit, Machtgebaren, Geiz oder Depression und Angst kehren durch langen Streit zurück. Züge einer frühen Altersstarre blockieren nun den weiteren Syntheseprozeß. Der Streit wird jetzt oft brutaler und makabrer geführt. Die Paare zeigen mitunter eine (selbst)mörderische Unnachgiebigkeit. Eine daraus resultierende Trennung im Alter um die 50 herum aber würde infolge der langen Partnerjahre einen immens hohen Identitätsverlust bedeuten. Trennung dient dann eher noch dem nackten Überleben. Das Verpflanzen alter Bäume ist eine heikle Sache. So wird dann doch aus Angst vor einem einsamen Alter an der Beziehung festgehalten. Dadurch wird Streit zum Bestandteil eigener Identität.

2.3.5 Zyklus Zweisamkeit

Dieser fünfte Zyklus ist zu verstehen wie der erste: Er ist nicht im eigentlichen Sinn etwas Neues, sondern eine Wiederholung des ersten Zyklus auf einem anderen Niveau. Wieder steht sich das Paar allein und ohne Kinder gegenüber, mehr als je zuvor auf sich geworfen. Die Lebenszeit geht zu Ende, die gemeinsame Partnerzeit ist wahrscheinlich schon vorher abgelaufen. Und doch geht es auch hier darum, die Liebe neu zu gestalten.

Früher besonders waren Verzicht und Askese Kennzeichen des wirklichen Alters. Das Paar ergab sich nicht mehr der Lust. Im taoistischen Sinne jedoch gilt das Anstreben der Lebensfülle als sinnvoll. Es ist Gebot, die dem Menschen gegebenen Talente zu nutzen, statt sie in der Erde zu vergraben. Natürlich soll hier der Eintritt ins Alter des Lebens und der Liebe nicht verharmlost werden. Doch es geschieht immer wieder, daß viele Paare sich zu früh alt machen und damit Krisen heraufbeschwören, die so nicht notwendig sind. Bisherige wichtige Lebensinhalte sind weggefallen, und es gilt, erhebliche Eigenstabilität zu entwickeln. Jetzt sind Adam und Eva fast allein im Paradies. In diesem Umbruch liegt die Chance, die freigewordenen Kräfte zur Vertiefung und Erneuerung der Partnerschaft einzusetzen und längst verkümmerte Gefühle wieder lebendig werden zu lassen.

Wie zu Beginn dieser Reise durch die Zyklen der Liebe steht Synthese als Lebensprozeß wieder im Vordergrund. Die Partner haben den Garten Eden mit all seinen Einöden, Untiefen und Sumpfgebieten durchwandert. Jetzt können sich die alten Hände fassen und zärtlich die Lebensspuren im Gesicht des Partners nachzeichnen. Die Paarsynthese hat sich nun erfüllt.

Für die Zyklendynamik lassen sich folgende Aspekte festhalten:

1. Jede Dauerbeziehung bringt reguläre, an Zyklen gebundene Krisen mit sich, wobei die auftauchenden Probleme allen Paaren gemeinsam sind. Auch bei Partnerwechsel müssen sie erneut durchlebt werden, dann aber in verkürzter Zeit. Zu große Altersdifferenz belastet mehr durch Inhaltsdivergenzen infolge verschiedener Polbesetzung als durch physiologische Differenzen.
2. Die Gesetzmäßigkeit dieser Zyklendynamik zeigt, daß es sich dabei nicht um neurotisch bedingte, aus der Kindheit herrührende Liebesmuster handelt, die sich unbewußt wiederholen.
3. Viele Streitigkeiten und Krisen dürfen nicht als Machtkampf, Böswilligkeit oder Unlust fehlgedeutet werden. Vielmehr handelt es sich um notwendige Dynamik zwischen singularem, dualem und pluralem Modus, zwischen Selbstverwirklichung, Partneranpassung und Ausdehnung in den gesellschaftlichen Raum, zwischen Integration, Synthese und Expansion, um ein ständiges Ausbalancieren von Eigen-, Partner- und Lebensraum. Die Gleichberechtigung der Partner besteht nämlich nicht in starrer Aufteilung, sondern im wechselnden Fließgleichgewicht.
4. Die Umwelt nimmt Einfluß auf diese Zyklendynamik durch Arbeitszeitverteilung, Rollenzuweisung, Leitbildmarkierung und Sozialmaßnahmen. Darunter leiden die Synthesekräfte der Partner.
5. „Liebe als Lernmodell" ist auf Dauerhaftigkeit angewiesen, um den gesamten Synthese-Prozeß durchlaufen zu können. Krisen können nicht vermieden, sondern nur überwunden, miteinander gelöst und zur Neuorientierung genutzt werden. Mit jedem neuen Zyklus vergrößert sich die Paarsubstanz, wird mehr Erfüllung möglich.

2.4 Intimität durch Dialog

Intimität ist das vierte Wesensmerkmal von Liebe. Wir definieren Intimität als das Umsetzen von Liebe in reales Handeln im Austausch von Körper, Geist und Seele. Sie vollzieht sich im Dialog der Liebenden. Es gibt abgestufte Formen der Intimität; sie ist am größten, wenn alle drei Seinsebenen gleichzeitig im Austausch stehen. Sie kann in einer vertrauten Gruppe oder engen Gemeinschaft herrschen oder im „Augenblick" der Liebenden liegen, die umeinander wissen. Wir weichen damit bewußt vom üblichen Sprachgebrauch ab, der darunter vorzugsweise sexuelle Handlungen faßt.

Dieser Dialog des Liebenden Ineinander findet entsprechend der Komplexität der Liebe auf allen nur denkbaren Ebenen statt. Im Ergebnis unserer Untersuchung zeigte sich, daß sich diese Vielfalt von Worten, Signalen, Gefühlen, Fragen, Suchen und Gesten in fünf große Gruppen einteilt. Wir bezeichneten diese als Dialogsäulen. Die Begrifflichkeit Intimität umfaßt dann die jeweilige Besonderheit und Eigenart jeder der fünf Dialogformen gegenüber anderen Kommunikationsformen in anderen Subsystemen menschlichen Seins.

Viele der Befragten äußerten, daß es in vielerlei Bezügen, z. B. in der Liebe zur Natur auch Intimität gäbe. Dafür spricht einmal die Sehnsucht vieler Menschen nach Verbindung mit Natur, aber auch die besondere Erregung, der besondere Genuß und die Erfüllung bei der liebenden Vereinigung inmitten der Natur. Sonne und Wärme erregen uns und verstärken den Drang nach intimem Austausch. In der heutigen Alltagssprache wird Intimität häufig ausschließlich auf sexuelle Handlung zwischen zwei Menschen bezogen. So wird verständlich, daß Intimität im juristischen, kirchlichen und politischen Sinne nicht als Gegenstand des öffentlichen Interesses bzw. politischer Einwirkung verstanden wird. Diese offizielle Verdrängung ist allerdings von großem Nachteil für unsere Kultur der Liebe.

Die fünf gefundenen Dialogsäulen gelten in unserer Psychologie des Paares als Austragungsort der Intimität. Sie entsprechen den fünf Grunddialogen des Paares: Körper-, Gefühls-, Sprach-, Sinn- und Zeitdialog. Sie bilden in dieser Reihenfolge die Austauschebenen von Liebe und dienen somit als Säulen der Partnerschaft. Sie werden zum Brennpunkt aller Gunst und Zuneigung, aller Leidenschaft und Lust, aber auch aller Blockierungen. Sie bilden die Waffen im Geschlechterkrieg, sie zeigen tiefenpsychologische und spirituelle Blockierungen, sind aber auch Zentrum des Glücksempfindens. Zwischen den Dialogformen muß es zu einem fließenden Gleichgewicht kommen. Überbetonung oder Unterversorgung einer Säule schädigt die anderen.

Die wesentliche Dynamik der Dialogsäulen liegt in ihrem Dominoeffekt (Cöllen 1993): Eine ganze Kette von Spielsteinen stürzt nacheinander ein, wenn der erste gegen den zweiten fällt. So auch annähernd die Dialogsäulen des Paares: Zerbricht eine Säule, droht sie, die anderen Säulen der Partnerschaft miteinzureißen. Reduziert sich beispielsweise der Austausch der Gefühle durch Zeitmangel auf ein Minimum, bricht bald der Körperdialog zusammen und beinträchtigt in der Folge auch die anderen Dialogformen erheblich (siehe Abb. 4. *Paardialoge*, S. 268).

Umgekehrt ist bei einem heillos zerstrittenen Paar eine solche Fülle von Konflikten vorhanden, von der Kindererziehung über die Sexualität bis zu unterschiedlichen Lebenskonzepten, daß in der Therapie oft kein vernünftiger roter Faden zu finden ist. Dann hilft es, sich auf eine Säule der Partnerdialoge zu zentrieren. Gelingt es nämlich, eine der gestürzten Säulen wieder aufzurichten, richten sich auch die anderen fast von allein wieder auf.

Die allmähliche und ausgewogene Verwirklichung aller Grunddialoge eröffnet dem Paar gleichzeitig den Weg zur Harmonisierung von Eigen-, Partner- und Lebensraum. Die im Alltag der Paare häufig beklagte Verflachung der Intimität ist eine Folge der Ausdünnung dieser fünf Dialogformen. Umgekehrt ist Vertiefung des Empfindens, Aufbau von Paarsubstanz und Dynamisierung von Liebe dadurch möglich, daß der Austausch zwischen den Partnern z. B. in Form von wöchentlichen Dialogabenden gepflegt und geübt wird. Besonders intensiv wirken diese, wenn das Paar sich im wöchentlichen Wechsel auf jeweils nur eine Dialogform konzentriert.

2.4.1 Körperdialog

Unser Körper ist Träger sowohl unserer eigenen Identität als auch aller anderen Partnerdialoge. Durch ihn unterscheidet sich Liebesbeziehung von Freundschaft und Elternliebe. Ihm kommt also unter den Dialogebenen eine Sonderstellung zu. Die alte tantrische Weisheit, daß der Mensch nicht nur einen Körper hat, sondern Körper ist (Guenther 1974), gilt für das Paar in besonderer und sinnerfüllender Weise.

Wir Menschen sind zu unserer Gesunderhaltung und ganzheitlichen Lebensgestaltung auf Körperberührung und -verschmelzung angewiesen. Medizinische Untersuchungen zeigen, daß Zärtlichkeiten und Sexualität das Immunsystem stärken (Leonard 1989). Wie jedes Kind zum gesunden Überleben seiner Seele unbedingt den Körperkontakt mit Vater und Mutter braucht, so notwendig braucht ihn der Erwachsene. Im Hautkontakt mit den Eltern bildet sich das Gefühl für das eigene Ich bis hin zum Selbstwertgefühl beim Erwachsenen, ist der Körper Identitätsstifter des Selbst und der Beziehung. Unsere Haut ist die Brücke der Liebe zum Anderen. Jede Berührung der geliebten Person geht unter die Haut. Im Streit sind wir an dieser Berührungsgrenze besonders verletzlich, denn im Körperdialog wird Aggression existenzbedrohend.

Die Körper der Liebenden dienen ihnen als Tor zum Himmel. Sie sind Träger der Paarsubstanz. Nacktheit, in unserer Kultur sonst eher verpönt, verbannt, geschmäht und vielfach bestraft, wird zur ersehnten Begegnungsform, die Preisgabe des maskenlosen Begehrens zum Gewinn der Glückseligkeit. Der Körper ist das meisterlichste Instrument des Dialogs. Zu seiner kunstvollen Beherrschung allerdings bedarf es neben einem großen Wissen und Kenntnisstand vielfältigster Übung und guter Lehrerinnen.

Die lange Zeit währende Diffamierung des Körperdialoges in unserer Kultur wirkt sich noch heute schädlich auf Leib und Seele der Liebenden aus. In der Praxis der Paartherapie zeigt sich immer wieder, daß das wirkliche Lernen eines sensiblen Körperdialoges mehr dem trial and error der jeweiligen Partnerwahl statt einer systematischen Lehre überlassen bleibt. Als Vorstufe eines solchen Lernens gilt die Erziehung zur Sinnlichkeit im Elternhaus. Eine weitere Vorbereitung auf das Liebesleben gibt es nicht. Die einzige „halböffentliche Schule der Zärtlichkeit" besteht in den inzwischen doch zahlreichen therapeutischen oder tantrischen Paargruppen.

2.4.2 Gefühlsdialog

Er ist das sensibelste Instrument unter den fünf Grunddialogen. Gefühle sind in ihrer Bedeutung für die Psychotherapie erst vor kurzem untersucht worden, während sie in der Paartherapie von Anfang an ihren festen Platz haben (Cöllen 1984). Sie sind lange Zeit von den Humanwissenschaften zu wenig beachtet und erforscht worden, erhalten aber neuerdings den ihnen gebührenden Platz als zentrales Moment integrativer Therapieforschung und -anwendung (Grawe 1994). In seiner „Phänomenologie der Gefühle" hebt Dreitzel (1992) deren Bedeutung für eine „reflexive Sinnlichkeit" hervor als Voraussetzung für eine sinnvoll zu gestaltende Welt.

Wenngleich die Liebe auf vielen Komponenten basiert, geht Paarsynthese von der zentralen Annahme aus, daß der überwiegende Teil der Paarkrisen durch die Blockierung von Gefühlen oder Gefühlsäußerungen ausgelöst wird. Grund dafür ist, daß wir in unserer Gesellschaft keine Kultur der Gefühle besitzen, eine Schulung der Gefühle richtig fremd anmutet und das Äußern von Gefühlen in modernen Zivilisationen nur sehr begrenzt akzeptiert wird. Wo es rein um Gewinn und Verlust geht, können Gefühle nur schwächen!

Natürlich sind zunächst alle Gefühle in Menschen impulshaft angelegt. Ihr weiterer Gebrauch hängt aber ganz entschieden von ihrem Training ab. Tiefung, Ausdifferenzierung und Ausbalancierung beginnen aber schon im Mutterleib, werden beim Säugling und Kleinkind grundgelegt, wachsen oder sterben mit jeder weiteren Beziehung zwischen Menschen. Die Macht der Gefühle wurde zwar oft besungen, in der Wissenschaft aber nie ernst genommen. Viele Partner konnten in ihrer Herkunftsfamilie nicht lernen, Gefühle zu er- oder durchleben, geschweige denn sie adäquat zu äußern. Doch haben sie, oft tief verborgen, selten bewußt, den starken Wunsch, das dumpf Ersehnte wenigstens durch den Partner geschenkt zu bekommen. In ihrer Angst vor diesem unbekannten Elexier geraten sie dann häufig an einen in seinen Gefühlen ebenfalls Unbeholfenen. Das Ergebnis ist die Hänsel-und-Gretel-Ehe: Zwei gemütshafte Kinder nehmen sich an der Hand, um den Weg durch den großen dunklen Wald zu suchen – und müssen sich doch verirren, denn keiner kennt den Weg zur blauen Blume. Da nun aber beide Partner ihre Enttäuschung über die ausbleibenden Gefühle einander nicht äußern können, weil sie weder über Wissen noch Sprache verfügen, beginnen sie, aus unerfüllter Sehnsucht miteinander zu streiten. Sie fordern vom Andern das, was sie selbst nicht geben können. Das tun sie aber auf ganz anderen, ihnen zugänglichen und bewußten Gebieten der Beziehung. So sind Streitereien um die Kinder, um mangelnde Zweisamkeit, die zu füllen sie aber gar nicht imstande wären, oder um die Art der Freizeitgestaltung oft Ersatzschauplätze. Was die Partner an Gefühlen und Gefühlstiefe gar nicht kennen, können sie auch nicht einfordern. Schlimmer noch, was sie nicht kennen, können sie auch nur schwer entgegennehmen, weil es an eigene Ängste, Wunden und Defizite heranführt. So versagen sie sich selbst und dem Partner das Heil.

Freunde haben es so schwer, einem zerstrittenen Paar zu helfen, eben weil der Konflikt auf anderen Gebieten ausgetragen wird, ein Bewußtsein darüber aber gerade fehlt. So kommt es zum unlösbaren Dauerstreit: Gefühlsdefizite werden durch Aggression kompensiert. Das gibt all denen recht, die in Haß nur die Kehrseite der Liebe sehen: ein Zeichen dafür, daß Gefühle für den Partner vorhanden sind und nur in ihren Vorzeichen umgekehrt werden müssen.

Daher ist Paartherapie zuallererst das Lernen von Gefühlen und ihren Austauschformen. Gefühle als ungerichtete Energie wirken negativ und positiv, aufbauend und zerstörend. Steuerungsprozesse und -instrumente dafür sind absolut erforderlich.

Der Gefühlsdialog drückt sich aus in Häufigkeit und Intensität der einander zugewandten Gesten: Augenkontakte, Austausch von Zärtlichkeiten, Hilfsangeboten, Liebesbezeugungen und -beteuerungen, innigem Sich-verstanden-Zeigen, wortlosen Geschenken, Romantik und immer neuem Werben, aber auch in offener Auseinandersetzung, Aggression, Enttäuschung und Kummer. Als feinstoffliche Energie erzeugen Gefühle die Atmosphäre und die Aura des Paares. Besonders dem nonverbalen Ausdruck von Gefühlen ist Beachtung zu schenken: im Augenblick, im Schweigen, im Berühren.

2.4.3 Sprachdialog

Im Verlauf unserer menschlichen Entwicklung haben wir die Bedeutung der fünf Sinne immer mehr zugunsten einer Überwertigkeit der Sprache reduziert: Sie tritt oft an die Stelle körperlicher Gefühlsäußerung oder körperlicher Auseinandersetzung. Sprache ist ausführendes Organ unserer Geisteskraft und zeigt dementsprechend ihre Dominanz, vor allem in unserer Kultur. Die wortlosen Gesten haben rapide abgenommen. Schweigen verunsichert die meisten von uns und wird zur Waffe, Sprachentzug zum Liebesentzug. Der Sprachdialog ist der meistgeübte zwischen Menschen, auch zwischen Liebenden. Er ist gleichzeitig der komplexeste. Er dient der Organisation des gemeinsamen Alltags genauso wie dem zärtlichen Geflüster. Worte können uns erregen, aber auch niederschmettern.

Viele therapeutische Verfahren verwenden letztlich die Sprache als via regia. In der Konfliktdynamik des Paares und in der Paartherapie führt sie aber meist ebenso schnell ins Abseits wie in der Politik. Sie wird meist mißbraucht, um recht zu behalten, anzuklagen oder zu verteidigen, um zu manipulieren, etwas einzufordern, selten aber, um Schuld einzugestehen, Verzeihung zu erbitten, nachzugeben, um sich dem Anderen zu offenbaren. Paarsynthese versucht deshalb, Worte und Sätze immer auch in andere Dialogformen zu transformieren. So sprechen wir außer von Körpersprache beispielsweise von der Sprache der Sexualität, der Sprache des Herzens und der Sehnsucht, der Sprache der Tränen.

2.4.4 Sinndialog

Er führt die Liebenden und Hassenden in die spirituelle Wirklichkeit der Liebe. Er ist am schwersten zu fassen, denn gemeint ist damit die mystische Verbindung eines Paares (Vissel 1985). Er wird sichtbar in der Aura und spürbar in der Atmosphäre, die ein Paar um sich verbreitet. Besonders intensiv wird der Sinndialog erlebbar bei Jungverliebten, die fest an eine schicksalhafte Verbindung glauben; ebenso bei zerstrittenen Paaren, die sich fragen, ob es noch einen „Sinn“ hat, zusammenzubleiben.

Paarsynthese geht aber noch anderen Sinnfragen nach, die in der nachfolgenden Darstellung der Liebesdynamik zu klären sind. Jedes Paar hat neben der Bewältigung der übrigen Lebensaufgaben seinen besonderen Auftrag: aneinander, füreinander, an Kindern und Umwelt. Neben einem gemeinsamen „Paarsinn“ hat allerdings jeder der Partner noch seine ureigene Lebensaufgabe zu entfalten, wodurch erst der Dialog über die gemeinsame Sinnerfüllung zustande kommt. Allerdings verschließen sich viele Paare dieser Tiefendimension oder kommen in der Alltagsüberforderung nicht zur Suche nach ihrem gemeinsamen Sinn.

2.4.5 Zeitdialog

Der Zeitdialog umspannt alle anderen Dialogformen: Er ist abstrakt und doch fühlbar als übergeordnete Größe in Dauer und Häufigkeit, mit der die Partner Dialog führen. Fehlende Zeit ist immer ein Indiz für nahende, vielleicht auch schon hereingebrochene Schwierigkeiten zwischen den Partnern. Insofern zählt auch Abwesenheit als entscheidende Partnerzeit. Wie Zeit verbracht wird, ist gleichfalls entscheidend: Sie kann zwar ausgiebig, aber sinnlos und leer sein, andernfalls auch kurz und doch intensiv. Das „Zeitkonto“ eines Paares im Vergleich zu Arbeit und Alltagsorganisation entscheidet mit über die Stabilität aller anderen Säulen. Ich denke dabei an einen Manager, der sich zwischen New York und Tokio Zeit nahm für eine regelmäßige Paartherapie, und einen Lehrer am Ort, der über Monate keinen Termin dafür frei hatte.

Eine ganz andere Zeitdimension meint Binswanger, wenn er über die Zeitlichkeit des liebenden Miteinanders spricht und zeigt, daß viele Autoren wie Platon, Schiller, Goethe, Rilke, Constant und Hölderlin die Liebe auch losgelöst von der körperlichen Form verstehen, daß sie nämlich lange vor der fleischlichen oder existentiellen Verbindung und lange danach existiert. Grof verwendet dafür den Begriff der transpersonalen Zeit. Die Liebesgeschichte eines Paares beginnt also schon lange vor den Großeltern und endet nicht mit den Urenkeln.

2.5 Partnerstile und ihre Strategien

Partner-Strategien bilden zusammen mit Intimität die spezifischen Wesensmerkmale der Dyade gegenüber allen anderen Systemen. Sie sind individuelle Eigenart und zeigen sich als typische, bewußte oder unbewußte Verhaltensmechanismen in der intimen Beziehung. Eine Strategie meint immer ein spezifisches Bündel von Maßnahmen zur Aufrechterhaltung des Synthese-Prozesses. Sie dienen insgesamt dazu, den ungeheuer komplexen Austauschprozeß des Paares von Körper, Geist und Seele zwischen Partner-, Eigen- und Lebensraum zu steuern. Das Paar muß sich den gesamten Lebensraum so aufteilen, daß jeder seine Verwirklichung findet, Beide ihn aber gemeinsam nutzen, um Paarsubstanz aufzubauen, und dabei noch der Mitwelt gerecht werden.

Das gilt besonders in der gemeinsamen Alltäglichkeit. Noch vor 100 Jahren lebten die Geschlechter wesentlich in getrennten Räumen, getrennten Arbeitswelten mit getrennten Aufgaben, oft mit getrennten Ritualen und Festen – sogar mit einer getrennten Moral. Die Energiefelder vieler Lebenspole im Partnerdiagramm überschnitten sich kaum. Heute leben Frau und Mann in einer Tag-und-Nacht-Gemeinschaft, die manchmal beglückend, manchmal bedrückend sein mag. Sie ähnelt in manchem der Enge eines Zoos. Hier wird der Kampf ums Dasein geführt, häufig ein Überlebenskampf, bei dem es um Stärke und Schwäche, Sieger und Verlierer, Anpassung oder Durchsetzung geht. Erfüllte Intimität zwischen Frau und Mann fordert ihren Preis in erhöhter Notwendigkeit zu Auseinandersetzung und dialogischer Konsensfindung.

Über die Art und Weise, wie Auseinandersetzung stattfindet und mit welchen Mitteln individuelle und gemeinsame Bedürfnisse befriedigt werden, entscheiden die Partner-Strategien. Sie sind die persönlichen Instrumente zur Steuerung der Liebesdynamik, zur Korrektur der intimen Partnerdialoge, zur ganzheitlichen Fügung von Geschichte, Dialog und Spiritualität.

Je nach Bündelung ihrer verschiedenen Kräfte bewegen sich die Partner zu verschiedenen Orten im gemeinsamen Lebensraum. Sie gehen teils synchron, dann wieder getrennt in verschiedene Richtungen oder unterschiedlich schnell auf einen Pol zu und entfalten so ihren jeweiligen Eigenraum. Ausmaß, Geschwindigkeit, Rhythmus und Intensität des Liebes-Austausches zwischen den Partnern werden dabei wesentlich von den Partner-

Strategien mitbestimmt. Alle Strategien haben ihre jeweils ganz eigene Charakteristik, die wir Partnerstil nennen. Dieser ist Ausdruck jeweiliger Individualität. In der Regel wird ein bestimmter, durch Elternhaus und Mitwelt geprägter Stil dauerhaft bevorzugt (Bowlby 1988). Er repräsentiert die Art und Weise, wie die Partner, jeder für sich und doch vom Andern und der Mitwelt abhängig, die notwendigen Dialoge im Partner- und Lebensraum vollziehen. Wie die zwei Seiten einer Münze, haben diese Strategien immer eine positive wie eine negative Ausprägung. Die Strategiekompetenz eines Partners ist umso größer, je mehr Stile er dem Anlaß entsprechend einsetzen kann (siehe Abb. 5a. *Partnerstile*, S. 269).

Die Partnerstile heißen: Intuition, Anpassung, Durchsetzung, Planung und Integration. Alle diese Partnerstile bedienen sich der ihnen jeweils zugehörigen Positiv-Negativ-Strategie von Kreation oder Reaktanz, Stimulation oder Manipulation, Konfrontation oder Projektion, Evokation oder Delegation und Diskussion oder Dominanz. Je nach Strategiekompetenz des einzelnen Partners oder nach Bedrohung in der Konfliktdynamik werden diese hilfreich oder zerstörend eingesetzt. Sie verknüpfen sich ihrerseits mit denen des Partners zu einer sehr spezifisch wirksamen Einheit. Eine relative Entflechtung dieser Vernetzung ist auch in der gesunden Liebesdynamik immer wieder notwendig. Das Ziel besteht daher darin, daß beide Partner nacheinander alle Partnerstile und deren Strategien erlernen, um so zu einer ausgewogenen Dialogkompetenz zu gelangen (siehe Abb. 5b. *Wechselwirkung*, S. 270).

Strategiekompetenz meint die allmähliche Verwirklichung aller Partnerstile mit den zugehörigen positiven Einzelstrategien. Sie entscheiden mit über die Fähigkeit, die Liebesdynamik positiv zu gestalten, durch Anwendung aller Dialogebenen sich gegenseitig zu vervollständigen (Dialogkompetenz), die verschiedenen Räume auszufüllen und die Konfliktkompetenz des Paares in Krisen zu erhöhen.

2.5.1 Partnerstil Intuition

Liebevoll gesehen, schwärmen wir alle von solchen Menschen: Sie sind vor allem kreativ, oft voller Übermut, gefühlvoll, empathisch, einfühlsam, sensibel, empfindlich, die Seele selbst, voll von unerschöpflicher Tiefe und ständig neuen Impulsen, Intuitionen und lebendigen Äußerungen. Wir freuen uns an ihnen, ähnlich wie an Kindern, die noch unbeschwert jauchzen, singen, lachen, trällern, hüpfen, tanzen, dummes Zeug und Witze erzählen und ihren Bedürfnissen und Trieben einfach gehorchen. Körper und Seele verschmelzen, das Ineinanderversinken in Liebe scheint endlos. Tiefes Mitschwingen und Gefühlsaustausch mit dem Partner und anderen, aber eben mit vielen anderen, überflutet oft das eigene Ich. Intuitive setzen Sehnsüchte und Phantasien in die Tat um, vorbei an allen Verboten und Hindernissen, leider auch oft an der Realität. Es ist dies der selbstverständliche Partnerstil der Jungverliebten, die sogar bei räumlicher Trennung in telepathischer Verbindung zu stehen scheinen.

In der negativen Ausprägung ist der intuitive Partnerstil das Gegenteil vom planenden. Statt rigider Ordentlichkeit und steriler Eintönigkeit herrscht hier Chaos in Gefühlen und Beziehungen, im Haushalt, mit Geld und meist auch im Beruf. Ein Ozean der Gefühle, himmelhoch jauchzend und zu Tode betrübt, hat der Intuitive immer neue Ideen und ist in ständiger Bewegung, ohne Gelassenheit und ohne Verbindlichkeit. Starke Verschmelzungswünsche und Symbiosetendenzen führen zum Verlust der Ich-Abgrenzung oder zur Verletzung der Grenzen des Anderen. Erworben in der Kindheit durch inkonsequenten, doppeldeutigen und mißbrauchenden Erziehungsstil, fehlt eine eigene innere Orientierung. Klare Standpunkte sind nicht zu erwarten. Infolge der Übersensibilität ist Abgrenzung nach außen nicht möglich: Mitfühlen, Mitleiden, aber auch grenzenloses Erleiden sind die Folgen.

Die zentrale Strategie der Intuitiven ist die der Reaktanz: Emotionale Anforderung durch den Partner führt sofort zu totaler Grenzschließung. Verweigerung ist das effektivste Kampfmittel dieses Stiles. Reaktanz dient zum Schutz vor Überflutung durch Partner und Umwelt und gleichzeitig als fürchterliche Waffe. Im Rückzug sind die Intuitiven Meister und durch nichts zu schlagen, durch nichts zu bekämpfen. Im Rückzug ist kein Dialog mehr möglich, die Zugriffsmöglichkeiten des Partners liegen praktisch bei Null.

2.5.2 Partnerstil Anpassung

Liebevoll ist dieser Partnerstil zu beschreiben als Stimulieren, Anregen und Fördern des Partners, auch als Sich-Fügen und Einfügen, Unterordnen, Dienen, Hilfreich-Sein, Sich-für-andere-Aufopfern, Nichts-Fordern, bescheiden und friedfertig sein, Harmonie und Ausgleich herstellen, im Hintergrund bleiben. So sehr wir alle diesen Stil zu schätzen wissen, so sehr neigen wir auch dazu, Menschen mit solchen Fähigkeiten auszubeuten als die geborenen Opfer. Dieser Stil ist auf Versöhnung und Frieden ausgerichtet. Er kann seine Wünsche zurückstellen und verzichten, vor allem aber verzeihen. Er vollbringt unauffällig große Leistungen, im Stillen.

Negativ betrachtet, sind Anpasser keineswegs nur bequeme Partner. Sie machen sich immer zum Opfer und klagen, daß ihre Wünsche, Bedürfnisse und Sehnsüchte nicht erfüllt werden. Sie erwarten, daß alle Anregungen vom Partner an sie herangetragen werden, und fühlen sich dann gezwungen, diese anzunehmen, ob gut oder böse, ohne es verändern oder zurückweisen zu können. Aus der näheren und weiteren Umgebung werden Ansichten, Einstellungen und Werte als Fremdkörper übernommen und als Introjekte zur unbewußten Norm verinnerlicht. Kritikfähigkeit und Aggression scheinen gar nicht vorhanden oder zumindest sehr verschüttet. Diagnostisch entsteht der Eindruck von wenig Persönlichkeitssubstanz, wenig Ich-Gefühl und mangelnder eigener Identität. Ehrgeiz und Vitalität stehen nur in geringem Ausmaß zur Verfügung, eher schon zähes Durchhalten. Aktionen und Impulse sind schwach ausgeprägt, zögernd und unsicher. Die

Initiative wird dem Partner überlassen. Im Krankheitsfall wird das Bild durch Depression, Antriebsschwäche, Suizidgefahr und andere Gemütskrankheiten gekennzeichnet.

Früher war dies der typische Partnerstil, zu dem ganze Generationen von Frauen hin erzogen wurden, verbunden mit Zurückhaltung, sexueller Scham und Nachgiebigkeit. Die Aufopferung zugunsten des Ehemannes und der Familie war oberstes Gebot.

Die Strategie der Anpasser ist die der Manipulation. Im Revierkampf der Konfliktdynamik zwischen Eigen- und Partnerraum, in der Umverteilung des Lebensraums hat der Anpasser keine aggressiven Potenzen zur Verfügung. Er klagt über Minderwertigkeit und zuwenig Selbstsicherheit, um sich offen und direkt durchzusetzen. Da er aber wie alle anderen auch auf Existenz- und Sinnerhalt angewiesen ist, braucht er Mittel und Wege, sich im Liebeskampf durchzusetzen. Infolge seiner von ihm empfundenen Schwäche tut er dieses indirekt. Wünsche werden nicht offen, sondern verdeckt so vorgetragen, daß sie auch ohne Worte erfüllt werden. Der Partner soll die Erlösung bringen, soll die Welt erschließen und gleichzeitig vor dieser Welt beschützen. Er soll die Wünsche erahnen, von den Augen ablesen und möglichst ohne Aufforderung erfüllen. Wie sehr solche Manipulation den Partner in Verstrickung führt und die Partnerbindung zum Gordischen Knoten werden läßt, zeigen wir in der Konfliktvernetzung.

2.5.3 Partnerstil Durchsetzung

Liebevoll betrachtet, verkörpert der männliche Durchsetzer beinahe den Traumprinzen. Er zeigt sich voller Mut, wo nötig durch Konfrontation den Partner fördernd, geht stark und selbstsicher durch die Welt, tritt selbstverständlich für sich und die Seinen ein, weiß seine Rechte zu wahren und seine Vorteile zu mehren. Er wähnt sich im Gegensatz zum Anpasser bei Auseinandersetzungen im Recht, kann nötigenfalls mit der Faust auf den Tisch hauen und bleibt bei allem doch der Fels in der Brandung. Bei ihm kann sich jede Frau ausruhen, geborgen an breiter Brust und in starken Armen. So hat sie von der Welt nichts zu befürchten.

Aber das Gesetz der Ambiguität aller psychischen und energetischen Phänomene zeigt sich hier besonders prägnant. Die negativen Verhaltensweisen des Durchsetzers werden erst richtig in einer engen Partnerbeziehung wirksam, die in die Jahre kommt: Dem Durchsetzer ist es wichtig, möglichst viel für sich zu erreichen. Sein Anklagen wird zum Dauerthema in der Beziehung. Wut, Haß, Zerstörungslust, Herrschsucht und sexuelles Verlangen werden am Andern ausgelassen, bei ihm natürlich verurteilt und ständig gegen ihn ins Feld geführt. Auseinandersetzung und Streit gehören zum Lebenselixier des Durchsetzers, selbst wenn der Andere sich gänzlich unterwerfen sollte. Im Krisen- oder Scheidungsfalle gleicht die Auseinandersetzung dann geradezu einem Vergeltungs- oder Vernichtungskrieg. Diagnostisch zeigt sich der Durchsetzer stark und selbstbewußt, mit viel Ich-

Substanz, körperlich vital und aggressiv, erfolgreich bis offen egoistisch, ohne Selbstkritik.

Die Strategie der Durchsetzer ist die Projektion. Seine simpelste und gleichzeitig wirksamste Waffe ist die, den Vorwurf einfach immer umzudrehen. Schlechte Laune, Unverständnis, Lieblosigkeit, alles wird dem Partner untergeschoben. Es ist eine kindliche Form, immer dem Anderen den schwarzen Peter zuzuschieben und nie über die Du-bist-schuld-Botschaften hinauszuwachsen. Diese sind das eigentliche Repertoire des Durchsetzers. Der Partner kann sich gegen solche Überformung nur durch Rückzug oder Gegenangriff wehren. Die Gewalteskalation ist dann vorherzusehen.

2.5.4 Partnerstil Planung

Liebevoll betrachtet, gelten Planende als besonders zuverlässig, verantwortungsbewußt, berechenbar, geradlinig, vorausdenkend, unbeirrbar, vorsorgend, korrekt, sachlich und logisch. Durch ihren Langmut lieben sie aus dem Partner das Beste heraus (vgl. Kast 1983). In dieser sogenannten Evokation liegt die Stärke der Planenden. Sie zeichnen sich durch geistige und intellektuelle Kraft aus, haben keine überschießenden Impulse, sind eher zurückhaltend und schweigsam. Dafür scheinen die Augen umso mehr zu „sprechen", um Erlösung zu bitten. Das läßt die Planer immer etwas geheimnisvoll wirken, weckt mütterliche Gefühle und Helferdrang.

In der Negativvariante wirken solche „Typen" oft langweilig, kaum beweglich, eher starr und verschlossen. Lebensziele werden schon mit zwanzig festgelegt. Sicherheit im Lebensplan ist Trumpf. Starke Sehnsüchte, Gefühle und Impulse sitzen zwar tief im Herzen, häufig toben geradezu innere Stürme, und die Wünsche nach Zärtlichkeit und Leidenschaft sind groß. Aber die Kontrolle dieser Impulse, die Hemmung, sie in die Tat umzusetzen und die Angst vor den Dammbrüchen der Gefühle ist noch größer. Dicke Mauern werden um den eigentlichen Persönlichkeitskern aufgerichtet. Kaum etwas kann von innen nach außen, aber auch nichts nach innen dringen.

Sich fallen und gehen zu lassen, erzeugt größte Angst, oft auch Wut, nicht selten sogar Panik. Der manchmal doch tobende Gefühlssturm ist außen nicht zu sehen, wird vielmehr durch Selbstkontrolle so sehr zu beherrschen versucht, daß es zu Muskelspannungen und zu starrem Gesichtsausdruck kommt, um sich ja keine Blöße zu geben. Genügsamkeit bis hin zur Selbstversagung gilt als erstrebenswert. Impulse und Triebe dagegen, die der ungestümen Lebensfreude dienen, werden abgewertet, abgewehrt und als gefährlich erachtet. Jähzorn, eisiges Beleidigtsein, Prüderie und Verklemmtheit ist die Folge. In der Kindheit wurde dieser Stil durch Strenge erworben und dementsprechend auf den Partner übertragen. Planende Männer können sich am ehesten im Geschlechtsverkehr fallen lassen und benutzen deshalb unbotmäßig häufig diesen Weg als Partnerdialog. Die Frauen, durch die Mechanik und Routine der sexuellen Handlung überfordert, beginnen sich abzuriegeln. Dann klingeln bei den Männern dieses Typs alle Alarmglocken. Sie fürchten Liebesverlust, fühlen sich alleingelassen, geraten gar in Verzweiflung und Panik, entladen sich in wilden Drohungen und geraten bis an die Grenzen zum Selbstmord. Da sie nicht gewohnt sind, mit Gefühlen umzugehen, werden sie tatsächlich von diesen leicht überschwemmt und sind deshalb real gefährdet. Frauen mit diesem Partnerstil mögen sich nur ungern der Lust und der Leidenschaft hingeben, da sie Angst davor haben, zu zerfließen, sich unschön darzubieten und als unbeherrscht zu gelten. In der Regel treten dann auch Orgasmusschwierigkeiten auf.

Strategie der Planer ist die Delegation: Gefühle, die selbst nicht aktiviert werden können, werden vom Partner abgefordert. Ansonsten zeigen Planer viel Ich-Stärke und Weitsicht; Schwäche kennen sie nur im Bereich der Gefühle. Diese saugen sie vom Andern ab wie Vampire. Sie sind auf gefühlvolle Ergänzung durch den Partner angewiesen, was jedoch Abhängigkeit nach sich zieht. Je stärker nun die Abhängigkeit, umso starrer und rigider die Klammerung und damit die Erstarrung auf wenige Pole des Lebensraumes. Dynamik, Vitalität und Lust gehen verloren. Es sind gerade die Männer, die zu diesem Stil erzogen werden und danach auch leben: Sie sind hilfsbereit und tüchtig in sachlichen Bereichen, erledigen sogar Haushaltsaufgaben und Reparaturen. Für die emotionale Atmosphäre, für die Ausgestaltung des Heimes und den liebevollen Kontakt zu Kindern, Familie und Umwelt, die Weihnachtspost, Ferienkarten, Ostereier und Geburtstagsgeschenke, Einladungen und Partybesuche ist dann die Partnerin zuständig. Durch diese Gefühls-Ausbeutung kommt es zur allmählichen Erschöpfung emotionaler Potenz – es ist kein Dialog der Gefühle mehr möglich, letzten Endes auch keine Synthese zwischen Frau und Mann.

2.5.5 Partnerstil Integration

Durch sinnvollen Austausch mit dem Partner wird der Boden dafür bereitet, allmählich die ursprüngliche Dominanz eines Partnerstils und seiner Strategie zugunsten einer umfassenden Strategiekompetenz aufgeben zu können. Übergreifend werden dann je nach Situation und Notwendigkeit Anteile von Partnerstil und Strategie flexibel eingesetzt. Insofern handelt es sich hier nicht um einen wirklichen Partnerstil, sondern eher um eine Kompetenz, alle Stilen gleichermaßen zu beherrschen. Ihre Anwendung gleicht den Kenntnissen in verschiedenen Sprachen. Sie können nicht alle zu einer einzigen vereint, wohl aber zu verschiedenen Zeiten und Orten wirksam eingesetzt werden. Ziel des integrativen Partnerstils ist letzten Endes die Fähigkeit, mit Resonanz in den Dialog zu treten und auf diese Weise Eigen- und Partnerraum in ein ausgewogenes Gleichgewicht innerhalb des Lebensraumes zu bringen.

Die Strategie des integrativen Stiles ist die offene Diskussion, ohne auf eigenen Vorstellungen zu beharren, den Anderen ernst zu nehmen wie sich selbst, um so ein Zusammenwirken der Kräfte zu erreichen.

3. Liebes- und Konfliktdynamik des Paares

Auf Grund der oben dargestellten Wesensmerkmale von Liebe und der Bausteine einer Psychologie des Paares sind wir jetzt in der Lage, den rätselhaften und doch regelhaften Verlauf der Liebes- und Konfliktdynamik nachzuvollziehen. Zunächst soll ein Überblick über die „gesunde" Dynamik des Liebesprozesses gegeben werden.

Liebe als ursprüngliches Sehnen nach Austausch ist in Menschen und allen beseelten Wesen primär angelegt. Die intime Partnerliebe ist ihre umfassendste Form. Sie ist deshalb der zentrale Gegenstand unserer Betrachtung. Dieses „Modell der Liebe" ist so wirksam, daß wir vorschlagen, seine psychologischen Regeln und Gesetze in Teilen auch auf andere Gemeinschaftsformen anzuwenden. Um eine solche Anwendung von Liebe als Lernmodell aber möglich zu machen, sind die Entwicklungsbedingungen der Liebesfähigkeit und die Verlaufsformen der regelhaften Liebes- und Konfliktdynamik in den verschiedenen Lebensabschnitten zu klären: die Paardynamik.

Liebesfähigkeit, auch die erotische, erwächst aus der Beziehung zu Eltern und anderen erwachsenen Bezugspersonen, zu Geschwistern und Gleichaltrigen und aus der Beziehung zu Natur und Kreatur. Partnerliebe unterscheidet sich durch das Ausmaß an Intimität. Art und Weise der Intimität in Kindheit, Jugend, Erwachsenenzeit und Alter bestimmen die Identität der Menschen. Daher formt sie auch Gruppen, Staat, Völkergemeinschaften und den Kosmos. Daraus läßt sich die generelle Gültigkeit dieser Dynamik ableiten. Die in der eigenen Geschichte erfahrene Liebe schlägt sich als Dialogkompetenz nieder und wirkt in der Welt weiter. Alles, was wir unter Menschlichkeit verstehen, ist daraus zu begreifen: Umgang mit Fehlern und Schwächen, Umgang mit Gefühlen, Umgang mit Sehnsucht, Mitmenschlichkeit, Achtung vor der Würde von Natur und Kreatur, vor der Schöpfung, – all das ist abhängig vom Ausmaß an Liebe, das wir jeweils in uns entfalten. Und eben diese Themen werden später zum Inhalt therapeutischer Fragestellung und Einübung: Wie gehe ich mit Deinen Fehlern, Deinen Ängsten und Deiner Not um? Wie mit Deinem Begehren? Wie würdige ich Dich?

Bezüglich der Entwicklung von Liebesfähigkeit stützen wir uns weitgehend auf Erkenntnisse der Kleinkindforschung, der Tiefenpsychologie und der Sozialpsychologie (vgl. Kapitel 1). Im Rahmen unseres Vorhabens „Lernmodell Liebe" beginnen wir mit unserer Darstellung deshalb beim Geheimnis der Partnerwahl.

3.1 Partnerwahl

Die Liebe hütet drei zentrale Geheimnisse: die rätselhafte Partnerwahl, die befreiende Hingabe und den erlösenden Orgasmus. In der Partnerwahl liegt das Geheimnis der Liebe schlechthin: süß und bitter gleichzeitig. Sie ist der sichtbare und schicksalsträchtige Anfang der Paardynamik. Die unsichtbare

Dynamik geht, wie in der dyadische Anthropologie beschrieben, über die Ahnenbotschaften zurück bis in den Mythos der Generationen.

Die Dynamik der Liebenden beginnt in der Regel mit dem Pol der Hingabe. Sie kann sich allerdings auch mit jedem anderen Pol verbinden: Zwei Vereinsamte auf dem Pol der Trennung, in religiöser Tiefe auf dem Pol der Seele, zwei Triebhafte auf dem Pol der Körper, zwei Arbeitsame auf dem Pol des Alltags, zwei Tanzende auf dem Pol des Kosmos. Sie begegnen sich und öffnen sich füreinander. Will sich ihre Liebe entfalten, beginnen sie die Wanderung von Pol zu Pol und dürfen nicht einen davon aussparen. Von welchem Pol aus sie auch immer ihre gemeinsame Reise antreten, ihre Liebe wird sich nur erfüllen im Rund aller Pole.

Bitterkeit und Süße der Partnerwahl liegen in ihren schicksalsträchtigen Folgen. Sie gründen in den fließenden Übergängen zwischen Liebe und Haß, von gut und schlecht, von gesunden und kranken Beziehungen: Was heute fasziniert, stößt morgen ab; was an Eigenart für einen Partner gut wäre, kann beim andern schon Gift sein. Fast alle neigen in der Krise zur Vermutung, daß mit einem anderen Partner alles besser würde.

Vorhandene und fehlende Eigenschaften sind im gegenseitigen Entfaltungsprozeß von höchster Bedeutung. Am einfachsten, wenn auch nicht hinreichend, erklärt sich Partnerwahl nach den Formeln: „Gleich und Gleich gesellt sich gern" oder „Gegensätze ziehen sich an". Die im Partner gewählten Eigenschaften können sich aber nach einer gewissen Paarzeit in ihr Gegenteil verkehren und sogar zerstörend wirken. Liebesdynamik wandelt sich dann in Konfliktdynamik. Natürlich hoffen wir alle, für den Partner gut und deshalb anziehend zu sein, eben in unserer je eigenen Art. Das ist sicher zum Zeitpunkt der Partnerwahl überwiegend richtig. Liebe duldet aber keinen Stillstand und zwingt zur Veränderung. Sie ist deshalb kein Freibrief, so zu bleiben, wie man ist, und zu verlangen, daß der Andere „mich liebt, wie ich bin". Der Erfinder dieser These ist im Sinn der Paarsynthese ein reiner Durchsetzer und Projezierer: Er gibt dem Partner die Schuld für alle Störungen, Selbstkritik wird so abgewehrt. Dabei ist gerade Kritik die Chance für nötige Veränderungen auch an der eigenen Person als Vorbereitung auf die nächsten Schritte der gemeinsamen Wanderung. Das Partnerdiagramm zeigt deutlich auf, daß für die nachfolgenden Paar-Zyklen andere, neu zu erlernende Dialogformen und Strategien benötigt werden. Konfrontation in der Liebe liefert die Kraft dazu.

Kommt es aber zur Trennung, mag sich jeder der Partner einen neuen suchen. Sie werden diese neue Wahl dann exakt ihrem eigenen Partnerzyklus entsprechend tun. Für den Einen kann dies ein großer Vorteil, für den Anderen ein ebenso bedeutsamer Nachteil sein. Eigene subjektive Wahrnehmung ermöglicht neue Partnerwahl nur nach dem (Selbst-)Erkenntnisgrad, in dem die Betroffenen sich gerade befinden. Mit dem neuen Partner wird der Eine sich dementsprechend erstaunlich ausdifferenzieren können, der Andere hingegen das ganze Elend noch einmal durchleiden müssen.

Um eine zu subjektive und daher zu verzerrte Selbstwahrnehmung als Ursache für neue oder sich verschärfende Krisen aufzuheben, werden in der Paartherapie deshalb zur Heilung von Liebespaaren und ihrer gegenseitigen Kränkungen alle Stile und Zyklen nachgelebt. Die bislang unbesetzten Pole im Partnerdiagramm zeigen den Nachholbedarf, zeigen aber auch, wo Partner sich nicht helfen, einander nicht erlösen können. Haben nämlich beide Partner einen oder mehrere Pole wie Selbstwertgefühl oder Abgrenzung nicht zur Verfügung, können sie dem Partner gegenüber auch keine Durchsetzung zeigen. Zum Ausgleich werden sie die Gegenpole wie übergroßes Engagement im Beruf, Fixierung auf äußere Werte und Flucht in Tagträume realisieren. So stecken Beide in der Unmöglichkeit fest, einander hilfreich zu verändern. Ohne Veränderung aber kann die Liebe nicht wachsen, die Seelenberührung nicht an Tiefe gewinnen. Die Partner blockieren sich auf Dauer dann gegenseitig und entfremden sich auf den Gegenpolen von alltäglicher Routine und mechanischer Zärtlichkeit. Gerade aber die übermächtige Liebesenergie des Hingabezyklus liefert die nötige Anschubkraft, in der Hitze und im Schutz der ersten Verschmelzung die nötigen Veränderungen an sich und dem Partner zu leisten. Das Eisen muß geschmiedet werden, solange es glüht.

Die größte Zauberkraft der Partnerwahl liegt darin, daß Liebende in der Regel mit gutem Instinkt wählen. Sie spüren intuitiv, wer dem eigenen Entwicklungsstand entsprechend die Potenzen mitbringt, die nötig sind, um sich gegenseitig entfalten zu können. Hauptproblem der Partnerwahl ist aber gleichzeitig, daß die aktuelle Wahl zwar richtig ist, aber schon den künftigen Veränderungsbedarf miteinschließt. Partner wählen sich möglicherweise, weil sie Beide für einen stärkeren, weiter entwickelten Partner noch nicht reif sind und sich derzeit bei einem gleichermaßen defizitären Partner nicht überfordert fühlen. Sie werden im Eigenwert nicht noch zusätzlich durch den Partner in Frage gestellt. Sie schonen sich auf diese Weise gegenseitig. Aber bei soviel Gleichheit fehlt dann der Antrieb durch den Anderen, sich allmählich verändern zu müssen. Es kommt zur Erstarrung auf den bereits innegehabten Polen. Die Wanderung durchs Paradies gerät ins Stocken.

Umgekehrt gilt dasselbe Prinzip natürlich auch für die Wahl von zu gegensätzlichen Partnern: Anziehung und Herausforderung bestehen darin, sich in eigenen Defiziten durch den Partner zu erfahren und weiter zu entwickeln. Natürlich treten dabei viele Gefahren für das Gleichgewicht der Partner auf: Bei zuviel Gegensätzlichkeit sind wenig Pole gemeinsam besetzt. Das ergibt wenig gemeinsamen Partnerraum, zu wenig Substanz, um Krisen abfedern zu können. Schnelles Zerbrechen droht. Oder es kommt durch Gegensätzlichkeit zur simplen Delegation: „Du als Frau bist für Gefühle, ich als Mann für finanzielle Sicherheit zuständig.“ Entfremdung ist die Folge.

Das Partnerdiagramm macht in diesem Fall sichtbar, daß wie von selbst der von einem Partner nicht gelebte Raum zunehmend vom Anderen besetzt wird. Dann gibt es kaum noch ein Zurück zum androgynen Rollenausgleich. Der Mann würde beispielsweise immer mehr Beruf und finanzielle Absicherung zu seiner Sache machen, die Frau schließlich als unfähig dafür bezeichnen und ihr immer mehr die Zuständigkeit für Familienangelegenheiten aufzwingen.

Empirische Untersuchungen belegen, daß Partnerwahl insgesamt dem Mischprinzip von Gegensätzlichkeit und Gleichheit unterliegen (Jürgens 1973). Ebenso entscheiden aber auch das Prinzip der Belohnung und der Sinnerfüllung mit. Danach wählen sich Partner überwiegend so, daß sie in der Mischung von Gegensätzen und Übereinstimmungen durch Paardynamik größte gegenseitige Vervollständigung und damit Sinnerfüllung erreichen können. Darin liegt die Belohnung selbst.

Mit der Jungschen Analytischen Psychologie beginnt in Europa ein neues und erweitertes Partnerdenken, das aus dessen Studien und Analysen der östlichen Philosophien herrührt: Animus und Anima als Archetypen von Mann und Frau sind unsichtbare Partner in uns, die über die Wahl des sichtbaren Partners entscheiden. Die Partnerwahl wird nicht zur Gegensatz- oder Gleichheitswahl, um eigene Defizite zu kompensieren, sondern um die Aufgabe der Ganzheitlichkeit zu erfüllen. Ohne dies explizit zu benennen, ist hier das Verständnis aus Taoismus und Tantrismus zugrunde gelegt. Partner wählen in der Regel aufgrund intuitiver Resonanz jeweils ihren eigenen „Entwicklungshelfer". Sie verbinden in diesem Prozeß Integration und Synthese sinnvoll. Auch wenn es oft nicht so aussieht, haben doch die meisten ihren Traumprinzen gefunden. Er verwandelt sich nur immer mal wieder in einen Frosch zurück. Seine ungeliebten Schattenseiten sind dazu da, die eigenen Schwächen erkennen und bearbeiten zu müssen. Von allein würden das nur wenige tun.

Die moderne Evolutionsbiologie (Grammer 1993; Buss 1994; Fisher 1995; Wright 1996) sieht dieses ganz anders. Danach wählt auch heute noch jeder nach dem Darwinistischen Prinzip jenen als Partner, der ihm selbst optimale Entwicklungschancen zur Arterhaltung garantiert. Das ist einseitiges Integrationsverständnis und führt geradewegs in das Lager derjenigen, die begonnen haben, Lebewesen zu klonen. Die Paarsynthese sieht solche eindimensionale Orientierung in einem Wissenschaftszweig, die die anderen Seinsformen der Liebe wie Spiritualität und geschichtliche Bestimmung außer acht läßt oder gar abspaltet, eher als rein männliches Wissenschaftsgebaren. Wie in den einleitenden Grundannahmen der Paarsynthese aufgeführt, scheint solches Unterfangen einer sinnvollen Anthropologie eher abträglich. Der psychologische Anspruch darin ist in seiner einseitigen Sicht von Liebe nicht zu rechtfertigen und daher wenig hilfreich.

Manche wählen nämlich entgegen dem Optimierungsprinzip auch einen „schlechten oder falschen" Partner. So instinktgestört sind wir alle, aufgrund von Zivilisation, Erziehung oder Umwelt, daß solch ein Fehler passieren kann. Meist ist er schnell an seltener oder fehlender Resonanz zu erkennen: Es kommt nicht zum wechselseitigen seelischen Schwingen. Sich diesen Fehler aber einzugestehen, ist oft so verletzend, daß lieber mit dem Partner jahrelang über dessen Fehler gestritten wird.

Die Paarsynthese sieht jede Partnerwahl, die zu einer ganzheitlichen Beziehungsaufnahme mit Austausch von Körper, Geist und Seele führt, im geschichtlichen wie im dialogischen und spirituellen Sein begründet. Im Dialog der Liebe wird der Partner nach sinnerfüllender Gleichheit und Gegensätzlichkeit als Energiequelle für die ersehnte Paarsynthese ausgesucht. Im tiefenpsychologischen Begreifen wird der Partner ausgewählt, um mit seiner Hilfe eigene Defizite und Defekte ausgleichen oder aufarbeiten zu können. Im spirituellen Verstehen zeigt gerade dieser Partner und kein anderer uns den Weg zu Vervollständigung und Erfüllung unserer Selbst im kosmischen Ganzen. Er konfrontiert mit den Lebenspolen, die bisher nicht erfüllt wurden. So verstehen wir Partnerschaft und Liebe als existentiellen und essentiellen Verdichtungsprozeß gerade auch der eigenen Individuation und der gesellschaftlichen Situation. Individuation ihrerseits wird zur Anschubenergie dyadischer Sinnerfüllung. Dyade aber zwingt in viel höherem Ausmaß als Individualität, Veränderungsprozesse an sich selbst vorzunehmen. Persönliche Entwicklungsschritte des Einen zwingen den Anderen, eigene zu machen, oder aber Trennung hinzunehmen. Stehenbleiben führt in der Regel automatisch in die Beziehungskrise. Die These der ineinandergreifenden Zahnräder stimmt zumindest in Teilen: Wenn ein Rad sich dreht, muß das andere sich mitdrehen. Oder eins von beiden zerbricht.

Partnerwahl ist als der lebensentscheidende Beginn der Paarsynthese zu verstehen. Es ist ob ihrer Bedeutung erstaunlich, daß diese Partnerfindungsprozesse bisher so wenig fachübergreifend untersucht worden sind und kaum öffentliche Beachtung finden.

3.2 Liebeszyklus – Dynamik und Weg

Die der Paarsynthese zugrundeliegende Theorie geht davon aus, daß Liebe eine ganzheitliche Dynamik besitzt. Alle Phänomene werden deshalb von allen Lebenspolen gespeist und geformt. Diese Einwirkung der Lebenspole vollzieht sich je nach Phänomen, Situation und Paar/Person/Firma in sehr wechselhafter Ausprägung. Wir verwenden dazu auch in der weiteren Darstellung das Partnerdiagramm als anschauliches Modell. Gleichzeitig wollen wir damit seine Funktionsweise erklären. Hier wird vor allem deutlich, wie Liebe, Intimität, Sexualität und der weitere Energieaustausch des Paares sich in Zusammenhang mit den Lebenspolen, den Partnerzyklen, -dialogen und -strategien verändern. Da der gesamte Liebeszyklus in fünf Paarzyklen unterteilt ist, wurde auch das Partnerdiagramm unterteilt, allerdings nur in Quadranten. Der fünfte Zyklus der „Zweisamkeit" ist – und das ist sein Geheimnis – wie der erste zu verstehen. In einer anderen Dimension beginnt die Wanderung von vorn. Die Quadranten zeigen die Verbindung aller Wesensmerkmale von Liebe untereinander und die zeitliche Abfolge der Paardynamik (siehe Abb. 1b. *Liebeszyklus*, S. 262).

3.2.1 1. Quadrant: Hingabe – Körper – Anpassung

Der Liebeszyklus beginnt in der Regel mit der Hingabe. In diesem Raum höchster körperlicher Grenzauflösung, der Zwei-Genügsamkeit und des Liebenden Ineinander hat der Partnerstil Anpassung Priorität. Selbst die Männer aktivieren den eher weiblichen Teil ihrer Seele: Verschmelzung, Harmonie, Symbiose. In der Sexualität lebt das Paar die totale Hingabe mit selbstverständlicher Exklusivität. Das Eroberungsstadium geht über in das Treuestadium, in dem Sexualität und Liebe eins sind. Die Kraft dieser Liebe scheint unerschöpflich und unendlich heilsam.

Das Partnerdiagramm zeigt aber in der gemeinsamen einseitigen Polbesetzung von Harmonie, Anpassung und Hingabe zu Beginn der Liebe deutlich die nur partielle Liebesfähigkeit. Diese wird erst im Durchwandern des ganzen Zyklus durch den Wechsel zwischen singularem, dualem und pluralem Modus, im Zusammenwirken von Integration, Synthese und Expansion erworben. Die Liebe, als Grundenergie in jedem Menschen angelegt, kann erst über viele Stufen hin gefestigt und entfaltet werden (vgl. Cöllen 1984; Heller 1981).

Diese Liebesentfaltung gerät aber zur eskalierenden Konfliktvernetzung, wenn einer der Partner in diesem Quadranten der nährenden Zwei-Einheit zu verharren versucht. Blockierung ist die Folge, Weiterentwicklung nur sehr bedingt möglich. Stagnation führt dann zu Starre, Depression, Aggression, Resignation und Verweigerung.

3.2.2 2. Quadrant: Aufbau – Sprache – Durchsetzung

Mit dem Aufbauzyklus beginnen sich Inhalte und Formen der Liebe zu ändern: Expansion herrscht noch vor Integration, Integration herrscht vor Synthese. Der Partnerstil der Durchsetzung greift immer stärker, die Prioritäten verschieben sich. Die Partner wollen sich selbst und der Welt beweisen, daß sie stark und leistungsfähig sind, sich selbst verwirklichen, ein Nest bauen, Kinder zeugen und mit allen ihnen zur Verfügung stehenden Kräften ihren Platz in dieser Welt einnehmen können. Körperliche, seelische und geistige Energie, die vorher dem Partner zufloß, wird dafür eingesetzt. Die Liebe zu ihm nimmt andere Gestalt an: Der Alltag wird überfüllt mit Arbeit und Lebensorganisation, Paarzeit nimmt ab. Aus Zeitwohlstand wird oft Zeitnotstand. Die Gefühle füreinander zehren von der im Hingabezyklus erworbenen Paarsubstanz. Anstelle gegenseitiger Bestätigung tritt Konkurrenz, Konfrontation und Diskussion. In endlosen Debatten werden Revierkämpfe um Eigen-, Partner- und Lebensraum ausgetragen. Selbstbehauptung scheint wichtiger als Liebe. Besonders das Zelebrieren der Sexualität leidet unter diesem Zyklenwandel, denn der abnehmende Zeitdialog schädigt alle anderen Dialoge. Was vorher selbstverständlich war, wird zum Kampf, weil sich die Bewertung verschoben hat: Paarzeit wird jetzt gebraucht für Durchsetzung und Selbstbehauptung in der Welt. Die psychische Energie geht nicht mehr in den Binnenraum des Paares, sondern in den das Paar umgebenden Sozialraum. Anforderungen des Partners an die eigene Zeit, Energie und Konzentration werden als Bedrohung für die eigene Entfaltung erlebt.

Die Stärke des 2. Quadranten wiederum liegt in der möglichen Bündelung der gemeinsamen Energien, um den Lebensplan im Dialog voranzutragen, Altlasten aus der Geschichte der Partnerwerdung gemeinsam zu überwinden und dafür Existenzsicherheit aufzubauen. Die daraus resultierende Geborgenheit ermöglicht neue Entfaltung und schöpferische Lebensorientierung.

3.2.3 3. Quadrant: Lebensmitte – Gefühl – Planung

In der Lebensmitte steht die kritische Überprüfung des Lebensplans an. Dabei gerät der Partnerstil der Planung in Spannung zum gefühlvollen Stil der Intuition. Die Lebensziele werden entsprechend umgewertet. Begrenzung, Abgrenzung, Trennung von Althergebrachtem, Emanzipation zur eigenen Identität bedingen erneut Entscheidungen für oder gegen den Fortbestand der jetzt langjährigen Beziehung und ihrer Ausgestaltung. Jetzt kommt es oft zum Bruch, zur Scheidung. Viele entschließen sich, als Single weiterzuleben. Dreiecksbeziehungen häufen sich.

Erstaunlich ist dabei, daß diese so wichtigen Lebensentscheidungen weniger von Kopf und Verstand als vielmehr dem Gefühl getroffen werden. Und doch sind es keine impulsiven, vorschnellen und deshalb unklugen Entscheidungen. Getragen von tief erspürten, lang geahnten und ersehnten Wünschen werden sie oft gegen den Rest der Welt in die Tat umgesetzt. Vielleicht zum letzten Mal im Leben werden noch einmal alle Kräfte mobilisiert: zum Aussteigen oder Umsatteln, zur Neugründung einer liebevollen Beziehung, für den Weg als Mutter-Kind-Familie. Es sind die Gefühle, die solche Entscheidungen herbeizwingen.

Kommt es dabei nicht zur Trennung, dann kann es den Partnern gelingen, die Dialogformen aufeinander abzustimmen und ins Gleichgewicht der Kräfte einzufügen. Neue Glücksentfaltung wird möglich durch neu ausgehandelten Frieden zwischen Weiblich und Männlich statt des Gegeneinander, aber auch durch mehr Ausgeglichenheit im eigenen Inneren. Körper, Geist und Seele finden Harmonie.

3.2.4 4. Quadrant: Altern – Sinn – Intuition

Mit dem Altern tritt die Chance zur ganzheitlichen Lebensgestaltung in den Vordergrund: Sind bis hierher die Lebenspole und Paar-Zyklen ausgelebt worden, steht jetzt die Sicht aufs ganze Leben zur Verfügung. Tiefenpsychologische Innenschau, dialogische Partnerbegegnung und spirituelle Sinnfindung ermöglichen ganzheitliches, gleichberechtigtes und androgynes Begegnen. Der intuitive Partnerstil führt zu Integration einerseits und zur Synthese mit dem Partner andererseits. Sind wichtige Lebensziele gemeinsam erreicht worden, kann sich jetzt das gemeinsame Genießen vertiefen und Dankbarkeit für gegenseitige Erfüllung wachsen. Die heilende und heilige Bedeutung der Liebe wird von den Partnern tiefer empfunden und ausgetauscht. Der Sinn dieser Liebe hat sich erfüllt.

Aber die Risiken für die Paardynamik in diesem Quadranten sind noch einmal groß. Es gibt jetzt keine äußeren Stabilisatoren mehr wie Beruf und Kinder. Stattdessen gilt es, sich neu auf den Partner einzulassen – diesmal ohne weitere existentielle Aufgaben und neue Ziele. Die Sorgen um die Kinder und die Enkelkinder im Sinne der Heideggerschen Existenzanalyse bleibt aber. Bei alternden Paaren, die bisher nicht zur Synthese gefunden haben, tritt die Sorge oft ersatzweise an die Stelle der „Wir-heit“ im Sinne Binswangers. Anpassung, Durchsetzung und Planung sind als Strategien jetzt nicht mehr so wichtig. Allein mit Intuition ist jetzt der richtige Weg zu finden, im tiefen Spüren die Erfüllung mit dem Partner abzurunden. Geht aber in diesem Stadium durch Partnerkrise die Paaridentität verloren, droht Entwurzelung und Identitätsverlust. Viele fallen dann in Depression bis hin zum Selbstmord. Die Zahl der Liebestoten übertrifft in der Bundesrepublik Deutschland die der Verkehrstoten. Die meisten davon sind ältere Getrenntlebende.

3.2.5 Das Geheimnis des 5. Quadranten

Im „fünften Quadranten“ herrscht – jetzt endlich – friedliche Zweisamkeit in der Verbindung von Individuation und Paarbindung vor. Expansion tut nicht mehr Not. Das Geheimnis ist das von Philemon und Baucis: Trotz des nahenden Todes geht die Zeit des Liebenden Ineinander wie bei Jungverliebten über in endlose Zeit. Eine Transformation der Energien hat stattgefunden. Das Paar hat viele Wandlungen er-lebt. Der tiefste Sinn hat sich erfüllt. Das Paar steht nicht mehr unter dem Druck, irgendeinen Lebensplan erfüllen zu müssen. Die Ziele der Partner und des Paares sind identisch: Integration und Synthese werden eins. Liebe als Dasein ist zur Realität geworden.

Das Geheimnis liegt eher in der Vision dieser Möglichkeit, in der Ahnung davon und Sehnsucht danach. Es gibt sie so konkret wahrscheinlich nicht, diese Blaue Blume der Romantik, und doch ist sie schon dadurch Wirklichkeit, daß sie in den Herzen so vieler eben als Hoffnung zu Hause ist. Wir alle tragen ein Bild dieser sich erfüllenden Liebe in uns. Wissenschaftler und nüchtern Denkende, auch Psychologen warnen sogar davor, daß wir in der Liebe dadurch so viele Ent-Täuschungen erfahren, daß wir zu hohe Erwartungen an die Liebe haben und auf diese Weise den Partner und uns selbst überfordern. Es gibt aber auch die andere Sicht auf dieses Geheimnis: Erst der Glaube an dieses Wunder gibt uns die Kraft, den Weg der Liebe zu gehen, d. h. nach gegenseitiger Erfüllung und Vervollständigung zu streben und trotz vieler Kümmernisse den Mut nicht zu verlieren. Die Potentialität der Liebe ist also das Geheimnis des 5.Quadranten. Es hat Gültigkeit auf der ganzen Erde und führt die Liebenden seit dem Beginn der Schöpfungsgeschichte zusammen.

Als symbolhaftes Bild für den Liebeszyklus der Partner bietet sich wieder die Wanderung an: Das Paar hat den Garten Eden betreten. In der gegenseitigen Hingabe liegt das Paradies vor den Beiden ausgebreitet. Bald aber müssen sie sich entscheiden, welchen Weg sie beim Aufbau ihres Lebens einschlagen, welche Pausen sie einlegen, wie groß die Etappenziele sein sollen und welchem Horizont sie entgegenstreben wollen. Verirrt das Paar sich, ist zu entscheiden, wer die Richtung angibt, ob sie gemeinsam weitergehen oder jeder für sich. Oder der Eine wartet, bis der Andere die nächste Wasserstelle gefunden hat. Die Freude zu Beginn der Reise ist groß, wenngleich die Beschwerlichkeiten, die Gefahren und Risiken bekannt sind. Doch das Abenteuer lockt.

Für eine fundierte Psychologie des Paares verwenden wir ein anderes Bild: Der durch Geschichte, Dialog und Spiritualität bestimmte Lebensraum des Paares bildet ein Energiezentrum, in dem die Partner die Kräftepotentiale von Körper, Geist und Seele austauschen.

Dieses Energiezentrum bilden wir im Partnerdiagramm ab. Sich überschneidende oder gleichlaufende Wege der Partner von Pol zu Pol entscheiden über den gemeinsamen Partnerraum. Der Eigenraum zeigt sich in den jeweiligen Polen, die von einem Partner allein besetzt werden. Die Paardynamik entsteht durch die Überschneidung beider Eigenräume im gemeinsamen Partnerraum. Form und Größe des Partnerraums repräsentieren die Paarsubstanz. Je größer sie ist, umso größer sind auch die dem Partnerraum eigenen Bindungskräfte des Paares. Diese bestehen in der Dialogkompetenz von Körper, Gefühl, Sprache, Sinn und Zeit und in der Strategiekompetenz von Intuition, Anpassung, Durchsetzung, Planung und Integration (siehe Abb. 2b. *Eigenraum Frau*, Abb. 2c. *Eigenraum Mann* und Abb. 2d. *Partnerraum*, S. 264ff.).

Den gesamten Spannungsraum auf allen Polen zu durchwandern, von Horizont zu Horizont, meint die Erfüllung des Lebensraumes und den Sinn des Paares: „Leben ist Liebe" (Catull) und: „Liebe ist der Sinn unseres Lebens" (Cardenal 1981).

Der Außenkreis des Partnerdiagramms stellt lediglich einen Näherungswert für die verfügbaren Potenzen der Partner dar. In Wirklichkeit hat der Lebensraum fließende Grenzen, innerhalb derer die Partner sich einander begegnen, verschmelzen und bekämpfen, sich erfüllen oder verlieren. Der ideale Ort für die Paarbeziehung liegt keineswegs in der Mitte dieses Energiezentrums, wie Thomann (1986) dies in seinen Quadranten- und Fadenkreuzmodellen von Partnerschaft aufzeigt, sondern er verlagert sich ständig. Treffen sich die Partner beispielsweise im Pol von Hingabe, Kosmos oder Körper, kann dies zur Sternstunde werden. Ein dauerndes Verweilen dort verwehrt sich allerdings von selbst: Die Sättigungsgrenze zwingt uns, das Glück auf einem Pol gegen das im nächsten einzutauschen. Um abends gemeinsam einschlafen zu können, müssen sich die Liebenden voneinander verabschieden, sich verlassen, um ein jeder für sich ganz tief in sein eigenes Unbewußtes zurückzukehren. Obwohl die Hände sich noch fassen, die Körper sich noch wärmen, wandert jeder allein durch das nächtliche Land.

Und schon dort beginnt die Sehnsucht, erneut mit dem Anderen zu verschmelzen.

Wichtigstes Gesetz der Liebes- und Konfliktdynamik ist, daß Störung, Zusammenbruch oder Krise eintreten, wenn ein Partner am momentanen Ort der Begegnung, so glücklich er dort auch sein mag, stehenzubleiben trachtet und so die notwendige Dynamik blockiert.

Die Aussagen der befragten Paare verdeutlichen immer wieder ein weiteres, sehr heikles Gesetz der Paardynamik: Es gibt keine einheitliche Moral der Liebe – weder generell für Liebende noch für ein spezifisches Paar. Vielmehr wechselt die Moral von Zyklus zu Zyklus: Die beginnende Liebe eines Paares folgt anderen Gesetzen als die der Lebensmitte oder des Alterns. Leider sind es in unserer Gesellschaft immer noch die alten Männer, die die Normen und Gesetze verabschieden und daher bestimmen wollen, was auch für die Jungen gut sei. Sie tun das aber aus Sicht ihres Lebensalters, mit ihrer je begrenzten subjektiven Wahrnehmung.

Aber alle Stadien der Liebe sind in sich notwendig und wertvoll. Sie dürfen nicht gegeneinander verglichen werden. Eine reife Liebe hat nicht mehr Wert als eine stürmische oder eine sich verzehrende. Es gibt in der Paarsynthese keine Höherbewertung einer Liebesform. „Animalische" Lust und Triebhaftigkeit ist genauso beglückend und lebensnotwendig wie reine Tugend und fromme Nächstenliebe. Hier zeigt sich die Unsinnigkeit aller Versuche, Liebe in die drei moralisch und religiös von oben nach unten zu bewertenden Stufen von Agape, Philia und Eros (lat.: caritas, amicitas, sexus) einzuteilen. Die Unsinnigkeit einer solchen Weltsicht wird bei manchen Autoren sogar noch mit der Geographie des Körpers begründet: Sexus, das Genitale, liege unten wie der Fuß des Berges; Freundschaft dagegen liege schon im Herzen – in der Mitte des Berges, auf halber Höhe zum Himmel; Nächstenliebe schließlich, weil selbstlos, bedeute den Gipfel, die Gottesnähe und die reinste Form der Liebe (Onken 1991).

Die notwendige Überwindung des in der abendländischen Kultur damit immer noch vorhandenen Dualismus von Körper und Seele läßt sich überzeugend im taoistischen Verständnis finden: Es gibt kein Oben und Unten, nur gleiche Einordnung aller Phänomene. Alle Pole des Lebens und der Liebe sind durchdrungen voneinander und bedingen sich gegenseitig. Ohne den Gegenpol sind sie nicht denkbar. In der Trauer der Einsamkeit liegt das Glück der Verschmelzung mit dem Geliebten.

3.3 Schlußfolgerungen

Vier Schlußfolgerungen lassen sich aus dem Grundgesetz der Liebe von Polarität, Ambivalenz und Zyklus sowie aus den beschriebenen Bausteinen der Paarpsychologie ableiten:

1. **Flexibilität** ist Voraussetzung für eine „gesunde" Liebesdynamik. Da sich im Vergleich zum vorigen Jahrhundert die Paarzeit verdreifacht hat, im

täglichen Umgang von Frau und Mann wie auch in der möglichen Gesamtdauer einer Zweierbeziehung, ist es notwendig, daß sich Charakter, Ausprägung und Gestaltungsform der Liebe vielfach ändern, ohne daß die Partner sich dadurch entzweien. Weiter zwingen die nicht immer synchron zu steuernden Entwicklungsprozesse der Partner, eine extrem mobile Umwelt und vor allem die zunehmend sich verändernde Berufswelt Paar und Familie, diese Veränderungen mitzuvollziehen. Das verlangt von ihnen Flexibilität, Konflikttoleranz und Dialogkompetenz. So wird es immer mehr Paare geben, die mal zusammen, mal getrennt leben, zwischenzeitlich eine Seitenbeziehung haben, mal die Ernährer- mit der Versorgerrolle tauschen oder zeitweilig allein leben wollen. Im Pluralismus der Liebe liegt ihr Zauber.

Paare, die solche Risiken, Abenteuer und Gefahren der Liebe zu meiden suchen, erstarren. Das intensive Ausleben der Pole ist „normal", nicht bescheidenes Mittelmaß mit schaumgebremsten Emotionen und Angst vor Experimenten. Hier stoßen wir jedoch sehr schnell an die Grenzen unserer bürgerlichen Moral, die den Rausch der Leidenschaft und das Reich der Sinne nur mit Mißtrauen betrachtet. Psychologie und Moral widersprechen sich hier in ihren Zielen.

2. **Ökologie** ist Voraussetzung für eine „gesunde" Liebesdynamik. Liebe ist auf Dauer nicht selbstlos. Nichts gibt es umsonst, auch die Liebe nicht. Sie kann nur überleben, wenn die Bedingungen beider Partner erfüllt werden. Die Umverteilung der Güter muß auch hier im Gleichgewicht bleiben. Dazu ist Liebe auf Konfrontation, Herausforderung und Kampf angewiesen. Selbstbehauptung gehört ebenso zentral zur Liebe wie Anpassung. Die Fähigkeit zur Harmonie ist also die eine, die Fähigkeit zum Kämpfen die andere Seite der Liebesgestaltung.

Während Harmonie als Gestaltungselement für Liebe unumstritten ist, ist zu klären, was unter Kampf in der Liebe zu verstehen und wie er zu führen ist. Ihm kommt grundsätzliche Bedeutung zu: in jeder Beziehung, in jeder Gemeinschaft und in jeder Kultur. In unserer westlichen Kultur ist Kapitalismus die dominierende Lebensstrategie. Konkurrenz, Profit und Erfolg sind die Maxime. Gewinnen ist nur möglich auf Kosten anderer. Winner und looser heißt die neue Hierarchie. Der Starke beutet aus. Die Umverteilung der Interessen gehorcht einem mühsam kaschierten Faustrecht. In dieser „Kultur" erzogen, haben Frau und Mann es schwer, den Begriff Kampf anders zu füllen, ohne Verlierer und Gewinner. Wenn die Gesetze des Makrokosmos aber auch im Mikrokosmos gelten, können die Paare gar nicht anders, als kapitalistisch handeln. So erklärt sich jahrelanger Kampf um Unterhalt oder rohe Gewalt, mit der Sexualität oft eingefordert wird. Die Gesetze des Kapitalismus und der Marktwirtschaft herrschen dann auch zwischen Frau und Mann. Liebe wird ein Wirtschaftsunternehmen zur Versorgung emotionaler Bedürnisse.

Das Problem dabei ist, daß die kapitalistische Rechnung nicht aufgeht: Industrieländer beuten Drittländer bis zu deren finanziellem Kollaps aus. Wie im alten Rom treiben wir Menschenhandel, halten uns statt Sklaven billigste Arbeitskräfte, lassen in der ganzen Welt für uns arbeiten und schöpfen den Gewinn ab.

Liebes-Partner müssen in einer solchen „Kultur“ durchaus in der Lage sein, aggressiv miteinander zu ringen, zu streiten und zu kämpfen, aber ohne Gewinner oder Verlierer zu hinterlassen. Der Partner darf in seinem Gefühlsreichtum nicht ausgebeutet werden. Seine Ressourcen sind kostbar; sie dürfen nicht verschwendet werden. Daraus läßt sich die Notwendigkeit zur Integration der Partnerstile erkennen: Anpassung und Durchsetzung erst ergänzen sich: „Inniges Streiten, zärtliche Durchsetzung, liebevolle Konfrontation, nachgiebige Selbstbehauptung wechselnd mit offensiver Anpassung“.

3. **Resonanzenergie** ist Voraussetzung für eine „gesunde“ Liebesdynamik. In der oben beschriebenen Dynamik kommt eine bipolare Qualität regelnd zur Anwendung, die sich am besten umschreiben läßt mit: „Laß uns für die Liebe kämpfen“ (Cöllen 1984). Diese Qualität heißt Resonanzenergie. Die Paarsynthese übernimmt diesen Begriff von Dieter Duhm (1993), der ihn in seinen „Experimenten für eine humane Erde“ verwendet: Resonanzenergie statt Durchsetzungsenergie. Wie der Wind den Felsen formt, wie das Wasser Steine rundet, wie Katzen geschmeidig ihren Willen durchsetzen, so lernen die Partner miteinander zu kämpfen. Krallen und Schnurren gehören zusammen. Kennzeichen dieser Resonanzenergie ist, daß jeder durchaus sein Ziel verfolgt, ohne aber den Anderen auszubeuten oder zu mißbrauchen: Energie also, die dem Partner nicht schadet, ihm seine Identität läßt und seine Eigenverwirklichung ermöglicht. Duhm verwendet den Begriff natürlich auch ökologisch: Ressourcen sollen so geschont und die natürlichen Kreisläufe erhalten werden. Für die Paartherapie bietet sich eine modifizierte Definition an: „Unter Resonanzenergie ist der Einsatz eigener Kraft gegenüber dem Partner zu verstehen, entsprechend seiner gerade möglichen Antwortfähigkeit, zum wechselseitigen Nutzen.“ Doris Hodel (im Dialog) definiert als Schweizerin so: „Resonanzenergie ist eine Energie, die eine andere Energie voraussetzt und diese wieder zurückgibt. Gleich einem Echo in den Bergen.“ Wir arbeiten in der Paarsynthese noch experimentierend damit. Es gibt bisher zu wenig Anwendungsmodelle dafür.

4. **Sinnhaftigkeit** ist Voraussetzung für eine „gesunde“ Liebesdynamik. Zu einer umfassenden Beschreibung des Liebeszyklus gehört hier auch die Klärung seiner psychologischen Sinnhaftigkeit. Der philosophischen Sinnhaftigkeit von Liebe sind wir in den Gedanken zur dyadischen Anthropologie nachgegangen. Die psychologische Sinnerfüllung des Liebeszyklus liegt zum einen in der gemeinsamen Aufarbeitung der eigenen geschichtlichen Behinderungen, zum anderen in der Umwandlung von „Ahnenbotschaften“ in aktuelle Liebesformen. Weiterhin liegt Sinnerfüllung von Liebe in der Entfaltung vorhandener Potentiale beispielsweise durch gegenseitige Förderung in der Suche nach einem eigenen Lebensziel, im Bemühen um Berufsfindung

oder Rückkehr in den Beruf, in der Entwicklung zu Emanzipation, Autonomie und Kreativität.

Der alles umfassende Sinn von Liebe aber liegt im Prozeß der Synthese, der einen gleichgewichtigen Energieaustausch der Liebenden, mit ihren Kindern, ihrer nahen und weiteren Umwelt zum Ziel hat, um so für die Erhaltung aller Kreisläufe Sorge zu tragen.

Besonders dieser letzte Punkt beinhaltet ökonomisches und ökologisches Handeln in der Vernetzung von Monade, Dyade und Triade. Die Erhaltung der Kreisläufe in und zwischen diesen einander zugeordneten Systemen ist Sinn und Ziel. (Chang 1977; Grimmel) Es geht dabei nicht um Sieg zwischen den Liebenden, nicht um Sieg des „Menschen" über die Natur. Sie war nie unser Gegner. Das Streben nach einem „höheren" Sinn hat in unserer Kulturgeschichte paradoxerweise zur Verachtung und damit zur Abspaltung, Unterdrückung und schließlichen Zerstörung des angeblich „Niederen" geführt. Dazu gehörten Natur, Tier, Trieb, Frauen und fremde Kulturen.

3.4 Konfliktdynamik – Der Gordische Knoten

Die Liebe kennt außer Trennung noch viele Tode.

Die „Konfliktdynamik" eines Paares ist Teil des gesamten Liebeszyklus. Sie ist die andere Seite der Liebesdynamik. Wie diese kann sie durch die fünf Wesensmerkmale der Liebe und die fünf Bausteine der Paarpsychologie beschrieben und in ihren Gesetzmäßigkeiten erkannt werden. Zunächst aber sollen einige allgemeine Klärungen vorangestellt werden:

Alle Phänomene, die der Entfaltung und dem Erhalt von Liebe dienen, können ebenso Störung und Zerstörung der Liebe bewirken. Umgekehrt läßt sich Streitenergie in Kraft, Lust und Erfüllung der Liebe rückverwandeln. Mangelnde Konflikt-, Strategie- und Dialogkompetenz führt zu oft paradoxen Ergebnissen: Intensive Gemeinsamkeiten wandeln sich durch Routine in zu große Ähnlichkeit und Spannungslosigkeit und wirken dann trennend. Bisher Trennendes kann aber im Streitritual im Sinn von Leidensgewinn auch verbinden, da es ersatzweise verlorengegangene Spannung liefert. Eine Einteilung der Partnerprobleme allein nach Streitobjekten, zum Bespiel um Kinder, Geld, Freizeit ist unzureichend. Inhalte, Strategien, Dialogformen und Umweltbedingungen sind von gleicher Wichtigkeit für die spätere Lösung der Streitdynamik.

Die Konfliktdynamik des Paares keimt aus vielfachen Inhalten und Formen wechselseitig bedingter Verletzungen und Deformierungen bis hin zum Zusammenbruch der Dyade oder zur möglichen Zerstörung des Partners. Wir differenzieren die Streitigkeiten nach der Schwere der Aus-Einandersetzung. Liebendes Ineinander hat sich verwandelt in Gegeneinander. Das Innenleben von Körper, Geist und Seele wird abgegrenzt gegen den jetzt außen stehenden Partner (vgl. Lemaire 75). Wir unterscheiden:

Paarkonflikte. Bewußte Auseinandersetzung um ein gemeinsames Thema, um Partnerverhalten oder um Differenzen in anzusteuernden Zielen. Offensive Anpassung wird gesucht. Der Streit ist von begrenzter Dauer mit abschließender Übereinkunft. Versöhnung, Solidarität, Kooperation und Liebesaustausch folgen, auch dann, wenn Meinungsunterschiede bestehen bleiben. Diese Streitdynamik trägt bei zur Tiefung der Dyade durch liebevolle Kritik und intensive Konfrontation mit dem Ziel wechselseitigen Verstehens und sinnvoller Paarentfaltung.

Paarstörungen. Andauernde Konflikte, Streitereien und Differenzen wirken gegenseitig lähmend auf ein oder mehrere teils bewußte, teils unbewußte Lebensbereiche, Verhaltensweisen und Zielsetzungen. Statt Tiefung tritt eine Verflachung der Dyade durch Festhalten an der eigenen Position ein. Ohne Möglichkeiten zur Übereinkunft kommt es zu zeitweiligem Liebesentzug und starker seelischer oder körperlicher Belastung. Die Liebesenergie bleibt ohne Austausch. Die Partnerstrategien reduzieren sich auf ihre engste Form. Die Paarsubstanz wird dadurch gefährdet. Kritische Hilfe von außen durch Freunde, Selbsterfahrung und Paartherapie ist ratsam.

Paarkrise. Die Zerrüttung der Liebesdynamik hat eingesetzt: Liebesaustausch ist nicht mehr möglich, Lebenspole sind durch Streit blockiert, die Substanz des Paares ist fast aufgebraucht. Gefährdung oder Schädigung seelischer und körperlicher Gesundheit tritt ein. Erstarrung, Krankheit oder Trennung stehen bevor. Der Konflikt blockiert jetzt den singularen, den dualen und den pluralen Modus, damit auch die Sinnfindung in den Bezügen zur Umwelt. Das Paar benötigt absolut therapeutische Hilfe, da kein eigener Ausweg gefunden werden kann. Es kann nicht mehr an die Verantwortung der „Kontrahenten" appelliert werden; wider alle Vernunft und bessere Einsicht führen kleinste Anlässe zur Explosion. Krisenintervention wird nötig.

Eine genaue Abgrenzung der unterschiedlichen Grade der Konfliktdynamik ist nicht möglich, da sich die Anteile beständig verändern können und diagnostisch nicht festlegbar sind. In der Folge werden deshalb die Begriffe kombiniert verwendet.

Die Konfliktvernetzung mit dem Partner in dieser Streitdynamik läßt sich dabei ebenfalls nicht in scharf abgegrenzte Ursachen-Wirkungs-Prozesse fassen. Die „Schuldfrage" in der Konfliktdynamik des Paares klären zu wollen, ist immer der falsche Einstieg zum Verstehen und Lösen seiner Probleme. Selbst in den wenigen Fällen, in denen die „Schuld" des Einen offensichtlich ist, beispielsweise durch seine Gewaltexzesse, seine Rücksichtslosigkeit oder Krankheit, existiert doch ein geheimes Mitwirken des Anderen allein durch die Tatsache, daß er die Beziehung gewählt, fortgeführt und bis jetzt aufrechterhalten hat. Vielmehr stimmt eine verblüffende Erkenntnis: Beide haben mit ihren Darstellungen recht. Beide sagen die Wahrheit. Es gibt keine objektive Wahrheit – weder in der Liebe noch in der Wissenschaft, noch in Politik oder Religion. Die Psychologie der Liebe arbeitet nicht mit dem Schuldbegriff: Er führt direkt in die Streiteskalation und verhindert Lösungen. Gleichermaßen wird der Friede zwischen den Völkern im Streit um die Menschenrechtsfrage verhindert, wenn kapitalistische, kommunistische und islamische „Rechtspositionen" gegeneinander ins Feld geführt werden.

Konflikte und Krisen zwischen Partnern greifen in der Regel mehrere Themen gleichzeitig auf. Sie gehen inhaltlich ineinander über, wobei meist mehrere Motive unterlegt und Inhalte, Formen und Strategien sehr vielfältig einander zuwider laufen. Der rettende Faden der Ariadne für Paare und Therapeuten in diesem Labyrinth der Konfliktdynamik von Liebe, Verzeiflung und Haß ist die Orientierung am Liebeszyklus: Das Wissen um die Gesetze der Paardynamik mit Hilfe der Psychologie des Paares und ihrer fünf Bausteine.

3.5 Paarkonflikt-Theorie – Lernen durch Dich

Die Konflikttheorie der Paarsynthese macht als erstes deutlich, daß gerade auch im scheinbar heil-losen Chaos der Paarkrisen eine immense innere Logik waltet. Sie ist sogar sehr zielgerichtet im oft so unlogisch und impulsiv-emotional erscheinenden Beziehungskampf. Die Logik liegt darin, daß die Liebesenergie – bewußt und unbewußt – dafür sorgt, daß der jeweilige Gegenpol wieder zu seinem Recht kommt. Jeder der beiden Partner muß dazulernen, um die Themen des Lebens und der Liebe weiter zu erfüllen. Die Divergenzen der Partner, das sei noch einmal betont, sind dabei ebenso notwendige Energielieferanten der Paarsynthese wie die Energien aus einer hingebungsvollen Wir-heit.

Die Paarkonflikt-Theorie geht zweitens davon aus, daß die Konfliktdynamik des Paares immer auch Ausdruck von Konfliktvernetzung der Partner schon zum Zeitpunkt der Partnerwahl ist. Sie ist, das wurde schon gesagt, im geschichtlichen wie im dialogischen und spirituellen Sein begründet. Deshalb verstehen wir auch und gerade die Konfliktdynamik als „Liebendes Ineinander". Um also ihre Tiefe und damit die Ursachen für eine mögliche Fehlentwicklung der Liebesdynamik zu begreifen, müssen wir über die offensichtliche Krisen-Aktion des Paares hinaus noch dessen Hintergrundkonflikt aufdecken. Einzelne Konflikt-Auslösungen auf der spirituellen, der dialogischen und der geschichtlichen Ebene sind möglich. Konfliktdynamik im erweiterten Sinn umfaßt dagegen die mögliche Krise des Paares auf allen drei Ebenen. Besonders im eskalierenden Stadium werden diese sowieso gleichermaßen in Mitleidenschaft gezogen.

Doch entwickelt sich die Tragödie meist aus einer Ebene heraus. Partnerkrisen sind deshalb als Tragödien zu verstehen, weil die Partner in der Regel auf Grund ihrer Partnerwahl und der damit verbundenen persönlichen Sehnsucht unausweichlich auf die Krise zusteuern. Sie wird damit von Anfang an notwendiger Teil liebender Sinnerfüllung in der jeweils spezifischen Paardynamik. Im Frühstadium läßt sich der Konflikt noch relativ einfach eindämmen. Je länger aber ein Paar die Konfliktbehandlung hinauszögert, desto mehr wird der „Nerv“ des Paares getroffen – wie bei Zahnschmerzen – und umso mehr Paarsubstanz wird zerstört.

Ob allerdings aus der Liebesdynamik heraus eine Konfliktdynamik entsteht, hängt ab von der jeweiligen Dialog- und Strategiekompetenz des Paares. Viele Spannungen und Divergenzen lassen sich mit Hilfe der Dialoge und Strategien rechtzeitig so aussteuern, daß aus dem Paarkonflikt keine Störung oder Krise werden muß und sich die Streitenergie in Liebesenergie zurückverwandeln kann. Bei ungeübtem oder blockierendem Einsatz von Dialog und Strategie allerdings nimmt das Unheil seinen Lauf. Die Eigenart der Partnerstile beinhaltet nämlich neben einer speziellen Liebes-, auch eine spezielle Konfliktstrategie: Anpassung führt dann zu Manipulation des Partners, Durchsetzung zu Projektion auf den Partner, Intuition zu Reaktanz gegenüber dem Partner, Planung zu Delegation an den Partner, Integration zur Dominanz über ihn.

Im Fall einer Krise erfolgt eine Bündelung und Reduzierung auf enges, eingeschliffenes Kernverhalten der Partnerstile, um maximale Wirkung zu erreichen. So werden die jeweils angewandten Partnerstrategien zu Waffen gegen die drohende Überformung durch den Partner. Kennen wir diese Strategien und ihre Stile, lassen sich die Auswirkungen auf den Partner und dessen Folgereaktionen eher abschätzen.

Die Konfliktentfaltung spielt sich auf dem Hintergrund der Wirkprinzipien von Integration, Synthese und Expansion ab. Dabei gilt gerade für den Erhalt des eigenen Selbst gegenüber Dyade und Gruppe ein fast archaisches Gesetz: Einverleiben oder Zerstören. Diese menschliche Grundtendenz wirkt besonders in der Gegensätzlichkeit der Dyade, häufig sogar schon im Kind. Oft zerstört es lieber sein Spielzeug, als dies einem anderen zu überlassen. Beispiele für diese Tendenz in der Liebe stehen täglich in der Zeitung: Der eifersüchtige Mann erschießt seine Frau; er schlägt sie, weil er mit ihr nicht so oft schlafen kann, wie er Lust hat. Getreu der Maxime: Ich und kein anderer darf dich haben, sonst ist es aus. In diesem Fall zählt allein blinde Durchsetzung, um jeden Preis. Dieses Entweder-Oder-Prinzip zeigt die geringe Dialog- und Strategiekompetenz deutlich.

Die jeweiligen Partnerstrategien entscheiden über das entsprechende Krisenmanagement. Der Eine greift entweder zu moderateren oder extremeren Abstufungen des Alles-oder-Nichts, worauf sich der Andere wiederum je nach seinen Möglichkeiten zur Gegenwehr aufgerufen fühlt. So entsteht die Konfliktvernetzung. Im Ringen um Eigen-, Partner- und Lebensraum werden Dominanz, Reaktanz, Manipulation, Projektion und Delegation zu gefährlichen Kampfmitteln. Mag es dem Augenschein auch noch so widersprechen, sind doch beide Partner gleichermaßen Opfer und Täter: Beide haben aus ihrer Sicht „recht“ und kommen nicht zu ihrem „Recht“. In der Sexualität z. B. kommen weder der Fordernde noch der Verweigernde zur ersehnten Lust. Beide sind Verlierer im Ehekrieg. Es gibt niemals einen Sieger, denn Beide erleiden durch Trennung Identitätsverlust, da der „Ätherleib“ (Steiner 1964) des Paares zerrissen wird.

Die Entfaltung der Konfliktdynamik im spirituellen Bereich erklärt sich aus der Eigenblockierung im singularen Modus. Einer oder Beide sind dann nicht fähig, die gemeinsame Aufgabe gegenseitiger Erfüllung zu erfassen und mitzutragen. Die „Sinnerfassungskapazität“ (Petzold 1993) eines Partners mag zu gering entwickelt sein, oder er verschließt sich überhaupt der seelischen und sinnlichen Tiefendimension von Liebe. Danach hat jedes Wesen die Aufgabe, im dynamischen Prozeß des Kosmos seinen Platz einzunehmen und Verantwortung dafür wahrzunehmen. Dafür gilt es, alle eigenen Potentiale und Talente zu entfalten und anzuwenden. Anders ausgedrückt: Die Aufgabe der Liebe besteht darin, materielle Energie auf dem Weg der Differenzierung und Transformation in feinstoffliche Energie umzuwandeln, um so neue Energie zu gewinnen und Leben in der Triade weiterzugeben. Die stattfindende Expansion dient dabei nur der Erhaltung, nicht der Überproduktion von Leben.

Auf der dialogischen Ebene entfalten sich Konflikte, wenn die vorhandene Liebesenergie im Hier und Jetzt nicht zu einem fließenden Austausch findet. Die Intimität der Partnerdialoge wird dann unterbrochen. Erstarrung herrscht in der Bewegung zwischen den Polen. Der Rhythmus der Partnerzyklen hat seinen Pulsschlag verloren. Immer sind es persönliche Verhaltensdefizite, Umwelteinwirkungen, Strategie- und Dialoginkompetenz, die das Paar jetzt aufeinanderprallen lassen. Der Lebensraum kann in seinen Möglichkeiten nicht mehr ausgefüllt werden, und Sinnerfüllung als zentrale Aufgabe des Paares kommt zum Erliegen.

Auf der geschichtlichen Ebene entstehen Partnerkonflikte überwiegend durch sogenannte neurotische oder charakterliche Störungen, die die Dyade einseitig belasten. Die in der Kindheit erworbenen Partnerstrategien werden sichtbarer Ausdruck solch individueller Entwicklungsstörungen. Die seelische Erkrankung oder Belastung des Einzelnen beschwört dann die Tragödie herauf. Ahnenbotschaften, Liebesmuster der Eltern und seelische Altlasten stören aktuell die Synthese-Prozesse der Jetzt-Beziehung. Trotzdem herrscht natürlich auch hier Konfliktvernetzung, da die Persönlichkeitsstörung des Einen dem Andern unbewußt schon bei der Partnerwahl als Kompensation seiner eigenen Schattenseiten diente.

Die Partnerkonflikttheorie der Paarsynthese unterscheidet sich damit in ihrem Erklärungsmodell für Entfaltung und Dynamik von Störungen, Konflikten und Krisen zwischen Partnern wesentlich von herkömmlichen Schulenansätzen: Die Gesprächstherapie geht zum Beispiel davon aus, daß mit steigender Selbstkongruenz des Einen, verbunden mit Selbsterkenntnis und Wertschätzung des Anderen, auch die Zufriedenheit in der Beziehung zunimmt (Auckenthaler 1983). Sie konzentriert sich damit zu sehr auf den singularen Modus und eine Persönlichkeitstheorie, die von „dem Menschen“ ausgeht. Psychoanalyse und tiefenpsychologisch orientierte Methoden gehen mehr oder weniger davon aus, daß zwischen den Partnern eine neurotische Verstrickung stattfindet, die zur Kollusion des Paares führt: Eigene Defizite werden in die Partnerschaft eingebracht in der Hoffnung, der Partner könne diese kompensieren (Lemaire 1980; Willi 1975; König 1990). Die Verhaltenstherapie geht von einer defizitären Kommunikation zwischen den Partnern aus. Bestimmte Fehlkonditionierungen führen zu Unzufriedenheit und gegenseitiger Bestrafung statt Belohnung (Hahlweg 1986; Lederer u. Jackson 1972). Auch systemische Paartherapie geht letzten Endes von einem ähnlichen Ansatz aus: Der Eine macht den Anderen zum Sündenbock, zum identifizierten Patienten, zum Problemträger für die eigene Unzulänglichkeit.

3.6 Vernetzung der Strategien und Stile

Die Entfaltung einer Konfliktdynamik ist dagegen im Sinn der Paarsynthese nur in der Vernetzung aller drei Seinsmodalitäten zu verstehen und aufzuarbeiten, also im Zusammenwirken von Monade, Dyade und Triade. Andernfalls blockieren Integration, Synthese und Expansion einander.

Darin zeigt sich erneut die Komplexität der Liebes- und Konfliktdynamik, die alle Lösungsansätze so kompliziert macht. Wir haben bereits darauf hingewiesen, daß alle Versuche zur Reduktion von Komplexität (Luhmann 1982) in Sachen Liebe weitgehend kontraindiziert sind, weil sie die multimodale und mehrdimensionale Bedingtheit der Paardynamik außer Kraft setzen würden. Dennoch muß gerade für die therapeutische Handhabung des scheinbar vorhandenen Chaos in der Hölle der Streitenden eine Strukturierung gefunden werden, die Prägnanz und Evidenz des Lösungsansatzes vor allem für die Betroffenen gestatten.

Partnerstrategien und Partnerdialoge als Arbeitsmodelle ermöglichen einen solchen Weg. Sie machen zunächst einmal den Konflikt sichtbar. Hier wird ausgetragen, was in der tiefenpsychologischen und der spirituellen Dimension der Liebe nur indirekt sichtbar werden kann. Auf der dialogischen Ebene begegnen sich die Partner mit ihren Strategien, Rhythmen, Dialogen in ihrer Energieentfaltung. Die Partnerstrategien geraten hier besonders ins Spannungsfeld, weil individuelle Bedürfnisse, Sehnsüchte und existentielle Notwendigkeiten oft im Gegeneinander ausgefochten werden müssen. Partner- und Eigenraum werden in Abhängigkeit vom Lebensraum miteinander, gegeneinander und füreinander gestaltet. Das Revier muß verteidigt, abgegrenzt und erweitert oder verkleinert werden, immer verbunden mit der Konsequenz, daß das Revier des Partners und der gemeinsame Partnerraum dadurch ebenfalls verändert werden. Hier kommen dyadische Strategien gegeneinander unterschiedlich heftig zum Einsatz: Planung gegen Intuition, Anpassung gegen Durchsetzung, Durchsetzung gegen Durchsetzung usw.

Im Umverteilungskampf der Bedürfnisbefriedigung und im Streben nach gemeinsamer Sinnerfüllung kommen die Partnerstrategien nach der jeweiligen Entwicklungsstufe des Einzelnen zum Einsatz, entweder gehemmt, kompensatorisch oder in erwachsener Form. Letztere würde beinhalten, daß alle Beteiligten sich in realem Sinne gleichwertig und ohne Ausbeutung austauschen und gegenseitig fördern. Solange dies nicht der Fall ist, wirkt stattdessen Kompensation sowohl beim Paar als auch in der Gruppe und in den Industriegesellschaften auf Dauer zerstörerisch. Opfer und Täter treten in einen gemeinsamen Teufelskreis.

Auf der kompensatorischen Stufe wird der Großteil der Liebesenergie ersatzweise vom Partner abgesaugt. Dessen Gefühlswelt dient dazu, die eigene Welt mit Wärme und Geborgenheit zu füllen. Der wehrlose und gehemmte Partner kann sich weder dagegen abgrenzen noch weiterentwikkeln, da er zuviel der für die eigene Entwicklung benötigten Potenz abgeben muß. Schleichend erleidet er so Persönlichkeitsverlust bis zum Zusammenbruch. Dann kann er die vom Partner gebrauchte Gefühlsenergie nicht mehr liefern und wird für diesen wertlos. Denn auch der scheinbare Gewinner, der kompensatorisch agierende Partner, hat sich zwischenzeitlich nicht weiterentwickelt. Bisher hatte er es nicht nötig, sondern konnte von der Energie des Anderen leben. Nach dem Zusammenbruch des Systems gerät er entweder selbst in eine bedrohliche Krise oder muß erneut auf „Opfersuche" gehen.

Beim Aufeinanderprallen der Partnerstile und -strategien der Beiden entsteht eine spezifische Mischung, die infolge hoher Streitenergie in ihrer Gesetzmäßigkeit und Auswirkung schwer abzuschätzen ist. Trotzdem lassen sich hier deutliche Schwerpunkte erkennen, die für das Verstehen der Konfliktdynamik und der daraus abgeleiteten therapeutischen Interventionen von großer Bedeutung sind (siehe auch Abb. 5b. *Wechselwirkung*, S. 270).

Als reine Partnerstrategien kennen wir: Intuition, Anpassung, Durchsetzung und Planung. In der Liebesdynamik zeigt der Anpasser stimulierendes, förderndes und unterstützendes Verhalten; der Durchsetzer Konfrontation, die anstachelt und herausfordert; der Intuitive Provokation, die zwingt, reizt und Energien auflädt; der Planer Evokation, das heißt, er ist voll hilfreicher Langmut. In der Konfliktdynamik dagegen setzt der Anpasser aus Mangel an direkten Waffen Manipulation ein; der Durchsetzer ohne die Möglichkeit zur Selbstreflexion Projektion; der Intuitive als einzige ihm zur Verfügung stehende Schutzmaßnahme Reaktanz; der Planer aufgrund des Blockierens eigener Gefühle Delegation. Integration kann ihre Strategie wechseln.

Je nach Zusammentreffen der einzelnen Partnerstrategien entsteht nun eine besondere Konfliktschwerpunktbildung, die der Betrachter von außen und an der Oberfläche deutlich erkennt. Jede Kombination dieser Partnerstrategien ergibt eine spezifische Mischung im daraus resultierenden Krisensyndrom. Das Erscheinungsbild des Paares, sein Fluidum oder seine Aura, seine gemeinsame Ausstrahlung ist jetzt gekennzeichnet durch ein Hauptthema wie Opfer, Täter, Entfremdung, Chaos usw. Diese Themen werden begleitet von den entsprechenden Gefühlen wie Haß, Verzweiflung, Trauer, Teilnahmslosigkeit und Depression. Ein etwas vereinfachtes Schema der Kombinationen und Vernetzungen der Partnerstrategien sieht dann so aus:

Intuition mit Anpassung:	Orientierungslosigkeit
Intuition mit Durchsetzung:	Kastration
Intuition mit Planung:	Entfremdung
Intuition mit Intuition:	Chaos
Anpassung mit Anpassung:	Opfer – Opfer
Anpassung mit Durchsetzung:	Opfer – Täter
Anpassung mit Planung:	Unterwerfung
Durchsetzung mit Durchsetzung:	Täter – Täter
Durchsetzung mit Planung:	Konkurrenz
Planung mit Planung:	Erstarrung

Das Beispiel von Anpassung und Durchsetzung: Ich-Schwäche, Minderwertigkeitsgefühle, Aggressionsblockierung und Angst erzeugen Anpassung. Ein solcher Partner wird sich immer als Opfer erleben und darstellen. Dabei kann der Andere, hier der Durchsetzer, nur zum Täter werden: Er wird zusehends zorniger, weil er kein Gegenüber hat. Immer ausfallender und aggressiver wird er zum Ankläger und damit real zum Bösen, unter dem das Opfer permanent zu leiden hat. Ein Durchsetzer wird immer alle Probleme von sich wegprojezieren: auf den Partner als „naheliegenden". Der Anpasser, der nie zu kämpfen gelernt hat, kann sich dann wiederum gegen soviel Anklagewucht nur noch durch Selbstaufgabe retten und versinkt in Apathie, in einen Totstellreflex. Der Betroffene leidet bis zur Selbstzerstörung. Statt im offenen Streit muß er heimlich und verstohlen, auf Umwegen, durch Manipulation doch noch seine Selbstverwirklichung indirekt durchzusetzen versuchen. Das aber führt zu Schuldgefühlen. Die so erlangten Ziele bleiben unbefriedigend. Die eigene Selbstwertempfindung sinkt weiter ab. Um das so größer werdende Defizit auszugleichen, wird das Klammern an den dominanten Partner noch stärker, verzweifelter. Der Teufelskreis dreht sich folglich immer schneller. Progressiver Persönlichkeitsverlust in solch einer Krisendynamik wird handgreiflich sichtbar. Opfer und Täter stehen sich hilflos gegenüber.

Das Beispiel von Anpassung und Anpassung: Beide wählen aus Angst die Anpassung, Beide werden zu Opfern. Erst nehmen sie sich wie Hänsel und Gretel im dunklen Wald schützend bei der Hand und hoffen, der Andere möge die ersten Schritte zur gegenseitigen Erlösung tun. Dann begegnen sie sich mehr und mehr mit Gram und stillem Vorwurf. Infolge der eigenen Ängste manipuliert jeder das Versagen des Anderen heimlich, um es ihm dann vorzuwerfen. Opfer und Opfer stehen sich hilflos gegenüber.

Das Beispiel von Planung und Planung: Sind beide Partner Planende, weil sie Ordnung, Genauigkeit und Korrektheit lieben, dämmen sie miteinander das Chaos der Gefühle ein, erwarten aber gleichzeitig vom Partner die Erlösung aus der eigenen Erstarrung. Gegenseitige Delegation wird dann zum gefährlichen Waffen-Arsenal. Die Konfliktdynamik wird in gegenseitigen Aufforderungen und Fragen deutlich: „Küss mich! – Liebst Du mich?? – Magst Du mich noch?? – Gefall ich Dir??" oder anders herum: „Du liebst mich nicht mehr – nicht richtig – Du denkst nur an Dich selbst – Du bist nicht zärtlich zu mir." Die Verantwortung für die eigene Lieblosigkeit wird somit delegiert. Ursprünglich hatten diese Partner sich auf der Suche nach Gleichheit gerade deshalb instinktiv gewählt, weil der Andere durch seine Selbstkontrolle für das eigene Ich keine Gefahr darstellte. Aber keiner der Beiden kann den Andern erlösen, weil er selbst seine Gefühle aus Angst vor Überflutung, Bloßstellung und Bestrafung verpanzert hat.

Die Logik dieser Partnerstrategien liegt in ihrer Aufgabe, den Prozeß zwischen Integration, Synthese und Expansion richtig zu steuern. Die Durchsetzung von persönlichen Interessen und Bedürfnissen geht in der Dyade auf Kosten des Eigenraums des Partners. Der allerdings ist unerläßlich und nur in sehr begrenztem Umfang zu kompensieren. Ausweichen auf andere Lebensbereiche verändert oder gefährdet gar den gemeinsamen Lebensraum, der wiederum in seiner Ausdehnung begrenzt ist. Überschreitet der Eine die gewohnten Revier-Grenzen, heißt das für den Anderen soviel wie Kampf, Gewalt, Auseinandersetzung oder gar Trennung. Denn die Ausdehnung des Einen bedeutet für den Anderen immer eine Verkleinerung der eigenen Freiheiten oder eine Überlagerung im Partnerraum.

Verständlich ist diese Gesetzmäßigkeit aus der inneren Dynamik der einzelnen Partnerstrategien: So kann die Anpassungsstrategie nur einen indirekten Weg beschreiten, die eigenen Interessen auf irgendeine Weise schließlich doch noch durchzusetzen, eben durch Manipulation. Daß der Durchsetzer dazu tendiert, zu projezieren, ist sehr einleuchtend: Er ist Aggression gewohnt, beschuldigt den Anderen, fordert für sich, kennt keine Selbstzweifel. Er leidet an zuviel Ich-Stärke, was ihn unsensibel für die Schwingungen des Anderen macht. Resonanzenergie entfällt dadurch. Der Intuitive dagegen öffnet Seele und Herz zu weit, zeigt jedem sein Innerstes. Seine Gefühlswelt ist grenzenlos, überall schwingt er mit, ist zu sensibel und damit zu leicht verletzbar. Er identifiziert sich stark mit seinem Gegenüber und droht dabei, sich selbst zu verlieren. Gegen emotionale, körperliche und verbale Übergriffe kann er sich in seiner Offenheit kaum schützen. Sein einziger Weg, sich in Sicherheit zu bringen, liegt in der Reaktanz, der sofortigen radikalen Verweigerung, sobald irgendeine Art von Forderung an ihn herangetragen wird. Beim leisesten Anflug von Bedürfnisanmeldung seitens des Partners wird einfach dicht gemacht. Der Planende schließlich hat früh gelernt, daß vor allem impulsive Gefühle bestraft werden. Also wird für ihn Kontrolle der Gefühle und geplantes Vorgehen zur Konditionierung. Er verfeinert in seiner Eigenart diese Strategie in so hohem Maße, daß er schließlich kaum noch Gefühlsregungen zeigt. Vielmehr delegiert er das Gefühlsleben an den Partner und läßt diesen alle Beziehungsarbeit leisten: Briefe an Verwandte, Einladungen an Freunde usw. Vom Partner erhofft er Zärtlichkeit, Sexualität, Leidenschaft, Umworbenwerden, Atmosphäre im Hause und Lust am Leben. Als Gegenleistung bringt er Verantwortung, Existenzsicherung, praktische Hilfe im Alltag und Treue.

In dieser Konfliktvernetzung zeigt sich eine Eigenart der Partnerstrategien: Sie kommen zu ihrer eigentlichen Auswirkung erst in dieser spezifischen Intimbeziehung mit eben diesem Partner. Das süße und bittere Geheimnis der Partnerwahl bewirkt, daß es in der Synthese zwischen dieser Frau und diesem Mann zu einer speziellen Ausprägung der sich dadurch neu färbenden Partnerstrategien kommt. Mit keinem anderen Menschen wird diese eigenartige Dynamik der Partnerstrategien in diesem Ausmaß wirksam. Am ehesten geschieht das noch in abgeschwächter Form mit den eigenen Eltern oder Kindern, mit anderen intimen Bezugspersonen also. So agieren viele Partner im geschützten Raum der Intimbeziehung ganz anders als draußen mit Freunden. Es scheint, als ob der Partner sich verstelle und die charmante und liebevolle Seite nach außen, die böse und hinterhältige aber nur dem eigenen Partner zeige. Dieses Phänomen erklärt sich dadurch, daß in Partnerkrisen durch den Überdruck an Zerstörungsenergie, entstanden aus fehlgeleiteter Liebesenergie, der Rückzug auf die aus der Kindheit wirksamste Überlebensstrategie erfolgt. Die intime Beziehung erhält dadurch ihren Herausforderungscharakter und entwickelt im Paar eine spezifische, nur hier lebbare Qualität. In dieser Wir-heit als anthropologischer Grundkategorie liegt eben die Besonderung dieses Paares. Die Strategien verschmelzen schließlich im Energiezentrum des Paares, das in diesem so gewonnenen Paargefüge auch ohne Worte für Außenstehende sicht- und fühlbar wird. Auf Freunde strahlt das so stark aus, daß schon vor 3000 Jahren bei den alten Ägyptern eine tiefe Weisheit in Umlauf war: „Das ist ein Ehestreit. Es ist klüger, die Hand zwischen zwei Mühlsteine zu stecken, als sich in einen Streit zwischen Mann und Frau einzumischen, weil dann sofort beide über einen herfallen."

Eine zweite, damit verbundene Eigenart der Partnerstrategien gewinnt durch die jedem Paar eigene Konfliktdynamik an Schärfe: Partnerstrategien formen sich im Syntheseprozeß der Paardynamik, anders als von Bowlby angenommen, doch gegenseitig um. Im positiven Fall mildern sie sich in der Einseitigkeit zugunsten einer Integration aller Partnerstile ab, wobei von allen das Positive genommen wird und dadurch besonders heilsam wirken. Im negativen Fall aber verformen sich diese Partnerstrategien im harten Kampf der Hassenden. Sie werden konditioniert, geübt und trainiert und erreichen dadurch mehr an Schärfe, als sie möglicherweise zuvor hatten. So wurde Xanthippe zu Xanthippe.

Der Dauerstreit mit dem Partner setzt so eine kritische Identitätsumbildung in Gang. Tiefe Spuren graben sich im Gesicht, auf dem Körper und im ganzen Habitus ein: Der Anpasser geht immer geduckter, in sich zusammengezogen, mit gesenktem Blick. Der Durchsetzer aufrecht mit energischem Schritt, lauter Stimme und funkelnden Augen. Der Planer wird grau und grauer, steifer und strenger. Mimik und Gestik werden immer sparsamer. Der Intuitive wird immer hektischer, sprudelnder, ist ständig in Bewegung.

Um aus solcher Konfliktvernetzung herauszufinden, brauchen die Paare überwiegend Hilfe von außen. Sie haben sich im Gordischen Knoten derart verstrickt, daß sie selbst keine Strategie zur Konfliktlösung mehr entwickeln können. Da sie sich gegenseitig nur verzerrt, behindert von eigenen blinden Flecken und unbewußten Schuldzuweisungen, wahrnehmen können, brauchen sie einen „Blindenführer", der sie liebevoll an die Hand nimmt. Tatsache bleibt, daß über 70% der Paare, die zur Therapie kommen, nicht nur ihre Liebe retten, sondern die Beziehung zum Partner verbessern und mit diesem zusammen den weiteren Lebensweg gehen wollen.

Die Möglichkeit dazu liegt mehr in der professionellen Kompetenz guter Paartherapeuten und Eheberater als in den Händen der Streitenden – zumindest zunächst. Damit aber ist die Verantwortung dieser „Helfer" sehr groß. An ihre Ausbildung werden hohe Anforderungen gestellt. Oft hängt das Schicksal vieler Menschen vom Gang der Paartherapie ab. Sie wird zum Ausgangspunkt neuer Lebenspläne, vor allem aber des Wiederfindens neuer Liebesenergie.

4. Kapitel

Therapeutischer Rahmen der Paarsynthese

Liebe und Theorie führen kein gutes Verhältnis miteinander. Bevor irgendein Liebespaar dieser Welt nach Erklärungen und Argumenten für wechselseitige Sehnsucht, Zärtlichkeit und Leidenschaft sucht, werden die Liebenden sich erst der Praxis hingeben und die Köstlichkeiten ihrer jungen Liebe genießen. Sie werden sich dann erstaunt bestätigen, daß ihre Begegnung tiefen Sinn macht. Meist erst beim Scheitern der Liebe wird die Theorie nach dem „Warum" befragt.

Dieses Buch will zur Versöhnung von Theorie und Praxis beitragen, eine fruchtbaren Wechselbeziehung herbeiführen, um daraus Anleitungen für „Liebe in modernen Zeiten" zu gewinnen. Damit will das Buch weiterhin einen Beitrag zur Versöhnung zwischen Politik und Liebe leisten, die im kommenden Jahrtausend hoffentlich möglich werden wird. Viele Paare und Therapeuten, die mit Partnerkrisen zu tun haben, kennen das Problem der kognitiven Dissonanz gerade in der Liebe: Jedem besseren Wissen und Einsehen zum Trotz bricht der Streit immer wieder los. Selbst „Fachleute" für Liebe wie Psychologen, Therapeuten, Sexologen und Theologen scheitern oft in der eigenen Beziehung und erleiden wie alle anderen Liebesschmerz und -kummer. Das Paradies gerät vielen zum Irrgarten. Ich selbst bin geschieden und habe Höhen und Tiefen in diesem Labyrinth durchlitten. „Erst, als meine Liebe bedroht war, verstand ich ihre Tiefe" sagt ein japanisches Heiku (Toyotama Tsuno 1974).

Im folgenden werden prozeßhaftes Vorgehen, Interventionstechniken und einzelne gesetzmäßige Abläufe der Paartherapie nach dem Verfahren der Paarsynthese vorgestellt. Ihre Methodologie ist auf Grund ihrer Einbettung in die Dyadische Anthropologie und der daraus abgeleiteten Psychologie des Paares für Ratsuchende und professionelle Helfer einsichtig und wirksam. Durch die Fülle der zur Verfügung stehenden Prozeßstrategien und paarbezogenen Übungen wird die Arbeit mit den Liebenden und Streitenden zum kreativen, heilsamen Geschehen. Innere Logik und psychologische Gesetze der Paardynamik werden dabei zum Maßstab für therapeutisches Handeln.

1. Der Gesamtrahmen

Inhaltliche, methodische und zeitliche Aspekte der Paartherapie nach dem Verfahren der Paarsynthese ordnen sich trotz der vielfachen Liebesphänomene und ihrer großen Komplexität sinnvoll und überschaubar auf den drei Seins-Ebenen der Liebe: der geschichtlichen, der dialogischen und der spirituellen Ebene. Sie bestimmen Setting, Methodik und Themenbezogenheit der einzelnen Schritte.

Die Paarsynthese kennt fünf aufeinanderfolgende Zyklen ihres Vorgehens: Sie beginnt direkt auf der dialogischen Ebene mit der **Paargestalt**, der durch die Therapeuten nur wenig gesteuerten Darstellung des Paares in seinem ganzen Liebes- und Krisenpotential. Dann geht sie mit der **Partnerwerdung** über zur Arbeit an Liebesmustern und Altlasten aus den persönlichen Entwicklungs- und Beziehungsgeschichten der Einzelpartner. Das beinhaltet weitgehend tiefenpsychologisches und regressives Arbeiten mit aktiven Techniken. Von da aus wird im dritten Schritt die Verflechtung zwischen Dialog- und Geschichts-Ebene im Zyklus der **Paardynamik** gesucht. In diesem Knotenpunkt zeigt sich, wie die früher erworbene Liebesfähigkeit in der jetzigen Partnerschaft zur Wirkung kommt, ob und wie die Partner zu einem Gleichgewicht ihrer Liebespotentiale finden. Daraufhin erst kommt es im vierten Zyklus zur eigentlichen **Konfliktanalyse**, zum Lernen durch und mit dem Partner, zum Seelen- und Sinndialog und damit zur spirituellen Ebene dieser Liebesbeziehung. Schließlich wird im fünften Zyklus der **Paargestaltung** das Gleichgewicht zwischen Integration, Synthese und Expansion im sinnvollen Zusammenwirken der drei Seins-Ebenen von Liebe gesucht (siehe Abb. 7. *Therapieprozeß*, S. 273).

Dieses Vorgehen spiegelt den Weg aller Paare: Im ersten Akt zeigen und stellen sie sich einander dar und bauen an der gemeinsamen Bühne für das Spiel der Liebe: Verschmelzung und Ekstase. Im zweiten Akt erzählen sie einander ihre Geschichten und begreifen sich so in der jeweiligen Eigenart. Dann versuchen sie im dritten Akt, im Gleichgewicht von Ich und Du einen erfüllenden Austausch von Körper, Geist und Seele zu finden. Im vierten Akt schließlich lernen sie, neben ihren Licht- auch die Schattenseiten ihrer Zweisamkeit zu betrachten, sich den gemeinsamen und eigenen Problemen zu stellen, und überprüfen den Sinn ihrer Beziehung. Im letzten Akt würdigen sie das kritisch geprüfte Potential entsprechend ihrer gemeinsamen und jeweils eigenen Lebenspläne durch Neugestaltung des Zusammenwirkens ihrer Kräfte oder durch Trennung. So verläuft der Weg der Paarsynthese.

Das Procedere in fünf Zyklen ist, wie bei anderen Therapieverfahren auch, als Spirale vorstellbar: Beim Wiederaufeinandertreffen der Linien werden auf der nächsten Zyklus-Ebene gleiche Themen und Probleme der Liebe erneut, aber differenzierter und mit anderen Schwerpunkten, aufgenommen. Streitende Paare kreisen auch immer um dieselben Probleme, allerdings ohne Ebenenwechsel. Die Grafik der Therapiezyklen kann der besseren Übersicht wegen das oft notwendige Vor-, Zurück- und Ineinandergreifen der fünf

Schritte nicht zeigen. Lediglich in den sich überschneidenden Linien benachbarter Paar-Zyklen kommt das zum Ausdruck.

Die Therapiezyklen dienen Therapeuten und Klienten als roter Faden zur Orientierung für die immer notwendige Prozeßanalyse therapeutischer Arbeit, um nicht im Labyrinth gegenseitiger Anschuldigung, tiefster Verzweiflung und hoffnungsloser Aggression stecken zu bleiben.

Die entscheidenden Elemente des Vorgehens sind: Setting von Dyade und Triade, nämlich das Paar mit einem Therapeuten, idealerweise einem Therapeutenpaar; das multimodale und prozeßspezifische Arbeiten in der Abfolge der fünf Zyklen mit szenischen, tiefenpsychologischen, dialogischen und spirituellen Techniken im schulen- und methodenübergreifenden Sinne; die Arbeit mit der Wechselwirkung von Integration, Synthese und Expansion zwischen Eigen-, Partner- und Lebensraum in der Einheit von Einzel-, Paar- und Gruppentherapie. Die gesamte Arbeit realisiert sich auf den fünf Dialogebenen des Paares: Körper, Gefühl, Sprache, Sinn und Zeit. Zur Konfliktlösung werden die Partnerstrategien von Intuition, Anpassung, Durchsetzung und Planung zu einem integrativen Handeln gefügt, um die synchrone Erfüllung der Partnerzyklen von Hingabe, Aufbau, Lebensmitte, Altern und Zweisamkeit zu ermöglichen und den Energieaustausch von Körper, Geist und Seele im Fließgleichgewicht auszusteuern.

Deutlich wird hier, daß Streitdynamik und konfliktzentrierte Therapiearbeit nicht im Vordergrund des Ganzen stehen. Vielmehr kommt dem „Lernmodell Liebe" die eigentliche Bedeutung zu. Das Lernen von Liebe ist dabei zu verstehen als gemeinsamer Erfüllungsprozess der Partner in gegenseitigem Stimulieren, Konfrontieren, Kreieren und Evozieren, um sich so zur ersehnten Ganzheit zu vervollständigen. Diese wird sonst nirgendwo möglich und ist durch nichts zu ersetzen. Sie zu erreichen, ist nicht ein abgeschlossenes Ziel, sondern bedeutet eine im Lebenslauf sich vollziehende Erfüllung.

1.1 Unterschiede zur Einzeltherapie

Am Anfang sind die Unterschiede zwischen Paartherapie und herkömmlicher Einzel- oder Gruppentherapie besonders hervorzuheben, da sie den Synthese-Gedanken erst deutlich machen. Sie zeigen sich in der „liebevollen" Atmosphäre, in dyadischer Interventionstechnik, therapeutischer Grundhaltung und im Beziehungsmodell der Triade, schließlich in der Überwindung der Methodenenge und der intendierten „politischen" Zielsetzung.

Die Einbeziehung des Partners in die Paartherapie ist allgegenwärtig. Selbst dann, wenn dieser aus triftigen Gründen gar nicht anwesend ist oder die Therapie generell verweigert, werden dyadische Interventionen, Techniken und Übungen eingesetzt. Ein anderes Grundkonzept kommt zur Anwendung: Die Qualität der Tag-und-Nacht-Einheit mit dem Liebespartner ist immer und grundsätzlich eine andere als die in anderen sozialen Beziehungen. Die Totalität der menschlichen Erfassung in einer Liebesbeziehung ist unvergleichlich, bedingt ihren Zauber, ihre Explosivität und ihre Zerstörungskraft. Dyade bewirkt hohe Verdichtung und Beschleunigung menschlicher Prozesse, die sonst nirgends oder nur selektiv erreicht werden können.

Die Partner werden deshalb als Teile eines Ganzen angesprochen, die erst im Zusammenspiel sich und ihre Welt selbst erschaffen. Sie haben ihre jeweilige Identität eben durch den Anderen erst gewonnen. Interventionen, die sich an den Einen richten, treffen daher immer auch den Anderen. Die therapeutische Tiefung erreicht Beide, den direkt angesprochenen und den gerade passiven Partner, oft entgegengesetzt, manchmal spiegelnd, wiederum auch ergänzend. Die Therapeuten dürfen also nicht zweigleisig fahren!

Eng mit dieser dyadischen Wirkweise ist das polare Arbeiten verbunden: Gemeint ist damit die Einbeziehung der im Partnerdiagramm aufgezeigten, jeweils gegensätzlich angeordneten Liebespotentiale und deren sukzessive Erarbeitung. Dazu gehört immer der nicht genannte Pol einer Beziehungspolarität: bei Hingabe die Trennung, bei Körperkonflikten die Seelendifferenzen und bei spirituellen Problemen der Alltag des Paares. Männerprobleme sind dann immer auch Frauenprobleme und umgekehrt. Die Paarsynthese geht daher nicht separierend vor, arbeitet also nicht mit Frauen und Männern in getrennten Sitzungen oder Gruppen. Denn die notwendige Hinfindung zum eigenen und anderen Geschlecht und zum eigenen Selbst ist nur dyadisch, in der Synthese von Frau und Mann zu erreichen.

Anders auch als in der Einzeltherapie, in der ein solcher Druck selten herrscht, muß der Heilungsgradient in der Paartherapie schneller als der Zerstörungsgradient wirken. Der Wettlauf gegen die Destruktion durch tägliche Streitereien und die damit verbundene Zerstörung der verbliebenen Paarsubstanz muß gewonnen werden. Die Arbeit an der Konfliktdynamik des Paares braucht also ein je spezifisches Tempo. Bei fortgesetztem Stillstand und Stagnation personaler und dyadischer Entfaltung hat die Therapie dann nur noch Alibi- und Stützfunktion für die voranschreitende Zerrüttung. Weiter ist der therapeutische Umgang mit Abwehrverhalten und Widerstand ein anderer, da diese oft unterschiedlich bzw. gegeneinander aktiviert, auch gegenüber den Therapeuten different ausagiert werden. Widerstand ist deshalb auf der Eltern-Kind-, der Geschwister- und der Partner-Ebene zu erkennen und zu bearbeiten. Bei der „Übertragung und Gegenübertragung“ werden Therapeuten überwiegend nicht zu idealisierten Eltern-, sondern Partnerfiguren (siehe nachfolgend *Triade*, S. 174ff.). Sie ernten häufig Sympathie und Wohlwollen, die dem eigenen Partner demonstrativ verwehrt werden, bis hin zu der Botschaft durchs Telefon: „Mit Ihnen würde ich lieber schlafen als mit meinem Mann.“ Die therapeutische Arbeit mit solchen Signalen ist immer in der schwierigen, aber hilfreichen Rückleitung in die Dyade zu sehen.

Paartherapie hat darüber hinaus anderen Charakter und Sinngehalt: Es geht beim Leiden an der Liebe nicht um eine als heilungsbedürftig anerkannte Krankheit. Der therapeutisch übliche Zugriff auf die Einzelpersönlichkeit verbietet sich von daher. Das Paar ist vielmehr Spiegel der Liebesunfähigkeit unserer Gesellschaft und einer defizitären Liebeskultur. Grundsätzlich andere

Ziele werden angestrebt: Intimität als Heilkraft, Versöhnung der Geschlechter, „Eros – die subtile Energie" (Berner-Hürbin 1989), Feiern der Ekstase, Freude an den Sinnen. Neben Individuation und Integration geht es um die Vereinigung männlicher und weiblicher Energie. In einer Art Solidarpakt wird dem Einzelnen Vergangenheitsbewältigung erst möglich: Ablösung von Ahnenbotschaften, Aufarbeitung elterlicher Liebesmuster, Abbau von Altlasten. Der Partner wird dabei zum persönlichen „Entwicklungshelfer" auf dem Weg zur Selbstentfaltung und Androgynie. Er mutet fast wie der „Schutzengel" aus religiösen Konzepten an.

Das dyadische Lebenskonzept vermittelt das intime Zusammenwirken zweier emanzipierter Persönlichkeiten in Gleichberechtigung und Ganzheit – durch Androgynie in einer Synthese mit dem Gegenüber, ohne diesen zu kolonialisieren (vgl. Türcke 1991). Die verantwortliche Gestaltung von Liebe und Beziehung durch Intimität führt dann implizit zur entsprechenden Weltgestaltung.

Trotz der liebevollen Atmosphäre bietet Paartherapie im Vergleich zur Einzeltherapie viel weniger Schonraum, da der Konfliktauslöser, Unglücksverursacher und Peiniger in Gestalt des Partners immer gegenübersitzt. Gleichzeitig kontrolliert, korrigiert, bewertet der Eine alle Aussagen des Anderen – selten mit wohlwollender Akzeptanz. Die therapeutische Atmosphäre, in der Einzelarbeit oft schon heilend durch die Annahme und Wertschätzung seitens des Therapeuten, wirkt vielfach gespannt, aufgeladen, oft feindlich. Jede noch so kleine positive Veränderung in der Sitzung wird sofort im Alltag des Paares überprüft bzw. in Frage gestellt. Blanck u. Blanck (1968) schreiben dazu: „Eines der schwierigsten technischen Probleme der Paartherapie ist, jemandem zu helfen, der die Schwierigkeiten beim Ehepartner sieht."

Unterschiede und Abgrenzungen zwischen Einzel- und Paartherapie werden damit besonders in unterschiedlichen Zielsetzungen und Techniken der Durchführung deutlich. Dementsprechend sind die Regeln zur Vermeidung von Fehlerquellen dyadischer Therapie andere als die der Einzeltherapie.

1.2 Fehlerquellen der Paartherapie

Partnerkonflikte, folglich auch Paartherapie, sind äußerst subjektive Vorgänge. Jedes Paar hat seine eigene „Rechts-Situation" (Beck u. Beck-Gernsheim 1990) und emotionale Bedürfnislage. Zur Absicherung und Befriedigung derselben führen viele Wege und Mittel, die je nach Paar, Motivation, Zyklus und Mitwelt variieren. In unserer pluralistischen Freiheit fällt eine klare Orientierung oft schwer. Auf die Einschätzung der Therapeuten wird dann von den Partnern oft besonderes Gewicht gelegt. Hier liegt eine große Gefahrenquelle, da weder für richtige Lösungen noch für richtiges Therapeutenverhalten objektive Maßstäbe existieren. Die Versuchung, eigene Maßstäbe und Erfahrungen auf das Paarproblem anzuwenden, taucht daher ständig wieder auf. Supervision erweist sich hier zumindest als eine Hilfe, beseitigt solche „Fallstricke“ (Hahlweg e al. 1982; Lazarus 1988) jedoch nicht. Aus der Sicht der Paarsynthese können diese folgende Formen annehmen:

1. Suche nach Objektivität und Wahrheit: Alle Versuche dieser Art führen in die Irre und forcieren die Streiteskalation. Die Dynamik der Liebe lebt davon, daß im Prozeß von Empfinden, Äußern, Tauschen und Danken oder Verzeihen jeder Partner seine eigene Wahrheit hat.
2. Partei-Ergreifen/Schiedsrichter: Einseitige Akzeptanz eines der Partner durch die Therapeuten bedeutet Spaltung! Akzeptanz, Empathie und Konfrontation sind Beiden gegenüber gleichermaßen anzuwenden. In der Praxis heißt dies, durch wechselnde Parteinahme mit Beiden unterschiedlich zu arbeiten, da Gleichzeitigkeit und Gleichförmigkeit nicht möglich, sogar kontraindiziert wären. Dieses Vorgehen muß dem Paar schon zu Beginn transparent gemacht werden.
3. Krankheitsdiagnosen, Sündenbockrolle und Konfliktauslösung: Sie dürfen niemals nur auf einer Seite gesucht, sondern nur im Zusammenhang mit der dyadischen Konfliktdynamik gesehen werden. Der auf den ersten Blick scheinbar „gesunde“ Partner darf nicht „ungeschoren“ bleiben. Seine Konfliktvernetzung durch mangelnde Partnerstrategie und Dialogkompetenz ist auch auf seiner Seite herauszuarbeiten.
4. Moralische Liebes-Kategorien unserer Gesellschaft: Nimmt Einer diese als Argument für sich gegen den Anderen in Anspruch, steht meist Abwehr gegen die eigene Infragestellung dahinter.
5. Ein Ultimatum wie z. B. die Beendigung einer Seitenbeziehung: Ein solches darf nicht zur Entscheidung gestellt oder therapeutisch manipulativ induziert werden. Therapeutisch notwendiger Druck darf allein inhaltlich, nie normativ begründet sein.
6. Therapeutische Abstinenz in unklaren Situationen: Triade als therapeutisches Basisverhalten in der Paartherapie, besonders in Krisen, richtet sich an einem partnerschaftlichen Beziehungsmodell zwischen Therapeuten und Klienten aus. Das kann Übertragung und Gegenübertragung, Fachautorität und menschliche Wärme gleichermaßen einschließen und manifestiert sich im intimen Dreieck der Triade. Liebe ebenso wie streitbare Auseinandersetzung und Konfrontation zwischen Therapeuten und Partnern werden zugelassen, erkannt und selektiv beantwortet. Die Therapeuten werden, da es sich unter anderem um eine Therapie der Gefühle handelt, sehr wohl mit ihren eigenen Gefühlen für die Streitenden fühlbar. Die Gefahr subjektiver Mitverstrickung vergrößert sich dadurch.
7. Vertrauen auf die Selbstorganisation des Konflikt-Paares: Diese ist reduziert oder überhaupt nicht mehr wirksam. Die Therapeuten greifen deshalb strukturierend in die Konfliktdynamik des Paares ein, weil es in seiner gordischen Verknotung = Konfliktvernetzung aktive Hilfe von außen benötigt. Die „blinden Flecken“ verunmöglichen eine Selbstbefreiung. Geäußerter Streitanlaß und beliebte Streitthemen wie Kinder und

häusliche Ordnung müssen in ihrer Bedeutung den dahinter verborgenen Konflikte weichen. Auch typische Argumentationsrituale, bei denen es um die besseren Beweise für den umstrittenen Sachverhalt geht, werden nur zu Demonstrationszwecken zugelassen, sonst aber unterbunden. Die Therapeuten achten darauf, daß auf allen Dialogebenen, mit allen Strategien und mit allen Polen im Partnerdiagramm gearbeitet wird. Sie geben entsprechende Verhaltensanweisungen, Hausaufgaben und greifen mit Übungen ein.

8. Therapeutisch-eindimensionale Zugänge: Allein Gespräch, Tiefenpsychologie, Kommunikations- oder Sexualtherapie oder Körperarbeit als einzige Methode einzusetzen, wird der Komplexität der Konfliktdynamik in der Regel nicht gerecht. Stattdessen werden verfahrenübergreifende, multimodal wirkende Techniken verschiedener Schulen in einem einheitlichen Konzept angewendet. Dies darf nicht zum Konzeptspringen oder zu babylonischer Methodenverwirrung führen.

Die paarspezifische Interventionstechnik richtet sich folglich, dem Rhythmus des Paares entsprechend, an Formen, Inhalten und Zielen der Liebe aus, die eine Gleichheit und Gleichberechtigung aller Liebespole ohne moralische Wertung, gesellschaftliche oder politische Unterdrückung anstreben. Die Wege der Heilung für die Liebe sind in den verschiedenen Prozessen von Liebe zu suchen: Liebe zu sich selbst, zum eigenen und zum anderen Geschlecht. Die Gegenpole von Abgrenzung und Distanz sind darin selbstverständlich eingeschlossen. So gilt es durchaus auch als Ausdruck von Liebe, sich vom Partner trennen zu können.

2. Implikationen zur Paartherapie

Das therapeutische Vorgehen der Paarsynthese ist gemäß der Komplexität und Vieldimensionalität von Liebe bewußt nicht schulen- und methodengebunden oder einer bestimmten Weltanschauung bzw. einem starren Modell von Partnerschaft verpflichtet. Allerdings entzündet sich hier eine kritische Diskussion sowohl mit den einzelnen Therapie-Schulen als auch innerhalb der Paarsynthese selbst über Berechtigung und Effektivität solch einer bisher unüblichen und undogmatischen Methoden-Synthese. Aber jede Schulenenge, jede Reduzierung von Komplexität zur Vereinfachung der therapeutischen Arbeit durch Einschränkung z. B. auf die Kommunikation eines Paares oder die tiefenpsychologischen Aspekte allein bedeutet Spaltung der immer auf Ganzheit angelegten Liebe. Sie würde verfälscht und erneut gefährdet, indem die Krise nur auf einen Teilbereich gelenkt würde. Wollen wir aber nur annähernd versuchen, allen Liebesphänomenen gerecht zu werden und sie daher in die Therapie einbeziehen, laufen wir Gefahr einer solchen Überfrachtung, daß diese nur noch durch reinste Sisyphusarbeit aufgelöst werden könnte.

Sind beispielsweise Kränkungen über grob eingeforderte Sexualität noch gar nicht gelöst, entbrennt schon ein Streit über Arbeitszeit, das Fernsehen und Weihnachten mit der Schwiegermutter. Die Paarsynthese setzt dieser Ausuferung der Problemschwemme die Arbeit an der dahinterliegenden Konfliktdynamik entgegen, strukturiert so den Prozeß und wertet dabei die Streitphänomene als Wegweiser für die Konfliktvernetzung. Statt „Problemspringen" führen die Therapeuten durch Zentrieren an den Konfliktschwerpunkt heran.

Um die Komplexität der Liebestragödien umfassen zu können, setzt Paarsynthese bewußt auf die Synthese all jener therapeutischen Methoden, die der Sinnerfüllung des Paares dienen. Wir wissen aus den Untersuchungen von Grawe (1994), daß allein das früher so negativierte eklektische, heute oft integrativ genannte Vorgehen als methodenübergreifendes einen psychologisch und ökonomisch angemessenen Erfolg wahrscheinlich macht.

Die angestrebte Veränderung der Konflikt- und Krisendynamik mit Hilfe der Therapie der Paarsynthese wird durch Inhalte bewirkt, die bisher in verschiedenen Schulen unterschiedlich präsent sind: Lernen von Gefühlen, Lernen von Durchsetzung mit Resonanzenergie, spirituelles Lernen, Entflechtung der Konfliktvernetzung durch soziales und tiefenpsychologisches Lernen, dialogische Bewältigungstechniken und Konfliktlösungsstrategien, wechselseitige Emanzipation durch Erwerb von integrativem Partnerstil und Dialogkompetenz, Kommunikations- und Partnerschaftstraining, gemeinsame Selbst- und Sinnfindung.

So dienen die Basisvariablen der Gesprächspsychotherapie als Grundlage der Gesprächsführung mit wohlwollender Akzeptanz, Empathie, Selbstkongruenz der Therapeuten und der Anleitung zum Focussieren. Auch Verhaltenstherapeuten legen diese ihrem Vorgehen inzwischen zugrunde (Hahlweg et al. 1982). Die Tiefungsschritte der Gestalttherapie mit ihrer Konflikt- und Gefühlsarbeit nach dem Was, Wie und Woher in der Lebensgeschichte, mit ihrer ganzheitlichen Körperarbeit und mit ihrem Konzept vom Umsetzen der Erkenntnisse und Impulse in direkte Aktion sind ebenso unverzichtbar wie das verhaltenstherapeutische Arbeiten mit Angst und das generationenumschließende Arbeiten der Familientherapie mit dem ganzen System. Das Inszenieren von Drama und Spiel, von Szenen und Wiederholungen durch Psychodrama, das tiefenpsychologische Aufspüren und Analysieren traumatischer und neurotisierender Anteile sind ebenso notwendig für eine „Heilende Partnerschaft" (Cöllen 1993) wie das Finden und definitive Verankern neuer Reaktionsmuster aus dem Neurolinguistischen Programmieren/NLP (Cameron-Bandler 1983).

Bevor wir nun Triade als besonderes therapeutisches Beziehungsverhalten der Paarsynthese vorstellen, sei ein Überblick über das Beziehungsverhalten anderer psychotherapeutischer Hauptverfahren gegeben, um ein breites Fundament für ein übergreifendes Synthese-Konzept im Miteinander der Schulen gewährleisten zu können.

2.1 Therapeutisches Beziehungsmodell integrativer Therapie

Therapeutische Beziehungsmodelle auf allgemeingültigen Erkenntnissen und nicht auf schulenbezogenem Denken aufzubauen, darin besteht das Bestreben jüngster Zeit. Pieringer (1995) zeigt, wie therapeutische Beziehungen bisher abhängig waren von der jeweiligen Ausbildung der Therapeuten, von der psychotherapeutischen Schule und ihren „politischen" Zielen. Er selbst sucht deshalb nach neutralen, übergreifenden und umfassenden Kategorien dieses helfenden Tuns. Dazu teilt er therapeutische Beziehungsformen in ästhetische, ethische, ökonomische und erotische Grundhaltungen ein. Dann führt er Ziele der einzelnen Schulen an wie z. B. Arbeitsfähigkeit für Verhaltenstherapie, soziale Integration für Individualpsychologie und Gruppentherapie, Emanzipation der Person für Psychoanalyse und Sinnfindung für humanistische Ansätze. Seine Kritik an dieser schulspezifischen Betonung einer Grundhaltung richtet sich an die darin liegende Einengung therapeutischer Kompetenz. Er weist auf die Enge psychoanalytischer Erkenntnistheorie und Technik hin, z. B. allein mit Hilfe von „Übertragungsneurose" zu arbeiten, und betont den darin liegenden „Verrat am Körper". Er hinterfragt das Konzept der Selbstheilung in der Gesprächspsychotherapie, das er als humanistisch-idealisierend einstuft. Die Verhaltenstherapie, so sein Überblick, habe sich erst seit kurzem dem Thema Beziehung in der Therapie zugewandt.

Pieringer stützt seinen Ansatz schulenübergreifenden Beziehungsverhaltens von Therapeuten auf die klassische Typologie antiker psychosomatischer Konzepte, die von Empedokles, Hippokrates und Galen entworfen wurden. Deren Aufteilung in phlegmatische, cholerische, sanguinische und melancholische Temperamente hat ihre Aktualität auch in heutigen Alltagstheorien bewahrt. Abgeleitet aus der pathologischen Erfahrung, sind diese zwar wissenschaftlich problematisch, dennoch bleiben sie als „Verstehenshilfe für psychosomatische Zusammenhänge sinnvoll". Pieringer geht nun weiter, indem er diese menschlichen Grundhaltungen positiv definiert:

Die ästhetische Grundhaltung zeigt phlegmatisches Temperament, dient der Sinnstiftung und bemüht sich um phänomenologische Erkenntnis über Leben. Die ethische Grundhaltung zeigt melancholisches Temperament und hat depressiven Charakter. Sie bemüht sich um soziale Wertbildung, gründet auf dialektischer Erkenntnismethode und sucht nach der Struktur des Lebens. Die ökonomische Grundhaltung mit cholerischem Temperament und zwanghaftem Charakter gründet auf empirisch-analytische Erkenntnismethoden, hat Arbeitsfähigkeit zum Ziel und sucht nach den konstitutionellen Bedingungen des Lebens. Die erotische Grundhaltung schließlich, die in therapeutischem Zusammenhang revolutionär scheint, ist von sanguinischem Temperament und damit hysterischen Charakters. Sie basiert auf der hermeneutischen Methode, bemüht sich um Zukunftserhellung und sucht nach den einzelnen Funktionsprinzipien des Lebens.

Mit dieser letzten Einteilung wagt Pieringer im Sinne der Paarsynthese einen mutigen Schritt, da er deutlich „das sexuelle Leben als Quelle der höchsten Tugenden" auch in der Psychotherapie hervorhebt, ohne dabei die Gefahr der Verführbarkeit aus dem Blick zu verlieren. Er begründet seinen Ansatz mit der platonischen Weisheit über die Einheit von Eros und Erkenntnis: „Die erotische Grundhaltung schließlich vereint und interpretiert alle bislang erwähnten Grundhaltungen und eröffnet eine geschlechtsbewußte Perspektive in die Zukunft. Sie ertastet und erfühlt die Funktion und Rolle des Menschen als Mann oder Frau" (Pieringer 1995).

Er wertet nun diese Grundhaltungen als allgemeine Orientierung für sinnvolles therapeutisches Basisverhalten. Grundhaltungen anderer Schulen und der ihnen unterstellte Wirkmechanismus im therapeutischen Prozeß sollen im folgenden differenziert betrachtet werden:

2.2 Therapeutisches Beziehungsmodell der Verhaltenstherapie

Hier muß zwischen klassischer und sogenannter „Interakiver Verhaltenstherapie", die im wesentlichen von Grawe (1994) so entwickelt wurde, unterschieden werden. Wissenschaftstheoretisch und methodisch kennzeichnet sich klassische Verhaltenstherapie durch ihre engste Anlehung an Naturwissenschaft, kritischen Rationalismus, Empirie als Forschungsmethodologie (Scientistik) und ihre Ablehung von Mentalismus, Phänomenologie und Hermeneutik als Erkenntnismethoden.

Das therapeutische Vorgehen ist primär problem- und lösungsorientiert, auf Zukunft und die Bewältigung aktueller Probleme gerichtet. Aufarbeitung von Lebensgeschichte spielt nur eine untergeordete Rolle. Lernen und Lernmechanismen sind die primären therapeutischen Kriterien. Hier ist aber zu differenzieren: Paarsynthese stellt Lernen und Lernprozesse neben geschichtliche Aufarbeitungsprozesse. Darüber hinaus meint sie mit Lernen eher ein spirituelles, die Verhaltenstherapie dagegen meint Verhaltenstraining.

In der klassischen Verhaltenstherapie herrscht ein „kooperatives Arbeitsbündnis" zwischen Therapeut und Klient. Daraus entwickelt sich nach Laireiter (1995) eine triadisch genannte Therapiebeziehung: Therapeut und Klient tun sich zusammen, um das Problem als nach außen verlagertes gemeinsam zu lösen. Mehr implizit als explizit, wird die Beziehung Klient–Therapeut doch als zentraler therapeutischer Wirkfaktor gesehen: Der Klient wird nämlich erst durch die Beziehung zum Therapeuten motiviert, am Problem als solchem zu arbeiten. Folgerichtig bezeichnet Laireiter das fehlende Verständnis für Störungen aus der Beziehungsdynamik heraus als Schwachstelle herkömmlicher Verhaltenstherapie. Das gilt besonders, wenn es um Persönlichkeitsstörung geht, „deren Problematik per definitionem in der Regel in gestörten interpersonalen Aktionsstrategien besteht". Das macht eine Abweichung vom technologischen Konzept der Therapiebeziehung hin zu einer menschlichen Beziehung notwendig. Den Patienten müssen ihre häufig destruktiven oder vermeidenden interpersonalen Strategien bewußt gemacht werden.

Unter Berufung auf das Konzept der Interaktionellen Verhaltenstherapie (IVT) nach Grawe schreibt Laireiter (1995): „Von zentraler Bedeutung für das soziale Funktionieren des Menschen und damit auch für die Psychotherapie sind die sogenannten interaktionellen Schemata." Diese aber sind in etwa vergleichbar den „working models" nach Bowlby oder den Partnerstilen der Paarsynthese (Cöllen 1989). Auch nach dieser Auffassung sind die wichtigsten menschlichen Bedürfnisse interpersonaler Natur wie Sehnsucht nach Liebe, Anerkennung usw. Daraus resultieren dann die größten psychischen Verletzungen. Deshalb wird nach Grawe (1994) Psychotherapie „ein zutiefst interaktionelles Geschehen".

Es gilt als empirisch belegt, daß eine gute therapeutische Beziehung wesentlicher Garant für erfolgreiche Psychotherapie ist. Dennoch wird hier überwiegend am instrumentellen Aspekt der Beziehung gearbeitet. Sowohl Grawe als auch Laireiter sehen eine Chance in der Gesprächspsychotherapie: Verhaltensänderung erfolgt hier konzentriert durch die therapeutische Beziehung. Allerdings, so kritisiert Grawe, verhindern die starren Verhaltensregeln, daß die therapeutische Beziehung flexibel an der individuellen Aktionsstrategie des einzelnen Klienten ausgerichtet wird. Laireiter begrüßt deshalb die IVT als dynamische Erweiterung des Konzepts der klientenzentrierten Beziehungsgestaltung. Er selbst erweitert nun den Ansatz der IVT noch dadurch, daß er die therapeutische Beziehung nicht nur als Grundlage für gute Therapie, sondern als den Ort sieht, an dem die Beziehungsprobleme des „Patienten" direkt behandelt werden. Diese Erweiterung um die direkte Bearbeitung von Beziehungsproblemen innerhalb der therapeutischen Beziehung umschreibt er mit dem Begriff „interpersonale Ansätze" und kommt damit dem Intersubjektivitätskonzept der Integrativen Therapie nahe. Es ist nun die Aufgabe des Therapeuten, dem Patienten durch Reflexion des Geschehens und Interpretation Einsicht in seine kognitiven Schemata, seine ihm nicht bewußten Überzeugungen und das daraus erfolgende interpersonale Verhalten zu verschaffen. Denn ohne Bewußtmachung ist eine dauerhafte Veränderung der Schemata nicht möglich. Sie erfolgt über die Methode der reflektierenden Abstraktion. Laireiter fordert deshalb die Verhaltenstherapie auf, aus ihrem diesbezüglichen Dornröschenschlaf aufzuwachen, da „unerkannte Beziehungstests und nicht bearbeitete Übertragungsmuster ein erhöhtes Risiko für Therapieabbrüche und suboptimale Therapieverläufe darstellen".

Bei solchen für die Verhaltenstherapie recht neuen Grundannahmen verwundert es kaum mehr, daß plötzlich die Beziehungsgestaltung zwischen Klient und Therapeut in den Mittelpunkt verhaltenstherapeutischer Behandlung gestellt wird und als spezifischer Wirkfaktor der Therapie gilt. Dadurch ergeben sich allerdings auch neue Forderungen an die Ausbildung von Verhaltenstherapeuten. Bislang, so bemängelt Laireiter, blieb nur wenig Zeit für „Herz und Rückgrat der Psychotherapie", nämlich für den Erwerb von interpersonalen Kompetenzen und interaktionellen Verhaltensweisen zur Führung der Therapeut-Klient-Beziehung.

Im Sinn des Synthese-Konzeptes kommt es hier zu einem Zusammenwirken von psychoanalytischen, klientenzentrierten und verhaltenstherapeutischen Konzepten.

2.3 Therapeutisches Beziehungsmodell der Psychoanalyse

Auch Psychoanalyse und tiefenpsychologisch orientierte Verfahren erleben einen aufsehenerregenden Wandel in Bezug auf therapeutisches Verhalten. Aus einer Therapieform des rein intrapsychischen Geschehens wird eine interaktionelle Therapieform, die Selbstregulation und wechselseitige Regulation gleichberechtigt nebeneinander stellt. Sie tut dies aufgrund entwicklungspsychologischer Erkenntnisse durch Revision zentraler Begrifflichkeiten und Konzepte wie Abwehr, Übertragung, Deutung, Objektbeziehungstheorie, Triebtheorie und schließlich durch Körperarbeit mit Patienten (Moser im Vortrag, Hamburg 1996). Gerade aufgrund der empirischen Säuglingsforschung kommt die Psychoanalyse zu einer völlig neuen Auffassung der „frühen Entwicklung, der Formung und Differenzierung psychischer Strukturen", schreibt Frischenschlager (1995).

Er versucht nachzuweisen, daß Freud selbst ein sehr viel innigeres und intimeres Verhältnis zu seinen Patienten hatte, als dies in der reinen Lehre von Abstinenz und „weißer Leinwand" je deutlich wurde. Im Bestreben aber, die Psychoanalyse in die Reihe der Naturwissenschaften zu integrieren, ging es um objektivierbares Verhalten, das nicht durch die subjektiven Beeinflussungen des Therapeuten verfälscht werden durfte. Er vermutet, daß damals schon bei vielen Generationen von Analytikern eine große Kluft zwischen Methodologie und persönlich angewandter Praxis herrschte. Die Methodologie beschränkte sich dementsprechend auf Deutungsprozeß und Einsicht als Motor jeder strukturellen Veränderung, klammerte also interaktive Prozesse aus und befaßte sich allein mit intrapsychischen.

So konnte es geschehen, daß gerade Empathie zumindest in der Theorie der Psychoanalyse so gut wie keinen Stellenwert fand, da in der Gegenübertragung des Therapeuten hauptsächlich die Gefahr des Agierens gesehen wurde. So entstand eine normative Idealtechnik, die das menschliche Moment auf das unumgänglich notwendige reduzierte und die Beziehung zum Patienten so technisch wie möglich gestaltete. Nicht zuletzt darauf ist die mutige These von Gaylin (1987) gemünzt, der die Psychoanalyse eine „lieblose" Wissenschaft und Praxis nannte. Schon bald wurde das Freuds Mitstreitern deutlich, so daß Ferenczi etwa ab 1927 das therapeutische Vorgehen aktiver zu gestalten versuchte, was schließlich zum Bruch mit Freud führte. Anna Freud (1972) ist es schließlich selbst, die die Starre dieser Theorietradition durchbricht und fordert, Therapeut und Patient neben aller Übertragung und Gegenübertragung als zwei reale Menschen von gleichem und erwachsenem Status zu sehen, in einer ebenso wirklichen wie persönlichen Beziehung zueinander.

Frischenschlager führt vor allem die Befunde der neueren Entwicklungspsychologie an, die zu dieser Revision psychoanalytischer Konzepte führen:

Die Annahmen eines primären Narzißmus, eines primären Verschmelzungserlebens, des primären Wahrnehmens von Teilobjekten und die primäre Spaltung in der Wahrnehmung von Objekten konnten so nicht bestätigt werden. Vielmehr erlebt der Säugling sich als aktiv, differenziert und die Beziehung mitgestaltend. Solche Befunde werden von Dornes (1993), Lichtenberg (1991) und Stern (1992) erhoben (zit. nach Frischenschlager 1995). Dazu gehört auch, daß es über die bisher bekannten Grundbestrebungen von Lust und Unlust hinaus noch viele andere gibt, wobei in diesem Zusammenhang das Streben nach Bindung und nach sinnlichem Vergnügen und sexueller Erregung besonders erwähnenswert ist. Aggression wird hier ausdrücklich nicht als eigener Trieb, sondern als Regulierungsmöglichkeit der verschiedenen Bedürfnisse angesehen (vgl. Bowlby 1988; Grossman u. Grossman 1994).

Weiterhin haben die Kleinkind-Forschungen gezeigt, daß Empathie Grundlage jeder Kommunikation darstellt. Sie geht weit über den sprachlichen Bereich hinaus und erfaßt Körper und Affekte gleichermaßen. Empathie trägt damit zur gegenseitigen Formierung psychischer Stukturen erheblich bei (Greenspan u. Greenspan 1985). Diese Erkenntnis findet in der Paarsynthese ihren konkreten Niederschlag durch den Grundsatz: „Identität durch Intimität“ und durch die Einbeziehung abgestufter Intimitätsprozesse in Theorie und Praxis. Empathie entsteht dann in gegenseitigem Dialog, Pathologie erst in gestörtem Dialog.

Daraus lassen sich Folgerungen für die Therapie ableiten: Abwehr und Widerstand sind nicht nur interpsychisches Geschehen im Patienten, sondern auch Ergebnis des therapeutischen Dialoges. Ganz besonders gilt dies in der Behandlung sexueller Störungen. Daher sprechen Bauriedl (1984) und Wölpert (1983) nicht mehr von Psychoanalyse, sondern von Beziehungsanalyse. Gleiches gilt für Übertragung und Gegenübertragung. Die Tendenz zur Wiederholung und Reinszenierung pathologischer Interaktionen und Situationen (Hagen 1996) mit dem Therapeuten wird regulär beeinflußt gerade durch sein Verhalten und seine Art und Weise, auf das Angebot des Patienten einzugehen. Der Patient will dadurch neue Beziehungserfahrungen machen. Die gewinnt er aber nicht, wenn der Therapeut neutral, abstinent und technisch handelt. Vielmehr greift Frischenschlager (1995) auch hier zurück auf die Forschungsergebnisse von Grawe, der direkte Unterstützung, aktives Vermitteln, Ressourcenaktivierung, Hilfe bei der Problemlösung und Sinnfindung als Wirkfaktoren einer übergreifenden allgemeinen Psychotherapie herausstellt (Grawe 1994).

2.4 Therapeutisches Beziehungsmodell systemischer Therapie

Es ist kaum möglich, für die systemische Therapie ein einheitliches Grundmodell therapeutischer Beziehung herauszustellen, da sie sich in vier sehr unterschiedliche Strömungen gliedert: in psychoanalytische, humanistisch orientierte, strukturell-strategische, lösungsorientiert-konstruktivistische Methodik.

Außerdem fällt auf, daß gerade die systemische Therapie den therapeutischen Prozeß zwar als Dialog, Rede und Gegenrede zwischen zwei oder mehreren Personen definiert, die in und durch einen Gesprächsprozeß ihre Beziehung zueinander finden (Brandel-Nebehay 1995), daß aber wirkliche therapeutische Beziehung weder theoretisch noch praktisch vorgegeben ist. Dieses Thema wurde in der Familientherapie bis heute eher vernachlässigt.

Die **analytische Familientherapie** hat das Konzept der Übertragung und Gegenübertragung weitgehend neu gefaßt (Stierlin 1975; Bauriedl 1980, 1996). Sie sieht die therapeutische Aufgabe darin, familiäre Konflikte, Zuschreibungen und Defizite bewußt zu machen und pathologische Bindungen innerhalb des Familiensystems durch Emanzipation aufzulösen. Hauptinstrumente dieses Vorgehens sind die vielfältigen Übertragungen auf die Person des Therapeuten so wie dessen Gegenübertragungen. Der Therapeut ist damit zentraler Wirkfaktor: einmal als Subjekt, dann aber auch als Objekt der Beziehung. Trotz der ihr zugemessenen großen Bedeutung bleibt die therapeutische Beziehung in dieser systemischen Form reserviert und relativiert. Sie führt nicht zum menschlichen Austausch zwischen den Personen.

Die **humanistisch orientierte Familientherapie** geht ganz anders vor: Für sie stehen Namen wie Satir (1973), Bosch (1980). Wie in den meisten humanistischen Therapiemethoden gilt der Therapeut als wichtigstes Instrument der Therapie und damit auch als größter Wirkfaktor. Er läßt alle Empfindungen zu, die während der therapeutischen Prozesse in ihm aufsteigen, und verwendet sie als Hinweis auf therapeutische Hilfe. Dabei zeigt er wieder das Basisverhalten von Empathie, Wertschätzung, Kongruenz und Selbstachtung, gleich wie in Gesprächstherapie und interaktiver Verhaltenstherapie. Symptome werden nicht nur pathologisch eingestuft, sondern als mißglückte Bewältigungsstrategien. Durch Auflösung der Blockierungen in der Therapie soll das kreative Potential der Familienmitglieder auf andere Weise zur Entfaltung gebracht werden. Das Modell des Therapeuten in seiner Wertschätzung und in seinem Einfühlungsvermögen wirkt derart zurück auf die Familie, daß die Familienmitglieder ihrerseits eine solche Haltung übernehmen und auf die übrigen anwenden.

Die **strukturelle Familientherapie** (Minuchin 1977; Selvini-Palazzoli 1984) nimmt als therapeutisches Beziehungsmodell eine dem entgegengesetzte Position ein: Hier ist der Therapeut der „Steuermann an Bord". Hier findet nicht Heilung durch Beziehung statt, sondern durch die Veränderung der vom Therapeuten als pathologisch diagnostizieren familiären Strukturen (Lenz et al. 1995). Um die Familienmitglieder dafür zu gewinnen, stellt der Therapeut zunächst eine persönliche Vertrauensbasis zu den einzelnen Mitgliedern her, bewegt sich also in die Familie hinein (joining in). Dann nimmt er durch seine fachmännische Kompetenz eine Autoritätsstellung ein (go between), die seine Interventionen wirksam werden läßt. Seine Haltung läßt sich mit demokratischer Autorität umschreiben. Sein Verhalten sollte emotional teilnahmslos, doch respektvoll sein. Emotionale Begegnung und

Engagement haben keinen Platz, es sei denn zu Beginn im „joining in", also in der Herstellung der vertrauensvollen Beziehung.

Die **lösungsorientierte Systemtherapie** weicht in ihrem Vorgehen erheblich davon ab. War es bisher gekennzeichnet durch den objektiven Standpunkt des Therapeuten, mit dem er seine Diagnose stellt und wie in einem kybernetischen System neue Regelungen setzt, so kommen jetzt statt Lösungen erster Ordnung die zweiter Ordnung in Betracht. Durch die Einflüsse der kognitiven Psychologie wird zusehends davon ausgegangen, daß es sich nicht um objektive Sachverhalte von Störungen handelt, sondern daß sich jedes Individuum und jedes System entsprechend der eigenen Wahrnehmung auch eigene Realität schafft. Diese Grundannahme gilt gleichermaßen für Neurolinguistisches Programmieren (NLP) und Hakomi-Therapie. Die Therapeuten wirken dann in dieser so geschaffenen Realität mit und werden selbst Teil davon. Die therapeutische Wirkung liegt nicht in der Veränderung pathogener Strukturen, sondern in der Einflußnahme darauf, wie die Familienmitglieder ihre Informationen gewinnen und verarbeiten.

Diese „kognitive Wende in der systemischen Therapie will nicht zielgerichtete Veränderung von objektiv beobachtbarem Verhalten und Symptomen, sondern Veränderung der subjektiven Sichtweise der Familienmitglieder" (Brandel-Nebehay 1995). Einen Weg dahin stellt das bedeutungssuchende Vorgehen durch narratives Arbeiten dar. Damit ist gemeint, daß im gemeinsamen Dialog ein neues Verstehen des Leidenszustandes gefunden wird. „Unter der Prämisse, daß Wahrnehmungen, Kommunkation, Interpretation und Erklärung an der Erzeugung menschlicher Probleme wesentlich beteiligt sind, da sie das Problemsystem erzeugen, gilt es in der Psychotherapie, diese Bedeutungsgebungen und Kommunikationen über das Problem zu verändern. Das im Diskurs zwischen Therapeut und Klient entstehende und sich verändernde Narrativ ermöglicht ein anderes Verstehen, neue Gewichtungen und damit neue Handlungsspielräume" (Brandel-Nebehay 1995). Dieses Beziehungsverhalten der lösungsorientierten systemischen Therapie läßt sich mit therapeutischer Hermeneutik umschreiben.

Insgesamt besteht innerhalb der systemischen Therapie ein Zwiespalt darüber, wie die Bandbreite des therapeutischen Beziehungsmodells zu definieren sei. Daß dieses Thema innerhalb der systemischen Therapie bisher so vernachlässigt wurde und bis heute ungeklärt ist, führt Brandel-Nebehay einmal zurück auf die Tatsache, daß Familientherapie zunächst nur als Kurztherapie konzipiert war. In einer relativ geringen Sitzungszahl, dazu noch mit großen zeitlichen Zwischenräumen, war nur ein geringes emotionales Beziehungsniveau zwischen Patienten und Therapeut aufzubauen. Zum andern führt sie die Vernachlässigung dieses Themas darauf zurück, daß gerade die Familientherapie immer ein Mehr-Personen-Setting bedeutet und es naturgemäß sehr viel schwerer ist, therapeutische Beziehung aufzubauen, da der Grad der intimen Beziehung mit jeder weiteren Person abnimmt.

Drittens wird Familientherapie häufig auch mit mehreren Therapeuten, teils im alternativen Wechsel durchgeführt.

Heute aber weicht die systemische Therapie von dem einstmals vorgegebenen familiären Rahmen weit ab und nimmt sich der Paare, inzwischen auch der Einzelklienten, ebenso an und muß von daher ihre Grundlagen wesentlich überarbeiten. Aber auch jetzt steht nicht die Beziehungsgestaltung im Vordergrund, sondern die subjektive Realitätseinschätzung. Die gute Beziehung zu den einzelnen Familienmitgliedern dient nur als „Kitt" dazu, das therapeutische Bündnis und den technischen Prozeß zu gewährleisten. Hier findet eine Annäherung an die klassische Verhaltenstherapie statt.

Das Therapeutenverhalten ist dabei gekennzeichnet durch Neutralität und Neugier, Respekt und Kooperation. Damit ist keineswegs indiskretes Eindringen oder sachliche Teilnahmslosigkeit gemeint, sondern ein Verbleiben in Wahrheit, Richtigkeit und Gültigkeit. Neugier dient dazu, alle Sichtweisen zu erforschen. Emotionen des Therapeuten, die ihn bremsen, ungehemmt neugierig zu sein, und die ihn durch eine Art Gegenübertragung in der Aufmerksamkeit erlahmen lassen, werden sogar als Hinderung gesehen. Respekt meint, das Verhalten der Klienten nicht einfach als pathologisch einzustufen, sondern Symptome als Bewältigungshilfen zu erkennen, die richtig gesteuert werden müssen. Hier besteht Nähe zur Intersubjektivitätstheorie und zum phänomenologisch-hermeneutischen Vorgehen.

2.5 Therapeutisches Beziehungsmodell Klientenzentrierter Therapie

Humanistische Psychotherapieverfahren allgemein legen den Charakter der Beziehung Klient-Therapeut mehr als „Begegnung" fest. Rogers (1961) betont die Wichtigkeit der Atmosphäre zwischen Therapeut und Klient, in der der Klient sich gehört, verstanden und angenommen fühlt. Er ist der beste Experte seiner selbst, und der Therapeut hat ihm darin gänzlich zu folgen.

Keil (1995) weist entsprechend besonders auf die über allem stehende Bedeutung der therapeutischen Grundhaltungen hin: Kongruenz, Empathie und Wertschätzung.

Das real in der Therapie ausgeübte Therapeutenverhalten soll sich bis zu 95% von diesen Grundvariablen her definieren. Inzwischen wird dieses Konzept durch zusätzliche Anwendung von Beziehungsgestaltung in Form von Konfrontieren, Focussieren und Differenzieren, sogar durch Hinzunahme tiefenpsychologischer und verhaltenstherapeutischer Konstrukte und Strategien erweitert (Speierer u. Weiderer 1995).

Allerdings ist nicht nur innerhalb der Klientenzentrierten Therapie Streit darüber entbrannt, ob die drei als Grundvariablen eher allgemeingültigen menschlichen Verhaltensweisen tatsächlich als „spezifische Wirkfaktoren" definiert werden können. Wären sie dagegen unabhängige und daher unspezifische Faktoren, würde dies die Professionalität von Therapeuten zumindest in Frage stellen, da positives menschliches Verhalten als solches dann schon einen Heilfaktor darstelle. Das führt zurück zu Bowlby, der als Ideal-Modell für therapeutisches Basisverhalten das einer guten Mutter zugrundelegt; ebenso die Paarsynthese, die als Idealmodell gutes Partnerverhalten sieht.

Daß aber allein therapeutisches Basisverhalten in Form von Wertschätzung, Empathie und Selbstkongruenz therapeutische Heilung bewirkt, wird inzwischen auch in Kreisen der GT selbst bezweifelt. Zusätzliche Wirkfaktoren werden gesucht und benannt wie etwa Konkretheit, Aktivität, Selbsteinbringung und Konfrontation durch den Therapeuten. Neben diesen Grundhaltungen, die Finke (1994) Therapieprinzipien nennt, stehen die Therapietechniken als konkrete Wirkfaktoren, die dem jeweiligen Klienten angepaßt werden. Die Grundhaltungen wären dann lediglich Vorbedingung für die eigentliche therapeutische Arbeit. Tscheulin (1992) sieht diese Kluft, indem er neben das therapeutische Basisverhalten den Einsatz von differentiellen, auf individuelle Bedingungen des Klienten abgestimmte Techniken, stellt. Diese Techniken sind aber nicht losgelöst von der Grundhaltung des Therapeuten. „Beziehung und Technik können nicht als getrennte Größen einander gegenübergestellt oder getrennt als Wirkfaktoren betrachtet werden. Therapeutenverhalten ist immer Basisverhalten und differentielle Therapie zugleich" (nach Keil 1995). Die Grundhaltungen dienen dem Aufbau einer guten Beziehung zwischen Klient und Therapeut, die differentielle Psychotherapie dagegen umfaßt Methoden und Strategien, die auf Veränderung bestimmter Verhaltens- und Erlebnisweisen abzielen. Dazu betont gerade Tscheulin, daß Konfrontation als differentielles Therapeutenverhalten besonders wichtig sein kann, was der klassischen GT zu der Zeit meiner eigenen Ausbildung, eben bei Tscheulin selbst, noch völlig widerspochen hätte.

Die intensivste Veränderung der GT setzt mit Gendlin (1981) ein, der den Schwerpunkt des therapeutischen Agens nicht mehr in den Haltungen des Therapeuten sieht, sondern im Erleben des Klienten. Danach kann Veränderung überhaupt erst stattfinden, wenn er eine bestimmte Tiefe und Intensität im Erleben erreicht. Die bis dahin implizit gefühlte Bedeutung des eigenen Erlebens wird folgerichtig durch eine besondere Technik explizit gemacht, nämlich durch das von ihm sogenannte Focussing. Das führt über Körperempfinden zur notwendigen Vertiefung und schließlich zur spürbaren Entspannung. Focussing bleibt aber nach Gendlin nur Ergänzung im Therapieprozeß, der durch die Grundhaltungen überhaupt erst gestaltet werden kann. Nach Keil (1995) verweisen Therapieprinzipien und -techniken auf die Bedeutung subjektiver Faktoren, also die Wichtigkeit des Zusammenpassens von Klientenerleben und therapeutischem Beziehungsangebot. Der subjektive Faktor wird gerade in der Psychotherapie wesentlich.

In der Integration von Basisverhalten und differentiellem Vorgehen sieht Tscheulin kein alleiniges Merkmal der GT, sondern er fordert dies auch für alle anderen Psychotherapieverfahren. Dennoch plädieren gerade Therapeuten der GT wie Keil nicht für eine umfassende „integrative" Therapie, die eklektisch alles vereinen will, was verschiedenste Therapiemethoden „effektiv" macht. Vielmehr wird am subjektiven Faktor, also am Erleben von Therapeut und Klient als zentralem Wirkfaktor festgehalten, der allein individuelles Vorgehen möglich mache. Die therapeutische Kongruenz bzw. Identität ist aber nur in diesem subjektiven Faktor gewährleistet, wenn jeder Therapeut die ihm entsprechende Methode findet, in der er sich zu Hause fühlt. Das spräche gegen Paarsynthese.

Gerade diese letzte Diskussion um therapeutisches Basisverhalten in Form bestimmter Grundhaltungen und individuell-differentieller Psychotherapietechniken zeigt für die Paarsynthese, daß es gar nicht auf eine Diskussion des Entweder–Oder hinauslaufen kann und darf. Vielmehr müssen sich therapeutische Grundhaltung und Anwendung spezifischer Techniken aus verschiedenen Verfahren wie ein Mosaik zu einem ganzheitlichen Konzept zusammenfügen. Das Zusammenwirken verschiedenster Hilfen ist vorrangig, natürlich und selbstverständlich auf dem Hintergrund einer therapeutischen Grundhaltung und entsprechend übergreifender Konzepte für Methodologie, Menschenbild und Praxis. Darin ist genügend Raum für Subjektivität von Therapeut und Klient.

Die Darstellung der therapeutischen Beziehungsmodelle verdeutlicht die Bandbreite der Hilfen zur Steuerung des therapeutischen Prozesses. In diesem Spektrum möglicher Grundhaltungen von emotional-distanziert, neutral und technisch-professionell bis hin zur emotional intensiven Begegnung zwischen Therapeut und Klient nimmt die Paarsynthese eine radikale Stellung ein. Sie erachtet mit der „Triade" als therapeutischem Basisverhalten den direktesten und engagiertesten Austausch für notwendig, um Paare in ihrem Beziehungsverhalten positiv zu fördern.

3. Therapeutisches Beziehungsmodell der Paarsynthese

3.1 Triade im therapeutischen Setting

Dyadische Anthropologie geht davon aus, daß heilende Schritte im therapeutischen Prozeß nur durch dialogisches Lernen gegangen werden können. Der Einzelne kann seine Persönlichkeit nur in der Beziehung vervollständigen, denn das Paar bildet die Grundform menschlichen Lebens.

Die Unterschiede zu den vorgenannten Verfahren der Einzel- und Gruppentherapie sind dadurch fundamental. Dyadische Anthropologie und Therapie sind keinesfalls bloße Modifikationen davon, sondern eine Infragestellung des abendländischen gesellschaftspolitischen und sozialphilosophischen Denkens. Allein in der Trias von Ganzheit, Gleichberechtigung und Androgynie wird Friede zwischen Menschen und Natur, den Geschlechtern, Völkern und Kulturen möglich: Friede, den wir so dringend zur Erhaltung dieser Erde brauchen. In der Praxis der Paarsynthese wird dieser Hintergrund richtungsweisend für ein neues therapeutisches Basisverhalten, das sich in der schon erwähnten Triade manifestiert.

Zur Dynamik der Dyade ergänzend muß die der Monade mit ihren Integrationsprozessen auf der einen und die der Triade mit ihren Expansionsprozessen auf der anderen Seite als zentrale Erweiterung des Lebensgrundmusters gesehen werden. Auf das therapeutische Vorgehen bezogen meint dies, daß die Therapeuten als Dritte im Bunde durch die Expansion den Verdichtungsprozeß, der ohnehin in der Synthese von Frau und Mann wirkt, noch einmal erhöhen und dadurch wirksam werden. Triade ist deshalb eine der zentralen Begrifflichkeiten der Paarsynthese. Sie tritt in der Paartherapie an die Stelle von Übertragung und Gegenübertragung.

Die Dyade liefert im intimen Austausch von Körper, Geist und Seele zwischen Frau und Mann die existentielle und essentielle Verdichtung und Beschleunigung, die menschliche Entwicklung, Entfaltung und Erfüllung benötigen. Da diese Energien infolge ihrer Ambiguität, wie alle anderen auch, nicht notwendigerweise aufbauen, sondern genauso zerstören können, kommt es bei Blockierung, Unter- oder Überversorgung, bei ungezieltem Gebrauch oder Mißbrauch dieser Energien zur krisenhaften Zuspitzung zwischen den Partnern wie auch im Einzelnen selbst.

Ist diese Krise durch eigene Kräfte nicht lösbar, tritt mindestens auf einer Partnerseite Identitätsstörung, Persönlichkeitsabbau, Krankheit oder Neurotisierung ein, oder aber einer der beiden Partner weicht in eine Seitenbeziehung aus, die in der Verdichtung der Triade neue Energie liefert. Ausweichen auf ein Hobby, auf Beruf oder Kinder, Sucht oder anderweitige Kanäle kann hier nicht gleichgesetzt werden mit der Wirkung einer personalen Seitenbeziehung, da die intime Energie eine völlig andere Qualität als die anderer Lebensbereiche darstellt. Triade kann also auch ein Weg sein, eine Krise der Dyade zu bewältigen, selbst um den Preis einer neuen oder gar noch größeren Krise. Um sich weiter entfalten zu können, verlangt das Leben und die Liebe jeden Preis, eine Stagnation wird nicht hingenommen.

Auch die Suche und die Wahl einer Therapeutin oder eines Therapeuten zur Paartherapie stellt dann eine Art „Seitenbeziehung" dar, eine Dreiecksbeziehung, die einen erheblichen Energieschub liefert, um die blockierte Zweierbeziehung in ihren Fluß zurückzuführen. Diese Dynamik wird aber nur möglich und wirksam, wenn die Therapeuten eine aktive Gestaltungsrolle im therapeutischen Prozeß übernehmen, statt sich an die gewohnte Abstinenzregel zu halten. Diese psychoanalytische (Ideal-)Technik hat ein halbes Jahrhundert lang die gesamte Therapiegeschichte und deren Methodenvielfalt eingeengt. In der Paarsynthese treten stattdessen die Therapeuten dem Paar als potentielle Partner gegenüber. Deshalb wählt die Paarsynthese für die Beziehungsdynamik zwischen Therapeuten und Paar den Begriff der Triade und nicht den von Übertragung und Gegenübertragung der tiefenpsychologisch fundierten Verfahren.

Da Paartherapie in erster Linie die Beziehungsdynamik zwischen Partnern bearbeitet, steht in diesem Verfahren korrespondierend auch die Beziehung zum Therapeuten als entscheidendes Agens im Vordergrund des Geschehens. Dabei gilt eine simple Gleichung:

Partner wenden untereinander persönlichkeitsspezifische Strategien an, um den intimen Austausch von Körper, Geist und Seele zu steuern. Darauf greifen sie früher oder später dann im intimen Raum therapeutischen Geschehens gegenüber den Therapeuten zurück. Diese Beziehung selbst wird damit zum therapeutischen Gegenstand und gleichzeitig zum therapeutischen Instrument. In der Umkehrung ist deshalb das Beziehungsverhalten der Therapeuten von hervorragender Bedeutung für den gesamten therapeutischen Verlauf. Deren Partnerverhalten ist nicht nur Modell, sondern Wirkfaktor und Mittel zur Heilung. Optimales Partnerverhalten der Therapeuten führt damit zum verbesserten Paarverhalten der betroffenen Partner. Liebe und Intimität selbst, die die Therapeuten ausstrahlen, werden Ziel und Instrument des therapeutischen Tuns. Die Beziehung zwischen den Partnern und deren Beziehung zum Therapeuten und zurück bilden somit eine unauflösliche Einheit. Die Triade wird zum alles entscheidenden therapeutischen Basisverhalten, ergänzt von einer dyadischen Interventionstechnik und einer darauf spezifisch abgestimmten Prozeß-Dynamik.

Eine effektive Paar-Psychotherapie ist damit das Produkt aus natürlichem Liebessehnen im Wunsch nach Beziehung beim Paar und liebevoller Partnerstrategie in der Beziehungsgestaltung bei den Therapeuten. Therapeutisches Verhalten soll, so ist zu folgern, möglichst gutem Partnerverhalten ähneln. Gutes Therapeutenverhalten meint dann die Verbindung der Partnerstile von Anpassung, Durchsetzung, Intuition und Planung zu einem integrativen Partnerstil verbunden mit den dazugehörenden Strategien von Stimulation, Konfrontation, Kreation und Evokation statt der negativen Strategien von Manipulation, Delegation, Reaktanz und Projektion. Seine Umsetzung und konkrete Anwendung findet dieses Baisverhalten in den fünf Partner-Dialogebenen. Gerade dieses Konzept von Triade als therapeutischem Beziehungsmodell hat für die Paar-Einzeltherapie gleiche Bedeutung wie für die Paar-Gruppentherapie, in der eine ganze Reihe potentieller Partner auftauchen. Was dann in der so entstehenden Triade sichtbar wird, dient als hochwirksames therapeutisches Material und Potential:

Die Sehnsucht des Unerfüllten in einer bestehenden Partnerschaft deutet darauf hin, was der Einzelne in sich als Potential trägt und nicht in die eigene Partnerschaft einbringen kann oder darf. Diese Sehnsüchte richten sich dann auf Dritte. Sie zeigen dem Therapeuten, was an Kräften brach liegt und befreit werden kann, um dann wieder in die Dyade zurückzufließen. Diese Sehnsucht als Überschuß aus ungelebter Energie birgt allerdings das Risiko in sich, daß die dem Partner nicht gewährte, ihm entzogene oder ihm gegenüber blockierte Energie einem Dritten, ob dieser will oder nicht, sozusagen übergestülpt wird.

Wir sprechen hier allerdings nicht von Projektion, da es sich eben nicht um verdrängte oder unterdrückte Anteile handelt, sondern vielmehr um solche, die zur Verwirklichung gelangen wollen. Auch unterscheiden sich solche triadischen Expansionsprozesse von frei flottierender Libido, da die zugrundeliegende Sehnsucht auf die Erfüllung von Synthese zielt und nicht auf mehr oder weniger Triebabfuhr.

So werden in der Dynamik der Triade natürlich nicht allein positive Gefühle und Impulse wie ungestillte Sehnsüchte, Liebesbegehren und sexuelle Wünsche ausgetauscht, sondern auch negative wie Aggression, Rivalität und andere wichtige Bezüge zu den Therapeuten, und nicht nur zu ihnen, sondern auch zu Freunden, Geliebten, Kollegen oder eben zu Gruppen-Mitgliedern.

Die therapeutische Bedeutung der Triade als Beziehungsmodell wird in der Tatsache sichtbar, daß sie sowohl in der Verhaltenstherapie, der Familientherapie (von Schlippe 1984; Lenz et al. 1995) als auch in der Psychoanalyse (Racker 1982; Tietze 1995) benannt, dort allerdings anders eingesetzt wird.

Paartherapie erfordert, das psychoanalytische Konzept von Übertragung–Gegenübertragung zu ergänzen, zu differenzieren und, wo nötig, zu ersetzen. Es geht um den Unterschied zwischen Kindheits- und Partnerübertragung. Erstere wird in der tiefenpsychologisch orientierten Therapie schließlich abgebaut. In der Paarsynthese dagegen wird Partnerübertragung als positiv zu benutzende Therapieenergie aufgebaut, letztendlich auf den eigenen Partner umgelenkt, aber in ihrer realen Existenz zum Dritten als Eigenwert anerkannt, gefördert und im gewissen Umfang ausagiert. Gilt im analytischen Verständnis Abstinenz als absolute Grundhaltung des Therapeuten, so scheint diese in unserem Verständnis gerade kontraindiziert. Ausgeschlossen natürlich bleibt der mögliche sexuelle, emotionale oder finanzielle Mißbrauch der Patienten für den unbearbeiteten Narzißmus des Therapeuten. Einer erhöhten Mißbrauchsgefahr wird vorgebeugt durch Lehranalyse und Selbsterfahrung in der Aus- und Weiterbildung, durch selfdisclosure und permanenten Wechsel zwischen Involvierung und Metaebene als der „exzentrischen Position" des Therapeuten (Petzold u. Frühmann 1986) im therapeutischen Prozeß.

Als Kritik an der Paarsynthese in ihrer therapeutischen Form wird neben der zu großen Komplexität vor allem eben dieses Triadenkonzept genannt. Wenngleich nicht in allen Teilen neu, so ist es doch in seiner Radikalität vom Therapeuten als Partner umstritten. Die Gefahren von Mißbrauch und zusätzlicher Konfliktvernetzung werden häufig als zu groß erachtet. Aber mir scheinen diese fachlichen Einwände nicht das Ergebnis genauer Prüfung und therapeutischer Erfahrung zu sein. Sie sind m.E. eher das Erbe therapeutischer Tradition und Angst vor eigener Überforderung, sich solch intensiven Prozessen zu stellen, das eigene Handeln transparent zu gestalten, durchschaubar zu werden und sich damit der Kritik auszusetzen.

Ein Tennistrainer wird sich auch dem Spiel mit seinem Schüler stellen und diesen nicht nur gegen die Wand spielen lassen. Das Spiel der Gefühle, die Kraft der Erotik, die Angst, sich in seiner Schwäche zu entblößen – dies alles kann zwischen den Partnern nicht neuerlich zum Fließen kommen, wenn die Therapeuten selbst diese Beziehungsqualitäten bei sich im therapeutischen Prozeß abspalten.

Im übrigen wankt die Front der Hardliner für die Einhaltung therapeutischer Abstinenz gerade unter Analytikern und Tiefenpsychologen selbst zugunsten einer überaus aktiven Therapeutenrolle. Nachdem Humanistische Psychotherapieverfahren schon lange eine „engagierte" und aktive Beziehungsgestaltung seitens des Therapeuten statt der starren analytischen Abstinenzregel betreiben (Dreitzel 1992), zeigen die tiefenpsychologisch orientierten Verfahren besonders am Beispiel der Kurzzeit- oder Fokaltherapie neuerdings ein bewußtes Einlenken. Danach wird Therapie als intensiver interaktionaler Prozeß verstanden, in dem der Therapeut sich dem Patienten tatsächlich als Partner anbietet, sich die Sache des Patienten zu eigen macht, „im gewissen Maß auch mitagiert, den Patienten andererseits aber auch herausfordert" (Tietze 1995).

Auf Abwehrhaltungen wird wenig Rücksicht genommen, da der Patient mit allen Gefühlen, die mit dem fokussierten Konflikt zusammenhängen (Ärger, Angst, Traurigkeit), konfrontiert werden soll. Tietze (1995) schreibt: „Aktiv und gezielt sollen dabei Verbindungen zwischen den Manifestationen des fokussierten Konfliktes in der Vergangenheit der Lebensgeschichte, der aktuellen Gegenwart und der Unmittelbarkeit der Übertragung hergestellt werden." Damit soll dem Patienten ermöglicht werden, Autonomie und Selbstachtung als emotionale Neuerfahrung zu erleben, denn diese Beziehung hat neben den Übertragungsaspekten auch völlig normale Anteile wie Empathie, Intuition oder Verliebtheit.

Gerade unter diesem Aspekt des Normalen ist der Paarsynthese sehr daran gelegen, die therapeutische Beziehung mit dem Paar zu „normalisieren", sie in Alltagssprache zu kleiden und dementsprechend mit ihr zu leben, d. h. sie mit all ihren Höhen und Tiefen, mit allen Licht- und Schattenseiten zu gestalten. Es geht dabei nicht nur um die Lehrmodell-Funktion der Therapeuten für die Liebenden, sondern vor allem auch um die eigentlich heilende Begegnung, die gerade in der „Intimität" zwischen Therapeuten und Klienten liegt.

Das Konzept der Humanistischen Psychologie von der Begegnung zwischen Therapeut und Patient im Hier und Jetzt findet im Beziehungsmodell der Triade eine neuerliche, wenngleich differenziertere Anwendung. Die eigene Menschlichkeit mit Stärken und Schwächen wird als verdichtendes Agens eingebracht, ebenso Sinnlichkeit, Gefühlswelt und Herzenssprache der Therapeuten. Eine sinnvolle Therapie der Gefühle eines Paares, um die es ja in dieser Liebesarbeit wesentlich geht, ist ohne die Einbeziehung der Therapeuten-Gefühle nicht denkbar und wäre widersinnig.

3.2 Triadisches Arbeiten mit Außenbeziehungen

Unsere Betrachtungen zur therapeutischen Wirksamkeit von Triade dürfen nun natürlich nicht bei der Beziehungsdynamik eben zwischen Therapeuten und Paar stehen bleiben. Mindestens müssen sie noch aufzeigen, wie im Fall einer Seitenbeziehung mit dieser Dynamik während der Therapie umzugehen ist. Das Aufeinandertreffen von therapeutischer und realer Beziehungstriade birgt besonderen Sprengstoff. Wie z. B. soll eingegriffen werden bei dem Anwalt, der Ehefrau und Geliebte gegeneinander ausspielt und einfach warten will, welche übrigbleibt; bei der Ehefrau, die ihren Mann nun schon 27 Jahre betrügt; den zwei Geliebten, die als Paar in die Therapie kommen und ihre jeweiligen Ehepartner zu Hause sitzen haben; mit dem Mann, der wechselweise seine Frau und seine Geliebte mitbringt; wie mit der Frau, die ihren Geliebten auffordert, nun endlich seine Familie zu verlassen? Es gäbe noch viele Beispiele.

Welt- und Menschenbild, Strategie und Technik der bei der Entdeckung von Untreue zu Hilfe gerufenen Therapeuten und Berater entscheiden wesentlich über Erfolg oder Mißerfolg eines solchen Krisen-Lernprozesses. Erst anhand der therapeutischen Intervention erweist es sich, ob Theorie und Praxis zusammenarbeiten und aus der Krise eine Chance erwächst. So soll hier an diesem Generalproblem der Seitenbeziehung das therapeutische Vorgehen der Paarsynthese im Vorgriff zunächst einmal ausschnittweise und exemplarisch aufgezeigt werden.

Sinnvollerweise wird natürlich, sofern Beide bereit sind, mit dem treuen und dem untreuen Partner von Anfang an gleichzeitig gearbeitet. Da aber Seitenbeziehungen herkömmliche Regeln meist in Frage stellen, sind auch die Regeln üblicher Therapie in Frage gestellt. So kann sich häufig als richtig erweisen, was selbst in der Paarsynthese bis vor kurzem als undenkbar galt: Die „Geliebten", die Außenpartner also, sind nämlich mit in die Therapie hineinzuholen, natürlich zu erweiterten Paarsitzungen und nicht etwa in Einzelstunden oder gar mit dem Ausbrecher allein.

Um gerade diese Strategie verständlich und in ihrer Wirksamkeit überzeugend darstellen zu können, müssen wir wieder auf die Verdichtungs- und Beschleunigungsregel der Paarsynthese zurückgreifen: Jede intime Beziehung verdichtet menschliche Dynamik und Entwicklung. Eine zweite Regel, die für Paartherapie unverzichtbar ist: Das ratsuchende Paar kommt nicht allein zu Lösungen; es ist verfangen im Gordischen Knoten. In der Triade greifen die Therapeuten deshalb bewußt strukturierend und damit zeitkürzend ein. Sie lassen das Paar nicht in nondirektiver oder analytischer Weise seinen Weg selbst suchen. Die dritte Regel lautet nämlich: Der Heilungsgradient muß schneller wirken als der Zerstörungsgradient.

Deshalb werden alle die intime Beziehung des ratsuchenden Paares betreffenden Personen zu gemeinsamen Sitzungen zusammengeholt. Dadurch verdichten und beschleunigen sich die Prozesse, führen die notwendige Konfrontation herbei, aber auch die seelische „Notwende" zur klärenden Entfaltung aller Kräfte. Statt eines Ultimatums oder jähen Abbruchs einer Beziehung entsteht dann durch Verdichtung und Beschleunigung der Prozesse mehr Klarheit und Wirkung als durch jede andere Intervention.

Eine weitere Strategie in der Klärung von Dreiecksbeziehungen liegt darin, keinen der Partner zu schonen. Die Therapeuten werden nur kurzfristig dem schwächeren Teil, in der Regel dem Betrogenen, ihr Hilfs-Ich zur Verfügung stellen. Dann aber konfrontieren sie mit derselben Deutlichkeit und Härte, mit der die Partner sich in diesem Dreieck bewußt oder unbewußt begegnen, die Parteien mit ihrer Konfliktvernetzung. Vornehme Zurückhaltung und therapeutische Abstinenz im Ausdruck eigener Gefühle sind dabei kontraindiziert.

Ob aber diese oder andere Interventionen zum jeweils gewünschten Erfolg führen, ist noch von vielen anderen Faktoren abhängig: Konflikttoleranz, Dialogkompetenz, Strategiekompetenz sowohl auf Seiten des Paares als auch der Therapeuten, Lebensgeschichte, Lebensalter und durchlaufene Partnerzyklen, Moral und Mitwelt, Paarsubstanz, Bereitschaft zur Einstellungsänderung von Partnerbildern und sexueller Identität. Nicht zuletzt hängt der Erfolg gerade in diesem meist hochdramatischen Krisenbereich auch davon ab, welche durch das Paar oder die Therapeuten ausgelösten Fehler den Threrapieprozeß unterlaufen.

3.3 Fehlerquellen in der Arbeit mit Außenbeziehungen

Hier therapeutisch fehlerfrei zu arbeiten, ist kaum möglich. Hier sitzen die Therapeuten zwischen den Stühlen. Hier haben es die Therpieschulen relativ leicht, die sich auf möglichst umfassende Abstinenzregeln zurückziehen. Hier liegt aber andererseits die besonders wirksame Hilfe des aktiven triadischen Verhaltens der Therapeuten der Paarsynthese. Je wirksamer allerdings ein Mittel ist, desto gefährlicher wirkt es bei falscher Handhabung. Deshalb sei an dieser Stelle zusammengefaßt, wo Stolpersteine liegen:

- Ultimatum, Trennung oder Scheidung: Gerade die damit erzwungene Lösung einer solchen Paar-Krise führt zur eigentlichen und wirklichen Katastrophe, da jede Konfliktanalyse unterdrückt wird und auf diese Weise keine Chance besteht, die Konfliktdynamik aufzuarbeiten. Die Krise als Lernpotential für beide Partner wird völlig negiert. Eine Aufarbeitung der Entwicklungsgeschichte, eine Verarbeitung der damit verbundenen Kränkungen und jeder Zugewinn an Partnerkompetenz wird dadurch verhindert.
- Moralische Verurteilung: Sie läßt kein Nachdenken über Ursachen und Änderungsmöglichkeiten zu, sondern zwingt den scheinbar Schuldigen zu Unterwerfung, Schuldbekenntnis und Buße. Das führt aber meist zu Lügen und neuerlicher Flucht vor der notwendigen Auseinandersetzung mit dem Partner.
- Schnelle Resignation und Rückzug seitens des betrogenen Partners oder der Therapeuten: Auch dann findet keine dynamische Dialogvertiefung oder -erweiterung statt. Die Blockierung zwischen den Partnern wird auf anderer Ebene fortgesetzt.
- Eifersuchtswahn oder Dramen der Eifersucht lenken ab vom eigentlichen Thema, nämlich der defizitären oder blockierten Partnerbeziehung in-

folge der Ich-Schwäche des Eifersüchtigen durch narzistische Kränkung und auf Grund wenig ausgeprägter Ich-Funktion. So entsteht der Teufelskreis sich selbst erfüllender Prophezeiung. Eifersucht im dialogfähigen Rahmen dagegen ist bei Untreue durchaus angebracht.

- Fehler rein auf Seiten der Therapeuten sind entsprechend: Parteiergreifung für den Betrogenen; Einzelsitzungen; Therapieabbruch, weil die Außenbeziehung nicht aufgegeben wird; eigenes Moralisieren; Ursachensuche nur im Bereich Sexualität; Verharmlosung; Nicht-Hinterfragen von Schuldzuweisung; ideologische oder therapeutische Argumentationshilfe für offene Beziehung; falsche „Diskretion" und Scheu oder Scham, ins Detail dieser Triade zu gehen.

An dieser Stelle der Reflektion therapeutischen Vorgehens ist nicht nach der philosophischen, moralischen und psychologischen Bedeutung von Untreue zu fragen, die wie ein Brennpunkt unserer gesellschaftlichen Situation von Liebe wirkt, sondern nach der therapeutischen Handhabung dieses Problems. Zwar fordern die Betroffenen mit Recht auch eine Wertediskussion darüber in der therapeutischen Sitzung ein, der sich auch die Therapeuten stellen müssen. Sie dürfen sich dadurch aber nicht verführen lassen, die Diskussion um Werteinstellungen schon als therapeutisches Agens selbst zu sehen. Oft genug liegt dahinter gerade der Widerstand verborgen, an den eigenen psychologischen Anteilen der Untreue zu arbeiten. Die immer noch übliche öffentliche Morallehre zur Treue hat gerade eine emanzipatorische Bewältigung der dahinter verborgenen psychologischen Notwendigkeit verhindert.

3.4 Therapeutisches Verhalten im Überblick

Die bisher angeführten Grundlagen der Paarsynthese lassen einen ersten allgemeinen Überblick und Rückschluß auf entsprechendes therapeutisches Verhalten zu:

Da in der Paartherapie das Hauptarbeitsfeld die Intimität des Paares mit der ihr eigenen Daseinsform der Liebe ist, leitet sich daraus auch die Eigenart und Andersartigkeit des Vorgehens gegenüber anderen psychotherapeutischen Verfahren her. Die Therapeuten werden nicht nur Zeugen der Intimität des Paares, sie bringen vielmehr ihre eigene Intimität in Form menschlicher Dichte, Anteilnahme, Gefühlsbezeugungen und liebevoller Interventionen ein. Ihr therapeutisches Basisverhalten entspricht dann wirklich dem eines guten und sinnvollen Partnerverhaltens. Seine Grundhaltungen sind: Ganzheitlichkeit, Gleichberechtigung und Androgynie in triadischer Verdichtung.

Die Gesetzmäßigkeiten der Dyade als Naturvorgang gelten überall, also auch für das therapeutische Vorgehen und die Therapeuten. Wie C. G. Jung (1979) in der Individuation einen psychischen Naturvorgang sieht und diesen deshalb auch als Modell seiner Behandlungsmethode zugrundelegt, benutzen wir die Dyade und deren Dynamik als Beziehungs- und Behandlungsmodell für Paartherapie. Daraus lassen sich Regeln für das therapeutische Verhalten ableiten, die richtungsweisend sind:

Paartherapeuten verwenden über ihr Basisverhalten als Partner hinaus noch differentielle Interventionstechniken. Diese sind sinnvollerweise die gleichen Partnerstile, Strategien und Dialogebenen, die normalerweise zur Synthese des Paares führen würden. Dazu gehört die Arbeit mit den fünf Grunddialogen von Körper, Gefühl, Sprache (= Kognition), Sinnfindung und Zeitqualität, die Anwendung der fünf Partnerstile von Anpassung, Durchsetzung, Planung, Intuition und Integration und deren Strategien, nämlich Stimulation, Provokation, Kreation, Evokation und Diskussion. Auf diese Weise setzen die Therapeuten das pozeßhafte Geschehen zwischen den Partnern neu in Gang, verdichten und beschleunigen den unterbrochenen Dialog, um dadurch den intimen Austausch wieder zu ermöglichen.

Das Ziel der Arbeit besteht ebenso sinnvoll in der Herstellung der Trias von Ganzheitlichkeit im Paarerleben, von Gleichberechtigung der Partner untereinander und von androgyner Durchdringung als gegenseitige Sinnerfüllung von Mann und Frau. Demnach ist es nicht Aufgabe der Berater und Therapeuten, nur als Begleiter, Übersetzer oder Zuhörer passiv zu fungieren, sondern den Fluß der Liebe aktiv voranzubringen. Wenn nötig, bedeutet das sogar ein Vorantreiben, manchmal aber auch ein Eindämmen oder Stoppen. Dies geschieht durch strukturierendes Steuern und Liefern von Anschubenergie, natürlich ohne Gewalt und ohne Widerstand zu brechen. Die Therapeuten treten deutlich aus der enthaltsamen Rolle der Abstinenzregel heraus und werden auf begrenzte Zeit aktiver Teil der Paardynamik. Sie geben sich, wenngleich selektiv und begrenzt, mit ihren Stärken und Schwächen zu erkennen, ebenso mit ihren Schattenseiten und ihren eigenen Gefühlen als Mann oder Frau. Die vom Paar vorgetragene Konfliktdynamik ist nur die Spiegelseite aller Liebesdynamik, Haß nur die andere Seite der Liebe: Zerstörung als Gegenpol zur Synthese. Dieses Gesetz vom Zusammenwirken der Gegenpole vollziehen natürlich auch die Therapeuten. Das Chaos der Gefühle kann und soll auf diese Weise eine neue Ordnung finden.

Dafür übernehmen in der Paarsynthese auch die Therapeuten aktive Verantwortung. Sie haben in der aktuellen Krise des Paares auch eher die Chance dazu, da sie nicht im Gordischen Knoten der Konfliktvernetzung verstrickt sind. Sie haben die Aufgabe, durch die Argumente und Gefühle der Partner hindurch das Prinzip der Konfliktdynamik zu erkennen, durch die Phänomene des Streits hindurch zu einer Dialogstruktur zu finden, dann durch ihre Intuition den Plan der Liebe dieses Paares zu erspüren. Das „durch" meint hier auf keinen Fall ein zweckdienliches Mittel, sondern vielmehr das kraftvolle, eruptive Durchleben der Gefühle, das intensive Wahrnehmen und Respektieren aller Phänomene und die Vertiefung der liebenden Intuition, bevor Lösungen oder neue Strukturen für das Paar auch nur angedacht werden.

Das scheinbare Chaos der Gefühle darf überfluten, um die Tiefe der Wahrheit beider Partner in ihrer verzweifelten Suche spüren und dadurch neue Strukturen schaffen zu können. Die bewußt gesteuerte Dramatisierung der Gefühle ist somit ein zentrales Instrument der Paartherapie, damit durch sie das verstehende Wissen um die Beziehung überhaupt entstehen kann. Erst danach ist das Finden lebbarer Strukturen möglich. Mit anderen Worten: Die Gefühle selbst sind einerseits Motor, andererseits auch gleichzeitig Steuerung und Regulation der Beziehung und des therapeutischen Handelns. Lange waren tradierte Normen und Werte wie Sittlichkeit, Treue, Harmonie und Lustverzicht gepredigt und die Menschen dadurch statt zu gefühlvoll Liebenden zu Liebesunfähigen erzogen worden. Aber es ist gerade die ureigene Logik der Gefühle, die den zentralen Impetus liefert, Leben überhaupt zu gestalten – richtig zu gestalten.

Dies hat beträchtliche Konsequenzen für die therapeutische Arbeit: Die Konflikte zwischen Paaren sollten in der Regel während der Sitzungen zunächst emotionalisiert werden. Nur in der eskalierenden Dramatik entpuppt sich die eigentliche Essenz des Paares. Erst dann kann darauf aufbauend die Struktur gefunden werden. Überspitzt ausgedrückt würde das bedeuten, daß die Problemlösung eines Paares über den vermehrten Streit läuft, über die Eskalation der Probleme, auf keinen Fall aber durch sachliche Klärung oder die Eliminierung von Gefühlen. Erreicht wird dies alles durch eine „Mischung aus Konfrontation und Herz", wie eine Frau dazu schrieb. Alle Versuche, durch sachliches Herangehen Lösungen zu finden, sind fehlleitende Bemühungen, da Gefühle, wenn auch nicht nur, so doch zu großen Teilen, Konstituens von Liebe und Intimität sind.

Das ganzheitliche Wirkprinzip von Monade, Dyade und Triade impliziert therapeutisches Arbeiten auf allen drei Seinsebenen des Paares. Die Aufgabe der Therapeuten umfaßt dann immer auch das konfliktorientierte Aufarbeiten der persönlichen Entwicklungsgeschichte beider Partner, das erlebnisorientierte Vermitteln erweiterter Dialog-, Strategie- und Konfliktkompetenzen und schließlich das zielorientierte Hinführen zur Sinnsuche und Sinnstiftung des Paares. Paartherapeuten werden so auch zu Lehrern der Liebenden.

Andere Therapieschulen, Verfahren und Methoden sehen natürlich durchaus andere Aufgaben und Funktionen der Paartherapeuten, so daß diese in Praxis und Theorie eine riesige Bandbreite von Interventionsmöglichkeiten unterschiedlich wahrnehmen: Von der Aufarbeitung tiefenpsychologischer Problemstellungen über die Psychopathologie des Individuums, von der Vergangenheitsbewältigung über Kommunikationstherapie mit Gegenwartsproblemen, über Training und Erlernen partnerverstärkenden Verhaltens als zukünftigem Ziel bis hin zur reinen Funktion des Vermittlers, Übersetzers oder Katalysators. Als Minimum wird vertreten, daß das bloße Anhören schon Therapie sei.

Alle großen Richtungen der Psychotherapie haben nach der Entwicklung von Einzel-, Gruppen-, Familien- und Erziehungstherapie schließlich auch Methoden der Paartherapie entwickelt. Psychoanalyse und Tiefenpsychologie, vertreten durch Dicks (1969), J. G. Lemaire (1980), König (1990), sehen als Ausgangspunkt einer gelingenden Paarbeziehung immer noch die relative Neurose-Freiheit der Beiden, was für ein Gelingen der Beziehung möglichst reife, erwachsene, ideale Personen fordert. Die Verhaltenstherapie sieht das Gelingen einer guten Beziehung wesentlich in der Beherrschung von Belohnungsverhalten und Verhandlungsfertigkeit, losgelöst von Charakter und Seele der Streitenden. Ähnlich auch die Kommunikationstherapie, die die Interaktion und Kommunikation, also die Organisation des Paares mit Regeln, Funktionen, Prozessen in der gegenwärtigen Situation in den Vordergrund der Bemühungen stellen. Die Gesprächspsychotherapie baut auf Selbstexploration und Selbstkongruenz. Paarsynthese will deren Zusammenwirken.

4. Paartherapie im Rahmen der Paarsynthese

Indikation, Setting, Diagnose und Prognose sind Gegenstand der mit Therapiebeginn zu klärenden Fragen. Sie werden nach dem Selbstverständnis der Paarsynthese zusammen mit den Partnern erarbeitet und diesen damit auch transparent gemacht. Dieses Vorgehen schafft Vertrauen, Geborgenheit und Motivation für die kommenden Strapazen.

4.1 Indikation – Paartherapie als Lösung?

Die Frage der Indikation, für wen, wann, mit welchem Ziel, mit welchen Störungen, in welchem Rahmen und unter welchen Bedingungen eine Paartherapie angezeigt ist (Auckenthaler 1983; Cöllen 1984), ist immer dann positiv zu beantworten, wenn Menschen oder ein Paar nach therapeutischer Hilfe suchen, weil sie unter Konflikten, Störungen oder Krisen früherer oder jetziger Beziehungen leiden und sich außerstande sehen, allein oder mit dem Partner zusammen noch eine Lösung zu finden. Eine Kontraindikation liegt dann vor, wenn die Beziehung als Vorwand dient, nicht an eigenen gestörten Persönlichkeitsanteilen arbeiten zu müssen. So sind zunächst alle aktuellen Psychosen, Drogen-, Sucht- und Borderline-Erkrankungen Ausschlußgründe für eine Paartherapie im eigentlichen Sinn. Eine Suchttherapie wird einer Paartherapie immer vorangestellt werden müssen. Oft wird es allerdings darum gehen, Wege und Lösungen zu finden, wie eine Partnerschaft trotz solcher Erkrankungen nur eines Partners überleben und Erfüllung finden kann. Die „Hinzuziehung der wichtigen Bezugsperson“ im Rahmen der Einzeltherapie ist dann angezeigt, um dem Anderen Stütze, Rat und kritische Begleitung zu geben, etwa im Sinne einer Suchttherapie, um also eine Co-Funktion, eine „Mittäterschaft“, eine verborgene Stützung des Systems aufzudecken.

Allerdings ist eine sichere Indikation gleich zu Anfang kaum zu stellen. Häufig bedarf es vieler Hintergrundkenntnisse über Kindheit, Krankheitsverläufe, vorangegangene Partnerschaften und Therapien und deren Ergebnisse oder nichtaufgearbeitete neurotische Anteile, die wichtigsten Inhalte der

Konfliktdynamik und die soziale Umwelt. Ohne reines Abfragen ergibt sich doch die Notwendigkeit, im Verlauf von etwa fünf Sitzungen eine klassische Anamnese und Exploration mit Prägnanz- und Kontextanalyse durchzuführen, d. h. wichtige Lebensdaten und kritische Symptomatik in den Vordergrund zu bringen und einzelne Zusammenhänge zu erhellen.

Gerade bei neurotischen Störungen ist darauf zu achten, daß einer der Partner nicht die Paartherapie verwendet, um sich mitziehen zu lassen, und seine Motivation nur vom Partner geliefert wird. Hier gilt es, immer wach zu sein und beide Partner gleichermaßen in den Therapieprozeß hineinzuverweben. Überwiegend entsteht die Idee zur Paartherapie sowieso erst einmal bei Einem der Beiden, der dann versucht, den Anderen davon zu überzeugen. Viele lassen sich nur mitzerren, kommen kurz vor dem Trennungsschritt oder um viele Jahre zu spät, wenn nämlich die Zerstörungen auf beiden Seiten kaum noch aufzuarbeiten sind.

Statistisch zeigt sich in den Anmeldehäufigkeiten eine deutliche Verschiebung: Innerhalb der letzten 20 Jahre ist Paartherapie der größte Bereich der Psychotherapie geworden. Neuerdings melden Männer zu fast 45% die Absicht einer Paartherapie an, Frauen etwa zu 55%. Männer kommen allerdings häufig nur unter Druck: wenn die Frau bereits einen Freund hat, den Auszugstermin plant oder schon beim Anwalt war. Frauen sind es, die zu 80% die Scheidung einreichen, die zu 70% nach 6 Jahren Ehe mit dem Partner unzufrieden sind, ihn kein zweites Mal heiraten würden, inzwischen auch sexuell deutlich ihre Forderung nach Befriedigung stellen und heute genauso häufig über Unzufriedenheit mit dem männlichen Sexualverhalten klagen, wie dies umgekehrt die Männer tun (vgl. Schnabl 1992). Diese Frauen leisten aber immer noch die intensivere Beziehungsarbeit, äußern früher ihr Unglück und suchen früher nach Abhilfe durch Fachleute. Ihnen ist die Kostbarkeit der Liebe so wichtig, daß sie emotionales Dahinvegetieren weniger ertragen als die Männer.

Sicherlich trägt die geschlechtsspezifische Sozialisation von Frauen und ihre intensivere Beschäftigung mit Körper und Seele dazu bei, daß sie eher über Lust- und Beziehungsstörungen sprechen und sich Gedanken über psychosomatische Zusammenhänge machen. Die in den letzten Jahren deutlich gestiegene und spürbare Aufgeschlossenheit der Gynäkologen gegenüber psychologischen Problemen und Beziehungsstörungen schafft hier viel Klärung im Vorfeld, fördert die Therapiemotivation und ist oft der erste Anstoß überhaupt. Viele Gynäkologen führen inzwischen selbst begrenzt Paargespräche durch; oft kommt der Mann inzwischen mit in die gynäkologische Praxis. Auch die immer mehr besuchten Kurse zur Geburtsvorbereitung für werdende Eltern leisten inzwischen intensive Förderung von Partnerkompetenz und Beziehungsfähigkeit (Anne u. Thomas Weber im Gespräch).

Die Indikation zur Paartherapie wird heute aber noch von vielen anderen Seiten her mit gestellt: Lehrer und Beratungslehrer, Theologen, Ärzte, Rechtsanwälte, Kindergärtnerinnen und Sozialpädagogen, Erwachsenenbildner. Sie alle werden zusehends beruflich mit Partnerproblemen konfrontiert, absolvieren selbst häufig eine Zusatzausbildung als Eheberater und Paartherapeuten und verweisen auch immer mehr zur Therapie. Die besondere Eignung von Klienten für eine Paartherapie wird sehr unterschiedlich beantwortet (Auckenthaler 1983; Hahlweg 1986). Sinnigerweise wird dabei nicht nach der Eignung der therapeutischen Ausbildung oder der nötigen Kompetenz der Therapeuten gefragt, sondern nach der Eignung der Patienten für eine Paartherapie. So gelten als besonders geeignet: Paare mit hoher Motivation; nur bei hohem Leidensdruck; mit eingegrenztem Konflikt; bei vorhandener guter Ich-Stärke, bei bestehendem Wunsch nach Fortsetzung der Beziehung; wenn alle anderen Therapien versagt haben; wenn die Krise einen gewissen Höhepunkt erreicht hat oder schon lang andauert. Oder ganz im Gegensatz dazu: Das Paar soll möglichst früh zur Therapie erscheinen, solange die Störungen der Beziehung noch nicht konflikt- bzw. krisenhaft sind. Ehevorbereitung ist dann die beste Therapieform. Dem steht entgegen, daß mit Jungverliebten praktisch keine Therapie zu machen ist. „Partnerschulen", „Schulen der Zärtlichkeit" und „Liebesschulen", wie auch Paarsysnthese sie anbietet, werden bedauerlicherweise selten vor einer Partnerkrise in Anspruch genommen.

4.2 Setting – Nur mit dem Partner?

Die Suche nach der bestmöglichen Form von Paartherapie war lange bestimmt vom Schulenstreit. Je nach Verfahren wurden sehr unterschiedliche Wege beschritten und mit sehr verschiedenen Möglichkeiten experimentiert: das Paar gemeinsam mit einem Therapeuten; oder aber mit einem Therapeutenpaar; die Partner getrennt mit verschiedenen oder einem gemeinsamen Therapeuten; alternierend mit weiblichen und männlichen Therapeuten; in Form von Gruppentherapie; als Kombination von Einzel- und Paartherapie; wenigstens zeitweilig mit Kindern und Eltern; nur als Familientherapie, als Sexualtherapie; unter Einbeziehung einer außerehelichen Beziehung usw.

Das Vorgehen der Paarsynthese beantwortet diese Frage weitgehend selbstverständlich: Dialogtherapie wird immer grundsätzlich im Dialog, eben mit beiden Partnern gleichzeitig durchgeführt. Aber auch hier gibt es Ausnahmen. Die wichtigste ist, wenn der Partner sich weigert, mitzukommen. Dann besteht die erste Arbeit darin, den anwesenden Partner so aufzubauen, daß er schließlich den Anderen doch zu einer gemeinsamen Therapie motivieren kann. Im überwiegenden Teil der Fälle ist dies möglich. Notfalls werden die Therapeuten selbst aktiv und gewinnen den „streikenden" Partner für die gemeinsame Arbeit. Sie erreichen dies, oft leichter als gedacht, durch Anschreiben oder Anrufen zu Hause. Sie legen dazu die Notwendigkeit des direkten Dialoges dar, der zusätzlichen und andersartigen Information durch die Sichtweise des fehlenden Partners, skizzieren schließlich den Verlauf einer Paartherapie und geben Hinweise darauf, wie krisenhaft und gefährlich eine sonst alternativ durchgeführte Einzeltherapie für die Entwicklung des Paares werden könne.

Darüber hinaus werden alle anderen Bezugspersonen soweit wie möglich für einige Sitzungen dazugeholt. Dabei kann es sich um Großeltern, Eltern, Kinder, Geschwister, Kollegen, Freunde oder andere Beziehungen handeln. Eine äußerst schwierig zu entscheidende Ausnahme bildet hier die mögliche und relativ häufig zur Debatte stehende Seitenbeziehung eines der Partner. „Geliebte“ wurden früher in der Therapie der Paarsynthese nicht leibhaftig hinzugezogen, da sie den Blick auf die Dyade und deren spezifische Konfliktvernetzung völlig zu verstellen, keineswegs aber zu erhellen schienen (vgl. Cöllen 1989). Allerdings ist bei genauerem Hinsehen und nach langer Erfahrung mit dem Thema diese Konsequenz doch nicht so selbstverständlich. Inzwischen hat die entgegengesetzte Auffassung Präferenz gewonnen. Nachdem einige Klienten die Geliebten ungefragt und überraschend mitgebracht hatten, stellten wir fest, daß gerade hier die Verdichtungs- und Beschleunigungsregel der Triade wirksam wurde. Die zugespitzte Situation läßt die jweiligen Partnerstile prägnanter hervortreten. Sie dramatisiert den Prozeß, durchbricht den Gefühlsstau bis zur Entladung und erleichtert auf diese Weise die Diagnostik der Konfliktdynamik. Sie verhilft zur „Stunde der Wahrheit“ und schärft damit den Blick für das eigentliche Problem. Jahrelang quälende und dadurch zerstörerische Prozesse der Nicht-Entscheidung konnten so letztendlich in guter Weise zu Ende gebracht werden.

Dennoch ist die Frage des Settings insgesamt nicht starr zu handhaben. Es gibt immer wieder Ausnahmen, die flexible Lösungen erfordern. Dazu gehören Krisenintervention, Krankheit, Ferien oder generell Terminprobleme. Es sollte dann eher mit einem der Beiden gearbeitet werden, bevor eine Sitzung ausfällt. Andererseits dürfen die Therapeuten auf keinen Fall zu Geheimnisträgern werden. Sollte es doch zur „Beichte“ beispielsweise über eine heimliche Seitenbeziehung kommen, ist dafür zu sorgen, daß diese Information spätestens in der nächsten Sitzung dem Anderen mitgeteilt wird. Erst in der gemeinsamen Durcharbeitung dieses Krisenpotentials liegt Beider Chance zur Weiterentwicklung.

Ganz anders stellt sich die Settings-Frage, wenn ein Partner generell jede Paar-Therapie ablehnt oder sowieso die Indikation zur Einzeltherapie im Vordergrund steht. Trotzdem dialogische Therapie mit Einzelpartnern durchzuführen, bietet sich häufig nach Trennungen an, aber auch zur Bearbeitung vieler seelischer Störungen der Einzelpersönlichkeit, besonders im Bereich sozialer Ängste.

Eine Variante dieser Arbeitsmethode der Paarsynthese sei hier vorgestellt: die Spiegeltechnik.

Die Therapeuten fordern den Ratsuchenden auf, möglichst genau den zu Hause gebliebenen Partner und das Zusammenleben mit ihm zu schildern. Auch wenn das die Gefahr einseitiger Darstellung berge, sei es doch wichtig, seine Sicht und sein Empfinden des Partners zu kennen. Die Subjektivität dieser Eindrücke und des so entworfenen Partnerbildes werde seitens der Therapeuten in Rechnung gestellt.

Sicher „verführt" diese Anleitung den Ratsuchen, seine Sichtweise ungeschützt herauszustellen. Während seines Berichtes achten die Therapeuten deshalb sehr genau auf Ausgewogenheit von guten und schlechten, lieben und bösen, hilfreichen und zerstörerischen Anteilen, die dem Partner zugeschrieben werden. Weiter prüfen sie aufmerksam, wie liebvoll oder haßerfüllt der Partner geschildert wird bzw. mit welchem Bemühen, diesen trotz alledem zu verstehen. Der Grad an eigener kritischer Selbstreflektion ist dabei von großer Bedeutung.

Im zweiten Schritt benützen die Therapeuten all die gewonnenen Informationen, um daraus ihren diagnostischen Rückschluß auf die Persönlichkeit des so berichtenden Partners selbst abzugeben. Dazu wird die erläuternde Vorbemerkung gegeben: „Aus der Art, wie Sie Ihren Partner darstellen, folgern wir, was für ein Partner Sie selbst sind."

Auch während der üblichen Paarsitzungen mit Beiden sollte diese Interventionstechnik immer wieder bewußt eingesetzt werden, um den Partnern ihre eigenen Fehler zu spiegeln und damit einer Veränderung zugänglich zu machen. In Abänderung des griechischen Wortes trifft diese Wahrheit immer: „Sage mir, wie Du Deinen Partner siehst, und ich sage Dir, was Du selbst für ein Partner bist."

4.3 Diagnostik in der Paartherapie – Chaotische Fülle

Die Diagnose dient dem Erkennen der Liebes- und Konfliktdynamik eines Paares. Die psychologischen Phänomene sollen mit ihrer Hilfe eingeordnet und bewertet werden, um daraus Konfliktlösung und konstruktives Verhalten abzuleiten. In erster Linie soll sie dem Paar selbst helfen, die eigene Krise zu begreifen und kritische Bereiche zu verändern. Dann dient sie den Therapeuten zur Planung der notwendigen Therapieschritte und Steuerung der anzuwendenden Interventionstechnik.

Eine Diagnostik wird erstellt: aus Sicht der Kognitiven Psychologie mittels Test-, Fragebogen- und Beurteilungsverfahren, Problemlisten und Konfliktinventaren, Messung und Bewertung von Einstellung, Interaktion, Kommunikation, Akzeptanz und Sympathie (vgl. Witte 1994). Der verhaltenstherapeutische Ansatz bedient sich der Kontrolle von Verstärkung und Bestrafung. Aus interaktioneller Sicht geschieht Diagnostik in der therapeutisch gelenkten Selbsterfahrung während des gesamten Therapieverlaufs mit Hilfe von erlebnisorientierten Übungen, durch erkennende Sinngespräche und Prozeßanalyse, angeleitete Rückmeldungsprozesse innerhalb und außerhalb der Therapie und durch die therapeutische Tiefung selbst. Tiefenpsychologische Ansätze arbeiten mit projektiven Verfahren und im Umgang mit Übertragung und Erkenntnisgewinn.

Untersucht, gemessen, analysiert und verwertet werden dabei je nach Schule und Methode völlig verschiedene Bereiche, nämlich: partnerschaftliche Kommunikation, Veränderungen, Wünsche, Konflikt- und Konfliktlösungsverhalten, Bindung, Dauer und Stabilität, Dimensionen wie Nähe–

Distanz, Wechsel–Veränderung, Erwartungen und Einstellungen, Intimität und Sexualität u.v.a.

Paartherapeutische Diagnostik generell ist gekennzeichnet von einem gewaltigen Handicap, das vor allem in der hohen Komplexität und Vielfalt der Dyaden-Phänomene liegt. Diese „All-bewegende" Kraft der Liebe läßt sich nicht in hilflose Diagnosen pressen. Überwältigend zeigt sich hier das Paar als Brennpunkt der gesamten Lebensdynamik. Deshalb erfordert Paartherapie vielfältige Diagnosen bezüglich der Einzelpersönlichkeit, Paardynamik, Familiendynamik und Dynamik im Lebensraum, sprich Umwelt. Die Entfaltung durch Integration, Synthese und Expansion steht auf dem Prüfstand.

Die Autoren Hank, Hahlweg und Klann legen 1990 ein Übersichts-Kompendium mit dem Schwerpunkt diagnostischer Möglichkeiten im Bereich Paartherapie und Eheberatung als Versuch vor, trotz der das Dilemma noch erschwerenden unüberschaubaren Fülle von therapeutischen und diagnostischen Ansätzen zu einer gewissen Ordnung zu kommen. Alle Verfahren, Methoden und Schulen müssen danach notwendigerweise vom einfachsten Unterscheidungsmerkmal ausgehen, nämlich zwischen Harmonie und Glück auf der einen und Konflikt, Problem und Störung auf der anderen Seite. Mit Theoriebildung und wissenschaftlicher Forschung zu diesem Thema wurde erst begonnen, als Eheberatung und Paartherapie schon längst verbreitet waren. Dieses Hinterherhinken ist eine Folge der Moraleinengung damaliger Zeit, aber auch der kaum zu bewältigenden Komplexität der Materie. Die vorgelegten Ordnungsversuche zeigen denn auch mehr Psychologiegeschichte als wesentliche Erhellung des Problems.

Vom Verfahrensansatz her werden im wesentlichen fünf Richtungen der Paardiagnostik unterschieden: tiefenpsychologische Konzepte (Reiter 1983; Willi 1985; Bauriedl 1986), systemisch-interaktionelle Ansätze (Satir 1973; Stierlin 1976; Minuchin 1977; Auckenthaler 1983), lernpsychologische bzw. verhaltenstherapeutische Richtungen (Hahlweg 1982; Revenstorf 1985; Grawe 1976), Kognitive Psychologie (Witte 1994) und schließlich übergreifende Therapieansätze (Segraves 1982; Wille 1982; Cöllen 1989).

Wie im Mosaik fügen sich dabei einzelne Zugänge der bisherigen Schulen zu einem effektiven Gesamtkonzept paartherapeutischen Handelns. Die daraus hervorgegangenen Behandlungskonzepte wie Paarsynthese haben allerdings einen bemerkenswerten Nachteil: Da sie mehrdimensional und multimodal vorgehen, lassen sie sich mit den Instrumenten der empirisch-quantitativen Forschungsmethoden nicht hinreichend überprüfen und gelten von daher nicht als wissenschaftlich. Einfach gesagt, sind diese Verfahren – Paarsynthese ganz besonders – den qualitativ-intuitiven Vorgehensweisen zuzurechnen, scheitern dann aber am szientistischen Wissenschaftsverständnis. Dessen Kriterien aber können und dürfen gar nicht an solche Verfahren angelegt werden (Schild 1990), da sie dann deren ganzheitliche Grundforderung, z. B. durch Außerachtlassen spiritueller Dimensionen, ad absurdum führen würden

Im Grunde aber lohnt es gar nicht mehr, Richtigkeit, Wert und Einfluß der einzelnen Schulen zu untersuchen und gegeneinander ins Feld zu führen. Vielmehr geht es darum, sie zu einem wirkungsvollen Ganzen, zu einer Synthese zusammenzuführen. So leidet denn auch die gesamte bisherige Paardiagnostik an diesem Problem: Sie erfaßt immer nur einen Teilaspekt der Liebes- und Konfliktdynamik eines Paares, je nach Verfahren und Methode. Ein Paar als Ganzes zu erfassen, ist daher bis heute mit den vorhandenen Meßinstrumenten nicht möglich.

Hier muß sich auch die Paarsynthese in Bescheidenheit üben. Einerseits will sie zwar ein Modell anbieten für die Vernetzung individueller, paardynamischer und umweltrelevanter Entwicklungsprozesse auf dem Hintergrung einer neuen dyadischen Anthropologie, andererseits reichen ihre bis jetzt entwickelten Möglichkeiten wie das vorgestellte Partnerdiagramm nicht aus, alle Phänomene der Liebe zu erfassen. Das Problem unserer Diagnostik liegt darin, daß wir es nicht allein mit meß- und quantifizierbaren Vorgängen im beobachtbaren Partnerverhalten zu tun haben, sondern auch mit Phänomenen im feinstofflichen Bereich, mit Vorgängen der innerseelischen Dynamik, dort zusätzlich mit archetypischen und gesellschaftlich-kulturellen Einflüssen. Ein so komplexes Modell von Partnerschaft, wie Paarsynthese es verwendet, ist psychodiagnostisch umfassend nicht zu entschlüsseln.

Schild (1990) bezweifelt den Sinn wissenschaftlicher, auch prozeßdynamischer Diagnostik für Liebe: „Läßt man sich primär von einem wissenschaftlichen Anspruch auf hohe Reliabilität und Validität leiten, dann wird sich wahrscheinlich sehr häufig lediglich eine hohe Trivialität ergeben, die über alltagspsychologische Erfahrungen kaum hinausreicht." Beispielsweise werden als wesentliche Ergebnisse solcher Untersuchungen für das Gelingen von Liebe übereinstimmend genannt: häufiges Aussprechen persönlicher und gemeinsamer Interessen, Austausch über Gefühle, möglichst wenige bestrafende Verhaltensweisen wie Vorwürfe und Anklagen, gegenseitiges Akzeptieren und rechtzeitiges Stoppen einer Streit-Eskalation. Fähigkeiten zur Kommunikation und Problemlösung verbessern die Beziehung. Schild fragt, ob diese längstbekannten Selbstverständlichkeiten und im Alltag der Liebenden durchaus geübten Verhaltensweisen den hohen Aufwand an Zeit und Kosten der Forschungsprojekte lohnen. Es ist eher davon auszugehen, daß nicht die Vielzahl der Phänomene der Liebes-und Konfliktdynamik die fundierte Forschung so schwierig machen, sondern der Schulen- und Methodenstreit.

Da gibt es schon Differenzen über die Gründe für Partnerstreit: Entstehen Störungen und Konflikte eines Paares, weil a) die beiden Individuen nicht harmonieren? b) Einzelpersönlichkeit und Entwicklungsgeschichte entscheidend für Partnerfähigkeit sind und Partnerkrise nur Manifestation einer persönlichkeitstypischen Ausprägung ist? c) das Wechselspiel zwischen intra- und interpsychischen Prozessen entscheidend für das Gelingen der Paardynamik ist? d) es lediglich die Form der Interaktion und Kommunikation ist, die Partnerglück verhindert? e) die Einwirkung der Umwelt auf die Entwicklung des Einzelnen und die Psychodynamik des Paares ebenfalls konfliktentscheidend ist?

Ein anderer Zugang zur Paar-Diagnostik bezieht sich nicht auf Ursachen, sondern auf die Erfassung von Ehequalität. Auch hier liegt eine unüberschaubare Fülle von Untersuchungsergebnissen vor, die meist nicht miteinander verglichen werden können, die auch empirisch-meßbaren Kriterien nicht genügen, die häufig nur Querschnitt- und keine Längsschnittuntersuchungen darstellen und in der Vielfalt ihrer Ergebnisse kaum faßbar sind. Insgesamt sind bis heute 74 solcher Variablen zur Partnerqualität (Schild 1990) herausgefiltert worden. Dazu gehören außerpartnerschaftliche Determinanten wie soziale Zugehörigkeit, Rasse, Status, Religion, Schulbildung ebenso wie persönliche Kriterien wie Intelligenz, Alter, sexuelle Entwicklung, psychische Stabilität und Geschichte der Herkunftsfamilie. Andere Untersuchungen legen den Schwerpunkt auf dialogische Kriterien wie Attraktivität, soziale Beliebtheit und Außenaktivitäten.

Wie nun aber den Zustand der jeweiligen Partnerschaft messen und wie bewerten? Die Qualität einer Partnerbeziehung einzuschätzen, ist schon zwischen Partnern schwierig, noch schwieriger unter Forschern. Schon Streit wird unterschiedlich bewertet: Einmal schließt er im Gegensatz zur Harmonie Partnerglück aus, dann wieder gehört Streit zur gesunden Entwicklung einer Liebeskultur. Haß wird einerseits als Gegenpol von Liebe definiert, andererseits als eine ganz andere Dimension eingestuft.

Verhaltenstherapeutische Ansätze verzichten auf die Erfassung der dahinterliegenden Psychodynamik. Sie konstatieren die beobachtbaren Verhaltensweisen und untersuchen die Kette gegenseitiger Verstärkung und Bestrafung, Bestätigung, Akzeptanz und Kontrolle. Eine Grundannahme liegt darin, daß Partner versuchen, divergierende Interessen mit Hilfe negativen Verhaltens, z. B. Nörgeln, Kritik, Vorwürfe, Weinen oder durch den Entzug positiver Verstärker, z. B. durch sexuelle Verweigerung, zu lösen. Solches Verhalten läßt nach kurzer Zeit die Menge ungelöster Konflikte sprunghaft ansteigen und damit wiederum die Anzahl negativer Reaktionen. So wird die Eskalationsspirale der Konfliktdynamik erklärt. Als Kritik an diesem Ansatz muß im wesentlichen das Problem der zirkulären Interaktionskette genannt werden: Die Partner versuchen, sich gegenseitig zu steuern. Deshalb ist eine klare Diskrimination der Steuerungswege in Reize (positiv-negativ) und Konsequenzen daraus (Belohnung, Bestrafung) nicht immer möglich. Die Frage, wer bedingt wen oder was bedingt was, läßt sich hier nicht mehr beantworten.

Trotz aller Unzulänglichkeiten der Paardiagnostik spielt sie eine wichtige Rolle, da sie gerade vom betroffenen Paar selbst abgefordert wird. Meist geschieht dies in Form von Fragen an die Therapeuten über deren Einschätzung der Chancen und Sinnhaftigkeit der Beziehung, über die Chancen der beabsichtigten Therapie, über den vermuteten Zustand der Konfliktdynamik usw.

So soll hier versucht werden, wenigstens annährnde Diagnostikprozesse darzustellen. Die Paarsynthese erstellt mit dem Partnerdiagramm ein Instrument zur Paardiagnostik, das eine Verbindung interaktioneller, tiefenpsychologischer und sozialpsychologischer wie auch spiritueller Konzepte sucht. Damit soll sowohl die inter- und die intrapsychische Dimension als auch die Umweltvernetzung und die spirituelle Dimension in ihrem Quer- und Längsschnitt einbezogen werden. Dies geschieht durch Erfassung von: a) übergeordneten Aufgaben und Zielen, b) individueller und dyadischer Rollenidentiät und Verhaltensmuster, c) Inhalt und Ausdruck des kommunikativen Verhaltens, d) Fähigkeit zur Empathie und Androgynie und e) system- und funktionserhaltender Steuerung.

Über das Partnerdiagramm hinaus besteht das diagnostische Vorgehen im fortwährenden Überprüfen aller paardynamischen Faktoren und der Beziehung in der therapeutischen Triade. Dazu gehören die Einschätzung des Paares und die Meinung der Therapeuten. Sie basieren auf: der Atmosphäre innerhalb der Triade, der Intaktheit der fünf Grunddialoge als Ausmaß von Intimität, dem Fließgleichgewicht zwischen Eigen-, Partner- und Lebensraum, der Strategiekompetenz in der Anwendung der fünf Partnerstrategien und der Erfüllung der Partnerzyklen. Anhand der Raumverteilung im Partnerdiagramm wird dieser Prozeß dem Paar zurückgespiegelt. Regina Breitfuss (1990) hat das praktische Vorgehen der Paardiagnostik besonders anhand der Partnerstile, des Inneren Dialoges und der Partnerbilder im Yin-Yang-Mandala sehr anschaulich dargestellt.

Die aktuelle Paardiagnose beginnt in den ersten Sekunden, in denen das Paar mit der ihm eigenen Aura den Therapieraum betritt, erstreckt sich dann über den ganzen ersten Zyklus der Paargestalt und endet nicht vor dem letzten Zyklus der Paargestaltung. Diese prozessuale Diagnostik, die genauso in modernen Einzeltherapien üblich ist, verbindet Therapie und Diagnostik zu einem dauernden Kontinuum. Die dabei zu überprüfenden Fähigkeiten der Partner zur Gestaltung und Entfaltung einer liebevollen und damit sinnerfüllenden Beziehung sind im Grundgesetz der Paarsynthese enthalten, nämlich Gegensätze zu vereinen, Zwiespälte auszugleichen und sowohl Inhalte als auch Formen der Liebe im zyklischen Wandel umgestalten zu können. Die Partner brauchen, um auf Dauer die Kraft dafür aufzubringen, ein Gleichgewicht ihrer Lebensräume, ihrer Partnerstile, der Dialogsäulen und die Entfaltung aller drei Seinsformen der Liebe. Einzelfähigkeiten zur Liebe wie die zu Hingabe und Abgrenzung, Gefühlsentfaltung, Versöhnung, Rollenflexibilität, Androgynie, Konfliktkompetenz, Strategie- und Dialogkompetenz sind Kriterien, die durch die Therapie oft erst erworben werden.

Umweltbedingungen wie Rollenzuschreibung, Geschlecht, Beruf, Verhältnis von Individuation, Partnerbindung und Familie, Normen und Regeln der Gesellschaft und Modelle von Partnerschaft kommen als Außeneinflüsse dazu. Mit jedem auf das Paar einwirkenden Faktor steigt die Ungenauigkeit, die Irrtumswahrscheinlichkeit einer diagnostischen Aussage (Schild 1990), ohne sie deshalb überflüssig oder unwichtig zu machen.

Die Diagnostik der Paarbeziehung ist, wie oben dargestellt, eine hochkomplexe und nur teilweise zu lösende Aufgabe. Dabei geht die Paarsynthese aber davon aus, sehr wahrscheinlich im Gegensatz zur Alltagstheorie, daß Liebesdynamik und Partnerschaft Prozesse von hoher Logik und Präzision und keineswegs irrationale und intuitive Geschehnisse darstellen. Wann eine Liebe sich verbraucht, wie Sexualität sich blockiert, welche Chancen ein Paar hat, wie die Paarsubstanz erhalten, verbreitert und aufgebaut werden kann, das ist kein Spiel des Zufalls, sondern gehorcht den in sich stimmigen Gesetzen des Liebeszyklus in seiner psychologischen Notwendigkeit.

4.3.1 Paardiagnostik im geschichtlichen Sein liefert Einsicht über Wirkung und Bedeutung der individuellen, aus Kindheit und Jugend mitgebrachten Liebesmuster, Erblasten, Ahnenbotschaften, Generationsmythen und Lieberfahrungen, die mehr oder weniger in die Jetzt-Beziehung „übertragen" und auf den Partner angewendet werden. Die Therapeuten lassen diese Vernetzung zwischen Liebes- und Konfliktdynamik für das Paar deutlich aufscheinen in der Arbeit mit der „Partnerwerdung" und mit Hilfe von Familienrekonstruktionen bis zurück zu den Urahnen. Auf Grund der in diesen „Liebesgeschichten" erworbenen Partnerstile lassen sich klare Aussagen treffen über die Art der Konfliktvernetzung, wann es nämlich zu Opfern, Tätern, Unterwerfung, Orientierungslosigkeit, Kastration, Konkurrenz, Entfremdung, Chaos oder Erstarrung kommt. Die unbearbeitete Konfliktvernetzung führt in die Krise durch Manipulation, Projektion, Delegation und Reaktanz über Streiteskalation bis zum Zusammenbruch der Beziehung.

4.3.2 Paardiagnostik im dialogischen Sein liefert eine Art Bilanz des aktuellen Wir-Gefüges als „Paargestalt". Dazu gehören die noch vorhandene oder auch schon zerstörte Paarsubstanz im Partnerraum, die äußeren Rahmenbedingungen im Lebensraum wie Kinder, Beruf, Umwelt, Sozial- und Wertorientierung und die Entfaltung der eigenen Potentiale im Eigenraum. Die Paarsubstanz wird erkennbar zum einen im Bestand der fünf Dialogsäulen, zum anderen im Ausleben der möglichen Liebespole im Partnerdiagramm. Die Paar-Gruppe bietet dabei mehr Möglichkeit als Einzel-Paartherapie, am offenen Verhalten die Strategie- und Dialogkompetenz sowie die Konfliktkompetenz der einzelnen Partner zu ermitteln, da diese im Zusammenspiel mit dem eigenen Partner und mit anderen Gruppenmitgliedern, von uns sogenannten „Fremdpartnern" eingeschätzt werden können. Wie von selbst demonstriert sich darin die Empfindungs-, Kontakt-, Bindungs- und Liebesfähigkeit der Einzelnen aufgrund des Distanz-Nähe-Verhaltens, der Selbstkongruenz, der Autonomie und der emotionalen Intensität, die hergestellt wird. Hier ist vor allem in etwa zu erkennen, ob und wie sehr sich Partner im „Außen- und Innenverhalten" unterscheiden. Das mögliche Auseinanderklaffen des Verhaltens in Partner- und Lebensraum ist ein wichtiger Indikator für Selbstkongruenz und Autonomie.

Die verschiedenen Schulen setzen hier ihre eigenen Kriterien an. Es ist deshalb schwer, eine Sprache zu finden für das, woran Liebesfähigkeit erkannt und gemessen werden kann. Wenn überhaupt möglich, einen umfassenden Begriff für die Fähigkeit zur Liebeserfüllung zu finden, dann würde ich es „Authenzität der seelischen Berührbarkeit" nennen. Objektive Beweise für Liebe gibt es nicht. So suchen die Therapeuten sehr genau nach Indizien für die jeweilige Konfliktdynamik des einzelnen Paares. Aus der Überfülle der Wirkfaktoren und Liebespotentiale wählt jedes Paar sein ureigenes Muster.

4.3.3 Paardiagnostik im spirituellen Sein. Die Sinnerfassung der spirituellen Paardynamik auch und gerade am Konflikt zu erarbeiten, ist nach unserem Ermessen der dritte große Mosaikstein in der Diagnostik von Paaren. Sie werden danach befragt, welch spezifischen Sinn sie in ihrer Verbindung sehen, welche Aufgabe dabei die Partner mit ihren jeweiligen Licht- und Schattenseiten erfüllen, wie sie sich gegenseitig herausfordern und ergänzen, was sie aus Vergangenheit, Gegenwart und Zukunft gemeinsam zu erfüllen haben und welche Ahnenbotschaft von Liebe zu beenden oder zu verändern sei. Die Eingebundenheit des Paares in die jetzige Welt, aber auch in Vor- und Nachwelt, in Kosmos und göttlichen Auftrag sind hier entscheidend.

Aber nicht nur diese Sinnfragen zur seelischen Dimension der Liebe zählen, sondern auch die konkreten Wandlungsprozesse zwischen körperlicher und feinstofflicher Liebe, zwischen Sexualität und ihrer geistig-seelischen Umwandlung. Der Umgang mit Aura und Feinstofflichkeit gerade in der körperlichen Begegnung der Partner und die Transformation sexueller Kraft in „sinnliche" Begegnung bis hin zur göttlichen Ekstase werden im Westen kaum gelehrt, intuitiv von den Paaren aber gesucht. Solche spirituellen Aspekte in einem klassisch-wissenschaftlichen Kontext zu berücksichtigen, erscheint befremdlich. Üblich dagegen ist es in Taoismus (Chang 1977) und Tantra (Thirelby 1978). Deshalb gelten diese als wesentliche Quellen der Paarsynthese.

Ein letztes, aber entscheidendes Problem liegt in der Verwendung diagnostischer Erkenntnisse dem Paar gegenüber. Auf Grund ihrer Einschätzungen kommen die Therapeuten leicht in die Lage von Eltern, die ihrem Kind kraft besseren Wissens Unheil ersparen möchten und ungebetene Ratschläge von sich geben. Die Therapeuten erzeugen damit, ähnlich wie Eltern bei Pubertierenden, eher Abwehr oder falsche Anpassung. Trotzdem können sie nicht ganz mit ihrem Wissen hinter dem Berg halten, sollten dies allerdings nie gegen einen der Partner verwenden. Es wäre der größte Fehler, auf diese Weise Schuld, Versagen oder Störungen nachzuweisen. Diese müssen vielmehr im Dialog und evident verstanden werden: Wie kommt es zu dieser Aura des Paares? Wie entwickelt sich der Substanzkonflikt? Wie bewirken

Partnerstile und Dialogsäulen den Konflikt in der Liebesdynamik? Und wie zeigt sich derselbe im Partnerdiagramm? Die Rückmeldung der Therapeuten an die Beiden in Form zartfühlender Konfrontation, liebevoller Kritik und verstehender Hilfsangebote dient dabei als guter Einstieg für die weitere Arbeit.

Zusammenfassung. Paardiagnostik ist der Weg dialogischer Hermeneutik, beide Partner durch Empfinden, Äußern und Austauschen der Konfliktdynamik zu motivieren, sich selbst, den Partner, Verhalten und Wertorientierung so zu ändern, daß Energien für den Prozeß der Synthese wieder frei werden. Daraus ableitbare Konfliktlösungsstrategien liegen in der Entwirrung des Gordischen Knotens und in der Ablösung vom Prinzip der „Schuld-Schiebekausalität". Diagnostik dient immer auch der Veränderung durch das „semper incipe": Fange immer bei Dir selbst an. Das meint Erkennen und Eingestehen eigener Fehler statt Angriff im ewigen Irrtum: „Du hast Schuld, daß ...". Effiziente Paardiagnostik bildet die Brücke zu gegenseitigem Erkennen, Verstehen, Danken, Verzeihen und Versöhnen als Ausgang würdevoller Begegnung.

Übungen zur Diagnostik. Schriftliche Bestandsaufnahme: Zeigen, Fördern oder Verhindern von Liebe. Wie habe ich unsere Liebe behindert? Stationen meiner Liebesfähigkeit? Welche Krisen haben wir durchstanden? Paarbilanz, Stärken und Schwächen, Fehlergeständnis, Öffnungsübungen, Lebensplanung, Schattengeschenke, Lernen durch Dich, Mein Herz spricht zu Dir, Sehnsuchtsbrief, Partnerdiagramm, Tonarbeit, Collage meiner Identität, Collage der Beziehung, Beziehungsdiagnose zu Gruppenmitgliedern und Therapeuten, Würde erweisen.

4.4 Prognose in der Paartherapie – gemeinsam oder allein?

Ein Hasardeur, der russisches Roulette spielt: So läßt sich der Versuch eines Therapeuten umschreiben, einem Paar dessen weitere Entwicklung auf Grund psychologischer Daten vorherzusagen. Prognose meint eben dies: die Einschätzung in bezug auf den Wahrscheinlichkeitsgrad, mit dem das jeweilige Paar die Krise überwindet oder sich sinnvollerweise trennt. Und doch sind die Paare versessen darauf, ihr Schicksal vorhergesagt zu bekommen. Jeder Therapeut, der dieser Versuchung nachgibt, wird sehr bald Reue üben.

Bei der Prognose eines möglichen Erfolgs oder Mißerfolgs von Paartherapie bestehen noch mehr Unklarheiten, Zweifel und Unsicherheiten als bei der Paar-Diagnostik. Denn eine Prognose scheint nur dann sinnvoll, wenn sie aufgrund gesicherter Annahmen, die überprüfbar, dauerhaft und in sich konsistent sind, gefällt werden kann. In der Regel halten wir die Weiterentwicklung zerstrittener Paare eher für eine unabwägbare Angelegenheit. Liebe selbst gilt als „irrationales" Unterfangen und paradoxes Bestreben, jedem sachlichen und vernünftigen Denken abträgliches Impulsgeschehen, das ob des Fehlens von Logik milde belächelt wird.

Nach unseren Beobachtungen trifft das nicht zu. Wir haben lediglich ein zu eingeschränktes Wissen, das per definitionem nur quantifizierbare und daher meßbare Vorgänge zum Gegenstand von Vernunft und Wissenschaft macht. Die „unumstößliche Logik der Gefühle" wird in der Regel nicht erkannt und also auch nicht gelehrt, obwohl wir doch unser ganzes Empfinden in dieser Welt gerade nach Gefühlen bemessen.

Die innerseelische Logik, die die Tiefenpsychologie mit ihrer Lehre vom Unbewußten vermittelt, ist in der Liebe nur ein, allerdings wichtiges, Element. Liebe ist weiterhin ein intuitiver und spiritueller Prozeß, dessen andere und eigene Art von Logik und Gesetzmäßigkeit hervorzuheben ist. Diese Logik wird ersichtlich in der Partnerwahl, im Energie-Austauschprozeß, im Lernen am Du, im Wirkzusammenhang von Monade, Dyade und Triade und in der spirituellen Ganzheit. Im Dialog des Paares selbst herrscht schon im Sinn des Wortes Logik. Wir müssen diese nur wahrnehmen und in ihrer Gesetzmäßigkeit verstehen.

Um das Paar für das Risiko gemeinsamer Therapie zu motivieren, ist es besser, auf diese Logik der Liebe hinzuweisen statt auf eine Prognose. Schon im ersten Therapie-Zyklus ist den Partnern zu verdeutlichen, daß im weiteren Vorgehen gerade kein zufälliges, beliebiges oder gar irrationales Ergebnis zu erwarten ist, sondern eine Konsequenz aus logischen Abläufen der Seelen, Geister und Körper, die miteinander verbunden sind.

Die Entwicklung eines Paares ist von daher durchaus mit relativ sicherer Wahrscheinlichkeit vorherzusagen. Aber wie bei der Diagnostik wird eine solche Vorhersage nur kritisch zu nutzen sein. Therapeuten können und sollten dies auf Grund ihrer Erfahrung in der Regel tun, auch wenn das wie bei Kindern oft nur abwehrendes Belächeln erzeugt. Sie dürfen auf die Darlegung ihrer Sichtweise und Einschätzung nicht verzichten und nutzen die Reaktion der Partner zu weiterer Diagnostik und Intervention. Außerdem kann die von Therapeuten geäußerte Prognose das Paar zwar motivieren, allerdings keineswegs Kummer und Schmerzen verhindern oder auch nur abkürzen. Die Erfüllung durch Schmerz am Liebesleiden ist ein unverzichtbarer Bestandteil der Therapie. Den Therapeuten kommt dabei lediglich die Aufgabe zu, das Paar zu begleiten, es weiter zu stützen und schlimmere Zerstörungen abzuwenden.

Prognose bezieht sich demnach wenig auf die von den Partnern zwar am meisten gewünschte, aber am schwersten zu treffende Voraussage, ob nämlich die Partner füreinander geeignet sind und das Paar zusammenbleiben wird. Trotzdem braucht das Paar seitens der Therapeuten eine Einschätzung, etwa so:

Ihr Paarfundament scheint mir so stabil zu sein, daß es sich lohnt, darauf weiter aufzubauen ... Die Substanz zwischen Ihnen scheint mir so angegriffen, sogar soweit zerstört, daß ich fürchte, daß Sie sich eher trennen werden ... daß ich von mir nicht glaube, Ihnen helfen zu können, zusam-

menzubleiben ... Ich sehe, wie Sie sich immer weiter gegenseitg zerstören ... Ich habe bei Ihnen ein Gefühl voller Optimismus, daß Sie es schaffen, Ihre Beziehung neu zu gestalten ... daß sie einander verzeihen können, was Sie sich gegenseitig angetan haben.

Wichtiger sind also Prognosen, die sich auf therapeutisches Tun beziehen:

Wenn wir drei es schaffen, die Tiefe der Verletzungen aufzuarbeiten ... die Härte der Gefühlsverkrustung aufzutauen ... Wenn Sie es schaffen, einander zu verzeihen, sich zu versöhnen, ... Wir müssen versuchen, ihre sexuellen Einstellungen zu verändern ... neben der männlichen auch der weiblichen Sexualität zu ihrer Erfüllung zu verhelfen ... Wenn es gelingt, ein neues Rollenverhalten zu installieren ... Wenn es Ihnen gelingt, statt sich gegenseitig der Fehler anzuklagen, diese bei sich selbst zu erkennen ... zu erkennen, was Sie von Ihrem Partner zu lernen haben ... dann werden Sie gute Chancen haben, Wege zueinander zu finden ... neue Kraft für Ihre Liebe finden ... Sicher kehrt Ihre sexuelle Lust aufeinander zurück, wenn Sie auch lernen, neue und ganz andere Wege der Sinnlichkeit zu beschreiten ...

Zu solchen Aussagen gehört die Sicherheit und die Erfahrung der Therapeuten, was realiter durch Paartherapie möglich ist und wie die notwendigen Therapieschritte in ihrer Folgewirkung richtig aufeinander abzustimmen sind. Daß Seelen relativ präzise und vorhersagbar ihren Weg gehen, daß sexuelle Verletzungen und Verpanzerungen aufzuarbeiten sind, daß die Liebe und auch das Verlangen nach dem Partner tatsächlich zurückkehren, wenn die therapeutischen Schritte durchgehalten werden und die nötige Zeit dafür aufgebracht wird, daß die Lebenspläne aufeinander abstimmbar sind – das ist Erfahrungswissen.

Besonders wichtig ist Prognose für Paare in lebensbedrohender Krise, was realtiv häufig vorkommt. Deshalb wird der therapeutische Umgang mit Krisenpaaren hier im Anschluß dargestellt:

4.5 Krisenintervention in der Paartherapie

Krisenintervention in der Paartherapie ist zu verstehen als ein Bündel von Maßnahmen, die helfen sollen, die unmittelbar bedrohte körperliche, seelische und geistige Existenz eines Partners, der Dyade oder der Familie zu retten, wenn diese durch Streiteskalation, Gewalt, Trennung, Scheidung, Krankheit und Tod bedroht ist.

Die Durchführung einer Krisenintervention erfordert konkrete Hilfeleistung für das Paar und den Einzelnen. Als erstes gilt es, Entzerrung und Entflechtung durch Waffenstillstand, Burgfrieden und Partnervereinbarungen zu erreichen. Grundbegriffe wie Paaridentität, Verzeihen und Versöhnen, Lernen durch Dich, Gleichberechtigung, Ganzheit und Androgynie, Abgrenzung in der Dyade werden als Horizont aufgezeigt. Jetzt gilt besonders der Grundsatz, daß der Heilungsgradient schneller als der Zerstörungsgradient arbeiten muß. Dafür setzen die Therapeuten bewußt und sichtbar ihre Macht und Autorität ein. Sie bestimmen eine Zeitlang das Geschehen, setzen Strukturen, übernehmen Verantwortung, ähnlich wie in „Krisenintervention" von Psychotherapie überhaupt.

Ein Kennzeichen der Krisenintervention ist, daß es um Stützung der einzelnen Partner und der Dyade gleichzeitig geht. Dazu ist oft die Arbeit mit der Inneren Scheidung geeignet. Sie dient dazu, eine Trennung entweder überflüssig zu machen oder aber psychologisch vorzubereiten, um Folgekrisen zu vermeiden. Die fünf Schritte beinhalten: (1) kein Recht mehr auf Kritik am Andern; (2) Bitte um Verzeihung für eigenes Fehlverhalten; (3) Lernen durch Dich; (4) Dank für gemeinsame Lebenszeit; (5) eigene Zukunftsperspektiven (Cöllen 1989). Diese Themen werden in möglichst konzentrierter Form in ein bis zwei Sitzungen durchgearbeitet, weil sonst die klärende Prägnanz im Strudel neuer Vorwürfe oder überflutender Trauer verloren geht. Verschiedene Partnermodelle als äußere Entflechtung werden dabei flexibel gehandhabt: Ehe, offene Ehe, offene Beziehung, Dreieck, Partnertausch, Lebensabschnittgefährte = LAG, Living Apart Together = LAT usw. Hilfreich ist dabei die Präsentation des Krisenzirkels (siehe Abb. 5c. *Krisenzirkel*, S. 271).

Der Krisenzirkel des Paares zeigt den Verlauf der Konfliktdynamik in ihren Phasen: die allmählichen Entstehungsgründe bis zum Konflikt (1), die Abwehrreaktionen der einzelnen Stile mit ihren Strategien (2), die folgenden irrationalen Bewältigungsversuche in der Konfliktvernetzung des Paares bis hin zur Krise (3) und das Scheitern im Vermeidungsfalle oder die Lösung durch Konfliktanalyse (4) und die darauf aufbauende Paargestaltung (5).

Es geht in der Krise zwar immer um Aufarbeitung von Schock, Trauma, Verletzung, Trauer und Verzweiflung, gleichzeitig aber auch um das alltägliche Krisenmanagement. Krisenintervention erfordert zuallererst Techniken zum Zeitgewinn, dann aber beinhaltet sie neben therapeutischer Tiefung und emotionaler Entlastung immer auch handfeste und fachlich fundierte Ratschläge, Verhaltensregeln und Wissensvermittlung über Krisenverläufe. Dazu bedarf es einer Bestandsaufnahme oder Bilanz des Geschehenen. Über die individuelle Entlastung hinaus wird als entscheidendes Moment versucht, eine wenn auch noch so vorläufige Dialogaufnahme zwischen den Partnern wieder zu ermöglichen, die in der Regel völlig blockiert oder einseitig verweigert wird.

Dann beginnt die eigentliche Aufarbeitung, die auf keinen Fall mit Beschönigung oder Abschwächung des Dramas durch gutes Zureden zu verwechseln ist. Vielmehr wird eine Verdeutlichung der Krise angestrebt: durch Prägnanzgewinnung, durch Ermöglichen von Regression, durch Darstellen im detaillierten Berichten, oft mit Hilfe von Malen, Bewegen, Spielen oder Schreiben. Die hinter den aktuellen Ereignissen oft verborgenen emotionalen Erschütterungen, die Anspannung im Körper und Herzen, die gefürchtete Aussichtslosigkeit und den daraus resultierenden inneren Druck zu kanalisieren, ein emotionales Entlastungsventil zu finden, ist erstes Ziel.

Das darf, kann und soll durchaus mit lautem Aufschreien, Herausbrüllen von Zorn und Verachtung, Auskotzen von Ekel, mit Racheschwüren und Weinkrämpfen, mit Austoben und blindem Agieren verbunden sein. Alle Schleusen werden geöffnet. Aber es geschieht immer in Gegenwart des Partners und in klarem Rapport mit den Therapeuten. Damit das System nicht in unkontrollierten Zusammenbruch, in blindes Agieren am falschen Ort und zum falschen Zeitpunkt gerät, führen die Therapeuten bewußt und absichtlich einen „kontrollierten Ausbruch" herbei.

Geäußerte Selbstmordabsichten, Morddrohungen, angedrohte Maßnahmen an den Kindern und ähnliches wird expressis verbis aufgegriffen, durchgesprochen, in der Phantasie durchgespielt, dann eine therapeutische Verabredung getroffen. Damit wird Zeit gewonnen, um Hilfspersonen wie Eltern, Freunde oder Kollegen einzuschalten. Weiterhin werden das „rote Telephon" zum Therapeuten und zusätzliche Sitzungen angeboten.

Trotz der in der Regel äußerst kritischen Situation wird keiner der Partner geschont. In solchen Situationen wäre Mitleid der schlechteste Helfer, auch wenn das offensichtliche „Opfer" fürchterlich leidet. Mitleid darf und kann von Freunden und anderen gezeigt werden. Die Therapeuten bieten zwar Verständnis und Mitschwingen an, sehen aber trotzdem das geheime Zusammenspiel zwischen Sündenbock und Ankläger, zwischen Schuldigem und Geschädigtem. Hier herrscht natürlich die liebevolle und warmherzige Begleitung als therapeutische Grundhaltung vor. Gleichzeitg sprechen sie klare Worte und benennen die Konflikvernetzung immer auf beiden Seiten. Am besten läßt sich Krisenintervention mit der Begrifflichkeit von „Stunde der Wahrheit" umschreiben, in der die Krise zur Chance wird.

Krisenintervention wirkt im sinnvollen Begreifen der Zusammenhänge und durch entschlossenes Handeln im Dialog: Zu begreifen ist die Krise als Ausdruck blockierter Partnerenergie. Durch sinnvolle Verdichtung oder Verdünnung von Ereignissen wird auf Umwegen Anschubenergie freigesetzt, um wieder zu einer Synthese zurückzufinden. Als Auslöser der Krisendynamik kann die Blockierung von Energie gelten. Als mögliche Varianten davon sind zu nennen:

1. langdauernde Störung der rhythmischen Abfolge der Partnerzyklen zwischen den Polaritäten
2. weitgehend gestörte Intimität infolge zerstörter Dialogsäulen
3. Zusammenbruch der Partnerstrategien und damit verbundener Unfähigkeit, den Austauschprozeß zu steuern. Die Wesensmerkmale der Liebe erfüllen sich nicht mehr; die Krise eskaliert. Die Krisenentwicklung gilt als besonders potente und damit gefährliche Variante von Blockierung für das Fortbestehen der Dyade.
4. Extreme Polbesetzung im Partnerdiagramm; wichtige Bedürfnisse stehen konträr. Es herrscht evtl. extreme Rollenverteilung, symbiotische Polbesetzung in erzwungener oder ängstlicher Harmonie ohne Eigenraum; Entfremdung, gegenseitiges Unverstehen und Intoleranz.

5. Zusammenbruch des alten Systems bedingt durch Überlastung infolge Beruf, Kinder, Zyklenumbruch, veränderter Umwelt wie Arbeitslosigkeit; durch Untreue, Krankheit, Geldsorgen.
6. Die ständige Blockierung der Dialoge z. B. durch Dominanz, Routine, Angst oder Überlastung einzelner Säulen z. B. durch Sexualität bei Ungleichgewicht der Eigenräume und der Polbesetzungen.
7. Der Zerfall der Strukturen und des Systems durch Krankheit, Unfall oder Tod.

Therapeutisches Handeln im Krisenmanagment hat trotz der Gewalt der Verzweiflung etwas von Homöopathie: durch Verdichtung oder Verdünnung zu heilen – similia similibus curentur. Es hilft allerdings neben der notwendig hohen Dosis von Intuition und Empathie, gewisse therapeutische Regeln zu befolgen, die in einer solchen Extremsituation des sich zerstörenden Paares systematisch angewandt werden sollten:

1. Die Therapeuten als Begleiter bieten Bestandsaufnahme an: Dabei wird das Panorama des Lebens und der Liebesentwicklung durchgeführt; Trauer oder Schrecken usw. werden aktiv angesprochen und mitgetragen.
2. Die Dialogaufnahme wird durch die Therapeuten als Vermittler, Stützer, Schiedsrichter, Helfer und Tröster erreicht.
3. Demonstration der durch die Partner bisher geübten Krisenverwaltung und Dagegensetzen von therapeutisch machtvoll eingeführten Strukturen.
4. Krisenverdünnung durch Reduktion von Komplexität, Entlastung, Entflechtung durch Waffenstillstand, Innere Scheidung und Abgrenzung bis zur Trennung.
5. Krisenverdichtung durch „Stunde der Wahrheit“ in Form von Abgrenzung, Durchsetzung oder Befreiung. Bach u. Weyden 1976 übten das mit den Partnern durch „Kopfwaschen und Vesuvius“ als Explosion der angestauten Energien von Wut.
6. Das Erkennen von Krise als Aufgabe: Leben stellt immer wieder neue Prüfungen bereit, bis die Aufgabe gelernt ist. Allerdings werden die Aufgaben jedesmal schwieriger. Es gilt, durch den verletzenden Partner sich selbst zu vervollständigen, durch ihn zu lernen, die eigene Aufgabe zu lösen.

Techniken zur Krisenintervention

Zentrierung: ohne Struktur beginnen, Verletzungen in und durch die Liebe, Wenn Du in einem halben Jahr sterben müßtest, Tod des Partners, Abschied für immer, Eskalation als Weg, Abgrenzung als Kontakt, Waffenstillstand, Vesuv, Skulptur und Pantomime, Zeitlupen-Streit, Kampf der Körper, Mängelliste vom Partner, Ja-Nein-Übung, 15 Minuten Augenkontakt, Mein Krisen-Panorama, Schattenseite der Paare, Szenenspiel der Paare (Stegreif), Innere Scheidung, Stunde der Wahrheit, Splitterwochen, Wie bin ich Täter in der Beziehung?

Damit soll der allgemeine Überblick über den Gesamtrahmen der Paartherapie abgeschlossen werden. Er hilft, in der beschriebenen Komplexität einer Paartherapie den „roten Faden der Ariadne“ nicht zu verlieren. Es folgt nun die Darstellung der fünf Therapiezyklen im einzelnen mit ihren jeweils eigenen Inhalten, Techniken und Arbeitsebenen.

5. Kapitel

Paarsynthese als therapeutisches Konzept

Die drei Geheimnisse der Liebe sind: Partnerwahl als verschlungener Weg des unbegreiflichen Zueinander; Hingabe als befreiendes Glück im schenkenden Füreinander; Orgasmus als unfaßbare Lust des Liebenden Ineinander. Sie führen immer wieder hin zu dem Wunder der Liebe. Und es ereignet sich täglich im Paradies der Liebenden. Nur haben wir zu verstehen, daß dieser Garten Eden ganz anders aussieht, als man uns gelehrt hat. In der biblischen Geschichte war das Paradies von allen Lasten frei. Erst nach der Vertreibung mußten Adam und Eva die Felder im Schweiße ihrer Körper bestellen, um ernten zu können. Unser irdisches Paradies hatte schon immer beides zu einem gefügt: höchste Lust im erregenden Orgasmus voller Schweiß. Das Paradies schenkt uns zum Glück die Trauer, zur Liebe den Haß, zum Leben das Sterben.

Paartherapie ist ebenfalls verbunden mit Schweiß von Angst und Wut, Anstrengung und Konzentration; sie kennt aber auch innige Stunden, feierliche Hingabe, das Fest der Sinne und die Erlösung im Verzeihen und Versöhnen.

Um diesen Weg zu erleichtern und Paartherapie effektiv zu gestalten, hat die Paarsynthese ein übergreifendes Methodenkonzept mit einer Fülle von Techniken und Lösungswegen entwickelt. Nützlichkeit und Berechtigung bisher bewährter Therapieverfahren verbinden sich mit eigenen und neuen Instrumenten zu einer wirkungsvollen Synthese. Unterschiedlichste Techniken, Interventionen und Vorgehensweisen werden sinnvoll koordiniert und im Sinne von Synergie entsprechend prozessualer Abfolge und in paardynamischer Konsequenz kombiniert. Ein solches Vorgehen bietet sich mit vielerlei Begründung an, dennoch ist es auch heute noch verpönt, „eklektizistisch" zu arbeiten. Grawe et al. (1994) dagegen haben auf Grund ihrer langjährigen Untersuchungen zur Wirksamkeit von Therapieverfahren ein massives Tabu gebrochen zugunsten übergreifender und „integrativer" Therapie unter Einbeziehung der Schulen- und Methodenvielfalt. Seine wichtigsten Ergebnisse zur Paartherapie seien deshalb kurz vorgestellt.

1. Generelle Wirksamkeit von Paartherapie

Nach seinen Untersuchungen kommen in der Paartherapie zunächst eine Fülle verhaltenstherapeutischer Techniken zur Anwendung wie z. B.: Kontingenz-Verträge, Problemlösetrainings, Selbstbeobachtung, Diskriminationslernen, kognitive Umstrukturierung, Verhaltensübungen, Feedback, differentielle Verstärkung und Hausaufgaben, benannt als „Behavioural Marital Therapie" = BMT.

Diverse Technikvergleiche innerhalb der Verhaltenstherapie zeigen, daß diese Art Breitbandtherapie effektiver ist als beispielsweise Kommunikationstherapie allein. Allerdings war reines Belohnungslernen, besonders aber reine Sexualtherapie wiederum wirksamer als BMT. Das läßt folgern, daß sexualtherapeutische Techniken frühzeitig, spezifisch und gezielt innerhalb einer Paartherapie eingesetzt werden sollten, um ein Übergreifen der Störungen auf andere Partnerbereiche zu verhindern.

Erstaunlicherweise wirke Einzel-Paartherapie erfolgreicher als Gruppen-Paartherapie. Das entspricht nur teilweise den Erfahrungen der Paarsynthese, ohne eine hinlängliche Erklärungsmöglichkeit dafür zu haben. Die vermehrten Lerneffekte durch Gruppenbeziehungen müßten eigentlich den Heilungsprozeß der Paare potenzieren. Neuere Gruppenarbeit mit Paarsynthese, die vor allem die Zerrüttungs- und Zerstörungsdynamik der Partner speziell angeht, erweist schließlich doch eine erstaunliche Effektivität bis hin zur positiven und kreativen Neugestaltung der Paarbeziehung.

Grawe zeigt allerdings auch, daß schon allein durch verändertes Kommunikationsverhalten positive Veränderungen erzielt werden. Das entspricht durchaus dem Domino-Effekt der Dialogsäulen. Grawe betont weiter, daß Verhaltenstherapeuten von ihren Klienten enthusiastischer als z. B. Gestalttherapeuten eingeschätzt wurden und dadurch effektiver waren. Das untermauert Triade als ein entscheidendes Kriterium für Therapieeffektivität. Breitbandtherapien bei Paaren verlängern nach Grawe allerdings die Therapiezeit, die von ihm mit durchschnittlich 13 Sitzungen angegeben wird. Das erscheint extrem wenig. Paare, mehr als zwanzig Jahre zerstritten, lernen nicht in dreizehn Sitzungen um.

Nach Hahlweg und Markmann (1988) sind außerdem Therapie-Paare kurioserweise auch nach wirksamer und erfolgreicher Therapie in ihrer Beziehung immer noch unzufriedener als „normale", nicht-therapierte Paare. Das gilt aber generell: Die Unzufriedenheit im Leben nach einer Therapie ist jeweils größer als in der scheinbar normalen Bevölkerungsgruppe.

Wesentliche Methoden systemischer Paartherapie sind: Restrukturierung der Beziehung durch Verständnisförderung von sich und dem Partner, Bewußtmachung des Kommunikationsstils, das Erlernen neuer Muster von Konfliktlösung und Beziehungsgestaltung und Förderung von Coping-Fähigkeiten. Hier hat irritierenderweise Paartherapie in getrennten Sitzungen mit je einem Partner mehr Erfolg – auch auf Dauer – als solche in gemeinsamen Sitzungen.

Allerdings schneidet die systemorientierte Paartherapie in den Untersuchungen von Grawe am schlechtesten ab, direkt gefolgt von der psychoanalytisch orientierten Paartherapie. Manche der Behandelten hatten anschließend einen höheren Cholesterinspiegel, schlechtere Harnsäurewerte, höheren Blutdruck und höhere Mortalität. Zwischen humanistischer bzw. gestalttherapeutischer und verhaltenstherapeutischer Paartherapie gab es kaum Unterschiede, mit Ausnahme der enthusiastischeren Einschätzung der Verhaltens-Therapeuten.

Eklektische Paartherapie zeigt besondere Erfolge gegenüber der Einzeltherapie auf, vor allem bei Patienten mit schweren psychischen Störungen wie Depressionen, Agoraphobien, Panikattacken, Sucht, Schizophrenie usw. Wurde der Partner zur Einzeltherapie hinzugezogen, kam es zu massiven Verbesserungen der Hauptsymptome, aber auch der sonstigen Störungen und Neurosen.

Ein wichtiges Ergebnis also: Wenn möglich, sollen zu allen Therapie-Situationen die Partner hinzugezogen werden, so auch im klinischen Rahmen. In der Suchttherapie ist das ohnehin üblich. Das bestätigt das Vorgehen der Paarsynthese in ihrer noch umfassenderen Einbeziehung von Eltern, Kindern, Verwandten, ja auch von Geliebten oder Freunden. Bei einem Vergleich zwischen BMT, Verhaltenstherapie und „inside-oriented marital-therapy", wie tiefenpsychologische und humanistische Verfahren zusammengefaßt werden, zeigt sich, daß die BMT-Therapie mit ihrer „Bewältigungsorientierung" nur zunächst erfolgreicher scheint. Langfristig aber hält die inside-oriented marital-therapy mit „Klärungsorientierung", also durch Einander-Verstehen-Schaffen, eine wesentlich niedrigere Scheidungsrate. Verstehen bezieht sich auf die Entwicklungsgeschichte des Partners. Bewältigungsorientiertes Vorgehen schafft nur kurzfristige Verbesserung, verständnisorientierte Therapie dagegen auf Dauer Zufriedenheit. Systemveränderungen sind wirksamer als individuumsbezogene Interventionen. Grawe erkennt daher die Paar- und Familientherapie als wissenschaftlich fundierten Ansatz an und attestiert ihr einen unverzichtbaren Beitrag zur Psychotherapie.

Grawe widerlegt geradezu, daß Psychoanalyse in ihrer klassischen Form mit hoher Therapiedauer erfolgreich sei: „Je länger eine Therapie dauere, umso intensiver und besser", stimme überhaupt nicht. Er zitiert Kernberg: „Wenn langjährige Psychoanalysen überhaupt für jemanden besonders geeignet sind, dann für besonders ich-starke, gesunde Patienten." Zur Therapiedauer sagt er sehr eindeutig, daß sich nach 25 Sitzungen zumindest eine deutliche Besserung feststellen lassen müsse. Ansonsten solle der Therapeut gewechselt oder eine andere Art von Therapie gewählt werden. Besonders Therapieformen mit drei und mehr Sitzungen pro Woche lehnt er ab. Die Obergrenze an Sitzungszahl für eine Therapie sieht er bei 40–50 Sitzungen.

Zum Therapiesetting gilt fundamental und lapidar: Die Schwierigkeiten eines Patienten können am besten in dem Setting behandelt werden, in dem eben diese Schwierigkeiten aktualisiert werden. Partner in einer Paartherapie,

Familienprobleme in der Familientherapie, generalisierte zwischenmenschliche Probleme in einer Gruppentherapie usw.

Gruppentherapie ist in der Regel effektiver, da sie deutlicher eine Problemaktualisierung, eine Konfrontation mit den Schwierigkeiten direkt zuläßt. Übertragungen, Ängste usw. werden schneller sichtbar. Dem Therapeuten steht dadurch ein sehr viel breiteres Interventionsspektrum zur Verfügung. Eine abgestimmte Folge von Hausaufgaben erweitert diesen Spielraum. Besonders deutlich wird dies an der Praxis der Sexualtherapie belegt.

Schließlich erläutert Grawe, daß eine paartherapeutische Ausbildung allein zur Ausübung von Psychotherapie als solche nicht genüge, sondern immer auch die Kompetenz zur Einzeltherapie vermittelt werden müsse. Therapieeffektivität liegt nicht so sehr in der Vermittlung einzelner Techniken als vielmehr in vier Elementen allgemeingültiger Therapie: Bewältigungstechniken (Problemlösung, aktive Hilfe, Ratschläge, Krisenmanagement), Erklärungsorientierung (Selbsterfahrung, inside, Verstehen, psychologisches Begreifen), Ressourcenstärkung (therapeutische Beziehung, Wohlwollen, Zuwendung, Optimum herauslieben, positives Verstärken) und Problemaktualisierung (Konfrontation, Provokation, in die Szenen gehen, Rollenspiele, Verwandte, Bekannte, Eltern einbeziehen, Realität herstellen).

Was Grawe als Verhaltenstherapeut dazu allerdings nicht anführt, ist die Arbeit auf der spirituellen Ebene. Weiter sehen wir die Ausbildung zum Paartherapeuten gerade deshalb als die umfassendste auch für die Kompetenz zur Einzeltherapie an, weil alle Überlegungen moderner Therapieverfahren immer von Beziehung ausgehen. Diese wird zum Agens von Therapie überhaupt. Triade ist dabei das dichteste Setting. Vom Axiom ausgehend, daß Frau und Mann zusammen die Grundform des Daseins bilden, setzt Paarsynthese einen radikalen und doch wieder selbstverständlichen Akzent im therapeutischen Denken und Handeln: Wirklich übergreifende Therapie geschieht in Form von Paartherapie. Sie ist damit realiter eine optimale und effektive Form auch der Einzeltherapie und der Gruppen- und Familientherapie.

Bezüglich seiner Gesamtbewertung von Therapieerfolgen bleibt der Eindruck, daß Grawe letztendlich doch pro domo spricht, geleitet von den Konstrukten Kognitiver Psychologie. Wir aber gehen davon aus, daß über Verständnisorientierung, Bewältigungsorientierung, Ressourcenverstärkung und Konfrontation mit realen Situationen hinaus noch die Beziehung Therapeut–Klient und die spirituelle Arbeit mit der Sinnorientierung des Paares von ausschlaggebender Wichtigkeit sind. Gerade der Sinnverlust infolge der Konfliktdynamik des Paares verlangt dessen therapeutische Erfassung.

Heilung vollzieht sich wie Menschwerdung und menschliche Entfaltung überhaupt nur durch und in Beziehung, in der intimen Verdichtung der Eltern-Kind-Beziehung, noch umfassender in der Paarbeziehung, im Austausch von Körper, Geist und Seele. Es ist zu fragen, wieso nicht schon früher und ursprünglich erkannt wurde, daß Menschen als Produkte der Liebe eben auch durch sie geheilt werden. Es ist gar nicht denkbar, daß ein Kind oder eben ein Einzelklient erst für sich allein lernt, liebesfähig zu werden, um dann geheilt in eine Beziehung zu gehen.

Es gilt, in der Beziehung Individuation und Autonomie zu erwerben, und nicht in der Isolation der Individualität. Nicht als Single, sondern erst als Partner können personale und soziale Kompetenz gleichzeitig gewonnen werden. Anders aber als in der Intimität von Mutter und Kind, in der die Abhängigkeit trotz der schließlichen Ablösung die basale Beziehungsform darstellt, ist und bleibt es in der Intimität der Erwachsenen die Wechselwirkung zwischen Frau und Mann, zwischen Hingabe und Trennung, die menschliche Entfaltung und Erfüllung ermöglicht.

2. Therapeutischer Prozeß der Paarsynthese

In der Konsequenz der oben angeführten Wirkfaktoren und Grundideen zu effektiver Paartherapie vollzieht sich die therapeutische Arbeit der Paarsynthese in fünf Therapiezyklen. In dieser Gliederung findet sich eine hilfreiche Orientierung für die oft durcheinander flutende Therapiedynamik, im Gewirr von Themenwechsel, Widerstand, Partnerstrategien, Dialogebenen und Streitdimensionen. Die „Abwicklung" des Gordischen Knotens aus dem Labyrinth der Konfliktdynamik braucht Eckpfeiler und Wegmarkierungen, an denen sich ratsuchende Paare und Therapeuten gleichermaßen orientieren können.

Die fünf Therapiezyklen von Paargestalt, Partnerwerdung, Paardynamik, Konfliktanalyse und Paargestaltung ermöglichen notwendige Transparenz und Überblick. Sie sind auf anderer Analogieebene gleichzusetzen mit der hermeneutischen Spirale der Integrativen Therapie, nämlich mit Wahrnehmen, Erfassen, Verstehen und Erklären, die im Ergebnis zusammen eine Neuorientierung ermöglichen. Im Zyklus der Paargestalt geht es darum, das Paar in seinen Phänomenen wahrzunehmen. Im Zyklus der Partnerwerdung wird die Bedeutung und Dynamik dieser Paargestalt auf dem Hintergrund seiner Geschichte erfaßt. Im Zyklus der Paardynamik lernt das Paar, sich in seiner gegenseitigen Liebes- und Konfliktvernetzung zu verstehen. Im Zyklus der Konfliktanalyse wird es aufgrunddessen möglich, miteinander den Sinn ihrer Lebensgemeinschaft zu klären. Die so gewonnene Klarheit führt im fünften Zyklus der Paargestaltung zu neuer Erfüllung und Sinngebung (siehe Abb. 7. *Therapieprozeß*, S. 273).

2.1 Therapie-Zyklus *Paargestalt*

Das Paar erscheint voller Verzweiflung und gleichzeitig voller Hoffnung zur ersten Sitzung.

Die Arbeit in diesem ersten Zyklus Paargestalt zielt überwiegend auf die dialogische Situation der Liebenden. Tiefenpsychologische und spirituelle Aspekte sind infolge der akuten Störungen des Paares meist noch gar nicht angehbar, erscheinen vielen zu befremdlich und werden abgewehrt. Dieser Zyklus hat als einziges Ziel, die Gestalt des Paares zu erfassen und möglichst sichtbar werden zu lassen: Ausstrahlung, Erscheinen, Auftreten, Agieren und Funktionieren, all das, was sein Fluidum ausmacht. Die beobachtende Aufmerksamkeit der Therapeuten erfaßt ohne besonderes Intervenieren die zentralen Wesensmerkmale der Dyade: die Liebesenergie des Paares und deren Auswirkung in Eigen-, Partner- und Lebensraum; Intensität und Fundierung der intimen Dialogsäulen; Trennendes, Verbindendes und Bedrohendes in der Polarität der Lebensziele; die Wirkung von Partnerzyklen, Zeit und Rhythmus des Paares und schließlich, aber nicht zuletzt, die Partnerstrategien als das alles entscheidende Steuerungsinstrument der Partner, ihre Konflikte und Bedürfnisse auszugleichen. Alle Phänomene, Strukturen und dynamischen Prozesse von Sendern und Empfängern und das sie verbindende Regelsystem werden registriert und nach Möglichkeit dem Paar ebenso wie Spannungen, Stimmungen und intuitive Anmutungen widergespiegelt.

Um dies zu erreichen, treten die Therapeuten in die Dyade des Paares ein. Es entsteht Triade: Die jeweils blockierten, gehemmten oder fließenden Gefühle der Partner und der Therapeuten dienen dabei als Diagnostikum. Das Vorhandensein und Schwingen der Gefühle, deren Ansprechbarkeit und Differenziertheit und die entsprechende Dialogkompetenz der Partner sind Gradmesser ihrer Begegnungs-, Beziehungs- und Liebesfähigkeit. Gefühlsbewegungen wie Anziehung, Abstoßung, Blockierung, Erstarren oder Mitempfinden bei Partnern oder Therapeuten werden auf der „Spurensuche nach dem verlorenen Glück" möglichst prägnant dargestellt.

Als Instrument erster therapeutischer Schritte dient dabei vor allem die Dialogkompetenz der Therapeuten selbst auf den fünf Ebenen von Körper, Gefühl, Sprache, Sinn und Zeit. Durch ihr Eintreten in den Gordischen Knoten dieser Partnerverstrickung beginnt dann zusätzliche Verdichtung und Beschleunigung der unterschiedlichen Partnerprozesse. Deshalb gestalten die Therapeuten die Bühne für das Paar bewußt mit: Zunächst dadurch, daß sie das Paar lediglich ermuntern, sich kundzutun und darzustellen, ohne selbst einzugreifen. Da jedoch die Verknotung des Paares, seine Konfliktvernetzung also, oft keine erhellende oder befreiende Bewegung eines der Partner zuläßt, führen die Therapeuten durchaus in diesem frühen Stadium schon Übungen und Techniken der folgenden Therapiezyklen ein, oft im Vorgriff auf spätere Konflikt-, Symmetrie- oder Zielarbeit. Konkret bieten sie dem Paar hilfreiche Übungen an, wie etwa: *Wie bin ich Täter? Was habe ich durch Dich zu lernen? Wenn Du in einem halben Jahr sterben würdest? Verzeihen und Versöhnen ...,* ohne diese allerdings aufzuarbeiten (vgl. Cöllen 1984, 1993). Vielmehr sollen die Übungen zu diesem frühen Zeitpunkt dem Aufzeigen eines Horizontes für das Paar, außerdem als Diagnostikum und nötigenfalls als Kriseninteryention dienen.

Andere Übungen wie *Feedback, Innerer Dialog, Beschreibung meiner Liebe, Partnerdiagramm und Symbol unserer Beziehung* (Cöllen 1989) dienen dagegen der alleinigen Darstellung des Paares, ohne spezielle Zielorientierung, verdeutlichen lediglich die Vernetzung von Monade und Dyade, von Integration und Synthese, geben Auskunft über Motivation und Zustand des Paares, liefern Bilder und Symbole, um den Konflikt des Paares benennen und damit begreifbar machen zu können, ohne etwas an Beziehung und Konfliktdynamik verbessern zu wollen.

Teilnehmend-beobachtendes Vorgehen der Therapeuten meint trotzdem kein passives Verhalten, sondern stellt verschiedene Möglichkeiten der Intervention bereit. Abgesehen vom allerersten Anfang, den das Paar ganz alleine zu gestalten und zu bestreiten hat, um den ersten Eindruck von Aura, Beziehungsdynamik und Rollenverteilung nicht zu stören, greifen die Therapeuten durchaus bewußt ein: durch Übungen zur Aktivierung und Prägnanzgewinnung der Szene, durch Prognose und durch Äußern eigener Gefühlsempfindungen gegenüber den streitenden oder weinenden Partnern. Darüber hinaus treten sie in eine gewisse Vorleistung, indem sie bei unzureichenden Darstellungsmöglichkeiten des Paares selbst eine Gefühlssprache verwenden, die den nicht ausgedrückten Sehnsüchten, Verletzungen und Wünschen der Partner gerecht wird. Viele Paare zerstreiten sich nämlich allein deshalb, weil sie der wirklichen Intensität und Tiefe ihrer Gefühle im Alltag oder aus Scham nicht den nötigen und adäquaten Ausdruck verleihen, sondern ihre Tränen, ihre Wut, ihre Verzweiflung, aber auch ihre romantischen Gefühle und leidenschaftlichen Impulse auf gebremste Impulse und oberflächliche Wirkung reduzieren, in zu sachlicher Sprache und nur in abgekürzter Form einander mit-teilen. Deshalb gehört zu den Anfangsaufgaben der Therapeuten über das Antiefen von Gefühlen hinaus auch das Antiefen lebensgeschichtlicher Hintergründe und Kümmernisse und das Aufzeigen von übernommenen Liebesmustern aus Ahnenbotschaft und Elterngeneration, um Blockierungen vorzuklären.

Besonders in diesem Antiefen liegt für das Paar die Kompentenz, die Macht und die Attraktivität der Therapeuten. Dadurch schaffen sie schon zu Beginn der gemeinsamen Arbeit die notwendige hohe Motivation, die kommenden Härten durchzustehen. Die Attraktivität für das Paar liegt nämlich darin, sich in seinen tieferen Gefühlen und Sehnsüchten erkannt, verstanden und verbalisiert zu sehen, etwas, was dem Paar im gestörten Dialog nicht mehr möglich ist.

Schließlich gehört ebenfalls in diesen ersten Zyklus die Aufklärung durch die Therapeuten, wie sie mit dem Paar zu arbeiten gedenken, auf welchem Hintergrund von Weltanschauung und Paarverständnis sie dies tun, welche Risiken auf das Paar zukommen, wie Indikation, Diagnose, Prognose und Setting aussehen. Die Therapeuten machen damit ihr Vorgehen soweit wie möglich transparent und schaffen so erste Klarheit und Einsicht, die dem Paar untereinander verloren gegangen sind.

Dazu gehört auch die Bedeutung der Paartherapie an sich, die neue Prioritäten im Leben der Partner setzen wird. Es geht um die weitere Existenzform und Sinngestaltung: Entscheidung über eine Neuverteilung der Energien im Lebensplan, für vertiefte Gefühle und damit einhergehende wesentlich erhöhte Empfindsamkeit, die im Gefolge nicht allein zur Verbesserung der Harmonie, sondern auch zu häufigeren Auseinandersetzungen führen kann. Möglicherweise verändert die Therapie den gesamten Lebensraum des Paares, da die Auswirkungen der Therapie auch ohne eventuelle Trennung die Beziehungs-Gestaltung in Beruf und sozialem Netzwerk wie Eltern, Geschwister und Freunde erreichen werden.

Zu diesem frühen Zeitpunkt der Paartherapie zeigen die Therapeuten in ihrem eigenen Verhalten überwiegend den Partnerstil der Anpassung. Sie fassen sich in Geduld, hören intensiv zu, sehen genau hin, stimulieren und fördern dadurch die intime Darstellung, ja die intime Entböẞung der verschlungenen Sehnsuchtsdynamik. Ein schneller Vorgriff auf irgendwelche Lösungsversuche wäre jetzt kontraindiziert. Gefühle brauchen Zeit in ihrer Entfaltung, und dies gilt auch für die Klagen der Partner übereinander, für ihre Schmerzen und Verletzungen, für ihre Ängste und Verzweiflungen. Erst im mitfühlenden und teilnehmenden Zuhören entsteht Entlastung und Raum für Beruhigung, Besänftigung, Besonnenheit und Distanzierung zum Schmerz. Meist sind Lösungsangebote vom Partner noch gar nicht gewollt oder angestrebt, sondern vor allem steht der Wunsch, den eigenen Zorn, die eigene Enttäuschung und Hilflosigkeit, Wut, Ratlosigkeit und Trauer über den Anderen loszuwerden. Sie bilden einfach die andere Seite von Intimität, Lust und Wonne und brauchen dementsprechend Gehör, Zeit und Raum. Die Therapeuten hören so zu, wie es der eigene Partner nicht mehr kann.

Gerade weil es in dieser Art von Therapie immer zentral um den Austausch von Körper, Geist und Seele geht, müssen die Therapeuten die Partner dabei fördern, stimulieren und unterstützen, diese enttäuschte Seite der Intimität zutage zu fördern. Das geschieht außer durch Sprache durch kleine Körperübungen, die Auskunft über das Maß an Nähe, Vertrautheit und Verletzung gleichzeitig geben, wie zum Beispiel das nonverbale „Öffnen der Partnerfaust" als Symbol des verletzten oder verschlossenen Herzens, ebenso das gegenseitige Betrachten und Betasten der Hände als „Geschichte Deiner Hände auf meinem Körper" oder das Verweilen „im Augenblick des Anderen" über viele Minuten lang.

In schriftlicher Form bieten sich Hausaufgaben an. Diese sind auch in anderen Psychotherapieforschungen (Grawe 1994) als nützlich bestätigt worden. Hierbei können Aufgaben gegeben werden wie der „Innere Dialog", die Aufforderung also, ohne vom Partner unterbrochen zu werden, die längst fälligen Diskussionen mit ihm schriftlich zu Ende auszutragen. Andere Übungen dieser Art sind: eigene Phantasien und Wunschvorstellung zu beschreiben, die Veränderungen der eigenen Liebe gegenüber dem Partner im Laufe der Zeit; sich selbst als Täter in der Beziehung zu beschreiben und so weiter. Besonders wirksam hat sich auch das Mitbringen des „Paar-Symbols" für die Darstellung der Beziehungsdynamik gezeigt. Darüber hinaus ist vor allem die Anfertigung einer Collage auf einem großen Karton aus lauter ausgeschnittenen Bildern aus Zeitungen, Magazinen, Katalogen und

Journalen geeignet, um die eigene Identität als Frau oder Mann, die Art der Beziehung oder die Art der Sexualität darzustellen.

Diese Hausaufgaben sind besonders lohnend, wenn durch Ferien oder Krankheit eine Pause während der Sitzungen entsteht. Sie liefern reiches Material in der Gegenüberstellung der kreativen Zutageförderung von Phantasien, Ängsten, Hoffnungen und Wünschen an die Beziehung und den Partner. Alle Hausarbeiten werden dann, besonders Collagen und themenbezogene selbstgemalte Bilder, zusammen mit dem Paar in der nächsten Sitzung besprochen und zunächst vom anderen Partner gedeutet. Besonders letztere Technik ist schon eine frühe Einübung in Partneridentifikation, Rollentausch und Verstehenlernen der anderen Seite. Kriterien der Auswertung sind dabei immer die Motive, Farben, Bildauswahl, Komposition und Raumausfüllung des gesamten Bildes: Gegenstände, Symbole und Abbildungen, die im Mittelpunkt des Bildes zentral abgebildet sind und solche, die an den Rand rücken; die winzig klein, übergroß oder abgedrängt erscheinen; auch solche Gegenstände und Motive, die bei diesem Thema offensichtlich fehlen. Das gilt ganz besonders bei Collagen und Bildern zur Sexualität: Wenn keinerlei Nackheit auftaucht, wenn keine Paare oder keine Zärtlichkeit und Intimität zu sehen sind. Ebenso auffällig ist, wenn jede Form von Aggressivität und Selbstbehauptung neben Bildern von Harmonie, Phantasie und Glück ausgeblendet bleibt. Die weiteren Techniken der Auswertung sind vielfältig: Die Fenstervergrößerung ist eine Möglichkeit, daß nämlich ein Aspekt speziell herausgenommen und vertieft wird; eine zweite Möglichkeit besteht darin, dem Bild oder der Collage selbst Worte und Sprache geben zu lassen, damit die einzelnen Aspekte vertieft und prägnant werden. Schließlich bleibt vor allem auch die Interpretation der Therapeuten, die die Gesamtatmosphäre des Bildes, die Struktur und Anordnung beachten und die Auswahl der Motive. Natürlich macht es einen Unterschied, ob jemand zum Thema Sexualität alle Bildausschnitte einzeln und in Linien senkrecht und waagerecht geordnet aufklebt, vereinzelt im leeren Raum der Unterlage verteilt oder alle Bilder dicht an dicht und übereinander klebt. Schon an der Ausgestaltung solcher Materialien wie natürlich auch in den Körperübungen und in der Körpersprache drücken sich Dialogkompetenz und Dialogvielfalt, aber auch Partnerstile und deren Strategien aus.

Lohnend für die Erhellung der Paargestalt sind auch Photosammlungen der Beiden jeweils aus ihrer Kindheit, Jugend und Partnerzeit. Unzensiert sagen sie fast alles über den einen oder anderen Partner. Aus ihren Tagebüchern in der Sitzung wichtige Stellen vorlesen zu lassen, ist ebenfalls sehr aufschlußreich: Tagebücher sind Monologe, die viel über den Dialog aussagen.

Sicherlich muß schon in diesem Teil der Arbeit neben Anpassung und Intuition noch ein weiterer Partnerstil durch die Therapeuten angewendet werden, nämlich Planung mit Evokation. Die Therapeuten versuchen auf diese Weise bewußt, die guten Seiten aus den zerstrittenen Partnern herausleuchten zu lassen, herauszulieben und die einst für einander wertvollen Eigenschaften wieder zur Geltung zu bringen.

Abgeschlossen, soweit je möglich, ist dieser Zyklus, wenn: 1. der Bestand der fünf Partnersäulen bilanziert ist; 2. darüber hinaus das Ineinandergreifen der Partnerstile mit den entsprechenden Partnerstrategien zumindest im Ansatz verständlich geworden und somit die Streitdimension erfaßt ist, ohne dabei schon die ganze Konfliktvernetzung zu kennen; 3. die Polbesetzungen im Partnerdiagramm durch die Überschneidungen von Eigen-, Partner- und Lebensraum erkennbar und schließlich 4. die inhaltliche Erfüllung der Partnerzyklen prägnant geworden ist.

Die Therapeuten können zum Ende dieses Therapiezyklus mit den Partnern zusammen das Partnerdiagramm erstellen, um die Liebes- und Konfliktdynamik des Paares „sichtbar" zu machen. Beider Identität wird herausgearbeitet: Potentiale in Form von Polbesetzungen; Blockierungen; gehemmte, kompensatorische oder erwachsene Strategie- und Dialogkompetenz des Einzelnen. Gleichzeitig wird die Wechselwirkung der Beiden aufeinander und ihre Konfliktvernetzung im Gegeneinander im mangelnden Fließgleichgewicht von Eigen-, Partner- und Lebensraum und im Verhältnis der Polbesetzungen sichtbar. Die Hinführung zu den eigenen Anteilen am Beziehungsproblem aus der eigenen Partnerwerdung heraus sollte jetzt dem Wunsch der Partner entspringen. „So kann der Patient, der ursprünglich zur Behandlung eines Eheproblems gekommen ist, von der Anfangsphase, die durch Verschiebung und Projektion gekennzeichnet ist, zur nächsten Phase geleitet werden, in der das Problem als ein inneres erkannt und [...] akzeptiert wird" (Blanck u. Blanck 1968).

Techniken des ersten Zyklus

Zentrierung: Wie zeigen wir uns als Paar: unser Bild nach außen, nach innen? Faustübung, Balance, Handbetrachtung, Symbol der Paarbeziehung, Wichtigster Wunsch, Blind im Raum den Partner finden, Fluidum, Erster Eindruck (feedback, sharing), Meine Liebesfähigkeit/Liebesunfähigkeit, Körperübungen (grounding, Tantra-Atmen), Partnerpantomime, Gedichte zur Liebe, Hochzeitsphotos, Paarphotos, Märchen zur eigenen Liebesgeschichte, Partnerbild, Gruppendynamik als Spiegel der Begegnungsfähigkeit, Konfliktarbeit, Innerer Dialog, Auge in Auge, Hand in Hand, meine Ängste.

2.2 Therapie-Zyklus *Partnerwerdung*

Anders als die Partner es in der Regel erhofft hatten, sind sie am Beginn dieses zweiten Zyklus jetzt noch verzweifelter und geben die Hoffnung fast auf. An ihrer Stelle beginnen die Therapeuten auf Besserung zu hoffen.

Die Verstrickung der festgefahrenen Liebesdynamik ist deutlich geworden. Durch therapeutisches Antiefen lassen sich jetzt Verbindungen zur persönlichen Lebensgeschichte der Beiden knüpfen. Die Arbeit dieses zweiten Zyklus der Paartherapie zielt direkt auf die geschichtliche und tiefenpsychologische Dimension der Liebe. Aufbauend auf der vorangegangenen Arbeit wird hier mit dem Partner gemeinsam der Geschichtsplan der Liebe durchforstet. Die gemeinsame Bewältigung blockierender Altlasten und Ahnen- wie Elternbotschaften soll zur Freisetzung persönlicher Wachstums- und Entwicklungspotentiale führen. In der Wechselwirkung dieser Potentiale von Weiblich und Männlich werden die Partner einander zum Entwicklungshelfer für einen lebenslangen Erfüllungsprozeß.

Das bedeutet aktuell die Anwendung von Einzeltherapie im Rahmen der Paartherapie zur Aufarbeitung individueller Probleme und Konflikte, die als störende „Liebesmuster" in die Dyade der Jetzt-Beziehung übertragen wurden.

Der Übergang zum zweiten Zyklus der Therapie macht das deutlich: Nach etwa 10 bis 20 Sitzungen zur „Paargestalt" beginnt der Einstieg in die „Partnerwerdung" mit der Hinwendung zur eigenen Lebensgeschichte. Gleichzeitig vollzieht sich die Aufarbeitung früher erworbener seelischer Störungen beim Einzelnen eben gerade erst in und durch die Gegenwart des Partners. Seelische Heilung geschieht, wie Dyadische Anthropologie deutlich macht, nur durch Liebe, nämlich in der gegenseitigen Unterstützung und Begleitung, in liebevoller Hilfe und mitfühlender Zuwendung, besonders aber im intimen Austausch, der erst das Gefühl von Geborgenheit und Heimat, vom Aufgehobensein im Liebenden Ineinander ermöglicht.

Die häufigst gestellte Frage in Bezug auf die Durchführung von Paar-Einzeltherapie mit beiden Partnern gleichzeitig ist die nach dem Wechsel zwischen dyadenzentriertem und individuellem Eingreifen. Wann also findet der Übergang von therapeutischer Zentrierung auf das Paar hin zur Zentrierung auf den Einzelnen und dessen Anteile statt, um von da aus wieder zur Paardynamik zurückzukehren?

Zunächst wird in der Entwicklungsgeschichte beider Partner regelrecht nach den persönlichen Fundamenten ihrer Entfaltung von Begegnungs-, Beziehungs- und Liebesfähigkeit gesucht: Die Umwelt des Kindes, die genossene Erziehung, das Durchleben der Pubertät, die im Elternhaus erlebten und erworbenen Partnerstile und -ziele und das daraus gewonnene Menschenbild. Es geht also um die Partnerwerdung mit und durch Eltern und Geschwister, um den Erwerb der Liebesfähigkeit und Verletzungen derselben. Die vertiefte Generationsarbeit führt noch weiter zurück bis zu Großeltern und Ahnen. Schwerpunkt dieses Zyklus ist das Erkennen der Ahnenbotschaften und Muster der Liebesbeziehungen zwischen Kind und Eltern. Daraus leitet sich die zweite, alles entscheidende Liebesgeschichte ab, nämlich die Liebe zu sich selbst. Hier eine Versöhnung mit eigenen Schatten und Fehlern zu erreichen, gilt als optimales Ziel. Dann erst beginnen die Liebesgeschichten, von denen hier die Rede ist, die Verschmelzung mit einem Partner nämlich.

Die entscheidende Persönlichkeitsformung und Individuation wird in besonderem Ausmaß eben durch intime Beziehung gestaltet. Dies gilt dementsprechend nicht nur für Großeltern, Eltern und Kind, sondern auch für die ersten Liebesbeziehungen in Pubertät und Adoleszenz wie auch für die der Jetzt-Beziehung vorausgegangenen Liebesbindungen.

Alle unsere persönlichen Liebesgeschichten beginnen schon vor den Großeltern und hören nicht auf mit den Enkeln. Denn die Geschichte des Einzel-Partners verbindet sich jeweils mit der Dynamik der Paarbeziehung: durch Weitergabe der Liebesmuster von Generation zu Generation, durch die Eltern-Kind Beziehung, die Geschwister-Dynamik, die Moral der Umgebung, Prägung in Schule und Beruf. Liebesenergien, intime Dialogkompetenz, Konflikttoleranz, Partnerstrategien und die Verknüpfung von Liebe und Lebensplanung sind davon durchdrungen.

Gelingt dieser Schritt individueller Aufarbeitung von eigenen Altlasten und persönlichen Defiziten in der Paartherapie relativ vollständig, ist es leichter möglich, die üblichen Streitstrategien wie: *Du bist an allem schuld* (Projektion), ... *von Dir erwarte ich mehr Liebe* (Delegation), ... *werde doch genauso wie ich* (Manipulation) und schließlich ... *von mir bekommst Du nichts mehr* (Reaktanz) aufzulösen oder doch wenigstens in ihrer Wirkung zu mildern.

Aus dieser „Reise in die Vergangenheit" der Geschichte eigener Beziehungen läßt sich die daraus vollzogene unbewußte Entwicklung eines Lebensplanes herleiten. Dazu gehören die Ziele, die im Leben verwirklicht werden sollen und die Bewußtheit über zentrale Lebensbereiche: Welchen Stellenwert räume ich z. B. der Partnerbeziehung neben der Arbeit ein? Welchen Umgang pflege ich mit Menschen? Wie lebe ich mit meinem Körper, mit meiner ´Sexualität? Was brauche ich zum Glück? Will ich im Leben etwas Besonderes erreichen, eine Idee verwirklichen, Reichtum erwerben, Karriere machen? Was habe ich mit meiner Vergangenheit vor? Was habe ich im Sinne meines Lebensplanes bereits erlebt? Wieviel Platz hat der Partner in meinem Herzen? Und wieviel die Kinder? Will ich ein Mensch der Liebe sein oder dienen mir Partner und Kind nur zur Befriedigung meiner eigenen Bedürfnisse? Wie weit stelle ich dabei mich selbst in Frage? Damit sind nicht die üblichen Selbstzweifel oder gar Minderwertigkeitsgefühle gemeint, sondern Grundzüge der Persönlichkeit: Umgang mit Stärke und Macht, mit Schwächen, Gefühlen, Phantasien und Wünschen gegenüber der Alltagsrealität.

Dieser Therapie-Zyklus greift unmittelbar die Eindrücke des ersten auf, geht dann aber in die lebensgeschichtliche Vertiefung mit klassischer Regressionsarbeit. Er baut auf tiefenpsychologischem Grundverständnis auf, bedient sich aber in der Paarsynthese hauptsächlich psychodramatischer und gestalttherapeutischer Techniken. Dazu gehört das Tiefen, indem die von einem der beiden Partner berichteten Erlebnisse an Liebe, Kränkung, Geborgenheit oder Einsamkeit, traumatischen Ereignissen oder manipulierten Gefühlen möglichst in Szene gesetzt werden. Um solche Szenen aber überhaupt erinnern und wirksam vor Augen führen zu können, müssen sie oftmals von den Therapeuten durch die Technik des Tiefens von Gefühlen evoziert werden. Dies geschieht, indem sie die Schilderungen des Partners über die

Beziehung anhören, um dann die aus der Beziehung herrührenden zentralen Schlüssel-Gefühle wie Trauer, Kränkung oder Hilflosigkeit aufzugreifen. Dazu sprechen sie Signale wie Tränen oder schweres Atmen an, geben bewußt und ausdrücklich Zeit dafür und verstärken diese noch durch verbale oder körperliche Intervention, um deren Wichtigkeit zu betonen. Sie sprechen dazugehörige Körperreaktionen an und bitten den Betroffenen, diese Gefühlsäußerungen bewußt zu verstärken, zumindest aber in der entsprechenden Tiefe kundzutun. Die Therapeuten suchen also nach dem vorhandenen Gefühls-Potential und nach dessen Richtung und Wirksamkeit. Dann versuchen sie konsequent, die geschilderten Gefühle und deren Intensität zu präzisieren, Tiefe und Umfang des inneren Erlebens herauszuarbeiten. Jetzt fragen sie auch nach früheren Erinnerungen und Bildern, nach Situationen, in denen schon einmal, vor dieser jetzigen Beziehung, solche wichtigen Erfahrungen zur Liebe gemacht wurden. Und wieder geht es in weitere Tiefung, indem die Therapeuten jetzt danach forschen, wie diese Szenen damals empfunden wurden, was diese im Klienten ausgelöst und bewirkt haben. Zuletzt schließlich wird danach gesucht, wohin im Körper-Seele-Geist-Organismus des Einzelnen solche Erlebnisse und Ereignisse abgespeichert wurden und wie sie für die weitere Lebensstrategie und -planung zum Einsatz kommen. Damit werden in der Reihenfolge von Was, Wie, Woher und Wohin solcher Liebeserfahrungen die oft dem Partner angelasteten Liebesstörungen auf einen ganz anderen Hintergrund zurückgeführt, nämlich auf die Geschichte der eigenen Partnerwerdung.

Diese „Tiefung“ bewirkt eine bewußt herbeigeführte Konfrontation mit den eigenen, in der Kindheit erworbenen seelischen Wunden, Traumata und Fixierungen. Diese bleiben sonst verdrängt und gemieden und führen von daher unbewußt die Konfliktdynamik mit dem Partner in ständiger Reinszenierung herbei (vgl. Hagen 1996). Diese Konfrontation mit der eigenen traurigen Geschichte vollzieht sich zwar im inneren Erleben der Partner, wird aber in der Therapie nach „oben“ und damit nach außen transportiert und so für alle Bezugspersonen greifbar. Diese aktive Regressionsarbeit wird verdichtet durch an die Eltern zu schreibende Briefe, auch durch phantasierte oder real in die Therapie mitgebrachte Eltern oder Elternbesuche am Heimatort. Mit den zu Gebote stehenden Mitteln leiten die Therapeuten die Partner an, solche erlittenen Liebesverletzungen „auszuagieren“; das meint hier verstärktes Zum-Ausdruck-Bringen, um dadurch die schädigende Wirkung überhaupt erst verständlich und somit dialogfähig zu machen.

Dieses Vorgehen ist ein dem Verstehen der analytischen Therapie zuwider laufendes Konzept: Agieren gilt darin als Widerstand gegen angsterzeugendes Aufdecken bislang verdrängter eigener Verletzungen. Hier aber zielt Agieren auf Durcharbeiten der bislang blockierenden bewußten oder unbewußten Erinnerungen. Sie werden „in Aktion“ umgesetzt. Durch dieses Ausleben der verletzten Gefühle wird hier die Öffnung zum Du erst möglich. In der Triade agieren die Therapeuten sogar mit. Durch den Gefühlsaustausch zwischen allen am Therapieprozeß Beteiligten werden erst Defizit und

Blockierung, aber auch Wege der Heilung sichtbar. Freilich geschieht dies angemessen, so daß die jeweiligen Dialogpartner dadurch auch tatsächlich erreicht werden können. Dies meint, daß Gefühle allein durch ihre bloße Existenz noch keinen Absolutheitsanspruch im falsch verstandenen Sinn klassischer Gestalttherapie genießen: Was da ist, muß auch raus, egal was mit dem Gegenüber geschieht.

Diese Tiefungsarbeit nach der Regel „Was – Wie – Woher – Wohin" stammt zwar aus der Einzeltherapie, ist aber auch von immenser Bedeutung für die Paartherapie. Hier greifen wir wieder die anfängliche Frage auf, wie in der Paartherapie Einzel- und Paararbeit miteinander verknüpft werden. Der Sinn dieser Wechsel von tiefender Einzelarbeit liegt hier vor allem darin, daß zwar der Eine seine eigenen kritischen Anteile, seine Altlasten aus der Vergangenheit aufarbeitet, dies aber in Gegenwart und teils sogar unter Mitarbeit des Anderen tut. Dadurch entsteht im Wechsel die schon erwähnte Solidargemeinschaft, die Beide befähigt, fortan ein Trutz-Bündnis für die endgültige Ablösung von den Eltern zu bilden. Die Partner wirken bei den eventuell nötigen Streitgesprächen und auch bei der möglichen Versöhnung mit. So wird die aktive Umwandlung der einst kränkenden Ahnenbotschaften zum hilfreichen Partnersinn. Was Psychodrama (Leutz 1974) und Familienaufstellung (Hellinger 1993) eher in Abwesenheit der in diese aktuellen Liebesgeschichten mitverwickelten Bezugspersonen zu erreichen versuchen, nämlich Einsicht und Veränderung in Beziehungs- und Liebesmuster, geschieht in der Paarsynthese möglichst in vivo, im direkten Dialog. Auf diese Weise wird ein gezielteres Aufarbeiten bewußter und unbewußter Introjekte möglich.

Technisch bedeutet dieser Schritt, daß die Therapeuten über eine oder mehrere Sitzungen hinweg nur mit einem Partner und dessen möglichen Bezugspersonen arbeiten, während der Andere eher seine Beobachtungen, Empfindungen und Impulse dazu in Form von Feedback und Sharing eingibt. Hier wäre es falsch, aus Rücksicht auf den Anderen nur begrenzt tiefend zu arbeiten. Nur mit halber Kraft an der Tiefung zu arbeiten, nur um dem Anderen auch gerecht zu werden, diesen nicht zu benachteiligen oder aus Furcht vor dessen Eifersucht, würde bedeuten, mit dem Ersten auf halber Strecke stehen zu bleiben. Damit ist aber keinem der Beiden geholfen. Auch hier gilt das Polaritäten-Gesetz: Nicht der goldene Mittelweg hilft und heilt, sondern das Ausleben der Pole bis zu ihren Grenzen.

In der Regel steht in diesem Schritt der Arbeit die Auseinandersetzung mit den noch lebenden oder schon verstorbenen Eltern oder Elternteilen im Mittelpunkt. Die Therapeuten steuern die Exploration dahin und provozieren einen kritischen Rückblick auf die eigene Kindheit. Die Einbindung des jeweils passiven Partners spielt eine große Rolle. Er bleibt nicht einfach Zuschauer und Zuhörer, sondern hilft bei der Wahrheitsfindung. Meist sehen die Partner die jeweiligen Eltern des Anderen kritischer, aber auch aus mehr Distanz und können Schilderungen über deren Verhalten präzisieren, vertiefen, durch eigene Erfahrungen mit diesen einiges richtigstellen oder in seiner

Bedeutung betonen. Gerade bei ängstlichen Partnern besteht ja die Tendenz, die Kindheit im Elternhaus zu beschönigen. Es tritt sogar Widerstand ein: Die eigene Jugend wird als harmonisch und rundherum zufriedenstellend dargestellt, in Verdrängung der damaligen Schatten.

Es bleibt die Aufgabe der Paartherapeuten, trotzdem kritisch nach den übernommenen Liebesmustern zu suchen und deren Schattenseiten aufzudecken. Dazu bietet es sich an, die Eltern in der Regel für eine oder mehrere Sitzungen zusätzlich einzuladen. So bat eine 25jährige Tochter ihren Vater, aus Australien einzufliegen. Es war wie im Märchen: Die bisher niemals ausgetauschten Gefühle fanden endlich Erlösung aus ihrem jahrzehntelangen Verließ. Die Tochter war danach wie verzaubert und konnte nun ihren Mann umarmen. Eine Mutter dagegen wandte sich in der Sitzung endgültig von ihrer Tochter ab und erklärte sie unter wüsten Beschimpfungen zur Verrückten. So schmerzlich das einerseits für die Tochter war, so befreiend war andererseits die Wirkung. Denn nun konnte sie sich endlich von ihr verabschieden und einen eigenen Weg zu ihrem Partner suchen. Sie konnte jetzt ihr Herz für ihn öffnen.

Die Therapeuten müssen bei solchen intensiven, oft explosiven Sitzungen helfend zur Seite stehen. Sie steuern die Dialogsituation so, daß sie nicht in oberflächlichen Floskeln stecken bleibt, aber auch nicht in gegenseitiger Zerstörung eskaliert. Ziel solcher Sitzungen ist immer, über Enttäuschungen und Verhärtungen hinaus eine Versöhnung zwischen den erwachsenen Kindern und ihren Eltern zu erreichen. Das Beispiel der positiven Beziehungsklärung mit diesen kann dann auf die eigene Paarbeziehung übertragen werden.

Am Schluß dieses Zyklus steht das tiefe Erfassen der seelischen Entwicklung der Partner voneinander und das umfassende Begreifen der eigenen und der partnerschaftlichen Liebesmuster.

Techniken des 2. Zyklus

Zentrierung: Der Weg ist das Ziel, Wanderung des Partner durch das Leben, Liebe als Prozeß: Welche Wege sind wir gegangen? Partnerpanorama, Yin-Yang-Bild, Ahnenbotschaft, Ahnengeschenke auf Lichtung, Erblast, Familienrekonstruktion, Elternwahl und Partnerwahl, Reise zu den Wurzeln, Hausbesuch, Kinderbilder, Großeltern, Eltern und Kinder mitbringen, Willst Du mit mir alt werden?, Beziehungsklärung 1+2 mit Stuhltechnik und Rollen-Dialog, Wie haben meine Eltern mich lieben gelehrt? Partnerwerdung, Begegnungspanorama, Elterndialoge, Psychodrama, Familienrekonstruktion, Familienaufstellung, Briefe an Eltern.

Beispiele zu den Elterndialogen:

a) Nach Durcharbeitung der Partnerwerdung wählt sich jeder Teilnehmer einen Fremdpartner, auf keinen Fall den Ehepartner, um ein Eltern-Kind-Rollenspiel mit diesem zu machen: Der gewählte Partner stellt einen

Elternteil dar, dem das Kind von damals etwas Wichtiges und bislang Nichtgesagtes mitteilen möchte, von dem es aber bestimmte altbekannte Botschaften fürchtet oder von dem es etwas immer Vermißtes haben möchte. Welche Botschaften kommen als Erwiderung von diesem (ersatzweise gewählten) Elternteil in der jetzigen Situation?

b) Erneut wählt sich jeder einen Fremdpartner, um sich von diesem nun nonverbal etwas zu holen: Streicheln, im Schoß ruhen, Trost, Massage ...

Zusammenfassend gilt, daß dies wohl der schwerste und traurigste Teil der Arbeit ist. Es können nie alle Geschichten bearbeitet und noch weniger aufgearbeitet werden. Zumindest bleiben traumatische Kindheitserfahrungen wie sexueller Mißbrauch, aggressive Gewalt durch die Eltern oder emotionale Verlassenheit als emotionale Anmutung haften. Möglich aber ist, die negative Botschaft oder Energie daraus umzupolen. Als Beispiel sei die „Technik der Liebesmuster" kurz dargestellt: Die Partner erhalten die Aufgabe, drei Verhaltensweisen oder Eigenschaften aufzuschreiben, die sie bei Mutter, Vater und Großeltern am meisten gestört und deshalb abgelehnt haben. Danach sollen sie dem Partner „bekennen", welche davon sie selbst, mehr oder weniger bewußt, paradoxerweise selbst übernommen haben. Im dritten Schritt reflektieren sie, wie sie diese auf den Partner anwenden, und bitten diesen um Verzeihung dafür. Tatsächlich werden diese nur unter Scham eingestanden, wirken aber in der Verzeihung erlösend. Die Gefühllosigkeit des Vaters beispielsweise kann dadurch in aufmerksame Zuwendung für den Partner umgewandelt werden.

2.3 Therapie-Zyklus *Paardynamik*

In diesem Abschnitt der Therapie schwanken sowohl das Paar als auch die Therapeuten zwischen Hoffnungslosigkeit und Klammern an den Strohhalm. Aus dem ganzen Elend scheint kein Weg herauszuführen. Aber:

Die Arbeit dieses dritten Zyklus der Paartherapie zielt jetzt auf die Arbeit am Hier und Jetzt der Konfliktdynamik des Paares. Das Gewicht liegt auf der Stärkung der Liebesdynamik und nicht mehr so sehr auf den defizitären Polen, in der Gefühlstiefung und im Erlernen aller Dialogformen und Partner-Strategien. Thematische Schwerpunkte sind dabei: Paardiagnostk auf der Grundlage von Übertragung der Liebesmuster aus der Kindheit auf die Partnerbeziehung, die Konfliktvernetzung in den Partnerstrategien, Integration der Partnerstile, Anreicherung unerfüllter oder differierender Partnerzyklen, Dialogarbeit mit den fünf Grunddialogen und schließlich jetzt erst Sinnlichkeit und Sexualität im Lebensplan. Die Wege zwischen Synthese und Zusammenbruch des Paares, die Konfliktdynamik als andere Seite der Münze innerhalb der Liebesdynamik wird am spezifischen „Modell dieses Paares" durch das Partnerdiagramm aufgezeigt.

Jetzt müssen die Energien der Partner miteinander konfrontiert werden: offener Streit des Paares, Aufarbeiten von Verletzungen und Vertrauensbrüchen, paardynamische Entwicklungsgeschichte, Trauer um Verlust der Illusionen, Einwirkungen von außen besonders durch Beruf, Verwandte, Freunde und Seitenbeziehungen und die persönliche Eigenart, mit Gefühlen, Konflikten und Krisen umzugehen.

Dieser Zyklus hat sein Schwergewicht mehr in Konfrontation, Kampf, Streit, Kräftemessen und Sich-Suchen in der Auseinandersetzung als die vorhergehenden. Gleichzeitig umspannt er jetzt die ganze Thematik des Paares mit den drei Seinsformen: Geschichte, Dialog und Spiritualität im Wir-Gefüge.

Konflikt- und Symmetriearbeit an der Paardynamik, die Arbeit am Fließgleichgewicht der Partner tritt in den Vordergrund. Zeitlich gesehen nimmt dieser Teil der Paartherapie den größten Raum in Anspruch. Häufig wird dabei zurückgegriffen auf den 2. Zyklus. Arbeiten an der Geschichte der Partnerwerdung sind immer wieder neu nötig. Gleichzeitig wird aber auch schon voraus gearbeitet. Die Therapeuten sprechen mit dem Paar über den Horizont der Arbeit: Verzeihung und Versöhnung, tiefere Sinnfindung, den Gehalt ihrer Tragödie und die mögliche Synthese gerade auch ihrer Konfliktpotentiale.

Diese Arbeit zielt eher auf ein größeres Gleichgewicht der Partnerenergien als auf eine Lösung der Konflikte und Streitigkeiten ab. Denn: Streit ist Ersatz für nichtgelebte Liebe. Der Streit löst sich dann eher wie von allein, wenn ein Kräftegleichgewicht zustande kommt statt gegenseitigem „Kleinmachen".

Trotzdem: Alle Partnerfehler, Störungen und Krisen der Partner müssen spätestens jetzt aufgedeckt werden. Die Zeit der Schonung ist vorbei. Nun erst macht es Sinn, das ganze Sündenregister der Partner, eventuell sogar in Form von Mängellisten, aufzuschreiben und in streitbaren Dialog zu bringen. Vorher, ohne Kenntnis der eigenen „Partnerwerdung", konnten Motivationen, Handlungen und Reaktionen, aber auch die Verstrickung mit dem Partner nicht erfaßt werden.

Das zentrale Thema vieler Paare, die Konfliktvernetzung in Dreiecksbeziehungen, gilt es erst jetzt in diesem Zyklus differenziert zu betrachten: Die Konflikttheorie der Paarsynthese versteht sie als Energielieferant für notwendige Veränderungsprozesse, als Anschub zur Herauslösung aus der Erstarrung und Blockierung, aber auch als Expansion für Nichtgelebtes, Herausforderung für Neuorientierung und Krisenbewältigung, alles das, was bisher vermieden, verdrängt oder abgewehrt wurde. So lautet die therapeutische Strategie bei Seitenbeziehungen immer: „Laß uns für die Liebe kämpfen."

Die Ziele solcher Arbeit mit der Konfliktdynamik einer Dreieckbeziehung stehen aber gleichermaßen für die übrige Konfliktarbeit. Sie werden mit dem Paar besprochen und in ihrer Bedeutung für die einzelnen Partner herausgestellt:

1. Krise als Chance: Der Krisenzirkel, den das Paar ja schon lange vor der Entdeckung der Außenbeziehung beschritten hatte, ist nun zu verstehen.

Dadurch kann er durchbrochen werden: Sowohl gemeinsame als auch eigene Fehler sind darin zu erkennen. Diese Chance ist zu nutzen. Krise dient als Anschubenergie für Neuordnung.

2. Veränderung statt Routine: Eingeübte Dialogmuster der Partner sind durch das Drama der Entdeckung zerbrochen, die Beziehung in der bisherigen Form ist gescheitert, ihr Sinn oft völlig in Frage gestellt. Widerstand und Abwehr werden bei beiden Partnern in sehr unterschiedlicher Weise extrem mobilisiert, meist zu Lasten des Anderen. Schonung wie in der Einzeltherapie findet nicht statt. Stattdessen geht es hier wirklich um ein Zerbrechen, ein Durchbrechen der festgefahrenen Routine zugunsten einer Entfaltung des kreativen Potentials. Erst durch diese Stunde der Wahrheit wird es möglich, bisher nicht gelebte Phantasien, ungesprochene Dialoge und neu zu besetzende Pole zu finden.
3. Neugestaltung statt Flucht oder Zerstörung: Es gilt, alle fünf Wesensmerkmale einer lebendigen Paarsynthese zu reinstallieren. Dazu gehört, das Grundgesetz der Paardynamik wieder in Kraft zu setzen, nämlich Polarität, Ambivalenz und stetigen Wechsel zwischen den Polen, Formen und Inhalten neu zu ermöglichen. Erst dann kann die Liebesenergie wieder wachsen, sich entfalten und schöpferisch werden. Weiter ist erforderlich, anhand des Partnerdiagramms die Raumverteilung im Lebensraum des Paares zu überprüfen, ins Gleichgewicht zu bringen, umzugestalten und neue, bisher vernachlässigte Polbesetzungen anzustreben, damit Eigenräume und Partnerraum in ein sinnvolles Verhältnis zum umgebenden Lebensraum kommen. Gemeint sind damit natürlich brachliegende menschliche Potentiale und Kräfte wie Emotionalität, Intimität, Spiritualität, Ressourcen also, die bisher wenig entfaltet, entwickelt noch gelebt wurden.

Aus der Konflikttheorie des Paares wissen wir, daß gerade nichtentfaltete Potentiale die zentrale Ursache für Partnerkonflikte sind. Es kommt zur Partnerkrise, eben weil eigene Sehnsucht, Zärtlichkeit und Begehren wohl auf den Partner gerichtet, aber durch eigene Unfähigkeit zum Empfinden, Äußern, Tauschen und Danken bzw. Verzeihen blockiert sind. Auf diese Weise kommt es im Binnenraum der Beziehung zur Erstarrung, und die Energiefülle der Liebe findet keinen Austausch in der Intimität.

Inhalte des gerade wirksamen Partnerzyklus müssen entsprechend der jeweiligen Partnerentwicklung wieder einander angeglichen und synchronisiert, Entwicklungsstufen nachgereift und Defizite nachgenährt werden. Dann haben beide Partner die Chance, gleichstark einander gegenüber zu treten. Als weitere zentrale Ursache für Partnerkonflikte gilt die Blockierung der individuellen Entwicklungskräfte im Lebensraum des Paares und die damit verbundene Stagnation der Selbstentfaltung in der Erweiterung des Eigenraumes. Die nichtgenutze Liebesenergie verkehrt sich in Zerstörung, die sich gegen den Partner richtet. Zur Wir-Entfaltung gehört die Selbst-Entfaltung. Die Blockierung der eigenen Entwicklungskräfte führt immer zum

Festklammern an wenigen Liebespolen und gestattet keine Bewegung zwischen den Polen.

Die Zyklen von Hingabe, Aufbau, Lebensmitte und Altern bilden thematische Schwerpunkte und Lebensinhalte, die entscheidende Stationen liebevoller Lebenserfüllung darstellen. Im therapeutischen Prozeß ist deshalb darauf zu achten, das unterschiedliche Material so zu ordnen, daß nicht verfrüht an Inhalten gearbeitet wird, die erst in einer späteren Lebensphase ihre volle Dynamik entfalten können. Andererseits müssen alle Bereiche und Themen vom Paar auch gelebt werden; andernfalls wirken die Defizite daraus zerstörerisch auf die Beziehung ein.

Auch die jetzt gleichzeitig einsetzende Arbeit mit dem fünften Wesensmerkmal der Liebe zielt auf Komplettierung, nämlich auf die Vervollständigung der Partnerstrategien zur Erhöhung der Strategiekompetenz. Der Gebrauch aller fünf Stile adäquat zur Situation ermöglicht einen flexibleren und umfangreicheren Austausch der Energien. Um mit dem Partner tatsächlich androgyn, gleichberechtigt und ganzheitlich umgehen zu können, ist dieser Zuwachs an Strategiekompetenz nötig. Wieder wird der Wechselprozeß der Synthese deutlich: Nur im Dialog mit dem Partner ist es möglich, seine eigenen Kompetenzen voll zu entfalten; gleichzeitig braucht der Partner die Entfaltung aller Potenzen und Möglichkeiten des Anderen, um seine eigenen entfalten zu können.

Angestrebt wird jetzt die Fähigkeit zu offensiver Anpassung, zu friedlicher Durchsetzung, zu intuitiver Planung und zu zielgerichteter Intuition. Dies erfordert personale und dyadische Kompetenz. Nicht in der Ausgrenzung aus der Beziehung liegt die Lösung, sondern in der Abgrenzung innerhalb der Beziehung, ohne die Verbindung zum Partner zu verlieren. So sollen die nötigen Revierkämpfe jetzt in den Sitzungen der Therapie, aber auch zu Hause, am Arbeitsplatz mit den Kollegen, Freunden oder Geschwistern ausgefochten werden. Die Konfliktdynamik darf nicht allein am Partner fixiert und ausagiert werden.

Jetzt beginnt auch die Arbeit mit dem vierten Wesensmerkmal der Liebe, der Intimität. Sie wird erreicht durch umfassende Dialogbreite und -tiefe mit Hilfe aller fünf Dialogsäulen, die die Partner während der Sitzungen, aber auch zu Hause einüben. Die allmähliche und ausgewogene Verwirklichung aller Grunddialoge eröffnet dem Paar den Weg zur Harmonisierung des Liebeszyklus. Die Wanderung zwischen den verschiedenen Polen der Liebe wird von ihrer Erstarrung befreit, die Ganzheit zwischen Geschichte, Dialog und Spiritualität dadurch wieder hergestellt.

Der beschriebene Dominoeffekt der Dialogsäulen ist dabei eine wichtige Hilfe: Ebenso nämlich, wie alle Säulen durch den Fall der ersten umstürzen können, ist es durch die Therapie möglich, im Wiederaufrichten einer Säule die anderen (wie von selbst) mitaufzurichten. Dazu ist es allerdings notwendig, die entscheidende Säule herauszufinden und so den Substanzkonflikt des Paares zu erkennen. In der Regel ist es die Säule, in der beide Partner gleichermaßen behindert sind. Zu erkennen ist diese zentral gestörte Dialogsäule weiterhin daran, daß sie sich in ihrer strittigen Auswirkung durch den gesamten Therapieverlauf hindurchzieht und in allen Therapie-Zyklen auftaucht.

Diese Dialogsäulen werden in der therapeutischen Sitzung oder der Gruppe durch verschiedenste Techniken wie intensive Rückmeldungen, Körperübungen und Materialarbeit ausgelotet, neu aufgerichtet und erweitert und schließlich als Ansatz zur Beziehungsvertiefung eingesetzt. Dabei werden die Dialoge selbst das Instrument der Beobachtung, der Rückmeldung und der Veränderung: Wie reden Sie mit dem Partner? Wie teilen Sie ihre Gefühle mit? Wie gestalten Sie den Körperdialog? Wie formulieren Sie den tieferen Sinn der Beziehung? Wieviel Zeit schenken Sie dem Partner?

Hier setzen die Therapeuten in Annäherung an die hermeneutische Spirale vom Wahrnehmen, Erfassen, Verstehen und Erklären eine Liebesspirale in Gang, die „Empfinden, Äußern, Tauschen und Danken/Verzeihen" heißt. Die Therapeuten regen die Partner dazu an, sowohl bei sich selbst als auch beim Partner wahrzunehmen und zu spüren, was in den Tiefen von Seele und Körper an Gefühlsimpulsen, Sehnsüchten und Liebespotential vorhanden ist, diese dann in sprachlichen und körperlichen Ausdruck zu übersetzen, um so einen Austausch zu ermöglichen. Dem Partner für dessen Anteilnahme, Äußerungen, Gesten, Zuwendungen und Mitschwingen zu danken, stärkt dessen Wert und fördert im verhaltenstherapeutischen Sinn die Wiederholung eines solchen Tuns. Das schafft auch Sicherheit, mit den eigenen Impulsen beim Partner geborgen zu sein. Aber Gleiches gilt auch für Negativäußerungen, Kritik und Aggressionen: Sie dienen der (kritischen) Würdigung der Persönlichkeit des Anderen.

Es ist in diesem Therapiezyklus also von besonderer Wichtigkeit, Übungen im dialogischen Bereich einzusetzen, die sich jetzt über die ganze Bandbreite möglicher Paardynamik erstrecken. Anleitung zu Partnerarbeit mit Nähe und Distanz genauso wie mit Abgrenzung und Durchsetzung über das Gestalten einer Paarskulptur, mit gemeinsamem Atmen und sich Bewegen oder gar Tanzen, Massage und gegenseitiger Entspannung sind genauso wichtig wie das Streiten um Inhalte und Ziele der Konfliktdynamik. Witte u. Lehmann (1992) betonen allerdings auf Grund ihrer Untersuchungen, daß die Paartherapie effektiver sei, die mehr Gewicht auf Gemeinsames und Verbindendes legt denn auf Entzweiendes. Im Grunde ist damit wieder gemeint, daß nicht Konfliktarbeit, sondern das Lernen von Austausch im Vordergrund der Paararbeit stehen sollte.

Hierhinein gehört aber auch, daß jeder Einzelne versucht, in seiner eigenen Welt nicht nur Fuß zu fassen, sondern neuen Raum zu gewinnen, sich auszudehnen und auf diese Weise Selbstbestätigung zu finden. Besonders für Frauen erscheint es in dieser Phase häufig wichtig, zum Beispiel wieder in den Beruf zurückzukehren oder berufliche Selbstverwirklichung anzustreben. Die Ausschöpfung der eigenen Potentiale anzuregen, verlangt von den Therapeuten häufig nicht nur stützendes und stimulierendes Vorgehen, sondern auch Konfrontation und Provokation. Neues Beziehungsverhalten, darauf ist immer wieder zu achten, darf nicht allein am Partner eingeübt und vollzogen werden, sondern sollte auch im Freundes- und Kollegenkreis stattfinden.

Dementsprechend wird auch die Strategie der Therapeuten aggressiver, direkter und abgrenzender. Beispielsweise werden sie mit den Partnern Durchsetzung einüben, sei es in einer simulierten oder aber direkten Auseinandersetzung zwischen Therapeuten und Klienten. Das zu ertragen und durchzuhalten, ist nicht immer leicht, weder für die noch unsicheren Partner noch für die Therapeuten, denn es ist meist mit Entthronung verbunden. Auch der Narzißmus der Therapeuten, der in dieser Weise der triadischen Arbeit viel mehr herausgefordert wird als in den klassischen Therapieverfahren, ist trotz aller möglichen personalen, sozialen und professionellen Kompetenz ganz besonders verletzlich. Und sie sollen sich sogar modellhaft zu dieser Verletzung bekennen, denn diese so mitgeteilten Empfindsamkeiten sind wichtige Signale für sensible Dialogsteuerung.

Techniken des 3. Zyklus

Zentrierung: Unsere Liebe auf der Ebene der fünf Dialogsäulen – wie gestalte ich sie? Meine Identität in und durch die Liebe; Nonverbale Körperarbeit; Begegnungsübungen; Meditation; Partnerbild als Mandala; Werbung; Kämpfen; Polaritäten-Übung; Seelen-Dialog mit der eigenen Seele und der Partnerseele; Klopfmassage; Regentropfen; Männer- und Frauendialoge; Gang im dunkeln Wald; Umsetzen der Tonarbeit: Wie gestalte ich meine Liebe; Aura-Arbeit; Brief an eigene Gefühle; Herzensdialog; Paar-Skulptur und Partner-Pantomime als Filmschnitt: Zeitlupe, Zeitraffer, Nachspielen durch andere, im Rollentausch, mit Szenenwiederholung. Rejection-Triade, Gegenidentifikation, Körperdialog: Modellieren, Partnerportrait, Kommunikation (slow motion), Verführung, Kritik am Partner positiv deuten; Partner so loben, wie ich es mir von ihm wünsche; Gutes am Partner sehen; Was macht mich lieben? Sich versenken und erkennen, Öffnungsübung Blütenkelch, Partnerbild und die Synthese aus Yin-Yang, Schattenboxen, Ich sage, was mich an Dir stört! Last abgeben, nonverbale halbe Stunde, Was ich mir von Dir wünsche, gebe ich Dir.

Nein-Übung: Die Partner stellen sich einander gegenüber und verteilen die Rollen; dann beginnt der Eine, den Anderen nonverbal um etwas zu bitten und streckt dabei flehend die Arme aus. Der Andere wehrt mit lauter werdendem Nein ab. Dann Rollentausch. In der dritten Phase bleibt jeder für sich und sagt das „Nein“ vor sich hin, versucht, dessen Geschichte und den eigenen Erlebnissen damit nachzugehen.

2.3.1 Herzensdialog

Zur Verdeutlichung weiterer Arbeitsmöglichkeiten im dritten Zyklus sei die Beispielzentrierung einer solchen Übung gegeben, der „Herzensdialog“, dessen Ergebnis möglichst vor der direkten Bearbeitung mit dem Partner (im

Therapietagebuch) niedergeschrieben werden sollte. Diese Zentrierungen dienen als Hinführung zu einem neuen Thema, als Mittel gegen Problemspringen und als Tiefung in den emotionalen Gehalt dieser Begegnungsform. Dazu werden die Paare aufgefordert, ihre Augen zu schließen und sich durch die *Worte der Therapeuten* führen zu lassen:

Im dritten Zyklus der Paartherapie, in der Paardynamik, ist es nötig, von der Streitarbeit und der Anklage wegzukommen hin zur konkreten Dialoggestaltung. Eine Ebene davon ist der Gefühlsdialog bzw. der Herzensdialog: Das Abenteuer der Liebe zu wagen heißt, sich mit seinem Herzen ganz zu öffnen, sich mit all seinen Gefühlen dem Partner anzubieten, die eigene Liebe zu gestehen und dadurch das Herz des Partners zu erobern. Lange Zeit galten Abenteuer und Eroberung als männliche Privilegien. Gefahren auf sich zu nehmen, schien männlich zu sein. Gerade aber in der Herzenssprache, in der Offenbarung der Gefühle, haben die Männer schon sehr lange den Rückzug angetreten. Es ist kein männliches Privileg, mutig zu sein und das Herz einer Frau zu erobern; natürlich gilt dies umgekehrt auch für Frauen. Das ist ein Teil der Emanzipation. Die Entfaltung der Liebe im Herzen allerdings ist nicht möglich, ohne dieses Herz auch sprechen zu lassen, nicht nur mit schweigenden Gesten, nicht nur mit Körpersprache und mit handelndem Tun, sondern tatsächlich Differenzierung und Vertiefung, Dialog zu finden durch die Sprache des Herzens. Ich komme zu Dir mit meinem Herzen und biete es Dir an. Was bringe ich Dir mit?

Die sich wandelnden Formen der Liebe können nur mit Hilfe der Sprache verständlich gemacht werden. Also können sich die Gefühle auch nur durch Sprache entfalten, verändern und entwickeln. Gefühle, die sich aber nicht richtig oder gar nicht entfalten können, die blockiert werden, zerstören, haben kein anderes Übersetzungsmittel als Depression oder Aggression, Wut und Vernichtung. So wandelt Liebe sich zu Haß. Was spricht jetzt mein Herz zu Dir?

Am Ende dieser Zentrierung, die natürlich je nach Intuition der Therapeuten und nach Verlauf der Therapie modifiziert werden kann, bitten die Therapeuten die Partner, jetzt mit ihren offenen Herzen und all den Gedanken und Impulsen, die ihnen während der Zentrierung durch den Sinn gingen, einen Brief an den Partner zu schreiben, um ihn dann dem Anderen in der Sitzung vorzulesen. Das Schreiben hat immer auch den Sinn, zu einem gebündelten und konzentrierten Ausdruck zu finden. Aus dieser Arbeit mit dem geöffneten Herzen heraus wird es dann möglich, an weitere zentrale Streit-Themen heranzugehen.

Der Herzensdialog dient nur als ein Beispiel für konkrete „Hausaufgaben", die die Paare immer wieder mit nach Hause bekommen. Verwöhntage (Hahlweg 1986), Zwiegespräche (Moeller 1988) und Dialogabende jeweils mit einer der fünf Säulen von Körper, Gefühl, Sprache, Sinn und Zeit sind hilfreiche Instrumente für das Paar, Gemeinsamkeiten und Ressourcen zu fördern und so die Paarsubstanz wieder aufzubauen.

2.3.2 Sexualität und Sinnlichkeit

In 75% aller gestörten Beziehungen (Prodöhl 1979) sind Sexualität und Sinnlichkeit zentraler Konfliktstoff. Als besonderer Schwerpunkt in der Einübung aller Dialogsäulen tritt jetzt erst, relativ spät im Therapieprozeß, die Bearbeitung der sexuellen Probleme des Paares in den Brennpunkt. Sie findet in der Paarsynthese nur eingebettet in den Gesamtrahmen von Paartherapie statt. Dennoch gilt sie als Zentrale der Konfliktdynamik und der Konfliktlösung. Ihre Aufarbeitung findet auf der geschichtlichen, der dialogischen und der spirituellen Ebene statt. Damit wirkt diese Arbeit sternförmig auf alle andere Paardynamik ein.

In den ersten beiden Therapie-Zyklen werden die Klagen über Verletzungen in diesem Bereich nur aufgenommen und angehört. Die Therapeuten signalisieren Verstehen und Teilnahme, mehr nicht. Nur neurotisierende oder traumatisierende Erfahrungen wie sexueller Mißbrauch, Gewalterfahrung in der Kindheit usw. werden schon vorher bearbeitet. Die Therapie der sexuellen Beziehung beginnt erst jetzt. Grund dafür ist, daß die breitgestreute Bedeutung beklagter Un-Lust in der Konfliktvernetzung nur allmählich zu erkennen ist. Die hintergründigen Störungen der Sinnlichkeit sind für Therapeuten und Paar nicht leicht zu erhellen. Unklug ist es deshalb, die Störungen von der Erektionsschwäche und vorzeitigem Samenerguß bis hin zu Orgasmusstörungen frühzeitig angehen zu wollen. Tausend verborgene Motive werden dabei übergangen und zeigen sich erst wieder in den Rückfällen des Paares. Dieses Vorgehen steht im Widerspruch zur klassischen Sexualtherapie (Arentewicz u. Schmidt 1980).

Als Einstieg werden mit dem Paar folgende Fragen geklärt: Wie ist der Stand der Paarentwicklung? Läßt er ein Eingehen auf das Thema Sexualität überhaupt zu? Dann folgt wieder eine Zentrierung, eine Einstimmung auf diese doch besondere Art der Arbeit z. B. durch die „Reise ins Reich der Sinne". Die Therapeuten fordern das Paar oder die Gruppenteilnehmer auf, zunächst die Augen zu schließen, sich Zeit zu nehmen, in sich hineinzuschauen, zu klären, wie weit jeder in sich selbst zu Hause ist, bevor er Besuch in seinem Körper und in seiner Seele empfangen kann.

Die einführende und erste von drei aufeinander aufbauenden Zentrierungen zur systematischen Arbeit mit Sexualität und Sinnlichkeit sprechen die Therapeuten abwechselnd:

Sexualität als Verbindung zwischen Himmel und Erde, zwischen Dir und mir

Begierde und Trieb verbinden uns mit den Gesetzen der Natur, mit dem Animalischen und dem Irdischen. Ekstase, Orgasmus und völlige Hingabe verbinden uns mit dem Kosmos und dem Göttlichen. Als Paar verschmelzen wir in der Sexualität zur Ganzheit mit der Urkraft der Schöpfung, der unendlichen und unerschöpflichen Kreativität, und ebenso mit der Urkraft der möglichen Zerstörung, der Vernichtung und der totalen Verlassenheit.

Wir sind gezeugt und geboren aus der Kraft der Sexualität – wir selbst tragen die Kraft der Zeugung in uns. Wir sind durch diese Kraft mit der ewigen Unendlichkeit verbunden. Durch Samen und Ei fließt die Botschaft der Ahnen, der Mythos der Generationen: Wir stehen in einer endlosen Tradition des Lebens.

Das Geheimnis dieser Kraft darf ruhig offen ausgesprochen werden, denn nur der wird es erfassen, der reif dafür ist: Augen, Ohren, Nase, Hände und Haut sind aufgeteilte und begrenzte Sinnesorgane. Sexualität dagegen ist zu verstehen als allumfassendes, ganzheitliches Sinnesorgan von Frau und Mann, die Welt und insbesondere unseren Partner zu erkennen, mit ihm zu sprechen, ihn zu erfüllen, im Dialog mit ihm gemeinsam das Paradies zu betreten. Dieses Paradies ist irdisch und himmlisch zugleich, mit Licht und Schatten, mit Leid und Glück. Wenn wir in der Ekstase aus uns heraustreten, verbinden wir uns mit dem Kosmos, und kehren doch wieder in unsere menschliche Form zurück.

Der Weg in dieses Paradies wird mir seit Kindheit gewiesen. Schon im Bauch der Mutter erfahren und lernen wir Verschmelzung und Liebe, oder Angst und Tod. Wie hat jeder von uns diesen Weg begonnen? Welche Lust wurde mir mitgegeben? Welche Verbote störten die Entfaltung meiner frühen und späteren Lust? Was haben die Tage der Kindheit und die Erlebnisse der Pubertät mich aus dem Reich der Sinne gelehrt?

Die weiteren beiden Zentrierungen rücken jeweils den dialogischen bzw. den spirituellen Teil der Sexualität in den Mittelpunkt:

Zu neuer Sinnlichkeit *(Ulla Holm)*

Unsere Sinne und unsere Sinnlichkeit sind wie Pforten der Wahrnehmung, durch die das Leben eintritt und uns im Innersten berührt. Unsere Sinne sind wie Brücken, die uns mit allem Leben verbinden: mit anderen Menschen, mit der Natur, mit dem Universum.

Wir hören, sehen, riechen, schmecken, fühlen und ahnen das Leben, das in uns ist und uns umgibt. Je sensitiver wir sind, desto lebendiger sind wir und desto offener dafür, Sinn zu erfahren – Sinn meines Lebens und des Lebens mit dir.

Sehen: *Wie oft genieße ich den Augen-Blick, öffne meine Augen, die Fenster meiner Seele und schaue in die Welt, schließe die Augen nicht zu, nicht vor dem Leid und auch nicht vor der Liebe. Wieviel Zeit nehme ich mir, mich zu sehen und dich zu sehen, dein Gesicht, deinen Körper?*

Hören: *Wann hast du zum letzten Mal dem Rauschen des Windes gelauscht, der durch die Bäume fährt, wann beim Lieben auf den Atem gelauscht, wann wirklich zugehört, was deine Frau, dein Mann dir sagt. Wie nutzt und pflegst du diesen Sinn, wie nährst du ihn mit sanften oder wilden Klängen?*

Riechen: *Kennst du die Düfte des Winters, riechst du den Frühling, den Duft der Rose, den Geruch der Haut in der Beuge des Halses, den Duft der Liebe?*

Schmecken: *Wie oft habe ich mir in den letzten Monaten einen Bissen auf der Zunge zergehen lassen, ihn ausgekostet und genossen? Wie oft habe ich mir Zeit genommen und bewußt geschmeckt?*

Fühlen: *Wie oft gibst du dich deinem Bedürfnis nach Berühren und nach Berührtwerden hin, innerlich und äußerlich? Wann hast du das letzte Mal dich selbst berührt, vielleicht gestreichelt? Wieviel Zeit gönnst du dir, die Hände, die Haut, den Körper deines Mannes/deiner Frau zu fühlen und dich fühlen zu lassen?*

Und gibt es Zeiten in eurem Leben, in denen ihr eure Sinne miteinander tanzen laßt? Vielleicht zusammen badet – im Wasser, das der Haut schmeichelt – im Duft, den ihr genießt – in Worten des Herzens, die ihr hört – euch anschaut, euch entdeckt und erkennt?

Wieviel Achtsamkeit schenkt ihr eurer eigenen Sinnlichkeit – euren Sinnen, die das Leben euch geschenkt hat? Lebt ihr eure Partnerschaft als sinnliche Menschen oder erwartet ihr vom Anderen, daß er eure Sinne weckt?

Die Vereinigung der Sinne

Die Vereinigung aller Sinne – sie erst ermöglicht, den wahren Sinn des Lebens zu finden. Die Vereinigung der Sinne öffnet den Zugang zu allen Polen des Lebens, führt zur Lust am Leben, zur Lust am Partner und an mir selbst. Sexualität wird so zu einem menschlichen Sinn, um den Partner ganz zu erkennen, sich selbst zu finden und Übersinnliches zu erfassen. Wie offen bekenne ich mich zu dieser Lust, wie weit habe ich Mut, dafür zu kämpfen und mich selbst in meiner Lust zu zeigen? Oder erwarte ich vom Partner die Erlösung, die Hinführung und Erfüllung meiner Lust?

Den Genuß der Sinne miteinander zu teilen, ist Sinn des Lebens, ist Erfüllung des göttlichen Funkens in uns: Dazu muß ich mich mit meinen Sinnen ganz mitteilen, ganz offenbaren, die Schönheit meines Körpers, meiner Wünsche und Phantasien, meines Verlangens und Begehrens zeigen, anbieten und preisen: das Hohelied meiner Sexualität singen, Andachten der Erotik und Messen der Sinnlichkeit zelebrieren.

Die Vereinigung der Sinne führt zu einer Verdichtung zwischen den Partnern, führt zur Schöpfung von Stofflichem und Feinstofflichem: Sie ist der Eintritt ins Paradies. Das Hohelied meiner und Deiner Sexualität, das Fest unserer Sinne wird zur Religion der Liebe. So versuche ich jetzt, eben dieses Hohelied zu schreiben und zu singen, mir zur Lust, dem Partner zur Liebe, dem Leben zur Erfüllung.

Diese Zentrierungen zeigen deutlich die Gliederung der Sexualität in Tiefenpsychologie, Dialog und Spritualität. Besonders in diesem Bereich beinhaltet Therapie aber nicht nur Aufarbeitung seelischer Beeinträchtigung, sondern immer auch das Lernen neuer Möglichkeiten und Einstellungen zur Sexualität und bisher einschränkender Normen, das Vertiefen der Ausdrucksmöglichkeiten und Erweitern der Empfindungsskala, die Differenzierung und Verfeinerung des Erlebens und deren adäquate sprachliche Bewältigung. Deshalb sind jetzt im therapeutischen Prozeß multimodale Techniken vonnöten, die das Paar in seiner Ganzheit und mit allen Sinneszugängen erfassen. Das Vorgehen der Paarsynthese ermöglicht deshalb das Arbeiten auf der direkten körperlichen, auf der gefühlshaften, der seelischen und der geistigen Ebene gleichzeitig.

Sexualität braucht heute, um sie in einer langen Beziehung ohne zu schwere Krisen leben zu können, ein wesentlich erweitertes Verständnis gegenüber dem herkömmlichen. Sexualität ist archaische und anarchistische Urkraft, notwendiger Sprengsatz gegen die Kontrolle durch Staat, Gesellschaft und Kirche. Die Einengung durch die Zwangsmoral einer körperfeindlichen Kulturgeschichte und durch das Diktat von Normverhalten in Massenmedien zerstört die Entfaltungskraft der einzelnen Paare zur eigenen kreativen Gestaltung ihrer sonst unerschöplichen Sinnlichkeit.

Ein Hauptziel unserer Arbeit besteht daher im Finden einer neuen Sinnlichkeit. Sexualtherapie im engen Sinne ist nur ein Ausschnitt daraus. Sexuelle Störungen sind lediglich das auffälligste, prägnanteste Symptom einer Kette von Konflikten zwischen Kind und Eltern, zwischen gesellschaftlichen Instanzen und Einzelmensch, zwischen Frau und Mann im Geschlechterkampf. Neue Sinnlichkeit meint weniger Fixierung auf Orgasmus und Geschlechtsverkehr. Sie zielt auf Gleichberechtigung und Emanzipation im Bett und das Wiederfinden einer sinnlichen Kultur und Umwelt, zumindest im Mikrokosmos der Liebenden.

Sexualität, Erotik und Sinnlichkeit sind unter all den Liebesphänomenen wiederum das zentralste und komplexeste. Das Procedere umfaßt deshalb einen breiten Katalog von Interventionstechniken wie:

Körperarbeit: Atem-Fließen, Entspannung, Kegel-Übungen für den P-C-Muskel, body-image, Massage, Bioenergetik, Körpersprache; **Verhaltenstherapie:** Arbeit an sexuellen Störungen der Funktion: Sensibiltätstraining, Entspannungstraining und Angstreduktion (GV-Verbot), Selbstbefriedigung, Einstellungsänderung. **Erlebnisorientierte Verfahren:** Identifikation mit dem eigenen Geschlecht und den Geschlechtsteilen, Tiefung und Entfaltung der weiblichen und männlichen Identität, sexuelle Phantasien und Wünsche. Kreatives Gestalten der Sinnlichkeit (Medien, Bewegung, Tanz, Fest der Sinne). **Psychodramatische Szenenarbeit** wird angewandt zur Aufarbeitung sexueller Entwicklungsstörungen, z. B. von sexuellem Mißbrauch, Männer und Frauen im Innenkreis. **Tao** und **Tantra** dienen wesentlich zur Vermittlung feinstofflicher Vorgänge und Lernerfahrungen z. B. mit Resonanzenergie. Sie bieten die größte Palette wirksamer Intervention. Tantra der sieben Nächte, Abbau von Fixierung auf Orgasmus, Aura – Arbeit, Sinnlichkeit und Würde. **Wissens- und Verstehensarbeit:** Prozesse der Erwachsenen – Sexualität, Einstellungsveränderungen der Wertesysteme, Phantasie – Arbeit, Männer-Frauen-Sexualität, Unterschiede der physiologischen Reaktionen: Erregung über Klitoris, Vagina, G-Punkt und A-Punkt, Androgynie, Sprache der Sinnlichkeit.

Dem Paar wird in dieser Arbeit auch das androgyne und sinnlich-sinnhafte Weltbild der Dyadischen Anthropologie mit seiner Philosophie der Lust vermittelt. Ohne sie ist die für eine effektive Sexualtherapie notwendige Neuorientierung kaum denkbar: Sexualität gilt als Grunddialog zwischen Frau und Mann. Sie bildet oft das Zentrum der Auseinandersetzungen zwischen persönlichen Glückserwartungen, tiefsten Verletzungen, moralischen Ansprüchen, doktrinären Ideologien und methodischen Differenzen der einzelnen Therapieschulen, der politischen und kirchlichen Kräfte, aber auch und gerade der beiden Partner.

Die praktische Arbeit bezieht den gesamten möglichen Horizont sexueller Störungen und Dialogblockierungen mit ein: die Geschichte der eigenen sexuellen Entwicklung, sexuelle Ängste und deren Genese; Phantasien und Störungen der Lust; die Geschichte des Körpers.

Die Erfahrung zeigt, daß gerade in diesem Bereich die lenkende Strukturierung durch die Therapeuten notwendig ist. So sehr die Autonomie der Klienten hilfreich und wichtig sein mag, sind doch die Verletzungen, Verwirrungen, Verdrängungen und Widerstände zwischen den Partnern oft zu groß, die Hemmungen gegenüber den Therapeuten zu hinderlich für eine von selbst fließende Arbeit. Es geschieht dann häufig, daß längst verarbeitet geglaubte Konflikte erneut aufbrechen oder aktuelle Streitereien scheinbar keinen Raum lassen für diese sinnlichen Probleme. Dabei handelt es sich meist um unbewußte Abwehr und Widerstand gegen die therapeutische Bearbeitung. Oft allerdings spielen auch die Hemmungen der Therapeuten selbst eine wichtige Rolle im Sinne eines Verhinderns. Vielleicht sind sie selbst nicht offen oder haben keine eigene Orientierung. Hier gilt besonders die von Bauriedl (1984) aufgezeigte Beziehungsdynamik des therapeutischen Geschehens: Das Paar kann sich in seiner Lust und erfüllenden Sexualität nicht weiter entwickeln und entfalten, als die Therapeuten es schon sind.

Die weitere **Vorgehensweise der Sexualtherapie** im Rahmen der Paarsynthese umfaßt in sich noch einmal fünf Schritte, nämlich (1) das Finden einer gemeinsamen Sprache für Sinnlichkeit, Lust und Sexualität, (2) die Entdekkung der Seele in der Sexualität, (3) die Entwicklung der Sexualität in der eigenen Partnerwerdung, (4) Körperarbeit der Partner und Paare und schließlich (5) die Neugestaltung der Sexualität, die letztendlich mit der abschliessenden Phase der Paartherapie, der Paargestaltung, zusammenfällt.

Die Besonderheit und Eigenständigkeit der Sexualtherapie ist im Vorgehen der Paarsynthese nur eine relative: Sie wird nämlich keineswegs isoliert, sondern nur im Rahmen der gesamten Paartherapie durchgeführt. Dennoch kommt ihr durch den schon erwähnten Dominoeffekt eine zentrale Bedeutung zu. Die Bündelung der Partnerkrise in diesem Brennpunkt Sexualität bewirkt oft das Zusammenbrechen aller Säulen. Andererseits können mit ihr zentral alle Säulen der Partnerschaft wieder aufgerichtet werden. Die Therapeuten bringen deshalb von sich aus Themen ein wie: Tradition und Umbruch in der Partnerbindung, Modelle der Treue, Pyramidentheorie der

Sexualität, Sinnlichkeit als dynamisches Agens. Markantestes Kennzeichen dafür ist die Erarbeitung der Androgynität durch und im Rollentausch, die Wechselwirkung im gegenseitigen Seelendialog, schließlich die feinstoffliche Arbeit und die Einführung der Spiritualität. Sexualität als Geheimnis: Ihre Risiken und Abgründe dürfen dabei nicht gemieden, im Gegenteil, sie müssen gesucht werden.

Als Wegweiser dienen dazu hervorragend die sexuellen Phantasien, die es freizusetzen, aus ihrem schamvollen Gefängnis zu befreien, also zu veröffentlichen gilt. Phantasien, verborgene Gedanken und Tagträume sind Ausdruck der innewohnenden Sehnsucht und somit als reale psychische Kraft und Energie nutzbar, die mit therapeutischer Präzision einzusetzen ist. Dazu müssen sie aber wahrgenommen, erkannt und schließlich offenbart werden. Und die Partner brauchen Mut, sich zu ihren geheimen Wünschen zu bekennen, sich „bloß und nackt" zu zeigen, sich vor dem Partner, vor den Therapeuten und vor der Gruppe zu „entblößen". Dies ist der erste und notwendige Schritt, Sexualität von Blockierung frei zu setzen.

Dazu sollen durch die Therapeuten Ausdrucksmöglichkeiten zur Verfügung gestellt werden. Die Schamgrenze ist dabei vorsichtig zu handhaben, zu respektieren und doch immer auch zu hinterfragen und aufzulockern. Hier sind ja Widerstand, Abwehr und Moral durch Rationalisierung und Projektion eng verflochten. Schnell kann es dazu kommen, daß die Abwehr eigener Bedürfnisse umgewandelt wird in Anklage, Beschuldigung und Angriff gegen den Partner oder die Therapeuten. Umgekehrt produziert die bewußt intime Arbeit in der Triade ein Verführungspotential, das natürlich nicht mißbraucht werden darf, therapeutisch aber sehr wohl genutzt werden muß.

Grundforderung an das Therapeutenpaar ist dabei, daß es selbst Eindeutigkeit in Sprache, Kontakt und Berührung mit den Paaren zeigt: Durch diese vielen Labyrinthe sexueller Wirrungen wollen sie die Partner führen, diese an die Hand nehmen, Strukturen setzen, auch autoritär sein und ihre therapeutische Macht nutzen. Die Methodendifferenz zwischen Triaden- und Übertragungskonzept in Paarsynthese und Psychoanalyse verweist deutlich darauf, daß therapeutische Eindeutigkeit eben nicht starre Enthaltsamkeit meint, sondern im Gegenteil: Frau und Mann als Therapeuten sind in diesen Schritten selbst wegweisend, zeigen sich selbst „nackt und bloß", berührbar und fühlbar. Die sexuelle Schwingungsfähigkeit bestimmt dabei millimetergenau die notwendigen Grenzen und Entwicklungschancen der ihnen anvertrauten Paare.

Um nun diesen Prozeß der Veröffentlichung innerer Phantasien, Sehnsüchte und Träume in Gang zu setzen, bedarf es vieler Angebote und Übungen, um auf immer wieder neue Weise Zugangswege zur Vielschichtigkeit und Vieldimensionaliät von Sexualität erlebbar zu machen. Es ist ja gerade die Reduzierung der Sexualität auf die Genitalität, die in unserem Kulturkreis die Zerstörung der Sinnlichkeit für Haut, Natur, Gesundheit und Ganzheit in die Wege geleitet hat. Deshalb sucht die Paarsynthese so stark das Zusammenwirken mit androgynen Kulturen und deren Liebesweisheiten.

Diese weniger männlichen Kulturen waren im kapitalistischen Sinne zwar nicht so effektiv wie unsere westlichen, sind aber umso kreativer im Bereich sinnlicher Genüsse. Deren orientalische und asiatische Vielfalt, vor allem aber auch ihre weiblich-männliche Grundhaltung und die damit verbundenen Selbsterfahrungstechniken nützen wir für unsere Arbeit. Alle Anleitungen der Therapeuten zum vertieften Arbeiten in Form von Schreiben, Szenendarstellung, kreativer Ausgestaltung, Finden von Symbolik, Phantasiereisen und anderen Paaraktivitäten vollziehen sich vor diesem Hintergrund. Durch Zeichnen, Tonen, Schreiben und Lesen wird nach neuen Inhalten, Formen und Begegnungsweisen gesucht. Die Gestaltung eines Festes der Sinne in Körperdialogen gehört ebenso dazu wie vertieftes eigenes Körperbewußtsein durch Atmung und Bewegung einerseits und innere Achtsamkeit für sich und den Partner andererseits durch Würde-Dialoge und Meditation.

Ganz konkret sind damit Abende des Paares gemeint, die es nur mit Körperbegegnung verbringt, aber ohne Sexualität. Das soll den Weg zur „Seele der Sexualität" öffnen, wie Paarsynthese die sehnsuchtsvolle Geborgenheit durch Körperwärme, Anschmiegen, Hautschmeicheln, Atem-Tauschen und inniges Spüren nennt.

Ein sehr zentrales Einüben von Sinnlichkeit, seelischer Berührung und feinstofflicher Sexualität wird im tantrischen Ritual der sieben Nächte möglich. Den Paaren wird dieses Ritual zunächst als meditative Zentrierung angeboten, welches es dann anschließend zu Hause durchführt. Dieses Ritual enthält im Vollziehen desselben alle Weisheit der Liebe schon seit vielen hundert Jahren. Es braucht keine lange Einführung und vollzieht sich ohne jeden Druck für die Partner. Es sei in zwei Teilen vorgestellt. Das Ritual selbst gibt nur einen feierlichen Rahmen:

Tantra der sieben Nächte

Erste Nacht

Das Paar sitzt sich zunächst nur gegenüber, ohne sich zu berühren, und betrachtet sich, kann dann auch miteinander essen. Dann beginnt die Frau: Sie entkleidet den Mann ganz langsam Teil für Teil, wobei sie den jeweils entkleideten Körperteil aufmerksam betrachtet, nur ganz zart küßt, ohne ihn weiter zu berühren. Dann tauschen sie die Rollen: Der Mann beginnt die Frau auszuziehen, mit der selben Langsamkeit, in der gleichen Art.

Dann wird er aktiv, indem er zunächst die Frau betrachtet, dann ganz langsam und nur zart mit einer Hand ihre Stirn, ihre Augen und ihre Lippen berührt, dann ihre Brustwarzen, ihren Bauch und schließlich durch das Schamhaar nach unten gleitet und auf dem Schambein verharrt. Er konzentriet seine Blicke auf die Stelle, die er berührt.

Dann schließt er seine Augen und erzeugt im Inneren das Bild seiner Frau. Er behält seine Augen geschlossen, während die Frau seine Hände nun nimmt und an dieselben Stellen führt, die der Mann eben berührt hat. Sie wird jetzt also aktiv und nimmt wieder, sehr langsam, über seine Hände mit ihrem Körper Kontakt auf. Sie lehrt ihn Druck, Intensität und Geschwindigkeit.

Dann betrachtet die Frau den Mann, berührt mit ihren Händen seine Augen, seine Lippen, Brust und Bauch. Sie fährt dann schließlich mit ihren Fingern durch sein Schamhaar und umfängt den Penis an seiner Basis. Sie verharrt zwischendurch immer wieder, läßt sich Zeit, um zu spüren. Sie schließt dann ihre Augen und läßt das Bild des Mannes im Innern entstehen. Dann ergreift der Mann ihre Hände und führt sie über seinen Körper.

Danach löst sich das Paar. Es kann noch miteinander sitzen oder essen, dann aber schläft jeder für sich allein. Es findet keine Berührung mehr statt, auf keinen Fall Geschlechtsverkehr. Günstig ist es, sich sogar in getrennte Zimmer zu begeben. Diese Rituale sollen mindestens eine Stunde dauern.

Zweite Nacht

In der zweiten Nacht beginnt der Mann, die Frau auszukleiden. Beide wiederholen zunächst das Begegnungsritual der ersten Nacht: Sich zu entkleiden, sich gegenseitig zu betrachten und dann langsam mit der Hand zu fühlen. Dann berühren und umarmen sich die Partner, küssen sich auch, aber lassen sonst keine andere Stimulanz zu.

Jetzt kommt das gegenseitige Waschen. Dabei ist es wichtig, den ganzen Körper zu waschen, anschließend auch abzutrocknen, aber ohne jede sexuelle Stimulierung. Nach dem Bad setzt sich das Paar einander gegenüber. Die Frau öffnet nun langsam ihre Schenkel soweit, wie es ihr angenehm ist. Der Mann legt seine Beine unter die Schenkel der Frau, so daß seine Füße ihr Gesäß an beiden Seiten berühren. Sie sollten sich dabei bequem hinsetzen, vielleicht mit dem Rücken irgendwo anlehnen, so daß sie gleichzeitig die Hände auf die Knie des Anderen legen können. Dabei üben sie zunächst das Wahrnehmungsritual, sich nämlich nacheinander zuerst in die Augen zu schauen, ins Gesicht, auf die Brustwarzen, dann auf den Nabel und schließlich auf Penis und Vagina. Ohne Bewegung konzentrieren sie sich auf die Genitalien des Anderen. Dann schließen sie die Augen und lassen die inneren Bilder lebhaft vor sich aufsteigen: Wie sich die Vagina der Frau langsam öffnet und feucht wird, wie der Penis des Mannes langsam erigiert. Sie bleiben eine Weile in dieser Vorstellung und schließen dann ganz langsam Beide ihre Beine. Dann gehen sie getrennt schlafen (zit. aus Thirleby 1978).

Die Beschreibung bis hierher sollte nur einen Eindruck des Vorgehens vermitteln. Diesen Ritualen wohnt Würde und Achtung vor Erotik und Sinnlichkeit von Mann und Frau inne, die in unserer Kultur stattdessen oft zu pornographischen Anleitungen verunstaltet sind.

Techniken zur Sexualtherapie

Zentrierungen: Sexualität als Verbindung zwischen Himmel und Erde, zwischen Dir und mir; Zu neuer Sinnlichkeit; Vereinigung der Sinne; Portrait-

Zeichnen, Ohren-Zentrierung, Nacktarbeit als Konfrontation mit Werten, Einstellungen, Moral, Scham und Angst; Brief an Partner über sexuelle Wünsche, Erotische Kurzgeschichte; Arbeit mit sexuellen Störungen beim Einzelnen/beim Paar, Intimes Interview, Beschreiben der eigenen Sexualität; Bild der eigenen Sexulität; Collage meiner Sexualtät; body-image; Geschichte meines Körpers; Fest der Sinne, Brief meines Geschlechtsteils mit Antwort; Herz-Geschlecht-Zentrierung; Erotische Kurzgeschichte; Faust öffnen; Blütenkelch; Frauen- und Männer-Innenkreis; Händetanz; Ich begreife mich; Ich lasse Dich fühlen; Ich will Dich verführen; Kegelübungen; Massage: Füße, Kopf, Körper (klopfen, mit Fingerspitzen, mit Handballen, greifen, kneten, streicheln); Mein schönstes sexuelles Erlebnis; Meine sexuellen Ängste, Nackt durch den Raum aufeinander zugehen; Partnerportrait mit den Händen; Reise über die Körperlandschaft; sexuelle Phantasien und ihre Abstufungen; sexuelle Wunschbox: jeder schreibt 10 Wünsche auf, dann in eine Truhe legen und 1x wöchentlich ziehen; sich nackt betrachten: allein, einander; Tagebuch sexueller Höhepunkte; Wie habe ich meine sexuelle Identität als Frau/Mann gefunden? Analyse sexueller Störungen (Funktionsstörungen und Emotionsstörungen: Erektion, ejaculatio präcox, Verkrampfungen, Schmerzen, Ekel, sexueller Mißbrauch, Unlust – Rückzug – Verweigerung, Schwangerschaft und danach, Orgasmusprobleme; Fixierungen, Fetische). Hochzeitsspiel, neue Sinnlichkeit in alter Beziehung, Partnersäulen im Lebensplan, Zeit- und Sinndialog; Neue Rituale der Liebe; Verbindung zum Kosmos; Tantra und Tao: Feinstoffliche Sexualität: Chakrenarbeit, Aura, Transformation orgiastischer Energie; Atmen mit Becken, Becken-Energie, Lotos, Atmen im Schoß des Anderen.

2.4 Therapie-Zyklus *Konfliktanalyse*

Die Verzweiflung des Paares weicht; langsam beginnt eine Ahnung von den tiefen Möglichkeiten der Liebe. Die Therapeuten glauben auch wieder an ihre Möglichkeiten.

Dritter und vierter Zyklus gehen nun fast unmerklich ineinander über, doch sind die zentralen Inhalte sehr verschieden. Die Therapeuten leiten jetzt allmählich die Übersicht über das gesamte Paargeschehen und seine vielfachen Verzweigungen ein. Wie aus der Vogelperspektive werden durch neuerliche Zentrierung und Meditation Hoch- und Tiefpunkte der Beziehung zurückgeholt, Stationen der Liebe vorgestellt, beschrieben, gezeichnet oder nachgespielt. Dann geht es um Entflechtung und Bitte um Verzeihung für die in die Beziehung eingebrachten Fehler und Lasten, aber auch um die Entscheidung zur Versöhnung und neuerlichen Hoch-Zeit oder zur Trennung vom Partner.

Das Therapeutenpaar wechselt jetzt deutlich seinen Stil. Zur eigentlichen therapeutischen Arbeit kommt das Bemühen hinzu, Einsicht in die Psychologie des Paares zu vermitteln und Transparenz für alle Zusammenhänge herzustellen Das Vermitteln der Konfliktvernetzung verlangt differenzierte

Beobachtung, klare diagnostische Rückschlüsse, innerliche Aufnahmebereitschaft des Paares, liebevolle aber kritische Ansprache der Beziehungs- und Konfliktdynamik. Diese von den Therapeuten zu leistende Arbeit wird vom Paar aufgenommen, übernommen und zu Ende geführt durch die Arbeit mit den Schattengeschenken, durch Versöhnungsarbeit und Sinndialog.

Dazu gehören im tiefenpsychologischen Bereich Empfinden, Äußern und Austauschen der eigenen Anteile an der Konfliktvernetzung, die Deklaration der eigenen Schattenseiten, das Erkennen der Auswirkungen der eigenen Fehler auf den Partner, Verzeihen, Um-Verzeihung-Bitten und Versöhnen, das Eingestehen des Scheiterns, die gesamte Partnerbilanz, die Umwandlung von der Partner-Anklage zur Aussöhnung mit sich selbst und zum Frieden mit dem Partner. Die Fähigkeit zur Versöhnung ist neben Konflikttoleranz, Strategie- und Dialogkompetenz eine der zentralen Kriterien der Liebesfähigkeit. Nur, wer sich selbst verzeiht, wird auch dem Partner verzeihen können – nur wer sich mit den eigenen Schwächen ausgesöhnt hat, wird diese auch beim Partner tolerieren. Durch den Partner aber ist es oft erst möglich, die eigenen Schattenseiten zu erkennen. Ohne diesen und die durch ihn inszenierte Auseinandersetzung werden eigene Fehler oft durch blinde Flecken abgewehrt, ist Selbsteinsicht kaum gefragt, weil sie zu schmerzhaft ist. Das führt zur Paarbilanz. Sie ist das Ergebnis kritischer Selbstreflektion und der im Lauf der Paartherapie entwickelten Einsichten und Fähigkeiten, mit den vorhandenen Liebes- und Konfliktpotentialen wie Altlasten, Ängsten und Blockierungen umzugehen, ohne gegenseitige Anklage.

Charakteristisch allerdings wird dieser vierte Therapie-Zyklus vor allem durch die die Konfliktanalyse erst erhellende Arbeit mit Feinstofflichkeit und Spiritualität der Liebe. Sinnfragen wie: Wozu liebe ich Dich? Wozu hat das Leben mir gerade Dich gegeben? Mein Wichtigstes im Leben und in der Liebe? Woher kommen wir, wer sind wir, wohin gehen wir als Paar? sollen gemeinsam beantwortet werden.

Die Arbeit mit der feinstofflichen Qualität der Liebe, auch in der Sexualität, wurde bereits im dritten Zyklus eingeleitet, wird jetzt aber intensiv im vertieften Seelendialog aufgenommen. Die Therapeuten achten auf Kontinuität, innere Stimmigkeit und Bewußtheit in der Ansprache und im Umgang mit der eigenen Seele und der des Partners als Voraussetzung für Sinnlichkeit und darauf aufbauende gegenseitige Erfüllung.

Langos-Luca (1996) hebt gerade die Meditation als möglichen Weg für das Paar hervor, um „Einsichten und Überzeugungen über den ontologischen Grund des Seins, der Liebe genannt werden kann, zu gewinnen. … Sie kann begleitend und unterstützend dort eingesetzt werden, wo es zum einen um die aufmerksame Hinwendung zu sich selber geht … und zum anderen dort, wo es um den Zugang zu Tiefendimensionen der Beziehung geht, in denen sich die Sinnfrage für den Einzelnen wie das Paar stellt."

Die Durchführung und Vertiefung des Seelendialoges als eine eigene Form von Meditation ist dazu von so ausschlaggebender Bedeutung für die sinnvolle Fortsetzung der Paartherapie, daß sie im folgenden ausführlich dargestellt wird. Alle Anweisungen der Therapeuten sind bei dieser Aufgabenstellung wörtlich und ganz präzise zu beantworten, da sonst allzuleicht die spezifische Wirkung des Seelendialogs durch blinde Flecken, durch Fremdheit und Unkenntnis verflacht oder verdreht wird:

Diese Arbeit beginnt mit der Aufforderung der Therapeuten an Beide, in einen Dialog mit der eigenen Seele zu treten. Dazu mag die Vorstellung helfen, daß die eigene Seele auf einem leeren Stuhl gegenüber sitzt. Die Aufgabe lautet nun, einen Brief an sie zu schreiben mit der Frage: „Wie habe ich Dich, meine Seele, bisher in meinem Leben behandelt? Als lebenslanger Träger und Besitzer habe ich Verantwortung für Dich. Wie habe ich diese wahrgenommen?“

Die Aufforderung dazu löst bei den Partnern oft ungläubiges Staunen aus. Zwar sehen die meisten Sinn und Zusammenhang ganz intensiv, dennoch empfinden viele eine gewaltige Sperre, Unvermögen und Peinlichkeit. Widerstände tauchen auf: „Das geht doch gar nicht, ich bin doch selbst meine Seele.“ Oder noch extremer: „Seele, was soll das konkret sein?“ „Das kann ich nicht, das habe ich noch nie getan.“ „Warum soll ich denn mit meiner Seele sprechen, es geht hier doch um unsere Beziehung?“

Jetzt sollten die Therapeuten nicht nachgeben, sondern auf Erfüllung der Aufgabe bestehen; dazu nutzen sie die inzwischen „intime“ Beziehung zu den Klienten. Diese Übung führt nämlich zu einer erstaunlichen Entdeckung, die auch ihre Sinnhaftigkeit erklärt: Bei genauer Betrachtung dieses Dialoges mit der eigenen Seele wird augenscheinlich, daß der Umgang mit ihr weitestgehend mit dem Verhalten gegenüber dem Partner identisch ist. Oft können ganze Passagen wörtlich übernommen, oft müssen nur geringfügige Veränderungen der Wortwahl oder der Bedeutungen eingefügt werden. In der Unbeholfenheit, in der Unsicherheit und Unfähigkeit, mit der eigenen Seele zu sprechen und in deren Tiefe zu sehen, wird blitzartig klar, wie ausgehungert, vernachlässigt und vertrocknet die Beziehung zum Partner sein muß. Und auf eindrucksvolle Art wird fühlbar, daß jeder der Partner spätestens jetzt anfangen muß, seine Lebensführung zu überprüfen, seine Beziehung neu zu gestalten – mit mehr Tiefe, mit mehr Wahrheit. Die Analogie zwischen Paardynamik und eigener Seelendynamik wird ins Licht gerückt.

Mit seiner eigenen Seele auf diese Weise in Verbindung zu treten, hat spirituellen Gehalt. Dementsprechend gehen die meisten Partner trotz Zögern dann schließlich doch mit tiefem Ernst an diese Aufgabe heran. Sie wirkt lange und tief in den Alltag hinein. Ein Gefühl dafür taucht auf, wie achtsam mit der eigenen Seele, aber auch mit dem Partner in Wirklichkeit umzugehen ist, wieviel Aufmerksamkeit, Respekt und Würde diese Beziehung verdient und wieviel im Alltag davon verloren gegangen ist. Meist weckt diese Übung bei den Paaren die nachhaltige Bereitschaft, sich mit sich selbst und dem Partner auf neue Weise zu vereinen, mit anderen Augen das Universum der Liebe zu sehen. Um eine noch intensivere und dauerhaftere Verankerung dieser durch den Seelendialog eintretenden Veränderungsbereitschaft zu erreichen, werden diese Zwiegespräche mit der Seele immer wieder fortgesetzt. Zusätzlich erhalten die Partner den Auftrag, sich zu Hause vor einen Spiegel zu stellen und sich lange durch die Augen in die eigene Seele zu schauen, um zu erfassen, was für ein Mensch da steht und wie dieser mit der Liebe zu sich selbst und der Liebe zum Partner umgeht.

Weiter fortgeführt wird dieser Seelendialog dann schließlich mit der Aufforderung, nun direkt mit der Seele des Partners in Dialog zu treten, also nicht diesen selbst anzusprechen, sondern dessen Seele. Dies geschieht über folgende Schritte, die auch wieder präzise einzuhalten sind:

Beide stellen sich in ihrer Phantasie ein Bild von der Partnerseele vor und schildern sich diese dann gegenseitig. Die Therapeuten helfen dabei, den hervortretenden Sinngehalt zu vertiefen und anzureichern. Beide schreiben dann erst einen Brief an die Partnerseele, malen dann als Hausaufgabe dieses Bild der Partnerseele und achten darauf, daß jeder Strich und jede Farbe zur Berührung mit der Partnerseele wird: Ahnen, Fühlen, Spüren, in die Tiefe der eigenen und der Partnerseele tauchen, dort die Sehnsucht und Bedürftigkeit erkennen, den Schrei nach zärtlicher Geborgenheit hören und Mut zur lustvollen Leidenschaft finden, einsinken in den Dialog der Gefühle, den der Körper und die der liebkosenden Sprache und der Sinne, sich einlassen auf das Wesen und den Sinn dieser Liebe …

Das Stundenprotokoll einer solchen Sitzung zeigt beeindruckend den Weg der Tiefung und Anreicherung durch diese gemeinsame Seelenarbeit:

Inzwischen war der Prozeß soweit gediehen, daß es sinnvoll erschien, in den Dialog mit der Seele des Partners zu treten. Dazu wurde zunächst die Aufgabe gestellt, daß jeder ein imaginäres Bild von der Seele des Partners vor seinem inneren Auge auftauchen lassen solle, um dieses dann dem Partner gegenüber zu beschreiben. Sie fand für seine Seele das Bild des scheuen Wüstenfuchses, der schnell entflieht, weitschweifig umherstreunt, kaum faßbar und ständig auf der Suche ist. Er fand für ihre Seele das Bild einer zarten Pflanze, in deren Mitte aber ein Feuer lodert (auf Grund einer Rückblende zu ihrem Bild der eigenen Identität als Frau, in dessen Mitte eine feurige Kugel dargestellt war). Im folgenden sollten die Partner noch weitere Assoziationen zu diesen Bildern suchen: Sie findet, daß sie immer dann, wenn sie den Fuchs zu Gesicht bekommt, gierig zugreift und ihn so vielleicht verschreckt; er findet, daß er zu seiner Trauer nicht an dieser Feuersglut der Pflanze teilhaben kann.

Der Therapeut vertieft die Berührung der Partnerseelen dadurch, daß er den archetypischen Gehalt der Bilder aufgreift: der Wüstenfuchs als Symbol auch im Kleinen Prinzen von Saint-Exupery, bei dem es um das Zähmen und Vertrauenfassen geht. Allein durch diesen Vorgang wird der Fuchs zu jemand Besonderem, gewinnt er Identität, findet er sich selbst. Durch ihre Liebe, durch ihre Übernahme von Verantwortung für ihn und durch ihre Aufmerksamkeit gewinnt er seine Seele.

Sein Bild ihrer Seele erinnert an den brennenden Dornbusch aus dem Alten Testament. Auch hier erkenntlich der archetypische Hintergrund und die gewaltige Kraft dieser Symbolbilder der gegenseitigen Partnerseelen. Es wird im weiteren Gespräch deutlich, daß er seinerseits Angst vor diesem Feuer der Leidenschaft hat, vor dieser verzehrenden Glut ihrer Liebe, daß aber sie selbst diese Feuersglut in sich verschlossen hält. In der beständigen, von der Kindheit herrührenden Anpassungsbereitschaft zeigt sich ihre Angst, keinen Weg zu finden, ihre eigene Leidenschaft und Lust zu leben. Immer erhofft sie von ihm, aus dem eigenen Gefängnis befreit zu werden.

Weiterhin vertieft der Therapeut, indem er die Gemeinsamkeiten in diesen Bildern zusammenfaßt, wobei besonders hervorsticht, daß beide Bilder sich vor dem Hintergrund der Wüste, der Trockenheit und Dürre abspielen: Zeichen für die dürstenden Seelen, sich endlich in Liebe vereinigen zu können bzw. durch die Liebe des Anderen befruchtet zu werden. Sie darf dann nicht schweigend wie eine Sphinx mit unergründlich tiefen Augen passiv verharren, bis der Erlöser sich naht, und er kann nicht von ihrem Feuer der Leidenschaft allein genährt werden: Er muß dieses in sich suchen, statt ruhelos hin und her zu schweifen und durch die ewige Suche sich selbst zu verlieren.

Am Schluß der Sitzung sind beide sichtlich tief berührt und halten sich an den Händen. Sie bekommen jeder die „Hausaufgabe", das Seelenbild des anderen konkret zu malen, um sich auf diese Weise mit der Seele des Anderen zu beschäftigen, den Dialog im Malen fortzuführen,so daß es in der Strichführung, in jedem einzelnen Strich, in jedem Punkt, in jeder Schattierung zur Berührung mit der feinstofflichen Qualität der Partnerseele kommt. Letztendlich führt dieses Vorgehen an die eigene Seele heran und zu ihr zurück.

Wie von selbst ergibt sich an diesem Kreuzungspunkt der Sinndialog: Lebensziele in der Partnerschaft, Sinn der Zweierbeziehung und parallel dazu Neuorientierung im eigenen Leben. Vielen fällt diese feinstoffliche Arbeit zunächst schwer. Sie wird von den Therapeuten intensiv unterstützt durch entsprechende Körperarbeit, Aura-Arbeit, Transformation sexueller Energie und Umlernen alter Denk- und Fühlgewohnheiten.

Tatsächlich zeigt sich, daß neue und dauerhafte Partnerstabilisierung nur mit Hilfe dieser Hintergrundarbeit aufzubauen ist. Feinstoffliche Arbeit meint hier nur sehr begrenzt spirituelle Arbeit im transpersonalen Sinne. Es geht jetzt konkret um die Balance zwischen Integration und Synthese. Erst durch die Verdichtung aller Sinne in ihrer Gesamtheit wird die Fülle des Lebens erfahr- und genießbar: Die Transformation der körperlich-sexuellen und stofflichen Energie in sinnlich-seelische Kraft und lustvolle Kreativität, die wiederum zurückführt in Vitalenergie und Lebenskraft, in gemeinsame Gesundheit, Lebensbewältigung und ekstatische Leidenschaft. Diese Erfüllung des natürlichen Kreislaufes ist der Sinn von Frau und Mann, ist das Ziel der therapeutischen Arbeit mit Paaren.

So versuchen die Therapeuten jetzt mit dem ratsuchenden Paar konkret diesen Sinn der Zweierbeziehung zusammenzufassen. Er findet sich wieder:

(1) in der gemeinsamen Aufarbeitung der eigenen tiefenpsychologischen Behinderungen, (2) in der Umwandlung der Ahnenbotschaften, (3) in der gegenseitigen Förderung zur Integration, d. h. zur Entfaltung der eigenen Potenzen (Finden eigener Lebensziele, Berufsfindung oder Rückkehr in den Beruf, Autonomie, Kreativität), und (4) in der Gewinnung einer Liebesfähigkeit, die Synthese ermöglicht, also die dynamische Beziehungsgestaltung, die das Gleichgewicht zwischen den Partnern, mit ihren Kindern und mit ihrer nahen und weiteren Umwelt zum Ziel hat.

Besonders dieser letzte Punkt, das Gleichgewicht als Ziel, beinhaltet ökonomisches und ökologisches Denken in der Vernetzung von Individuum, Dyade, Umwelt und Kosmos. Die Erhaltung der Kreisläufe in diesen einander zugeordneten Systemen ist Sinn und Ziel, nicht der Sieg des Einzelnen über andere.

Erst wenn die Therapeuten diesen Gesamtzusammenhang dem Paar gegenüber deutlichst hervorgehoben haben, wenn dieser evident geworden ist, dann ist wirkliches Verzeihen und Versöhnen von der Grundlage her überhaupt möglich. Denn zum Verzeihen gehören Wahrnehmen, Erfassen und Verstehen der Zusammenhänge, Einsicht in die Wechselwirkung des Paares, in seine Konflikvernetzung ebenso wie in seine Sinnzusammenhänge und in die Art der dialogischen Verwirklichung.

So müssen neben den bisher genannten Schwerpunkten hier vor allen Dingen noch das „Lernen durch den Partner“ und „Verzeihen und Versöhnen“ erwähnt werden. Lernen durch den Partner meint, daß die im üblichen Ehe-Streit am Partner so kritisierten Eigenschaften häufig in besonderer Weise herausfordern, gerade weil sie kränken oder verletzen. Wird dem nachgegangen, finden wir Hinweise für notwendige Eigenveränderungen, für Schwachstellen im Individuum, Zeichen für mangelnde Souveränität und Autonomie. Der Partner ist Spiegel für das, was der andere jeweils zu lernen hat. Dagegen gibt es natürlich Widerstand, der Zeit zur Überwindung braucht. Unter Anleitung des Therapeuten sollen die Partner lernen, sich gegenseitig ihre eigenen Fehler, Schattenseiten und Unzulänglichkeiten einzugestehen und den Partner um Verzeihung dafür zu bitten, was sie ihm damit antun und ihm an Vitalität rauben.

Techniken zu Konfliktanalyse und Sinndialog

Hier werden Übungen aus der Diagnostik und der Dialogarbeit wieder aufgegriffen und vertieft bzw. erst wirksam angewendet, während sie zuvor mehr zur Diagnosegewinnung, zur Standortbestimmung und zur Gestaltung neuer Dialogformen eingeführt wurden. Jetzt dagegen erfüllen sie einen tieferen Sinn. Sie werden selbst zum Ausdruck von Liebe für den Partner: Schattengeschenke, Verzeihen und Versöhnen, Seelen- und Sinndialog, Lernen durch Dich; Im Gleichklang mit dem Kosmos; Eigenen Gefühlen mit hohem Tempo Ausdruck geben: dem Partner gegenüber, in der Gruppe. Suchen in der Gruppe nach dem Gleichheitspartner/Gegensatzpartner: Was fasziniert, stößt ab? Was lerne ich durch Dich? In Deiner Rolle. Ich gebe Dir von meinem Herzen. Umgang mit Deinen Fehlern, Würdigung.

2.5 Therapie-Zyklus *Paargestaltung*

Im Vorgehen der Paarsynthese ist es charakteristisch, daß die therapeutische Arbeit vom ersten bis zu diesem letzten Zyklus die körperlich-konkrete Ebene der Auseinandersetzung und strittige Konfliktbearbeitung immer mehr verläßt zugunsten einer immer feinstofflicheren Arbeit, die trotzdem praktische Lebensfragen nicht außer acht läßt. Die Methoden verändern demnach ihren Schwerpunkt, nämlich vom szenischen über das konfliktorientierte und symmetrische zum aufgaben- und zielorientierten Vorgehen. Die Therapeuten versuchen eine Synopse von Lernprozeß, Therapieverfahren und Menschenbild der Paarsynthese zu vermitteln: Was haben die Paare und Partner gelernt in den einzelnen Partnerzyklen? Ein weiter Überblick über die gesamte vergangene und gegenwärtige Partnerzeit, sogar über die künftig erhoffte, kann dazu mit Hilfe einer Übung in Form eines Partnerpanoramas erstellt werden.

Die Paargestaltung, die Verdichtung von Integration, Synthese und Expansion zwischen den Partnern meint, greift jetzt zurück auf ihre Grundlagen: das Zusammenwirken paarspezifischer Faktoren wie polare Spannung und Wir-Gefüge, gemeinsamer Existenzaufbau, Zeugung und Familienplanung, Lustgewinn, kreative Individuation im Du. Das Dyaden-Modell wird zum Ausgangspunkt für das Leben überhaupt und gewinnt Wirkung auf Gruppen, Institutionen, gesellschaftliche Bedingungen, Politik und Wirtschaft.

Nicht immer entwickeln sich die Partner im gleichen Tempo. Das Partnerdiagramm dient jetzt als Abbild des Zusammenwirkens der unterschiedlichen Liebespotentiale von Mann und Frau durch die verschiedenen Partnerzyklen hindurch. Das Bündeln der Lebenskräfte und der Liebespotentiale wird gesucht. Dazu leiten die Therapeuten an, die Geschichte des Paares aus der Vogelperspektive zu sehen und den Blick von Horizont zu Horizont schweifen zu lassen. Gemeinsam kommt es zu einer Einschätzung der eigenen Liebesfähigkeiten und der Partnerstile. Veränderungsrückmeldungen dazu werden gegeben. Die Arbeit mit der Liebe als ganzheitliche Aufgabe für das Paar wird als Weg aufgezeigt. Dieser letzte Teil der Paartherapie verlangt weit weniger konkrete Vorgehensweisen seitens der Therapeuten als vielmehr gedankliche Hintergrundarbeit: So müssen die Liebenden lernen, sich zu lieben und zu streiten, mit zügellosen Impulsen ebenso wie mit gezügeltem Planen, mit Mut und Direktheit, mit Kraft zur Durchsetzung und Bereitschaft zur Anpassung, mit Resonanz- statt Durchsetzungsenergie.

Das Umlernen von der einen auf die andere Energieform ist gegen Ende des paartherapeutischen Prozesses durchaus noch einmal Schwerstarbeit für Therapeuten und Paar. Eine so geschmeidige Kraftanwendung ist zwar theoretisch einsichtig zu vermitteln, das wirkliche Umlernen aber nur mit Worten allein nicht möglich. Es bedarf fein abgestimmter Körperübungen, die dieses Prinzip evident werden lassen, im Körpergedächtnis verankern und in den anderen Dialogsäulen zum Tragen kommen lassen. Außerdem ist das Einführen eines solchen grundlegend neuen Prinzips erst jetzt, zum Ende der Paartherapie hin möglich, weil es personale und soziale Kompetenz erfordert, darüber hinaus eine Umstrukturierung der Dialoge und vor allem ein achtsames Welt- und Menschenbild voraussetzt. Dazu gehört, daß Resonanzenergie wesentlich langsamer arbeitet, daß es keine festgelegte Zielerfüllung gibt, daß kein eindeutiges Ursachen-Wirkungsprinzip vorhanden ist und Schuldzuweisungen nicht mehr denkbar sind. Jeder Schaden, der dem Partner zugefügt wird, wird zum eigenen Schaden. Nicht die Eroberung oder Maßregelung des Partners, sondern dessen Erhalt und Förderung ist das Ziel, damit eigenes Erfüllen auf Dauer möglich ist.

Die therapeutische Arbeit mit Konflikten, Störungen und Krisen eines Paares nimmt von daher in der Paarsynthese im Vergleich zum ausschließlich tiefenpsychologisch orientierten Vorgehen einen relativ kleinen Raum ein. Der Konflikt soll nicht im Mittelpunkt der Paartherapie stehen, da seine sonst überdimensional proportionierte Bearbeitung zu einer ungewollten Konditionierung führt: Das Paar streitet sich, wie in der Therapie gelernt, auch noch zu Hause weiter. Vielmehr steht das Lernen der Liebe im Vordergrund. Die Lösung der Partnerkrise liegt niemals darin, Störungen zu beseitigen, sondern ihr Ausleben möglich zu machen.

Der Weg der Androgynie für beide Partner ist dabei wichtig, wenngleich nicht allein entscheidend. Es geht um Synthese, das liebende Ineinander zweier gleichwertiger Wesen und deren Zusammenwirken. Die Androgynie hilft dabei, dieses wechselhafte Ausleben der verschiedenen Polkräfte im Eigen- und Partnerraum durch erhöhte Gegenidentifikation selbstverständlicher und damit krisenfreier zu machen.

3. Konfliktdynamik und ihre therapeutische Bearbeitung

Zwei typische Muster der Konfliktdynamik und ihre mögliche therapeutische Bearbeitung sollen hier exemplarisch vorgestellt werden: Paradoxe Verschränkung und Streitspirale.

3.1 Paradoxe Verschränkung in der Wunsch-Umkehrung

Wunsch-Umkehrung meint zunächst die Eigenart der Konfliktdynamik, daß Partner jeweils beim anderen Heilung und Erlösung vom Liebesleid suchen, die sie dann jedoch unbegreiflicherweise oft selbst, natürlich meist unbewußt, zu verhindern suchen: die von uns sogenannte „Paradoxe Verschränkung".

Der unbewußt-widersprüchliche Impuls: „Erlöse mich, aber es wird Dir nie gelingen" liegt ihr zugrunde. Die Erlösung darf gar nicht stattfinden. Hier liegt das Streben zugrunde, zur Sicherung der eigenen Identität und zum

Ausgleich eigener Minderwertigkeitsgefühle geliebt werden zu wollen. Der Wünschende verhindert aber selbst, geliebt zu werden, indem er sein eigenes negatives Selbstbild auf den Partner und nach außen in die Umwelt projeziert. Beispiele dafür gibt es zahllose: Hoffnung auf Erfüllung geheimer sexueller Phantasien, die dann doch aus Scham abgewehrt werden; Abbau von Minderwertigkeitsgefühlen durch pausenloses Rückversichern; Anpassungswünsche: Der Partner möge so werden, wie ich es bin; „Erlöse mich von meiner Ängstlichkeit; wenn Du es aber tust, werde ich endlich frei – für einen richtigen Mann."

Wie fast bei allen Partnerdifferenzen trifft der Wünschende natürlich mit seiner Forderung die Schwachstelle des (Nicht-)Erlösers bzw. des Partners, weil in der Gegensatz-Wahl exakt der fehlende Pol des Partners angesprochen wird. Aber auch bei Gleichheits-Wahl funktioniert dieses Prinzip: Der Andere soll mit mir das teilen, was mir sowieso im Leben Angst macht.

Aber nicht nur Angst ist das Motiv: Unerfahrenheit, Unkenntnis, Fremdheit, kulturelle Überbetonung eines Poles können Motor dieser Paardynamik sein. Real schließlich sind es die tatsächlichen Unterschiede zwischen Frau und Mann, die essentielle Halbheit, die die Partner jeder für sich spüren und nach deren Vervollständigung in der Verschmelzung sie sich sehnen: „Mache mich ganz ... wir erlösen uns gegenseitig ..." lautet dann das Streben.

Die „Wunsch-Umkehrung" wird deshalb zur spezifisch paartherapeutischen Interventionstechnik, die darauf zielt, die jeweilige Konfliktvernetzung aufzuzeigen und zu entknoten. Statt abzufordern, kommt es darauf an, die eigenen Wünsche an den Partner zeitweilig in „Partnergeschenke", in Zugeständnisse an diesen umzuformen. Nur dann wird es möglich, daß die Partner ihre Bedürftigkeit miteinander austauschen und so den singularen Modus des Einzelkämpfers durchbrechen, den dualen Modus des Paarwesens durch ein Fließgleichgewicht von Geben und Nehmen erreichen.

Zur Durchführung wird den Partnern im ersten Schritt aufgetragen, zwei, höchstens drei zentrale Wünsche an den Partner aufzuschreiben, die es seiner Ansicht nach möglich machen würden, den Beziehungskonflikt zu lösen. Noch prägnanter und eindeutiger wird die Übung, wenn die Aufgabenstellung lautet: „Was brauche ich von Dir, um selbst zufrieden, um heil zu werden?"

Diese Aufgabe wird von fast allen gerne aufgegriffen, da sie unmittelbar einleuchtet. Vor allem aber scheint sie einem vertrauten Muster zu folgen, nämlich vom Partner zu erwarten oder zu fordern, daß er es sei, der sich zu ändern habe. Das offizielle Aufschreiben zwingt zur Konzentration auf das Wesentliche und zu vertieften Bewußtmachung, auch für den Partner und die Therapeuten.

Die weiter entscheidende Aufgabenstellung aber lautet: „All das, was ich mir von Dir wünsche, gebe ich Dir jetzt."

Im zweiten Schritt wird den Partnern deshalb zur Aufgabe gestellt, unter die oben beschriebenen drei zentralen Wünsche einen Strich zu ziehen und darunter die Umkehrung zu schreiben: „Ich schenke Dir nämlich genau das, was ich mir von Dir wünsche, und gehe damit in Vorleistung." Auch hier wieder gehört es zur Präzisierung und Vertiefung, daß zunächst schriftlich festgehalten wird, was in der Umformulierung zu benennen ist.

Das Ergebnis ist oft ein Zögern, ein Staunen dann – und oft genug der Versuch, etwas davon wieder rückgängig zu machen. Auf jeden Fall wird den Partnern in ihrem Anspruchsdenken aneinander wie von selbst klar, wie verwoben sie sind und wie mitverantwortlich an der Erfüllung ihrer eigenen Wünsche.

Zugrundegelegt wird hier das Prinzip der Projektionsumkehrung: Vom Partner wird die Erfüllung eigener Bedürfnisse erwartet, die selbst zu geben allerdings nicht erwogen wird. Aber alle diese Wünsche haben im Partner eine Entsprechung, denn er sehnt sich nach derselben Erfüllung. So erhofft einer vom anderen, was er selbst nicht schenken kann oder mag. Meist aber ist es nicht Geiz, Egoismus oder böser Wille, die das eigene Geben blockieren. Oft sind es Angst, Scham und Unsicherheit, sich preiszugeben und damit vom Partner nicht angenommen zu werden; manchmal auch Anspruchsdenken, mangelnde Selbstreflektion oder tradierte Rollenfixierung, die das Recht auf Bedürfnisbefriedigung durch den Partner vorgaukeln.

In Beispielen läßt sich leicht nachvollziehen, wie diese Dynamik der Wunschumkehrung wirkt. Besonders einfach geht es bei Wünschen nach mehr Zuwendung, Anerkennung, Respekt, Zärtlichkeit, Aufmerksamkeit und ähnlichen Bedürfnissen. Ganz einsichtig wird dieses Prinzip bei der so oft gebrauchten, oft mißbrauchten Formel: „Akzeptiere mich, wie ich bin!" Daß diese Formel im übrigen in der Psychologie des Paares nur sehr begrenzte Gültigkeit hat, denn sie ist nur die halbe Wahrheit, zeigt sich sofort. In der Umkehrung fangen die meisten schnell zu stottern an: „Ich akzeptiere Dich, wie Du bist."

Einer Modifizierung bedarf es dort, wo es um konkrete Forderungen besonders nach mehr Sexualität und Geschlechtsverkehr geht. Genau dies will ja der andere Partner oft nicht mehr in dieser gehäuft-mechanischen Routine und zieht sich deshalb in sich zurück. Hier kommt die notwendige Differenzierung hinzu, denn jede gewünschte oder gewährte Bedürfnisbefriedigung bedarf auch der dem Empfänger angemessenen Form. Gerade im sexuellen Bereich ist es meist so, daß durchaus beide Partner Erotik und Sinnlichkeit wollen, nur in unterschiedlicher Form: Der Eine will dies im Geschlechtsverkehr und Orgasmus, der Andere sucht dies in liebevoller Zärtlichkeit und erotischer Sinnlichkeit gerade ohne den Zwang zum Geschlechtsverkehr. Diese Sehnsüchte schließen sich ja nicht gegenseitig aus, entstammen ein und demselben Verlangen, suchen nur die Erfüllung in anderer Ausdrucksform, um sich dann wiederum zu ergänzen.

Hier wird es also notwendig, daß der Partner, der ein Mehr an Geschlechtsverkehr fordert, seinerseits mehr seelische und feinstoffliche Erotik im vorhinein gibt, um den Partner überhaupt zu öffnen. Dieser Wechsel in der Ausdrucksform von Hingabe, sexueller Befriedigung und erotischem Spiel ist zugleich Voraussetzung für dauerhafte Lust am Partner. Insofern erfüllt hier die Wunsch-Umkehrung eine doppelte Funktion.

Wie einfach, konkret und handgreiflich das funktioniert, zeigt sich am Beispiel eines Mannes, der seiner Frau ein Buch über das Tantra schenkte. Er tat dies als Wink mit dem Zaunpfahl, der letzten Endes mehr für ihn selbst bestimmt war. Obwohl er das Buch selbst gar nicht gelesen hat, schenkt er es seiner Frau, instinktiv ahnend, daß die darin beschriebene, eher „weibliche Erfüllung" von Sexualität gerade das ist, was ihm selbst als Fähigkeit fehlt: Statt Orgasmus-Fixierung zärtliche Zeit, seelische Berührung und innige Hautbegegnung zu schenken. So lautet die hintergründige Botschaft dieses Geschenkes: „Lehre Du mich, was in diesem Buch steht, denn das kann ich nicht allein, sondern nur durch Dich begreifen!" – oder noch kürzer: „Lehre mich, Dich zu begreifen!" – im wörtlichen und tiefsten Sinne.

Die Dynamik der Paradoxen Verschränkung ist zwar einleuchtend, dennoch wird von den Partnern die Einsicht immer wieder verdrängt, daß der Blick auf den Eigenanteil zu lenken ist. Sie vermeiden so, mit der Unfähigkeit konfrontiert zu werden, das ersehnte Partnerverhalten selbst zu schenken. Außerdem wird hier noch ein weiterer Verhinderungsgrund für das Erwünschte deutlich: Wird der Wunsch wirklich mit stimmiger Bedürftigkeit und Sehnsucht geäußert und wird er dann vielleicht auch noch erfüllt, werden oft alte und tiefe Wunden spürbar. Diese lebensgeschichtlichen Verletzungen werden in ihrer Tiefe und in ihrem Schmerz abgewehrt. Jetzt aber könnten sie in der Paartherapie einer Heilung zugängig werden. Deshalb ist es im weiteren Prozeß notwendig, daß die Therapeuten von sich aus immer wieder auf diese Verschränkung zurücklenken.

3.2 Streitspirale und Streitdynamik

Unter Streitspirale ist das aktuelle, in der Regel eskalierende, sich ständig wiederholende, ineinander verhakende und sich immer neu entzündende Streitverhalten der Partner zu verstehen.

Aktuelles Streit-Verhalten ist nur zu Teilen abhängig von der Konfliktvernetzung der Partner mit ihrer jeweiligen Geschichte. Es begründet sich auch aus den jeweiligen Dialogkompetenzen, also aus der Art und Weise, wie die Partner miteinander streiten. Die Inhalte, um die dabei gestritten wird, sind meist nebensächlich, oft sogar irreführend.

Einfacher ausgedrückt: Jeder noch so banale Anlaß genügt, die Eskalationsspirale in Gang zu setzen. Kennzeichen einer „guten" Beziehung ist es, diese Spirale gleich nach der zweiten Windung zu stoppen. Viele der Streitpaare aber sprechen vom „trigger", vom fast automatischen, zwanghaften Einsteigen oder Mitmachen in dieser Eskalation, ohne anhalten oder besser schweigen zu können, statt auf die Argumente des Partners Gegenargumente zu suchen.

Im Sinne der Verhaltenstherapie gilt es hier, nicht so sehr auf die Dynamik der Konfliktvernetzung einzugehen, sondern die Streit-Kette von Klage und Gegenklage, von sich gegenseitig bedingenden und sich verschärfenden Verletzungen in ihrer gesetzmäßigen Routine zu erkennen, dadurch das

Innehalten erst zu ermöglichen und schließlich die Streitenergie positiv umzuwandeln.

Die therapeutischen Möglichkeiten hierzu leiten sich aus den Gesetzmäßigkeiten der Paarpsychologie ab, hier insbesondere aus dem Domino- und dem Ambivalenz-Prinzip: Energie, die zerstört, kann auch aufbauend genutzt werden. Die Streitdynamik der Partner muß dann auch zeigen, wie die Partner sich gegenseitig Gutes und Liebevolles tun könnten. Inhalte und Lebenspole, um die die Partner streiten, zeigen die Lösungsmöglichkeit im Gegenpol auf. Das Durchbrechen von Streitreflexen und -ritualen macht es möglich, die eigentliche Bedürftigkeit und die hinter dem Streit verborgenen Motive zu erkennen.

Für die Praxis der Paartherapie lassen sich daraus Regeln ableiten, die jedes gute Paar schließlich auch im Alltag anwenden kann:

1. Bei genauer Betrachtung muß das streitauslösende oder eskalierende Verhalten in seiner Dynamik ebensogut Liebe und Zuneigung wieder aufbauen können, wenn es gelingt, diese Energie „umzupolen".
2. Das kritische Verhalten hat immer auch seine gute Seite.
3. Die Partner „kultivieren" ihre eigenen Schwächen und bieten sie dem Partner unter veränderten Vorzeichen neu an.

Diese Regeln nützen nur, wenn erkannt wird, wie die Streitkette sich aufbaut und wie die eigene Aktion und Reaktion den Partner in die Eskalation bringen. Am Beispiel wird es deutlich:

Bei einem Mann herrscht Angst: Durch Überlastung und Stellenabbau im Beruf, durch finanzielle Sorgen und die ständige Forderungen seiner Frau, doch mehr im Haushalt und für die Kinder zu tun.

a) Er zeigt seine Angst nicht, sondern agiert in dieser Krisensituation mit seinem typischen Partnerstil der Planung: völlig cool, fast starr und rigide. Nach außen wirkt er extrem ruhig, zeigt keine Gefühsschwankungen, geht argumentativ und kopflastig vor.
b) Seine Frau erkennt infolgedessen seine Angst gar nicht, hält ihn nur für stur, egoistisch und kalt. In ihrer Krise reagiert sie vorwiegend mit ihrem typischen Partnerstil, einem Gemisch aus Anpassung und Intuition – nämlich mit heftigen Gefühlsausbrüchen, Tränen, Wut und dann wieder mit zärtlichen Annäherungsversuchen und massiven Wünschen, mit ihm zu schlafen.
c) Diese Wechselbäder der Gefühle machen ihn endgültig ratlos: Er reagiert mit Leistungsdruck, Versagensangst, auch mit sich immer wieder neu einstellenden Erektions- und Potenzstörungen, weist ihr aber „Unlogik" und „sachliche Fehler" nach, wendet sein Verhaltenstraining aus der Firma nun auch zu Hause an.
d) Gerade aber auf dieser Ebene will sie nichts mit ihm zu tun haben. Sie fühlt sich zutiefst mißverstanden, abgewiesen und gedemütigt. Ihre Gefühlsausbrüche nehmen zu, werden „hysterisch".
e) Er versteinert, zieht sich immer mehr zurück, schweigt zunächst stunden-, dann tage-, schließlich wochenlang. Seine depressive Struktur gewinnt die Oberhand. Unter zunehmendem Alkoholeinfluß bricht seine Kontrolle zusammen: Er schlägt sie, beschimpft sie vor ihren Eltern.

f) Sie geht mit einem Teilnehmer ihrer Therapiegruppe fremd.
g) Er nimmt sich eine Geliebte.

Jetzt kommen sie in Paartherapie – natürlich reichlich spät:

a) Er lernt erst einmal, seine Angst überhaupt selbst wahrzunehmen, zu spüren und zuzulassen, sie auch innerlich zu akzeptieren, statt sie total zu verdrängen und abzuspalten. Diesen Reflex hatte er schon in seiner Kindheit erworben, als er z. B. mit drei oder vier Jahren aus dem Fenster im ersten Stock springen wollte, da er sich völlig verlassen fühlte, denn Mutter und Vater waren zur Arbeit bzw. zum Einkaufen gegangen.
b) Im nächsten Schritt lernt er, diese Angst ernst zu nehmen, sie körperlich und verbal mitzuteilen, statt sich hinter Sachzwängen, Arbeitsritualen und Schweigemauer zu verbergen, sich damit seiner Frau anzuvertrauen.
c) Sie lernt, seine Angst ebenfalls zu erkennen und ernst zu nehmen, mit ihm darüber zu sprechen, sie mit ihm zu teilen, ihre eigenen Ängste neben seine zu stellen, statt in Panikreaktionen zu verfallen. Da in ihrer Kindheit der Vater für sie unerreichbar und damit unverständlich gewesen war, hatte sie für sich nur den einen möglichen Erklärungsgrund gefunden, nämlich seiner Liebe nicht wert zu sein, nicht beachtet zu werden, nicht wichtig und minderwertig zu sein. Alle kindliche Unterwerfung und Anpassung hatte nichts bewirkt, sie hatte sich nur ohnmächtig gefühlt.
d) Er lernt, daß seine Frau ebenfalls Berge von Angst in Form von Minderwertigkeitsgefühlen, Orientierungs- und Ziellosigkeit, Entscheidungsschwäche, zwischen Selbstaufgabe und Durchsetzung schwankend, mit sich herumschleppt, aber völlig entgegengesetzte Angstbewältigungstechniken hat, nämlich ihre Panik durch überflutendes Gefühlschaos loszuwerden.
e) Beide lernen, sich gemeinsam gegen diese Ängste zu verbünden, statt sich dafür gegenseitig zu befeinden. Zeigt Einer sein typisches Streitgehabe, hält der Andere nicht mehr dagegen, sondern versucht, beruhigend auf ihn einzugehen.
f) Beide können, befreit von ihrer aus Angst bedingten Streitspirale, langsam die dahinter verborgene und Beiden gemeinsame Sehnsucht und Bedürftigkeit nach Geborgenheit, Schutz und liebender Annahme erkennen und sich gegenseitig Schritt für Schritt gewähren.

In einer solchen „Streitspirale“ verhaken sich also Altlasten, Partnerdialoge und typische Partnerstrategien als Instrumente des Krisenmanagments zu einem Gordischen Knoten, durch den die dahinterliegenden Motive nicht erkennbar werden können. Der Austauschprozeß zwischen den Partnern wird auf diese Weise fehlgesteuert und muß eskalieren. Die notwendige „Umpolung“ der Streit- in Liebesenergie ist nur dann möglich, wenn die Streitkette durchbrochen wird, die Partnerstrategien zum integrativen Stil erweitert werden, die Dialogebenen wieder alle zur Anwendung kommen durch die Öffnung auf den Gegenpol hin, der im bisherigen Streit untergegangen ist.

Es gilt demnach, die Grund-Motivationen herauszufiltern, die hinter diesen Spiralen verborgen sind. In der therapeutischen Sitzung werden die Partner deshalb zu einer Mikroanalyse ihres Streitverhaltens und dieser Spiraldynamik aufgefordert. Dazu beginnt der Eine bewußt einen Streit, auf den der Andere möglichst realitätsgetreu eingeht. Die Therapeuten unterbrechen die Spirale aber nach jeder neuen Aktion oder Reaktion, nach jedem

Signal, das über Körper, Gefühl, Sprache oder Sinngebung zum Ausdruck kommt. Daraufhin sollen die Partner jeweils von ihrer inneren Wahrnehmung berichten. Anschließend geben die Therapeuten Feedback über das von ihnen Wahrgenommene. Auf diese Weise soll herausgefiltert werden, was zu jeder Minute den Einen oder Anderen veranlaßt, eben diese Argumentation statt einer anderen zu wählen, auf was der Einzelne besonders reagiert und welches seine jeweiligen Absichten sind. Beim wiederholten Gebrauch dieser Technik wird neben der tiefer gehenden Motivationssuche auf diese Weise eine Verankerung möglich, die den Streitspiralen des Paares Einhalt gebietet.

4. Wirkungsweise der Paarsynthese

Die Paarsynthese in ihrer therapeutischen Form wirkt in ihrer Gesamtheit durch das Prinzip des Zusammenwirkens aller Kräfte. Hier sind Erkenntnisansätze, Wissenschaftsmethoden und Interventionstechniken unterschiedlicher Schulen und Richtungen in einem Gesamtkonzept vereinigt. Gleiches gilt für das „Lernmodell Liebe" in allen übrigen Lebensbereichen. Paarsynthese ist daher übertragbar auf Familie, Gruppe und Gesellschaft.

Die übergreifenden Merkmale des therapeutischen Handelns und ihrer Effektivität seien hier zusammengefaßt:

1. Vielfalt und Freiheit der zur Anwendung kommenden Methoden bilden einen kreativen Fundus, aus dem das Instrumentarium des therapeutischen Handelns genährt wird – Synthese.
2. Die Übereinstimmung von Theorie, Interventionstechnik und therapeutischem Basisverhalten: Paartherapeuten handeln in der Triade wie gute Partner. Sie wenden selbst an, was sie zu vermitteln versuchen, das Prinzip der Synthese – Triade.
3. Paartherapeutisches Handeln wirkt vor allem entsprechend der Heilkraft von Intimität durch seine menschliche Dichte. Verdichtung wird erreicht und erhöht durch die Verbindung aller fünf Dialogsäulen: Je mehr Dialogebenen gleichzeitig zur Anwendung kommen, umso heilender und nachhaltiger wirken die Prozesse, Erkennnisse und Veränderungen – Intimität.
4. Die Therapie selbst verläuft umso erfolgreicher, je besser es Therapeuten und Paaren gelingt, im gemeinsamen Tun des Therapieprozesses die fünf Dialogebenen und die fünf Partnerstile gleichzeitig anzuwenden. Sie festigen sich dementsprechend im Verhalten der Liebenden – *Verankern.*
5. Weitere Verdichtung wird durch die Hinzuziehung aller wichtigen Bezugspersonen möglich. Eine Einbindung in die reale und soziale Welt wird erreicht – Vernetzung.
6. Die Verdichtung wird außerdem erreicht durch Inszenierung, Zentrierung, Dramatisierung, Tiefung, Beschleunigung oder Verzögerung und

durch emotionale Anreicherung weiter vorangetrieben. Von dieser Dynamik geht Faszination aus – Tiefenwirkung.

7. Der variable Einsatz der Partnerstrategien erlaubt den Therapeuten, jedes Paar und jeden Partner sehr spezifisch zu berühren, sich aber selbst ebenso spezifisch mit einzubringen. Dazu gehört beispielsweise, jeweils die Strategien anzuwenden, die die einzelnen Partner selbst verwenden, dann aber im Wechsel den entgegengesetzten Stil einzusetzen. Vereinfacht: Ich behandle Dich, wie Du deinen Partner behandelst – Kongruenz.
8. Die hohe Sinnhaftigkeit des Suchens nach den Wegen der Liebe schafft hohe Motivation, zumal die Partner sich ganz erfaßt sehen in ihrem geschichtlichen, dialogischen und spirituellen Sein – Ganzheitlichkeit und Würdigung des Partners.

Nach Grawe (1994) liegt ein Hauptfaktor der Wirksamkeit von Psychotherapie überhaupt in der Faszination der Therapeuten, die sich auf ihre ratsuchenden Klienten überträgt. Ähnliches dürfte natürlich in Pädagogik und Politik auch gelten.

Die Faszination der Paarsynthese gründet in der Übereinstimmung von Thema, Theorie und Praxis. Von daher liegt das Geheimnis von Paarsynthese weniger in ihrer Technik als vielmehr im Prinzip der Synthese: Im therapeutischen Prozeß wirken die Liebenden und die Therapeuten durch ihre verschiedenen Energien gleichberechtigt und ganzheitlich zusammen. Dabei geht es dann nicht um die Machbarkeit von Liebe, sondern um die gemeinsame Sehnsucht, sich auszutauschen und den Fluß der Energien, der Gefühle, der Seelen und Körper wiederherzustellen.

Die besondere Wirkweise der Paarsynthese erklärt sich aus der Unmittelbarkeit menschlicher Erfüllung im Liebenden Ineinander. Die tiefgreifendste Verdichtung vollzieht sich dabei in der Verschmelzung von Frau und Mann im gemeinsamen Orgasmus.

Wir haben aufgezeigt, daß die „Liebe als Lernmodell" sich eignet, um auch andere mitmenschliche Prozesse zur Erfüllung zu bringen. So kommen wir am Schluß dieses Buches zur Frage, ob wir auch aus dem Geschehen des Orgasmus etwas lernen können. Es scheint möglicherweise ein seltsames oder befremdendes Unterfangen, gar den „Orgasmus als Lernmodell" sehen zu wollen. Außerdem soll der Eindruck vermieden werden, daß am Ende schließlich doch noch sein Erreichen als wichtigstes Ziel gesetzt wird. Aber wenn der Ansatz jeder humanistischen Psychologie und Psychotherapie stimmen sollte, daß nämlich „alles in allem" wiederzufinden ist, daß „alles im Kosmos wieder Kosmos ist" und die Gesetze dort ebenso gelten wie hier, dann ist naheliegend, diese dichteste aller Begegnungsformen auch derart zu begreifen. Im Orgasmus konzentriert sich Dialog als sehnsuchtsvolles Erleben, verdichtet zur Verschmelzung aller Dialogsäulen von Körper, Gefühl, Sprache, Sinn und Zeit in einer Ganzheit ohnegleichen.

Natürlich gibt es daneben kleinere Formen von Orgasmus: alltägliche, flüchtige, auch routinierte, blockierte, nicht erreichbare, erschlichene, geraubte bis zu den vorgetäuschten, unterdrückten und verweigerten. Männer benutzen ihn manchmal als Einschlafhilfe, Frauen öfter wohl, um ihren Mann friedlich zu stimmen. Er dauert nicht ewig.

Aber wenn auch das Paradies, das Wandeln im Garten der Lüste zu schnell auf die Erde zurückstürzt, wenn auch Kosmos und Abwasch nur für Sekunden ihren Widerspuch zu verlieren scheinen, so vereinen sich in der Potentialität des Orgasmus doch alle Polkräfte zu einer. Die Liebe trägt in sich Vollkommenheit.

In der therapeutischen Arbeit mit Paaren haben wir immer wieder Seminar- und Gruppenteilnehmer, die Liebenden und Streitenden eben dieses Erleben beschreiben und einander mitteilen lassen. Und tatsächlich hat schon dieses sich damit Befassen eine heilende Wirkung, so wie die Taoisten es überhaupt dem Umgang mit Schönem zuschreiben.

Die Partner beschreiben diesen Dialog im Wechselspiel von weich und hart, von stark und schwach, von sanft und wild, von weiblich und männlich, von Anspannung und Entspannung, von Nachgeben und Durchsetzen.

Bei dieser Energie von Lust geht es aber nicht nur um das große Explodieren, sondern mehr noch um feinstes Wahrnehmen, das Aufnehmen vom Partner und sein Widerspiegeln: winzigste Vibration im Körper zulassen; den kleinsten Schauer wie ein Rieseln, wie das sanfte Streicheln des zärtlichen Sommerwindes auf der Haut, wie das Kitzeln des Sonnenstrahls in der Nase; nicht verpuffen und auch nicht festhalten, weder kontrollieren noch beherrschen oder gar sich ihrer schämen. Lust darf keuchen, schreien, wüten, beißen, winseln, singen, lachen, weinen, toben, wimmern, sich anschmiegen, sich preisgeben. Das geht nicht, wenn Menschen gehemmt, angstvoll, gezwungen, schamhaft, steif, korrekt, fest, hart, stählern sind.

Resonanzenergie besonders auch hier: führen und sich führen lassen, nehmen und geben bis in die kleinsten Regungen: Atmen, leiseste Laute, das Leuchten der Augen …

Der Atem lehrt uns dabei das Fließen und Strömen. Er verändert seinen Rhythmus während der liebenden Annäherung und Vereinigung bis zum Höhepunkt unaufhörlich: sich hingeben, nicht dagegen anstemmen …

Alle Sprachen und alles Wissen dieser Welt zusammen vermögen nur unvollkommen die mögliche Fülle der Liebe zu beschreiben. Sie aber kann die Welt verändern. Utopie, Phantasie und Sehnsucht heißen die Schwestern der Liebe. Sie sind in allen Menschen zu Hause und damit Realität. Sie zeigen uns, wenn Verzweiflung, Zerstörung und Resignation drohen, immer neu den Weg. Was wir aus ihrem Reichtum schließlich schöpfen, liegt im Suchen eines jeden Paares, einer jeden Gesellschaft und einer jeden Kultur. Eine Kultur der Liebe gibt den Menschen die Würde zurück.

Die innere Logik der Liebe und die Gesetze der Zweisamkeit scheinen wieder auf: Liebe ist der Sinn, Dialog der Weg und Würde das Prinzip.

Glossar

Ambiguität: Alle Phänomene der Liebe tragen mit dem Merkmal der Energie auch das der Ambiguität: Je nach Intensität, Dauer und Sinnsetzung verändert sich die Pol-Spannung der Paardynamik zwischen positiv und negativ.

Ambivalenz: Als Liebende werten wir diese Veränderungen der Polspannung zwischen lustvoll und abstoßend, angenehm und unangenehm, zwischen Aufbau und Zerstörung. In der Hingabe an den Geliebten büßen wir Identität ein, da wir unsere Ich-Grenzen aufgeben und gleichzeitig gewinnen wir Identität in der Energie des Aktes. Wir ziehen Kraft daraus und werden uns unseres Wertes bewußt, aber auch unserer Abhängigkeit.

Anthropologie, dyadische: Das Menschenbild der Paarsynthese, das das Paar und nicht den Menschen zum Ausgangspunkt aller Philosophie, Wissenschaft, Theologie und Psychologie nimmt. Paarsynthese verwirft damit den klassischen Anthropozentrismus, der seit jeher zu Spaltung, Unterdrückung und Ausbeutung führt, und setzt stattdessen das neue Paradigma Paar, das implizit Gleichberechtigung, Androgynie und Ganzheitlichkeit mit sich bringt.

Beziehungslogik: Zielgerichtete und sinnhafte Prozesse der Liebes- und Konfliktdynamik in der oft irrational genannten Dynamik des Paares. Die Logik gründet in den gegenseitigen Eigenarten der Partner, die bewirken, daß im Liebeszyklus andere Lebenspole besetzt, neue Kräfte und Partnerstrategien entfaltet werden und der Aufbruch zum neuen Paarzyklus erfolgt. Die Partner bearbeiten so ihre Altlasten, lernen Neues und erfüllen die Themen des Lebens. Partnerwahl und Konfliktvernetzung sind sichtbarer Ausdruck dieser Logik. Sie „erzwingt" die gegenseitige Vervollständigung.

coincidentia oppositorum: Ähnlich dem taoistischen Verständnis von Polarität: Im Unendlichen (Gott) fallen alle Gegensätze dieser Welt in Einem zusammen. Begriff des Nikolaus von Kues, der solche Gegensätzlichkeiten als Einfaltung und Ausfaltung versteht. Dieser Ansatz wurzelt im Neuplatonismus (Renaissance) und wird der Sache nach von Thomas v. Aquin wie auch von Hegel vertreten.

Dialogkompetenz: Steuerung und Ausmaß von Intimität im Austausch von Körper, Geist und Seele auf den fünf Dialogebenen (Körper, Gefühl, Sprache, Sinn und Zeit) zwischen den Partnern (vgl. Strategiekompetenz).

Domino-Effekt: Die Dynamik der Dialogsäulen. Wie im Spiel mit den schwarzen Steinen droht eine stürzende die anderen Säulen der Partnerschaft miteinzureißen. Dies gilt um so mehr, je mehr Säulen in ihrem Bestand gefährdet sind. Die Umkehrung ist möglich: Gelingt es, eine Säule wieder aufzurichten, richten sich auch andere wie von allein wieder auf.

Energie als erstes Wesensmerkmal der Liebe (vgl. C. G. Jung): Unter Energie der Liebe verstehen wir die Antriebskraft zum intimen Austausch von Körper, Geist und Seele. Das Paar wird dadurch sinngebend, schöpferisch und vervollständigt sich gegenseitig. Zur Energie gehören die Merkmale von Verdichtung, Polarität, Ambiguität, Rhythmus, Ökonomie und Ökologie. Diese Energie wird aufrechterhalten durch ständige Transformation zwischen Stofflichkeit und Feinstofflichkeit und unterliegt damit einem komplexen Steuerungsprozeß. Die Umverteilung muß im Fließgleichgewicht der Liebenden stehen, sonst kommt es zur Ausbeutung der Partnerressourcen. Diese gefährdet Existenz, Essenz und Identität, meiner selbst oder des Anderen.

Expansion: Die Wirkweise des pluralen Modus als Streben nach Erweiterung von singularem und dualem Modus: Die schöpferische Energie bewirkt diese Erweiterung in neue Räume, in die Gruppe, in den Kosmos hinein. Dies geschieht aber nicht im Sinne von „Mehr" als Ausbeutung, sondern in stetiger Transformation unter Aufrechterhaltung der Kreisläufe bzw. als Resonanzenergie durch Zurückfließen von Energie.

Heilungsgradient muß in der Paartherapie schneller als der **Zerstörungsgradient** wirken. Der Wettlauf gegen die Destruktion täglicher Streitereien und die damit verbundene Zerstörung der verbliebenen Paarsubstanz ist zu gewinnen.

Integration meint die dynamische Fähigkeit des Einzelnen, seine eigenen unbewußten und bewußten Potentiale optimal und dabei sozial und ökologisch verträglich zu entfalten, wobei die permanent im Umfeld wirkenden Kräfte adäquat einbezogen werden. Die zur Verfügung stehenden Kräfte werden dabei im eigentlichen Sinne egozentrisch, d. h. letztlich für Erhalt und Entfaltung des Subjekts eingesetzt.

Intimität als viertes Wesensmerkmal der Liebe: Sie realisiert in den fünf Grunddialogen des Paares die konkrete Erfüllung der Liebe. Sie stillt das Verlangen nach Vereinigung und Austausch innerster Bereiche von Seele, Geist und Körper, teils als ganzheitliches Erleben, aber auch wechselweise in den Vordergrund tretend. Der singulare Modus wird somit durch den dualen Modus erst erfüllt. Intimität und Partner-Strategie bilden zusammen die spezifischen Merkmale der Dyade gegenüber allen anderen Subsystemen im

Makrokosmos. Durch ihre identitäts- und sinnstiftende Potenz schafft sie Leben, bewirkt Vervollständigung und Heilung. Religion, Politik und Öffentlichkeit sind von daher genauso wie Privatheit auf Liebe und Intimität zur Gesundung angewiesen.

Konfliktdynamik: Konfliktdynamik ist die andere Seite der Liebesdynamik. Sie meint die vielfachen Inhalte und Formen dyadischer Verletzung und Deformierung bis hin zur Zerstörung des Partners und damit zum Zusammenbruch der Beziehung. Das Liebende Ineinander hat sich verwandelt in ein Gegeneinander.

Konfliktkompetenz: entscheidendes Merkmal von Liebesfähigkeit, mit Spannungen aus Polarität, Ambivalenz und Zyklus in der Konfliktdynamik umzugehen, abhängig von Dialog- und Strategiekompetenz.

Konfliktvernetzung ist Ausdruck für bewußte und unbewußte Vernetzung der Partner schon zum Zeitpunkt der Partnerwahl im geschichtlichen, dialogischen und spirituellen Sein. Sie läßt sich nicht in eine scharf abgegrenzte Konfliktdynamik fassen: Störungen, Konflikte und Krisen zwischen Partnern greifen in der Regel mehrere Themen gleichzeitig auf. Meist sind mehrere Motive unterlegt. Inhalte, Formen und Strategien, mit dem Konflikt umzugehen, differieren vielfältig. Paarsynthese geht davon aus, daß beide Partner Opfer und Täter sind, Beide „Schuld" an der Krise tragen, Beide „Recht" haben, Beide den „Ehekrieg" verlieren. Sieger gibt es nicht, denn Beide erleiden durch die Trennung Identitätsverlust.

Liebesdynamik: Liebesdynamik ist die andere Seite der Konfliktdynamik und meint die gegenseitige Erfüllung von Frau und Mann im Liebeszyklus.

Liebesebenen umfassen die geschichtliche, dialogische und spirituelle Seinsform der Liebe.

Liebesmuster: Die von den Eltern angewandten Verhaltensmuster im intimen Umgang mit dem Partner und den Kindern.

Paarbilanz ist das Ergebnis kritischer Selbstreflexion und der daraus entwickelten Einsichten und Fähigkeiten, mit den vorhandenen Liebes- und Konfliktpotentialen (z. B. Altlasten, Ängsten und Blockierungen) umzugehen, ohne gegenseitige Anklage.

Paardynamik: Üblicher Begriff für die Liebes- und Konfliktdynamik eines Paares durch Verknüpfung individueller Schicksale, Kräftepotentiale und Lebensziele in den Dimensionen von Geschichte, Dialog und Spiritualität. Paardynamik wirkt im Austausch von Körper, Geist und Seele, gesteuert durch Dialog- und Strategiekompetenz, abhängig von der Kräfteverteilung im Lebensraum des Paares. Die Überschneidung beider Eigenräume im Lebensraum des Paares ergibt den Partnerraum als Austragungsort der Paardynamik. Form und Größe entscheiden über Paarsubstanz und Bindungskräfte des Paares. Partner wählen sich überwiegend so, daß sie in der Mischung von

Gegensätzen und Übereinstimmungen durch Paarsynthese größte gegenseitige Vervollständigung und damit Sinnerfüllung erreichen.

Paargestalt: Erster von fünf Abschnitten integrativer Paartherapie im Verfahren der Paarsynthese, um die „Gestalt des Paares" und seine Paardynamik den Partnern selbst sichtbar zu machen. Dabei wird über verbale Bestandsaufnahme hinaus durch Körper- und Medienarbeit sowie spezifisch dyadische Interventionstechnik die Paarsubstanz in den Grunddialogen (Körper, Gefühl, Sprache, Sinn, Zeit) sowie in den Partnerstilen (Intuition, Anpassung, Durchsetzung, Planung, Integration) prägnant. Erst im weiteren Vorgehen (Partnerwerdung, Paardynamik, Konfliktanalyse und Paargestaltung) wird durch tiefenpsychologisches, dialogisches und spirituelles Arbeiten Lösungsverhalten durch verbesserte Konflikt-, Dialog- und Strategiekompetenz angestrebt. Therapeutisches Beziehungsmodell ist dabei die Triade, in der die Therapeuten selbst wie potentielle Partner intervenieren.

Paargestaltung: Fünfter Abschnitt integrativer Paartherapie im Verfahren der Paarsynthese, um das „Liebende Ineinander" von Frau und Mann und deren Zusammenwirken durch Gleichberechtigung, Androgynie und Ganzheit unter Anwendung von Resonanz- statt Durchsetzungsenergie sinnerfüllend zu gestalten. Ausgehend von der Paargestalt, meint Paargestaltung den fortschreitenden Prozeß heilender Intimität durch Austausch von Körper, Geist und Seele im Zusammenwirken von weiblichem und männlichem Prinzip. Dabei kommt es zur Verdichtung von Integration, Synthese und Expansion zwischen den Partnern. Sie führt durch Sinnlichkeit zum Sinn der Liebe, nämlich zur gegenseitigen Erfüllung und Vervollständigung. Dieser Prozeß wird Modell von Leben überhaupt und wirkt auf Gesellschaft und Kultur zurück.

Paar-Konfliktanalyse: Sie dient im Rahmen der Paarsynthese dazu, Empfinden, Verstehen und Austauschen der immer gegenseitigen Verflechtung von Konfliktpotential durch Wechselwirkung in der Paardynamik als Basis für Verzeihen und Versöhnen zu erarbeiten. In diesem Prozeß der Sinnfindung von Konfliktvernetzung auf tiefenpsychologischer, dialogischer und spiritueller Ebene lernen Liebende die allmähliche Umwandlung vom stetigen Anklagen zum Frieden mit sich und dem Partner. Zugrunde liegt die Annahme, daß der Partner erst durch seine „Fehler" ermöglicht, bestimmte eigene zu erkennen. Ohne Konflikt mit diesem werden sie statt schmerzhafter Selbsteinsicht durch „blinde Flecken" abgewehrt. Er spiegelt, was im eigenen Selbst zu lernen ist.

Paar-Konfliktstrategie: Jeder der fünf Partnerstile: Intuition, Anpassung, Durchsetzung, Planung und Integration verfügt über eine je eigene Konfliktstrategie, nämlich: Reaktanz, Manipulation, Projektion, Delegation und Dominanz. Bei Streit-Eskalation und starker Streß-Einwirkung reduziert sich das eigene Verhalten überwiegend auf diejenige Abwehr-Strategie, die, schon in der Kindheit als bevorzugte Problemlösungstechnik erworben, jetzt reflexhaft ausgeführt wird. In dieser Einseitigkeit führt sie schließlich zur Blockierung des liebenden Austausches von Körper, Geist und Seele bis zum Zusammenbruch der Dyade. In gleicher Reihenfolge stehen demgegenüber die Liebesstrategien: Kreation, Stimulation, Konfrontation, Evokation und Synthese, die im liebevollem Dialog zur Paarsynthese führen.

Paar-Strategien als fünftes Wesensmerkmal der Liebe: Sie bilden zusammen mit Intimität die typischen Merkmale der Dyade gegenüber allen anderen Subsystemen im Makrokosmos. Als individuell gefärbte Partnerstile und jeweils dazugehörige Verhaltensmechanismen dienen sie dazu, den Austauschprozeß des Paares in Partnerraum, Eigenraum und Lebensraum zu steuern. In der Kindheit als Liebesmuster schwerpunktmäßig von den Eltern übernommen, bestimmt eine Partnerstrategie wesentlich die individuelle Persönlichkeit und vernetzt sich mit der Partnerstrategie des Geliebten zur Liebes- und Konflikdynamik.

Paarsubstanz ist das subjektiv empfundene Maß an Krisenfestigkeit der Beziehung, das sich ergibt aus der gegenseitigen Erfüllung im Liebeszyklus, durch Austausch auf den fünf Dialogebenen im Ausmaß von Intimität (= Dialogkompetenz) und durch die Fähigkeit zum adäquaten Einsatz der fünf Partnerstrategien (= Strategiekompetenz). Im Partnerdiagramm zeigt sie sich an der Ausdehnung des Partnerraums, der wiederum durch die Überschneidung der beiden Eigenräume zustande kommt.

Paar-Substanzkonflikt: In der Paarsynthese verwendeter Begriff für verbindende (Paarsubstanz) und trennende (Paar-Substanzkonflikt), beiden Partnern gemeinsame Handlungsmotive. Die trennenden Elemente sind zunächst unbewußt, werden tabuisiert bzw. verdrängt, so daß sie als Substanzkonflikt unlösbar weiterwirken, wie beispielsweise sexuelle Ängste oder fehlendes Urvertrauen. Die Konfliktvernetzung entsteht aus der oft entgegengesetzten Art, mit dieser „Schattenseite" umzugehen. Der eine Partner zieht sich ängstlich zurück und verweigert, während der andere aggressiv fordert und kritisierend angreift. Die Tabuisierung geht so weit, daß ausweichend über ein Ersatz-Thema gestritten wird. Die Streitspirale beginnt.

Paartherapie, integrative: Teil einer schulenübergreifenden Beziehungslehre der Paarsynthese, an dyadischer Anthropologie und Paarpsychologie orientiert. Danach ordnen sich Inhalte, Interventionstechnik und Procedere sinnvoll auf drei Ebenen von Liebe: Geschichte, Dialog und Spiritualität. In fünf aufeinander aufbauenden Therapie-Zyklen werden erarbeitet: 1) Paargestalt als szenische Verdichtung der Liebes- und Konfliktdynamik; 2) Partnerwerdung als tiefenpsychologisch-regressives, aber aktives Aufarbeiten blockierender Ahnenbotschaften und Liebesmuster; 3) Paardynamik als Lern- und Übungsprozeß sich gegenseitig bedingender Entfaltung; 4) Paar-Konfliktanalyse als Weg zur Bewußtwerdung und Sinnfindung gegenseitiger Verflechtung im Wachsen an und mit dem Partner durch Austausch von Körper, Geist und Seele; 5) Paargestaltung als Fließgleichgewicht zwischen Integration, Synthese und Expansion im Partnerraum von Frau und Mann auf dem Weg der Sinnlichkeit mit dem Ziel gegenseitiger Vervollständigung.

Unterschiede zur Einzeltherapie: dyadische Interventionstechnik und Triade als therapeutisches Beziehungsmodell; therapeutische Heilung muß schneller wirken als gegenseitige Zerstörung; Individuation vollzieht sich durch Bindung, Partner werden zu „Entwicklungshelfern" für Selbstentfaltung; Intimität wirkt als Heilkraft und Eros als „subtile Energie" zur Versöhnung der Geschlechter. Das dyadische Lebenskonzept lehrt intimes Zusammenwirken in Gleichberechtigung, Ganzheit und Androgynie, ohne den Partner zu integrieren. Sinnerfüllende Gestaltung von Liebe durch Intimität führt implizit zu verantwortlicher Weltgestaltung.

Paradoxe Verschränkung: Die Eigenart der Konfliktdynamik, daß Partner jeweils beim anderen Heilung und Erlösung vom „Liebesleid" suchen – und diese in der Wunsch-Umkehrung doch selbst verhindern.

Partner-Polaritäten: Polarität, in der Beziehungslehre der Paarsynthese zweites Wesensmerkmal von Liebe, ist ein universales Ordnungsprinzip in Mikro- und Makrokosmos. In der „Einheit der Gegensätze" (coincidentia oppositorum, N. v. d. Flühe) sind alle Lebenskräfte polar im Kreis geordnet, in dessen Zentrum das Paar als „Wir-heit die Grundform des Daseins" bildet. Insgesamt vierzehn Pole, paarweise einander gegensätzlich zugeordnet, wirken als sich überschneidende Energieräume: Frau–Mann, Hingabe–Trennung, Schöpfung–Tod, Gesellschaft–Individuum, Zukunft–Vergangenheit, Alltag–Kosmos, Körper–Seele. Im Liebeszyklus gewinnen sie nacheinander an Bedeutung und führen in der Paarsynthese zu gegenseitiger Erfüllung von Frau und Mann.

Partnerstile: In der Psychologie der Paarsynthese bilden fünf Partnerstile (Intuition, Anpassung, Durchsetzung, Planung, Integration) zusammen mit fünf Partnerdialogen (Körper, Gefühl, Sprache, Sinn, Zeit) die spezifischen Wesensmerkmale des Paares gegenüber anderen sozialen Subsystemen. Als individuell gefärbte Verhaltensstrategien dienen sie dazu, den Energie-Austausch des Paares von Körper, Geist und Seele im Partner-, Eigen- und Lebensraum zu steuern. In der Kindheit als „Bindungsstil" infolge elterlicher Einwirkung schwerpunktmäßig erworben, bestimmt die am effektivsten erlernte Strategie wesentlich das persönliche Beziehungsverhalten und vernetzt sich mit dem des Geliebten in der Paardynamik. In Krisen reduzieren sich Partnerstile entsprechend auf Reaktanz, Manipulation, Projektion, Delegation und Dominanz.

Partnerübertragung: Fortwirkung eigener Altlasten, Ahnenbotschaften und Liebeserfahrungen, die als Partnerstil auf die aktuelle Paarbeziehung übertragen wird. Paartherapie im Rahmen der Paarsynthese verdeutlicht die daraus resultierende, immer gegenseitige Konflikt-Vernetzung in der Arbeit mit Partnerwerdung, Paardynamik und Paar-Konfliktanalyse. Durch therapeutisches Verstehen dieser früher erworbenen „Liebesmuster" lassen sich klare Aussagen treffen über die Krisendynamik, wie es z.B. zu Opfern, Tätern, Chaos oder Erstarrung kommt. Unbearbeitete Partnerübertragung führt die Partner durch ihre Konfliktstrategien über Streiteskalation in den Zusammenbruch der Dyade. Im therapeutischen Prozeß meint Partnerübertragung jene Beziehungswünsche, die Streitende auf Therapeuten richten, dem eigenen Partner aber vorenthalten.

Partnerwerdung: Partnerwerdung gilt in der Beziehungslehre der Paarsynthese als lebenslanger Entwicklungsprozeß, ohne den umfassende Individuation nicht gelingt. Die in der eigenen Geschichte erfahrene Liebe, beginnend bei den Ahnen bis hin zur aktuellen Paarbeziehung, formt Menschwerdung, prägt Identität und wirkt in der Welt weiter. Diese zentrale Bedeutung von Liebe gründet im Körper, Geist und Seele umfassenden Austausch der Liebenden, der geschichtliches, dialogisches und spirituelles Sein ganzheitlich verbindet. Störungen der Paarbeziehung wirken dann als Anschub für notwendige, eigene Weiterentwicklung. Um seelische Störungen aufzuarbeiten, arbeitet integrative Paartherapie deshalb möglichst gleichzeitig zusammen mit dem Partner und engsten Bezugspersonen.

Philosophie der Lust: Die abendländische Philosophie hat es versäumt, dem Körper, den Sinnen und der Lust den notwendigen Rang einzuräumen. Sie zeigt eher Verachtung gegenüber Sinnesfreuden, Leidenschaft und Ekstase. Seele und Geist sind aber im Körper und seinem Fleisch verankert (vgl. Türcke 1991, Onfray 1993, Kondylis 1991, Camby 1989). Im Taoismus und Tantra dagegen gilt Lusterfüllung als Teilhabe am göttlichen Wesen, während unsere Kirchenlehrer die „Hierachie der Lüste" nach Gottwohlgefälligkeit abgestuft haben.

Resonanzenergie: Unter Resonanzenergie ist der Einsatz eigener Kraft gegenüber dem Partner zu verstehen, entsprechend seiner gerade möglichen Antwortfähigkeit, zum wechselseitigen Nutzen.

Rhythmus der Partner-Zyklen als drittes Wesensmerkmal der Liebe: Neben dem Merkmal von Energie und Polarität ist das Merkmal von Rhythmus wesensbestimmend für alle lebenden Systeme. Der Liebes-Austausch der Partner regelt sich nach den Rhythmen der Paarzyklen. Die unterschiedlichen Bedürfnisse, Energien und Kräfte treten zu unterschiedlichen Lebenszeiten, meist gegensätzlich in Erscheinung: So folgt auf Hingabe Abgrenzung, auf körperliche Begegnung seelische Verschmelzung, auf Harmonie der Streit und umgekehrt. Das Ganze der Liebe erfüllt sich niemals gleichzeitig, sondern nur im Gesamt der Zyklenabfolge einer zeitlich unbegrenzten Dyade.

Sexualtherapie: Sie findet in der Paarsynthese nur eingebettet in den Gesamtrahmen von Paartherapie statt. Dennoch gilt sie als Zentrale der Konfliktdynamik und der Konfliktlösung. Ihre Aufarbeitung findet auf der geschichtlichen, der dialogischen und der spirituellen Ebene statt. Damit wirkt diese Arbeit sternförmig auf alle andere Paardynamik ein.

Strategiekompetenz: Steuerung im Austausch von Körper, Geist und Seele auf den fünf Dialogebenen (Körper, Gefühl, Sprache, Sinn und Zeit) zwischen den Partnern mit Hilfe der fünf Partnerstile (Intuition, Anpassung, Durchsetzung, Planung, Integration) und der dazugehörigen Strategien (Kreation–Reaktanz, Stimultation–Manipulation, Konfrontation–Projektion, Evokation–Delegation, Diskurs–Dominanz).

Streitspirale meint das aktuelle, in der Regel eskalierende, sich ständig wiederholende, ineinander verhakende und sich immer neu entzündende Streitverhalten der Partner. Die hier vorhandene Partnerenergie bedarf einer therapeutischen „Umpolung", um aus der Konfliktdynamik wieder eine Liebesdynamik entstehen zu lassen.

Synthese meint hier Zusammenwirken und wechselseitige Durchdringung im Liebenden Ineinander von Frau und Mann, nicht aber wie bei Hegel eine Höherentwicklung im Sinn von These-Antithese-Synthese.

Tiefen, therapeutisches: tiefenpsychologische Regressionsarbeit bedient sich in der Paarsynthese hauptsächlich psychodramatischer und gestalttherapeutischer Techniken durch Evokation und Re-Inszenierung seelischer Belastungen. Dabei folgt auf die Schilderung belastender Ereignisse das Herausarbeiten von Intensität, Tiefe und Umfang der inneren Gefühle und des dazugehörigen Körperempfindens. Im dritten Schritt wird nach dem Zusammenhang früh erfahrener Liebesmuster und der Jetzt-Beziehung gesucht; zuletzt schließlich wird die Abspeicherung im Körper-Seele-Geist-Organismus des Einzelnen herauskristallisiert und deren Auswirkung auf die weitere Lebensstrategie und Lebensplanung. Damit werden in der Reihenfolge von Was, Wie, Woher und Wohin eigener Liebeserfahrungen die meist dem Partner angelasteten Liebesstörungen auf die Geschichte der eigenen Partnerwerdung zurückgeführt.

Tiefen, spirituelles: Sinnsuche und Anreicherung von Bedeutungsgehalt therapeutischer Dialogsequenzen in der Triade mit Hilfe therapeutischer Techniken durch freie Assoziation, Interpretation, mediale Ausgestaltung, Umsetzung von Sprachdialog in andere Dialogebenen und Transformation von Energie, Übungen aus dem Tantra und Tao. Im Gegensatz zur Metaphysik bleibt es kein philosophisches Suchen, im Gegensatz zur Hermeneutik kein erklärendes Verstehen, sondern wird in der Begegnung mit dem Partner und auf diesen bezogen mit allen Sinnen erfahren.

Theologie der Erotik (vgl. auch Messen zur Sexualität, Andachten der Sinnlichkeit, Gebete für die Lust): Sie dient hier als provokative Begriffszusammenführung, die vor allem die christlichen, aber auch jüdische und islamische Religionen, also patriarchalische Religionsformen zur Aufhebung der Spaltung von Körper und Seele führen soll. Vielmehr will das Bewußtsein geweckt werden, daß Religion und Sexualität eng zusammengehören, wie dies in asiatischen Religionen und allen Naturreligionen üblich war.

Wunschumkehrung ist eine paartherapeutische Interventionstechnik zur Bearbeitung der „Paradoxen Verschränkung“, die darauf zielt, die jeweils typische Konfliktvernetzung zu entknoten. Statt zu streiten, werden die eigenen Forderungen an den Partner zeitweilig in „Partnergeschenke“ oder Zugeständnisse an diesen umgeformt, und zwar in Vorleistung.

Abbildungen

Abb. 1a. Paarmodell

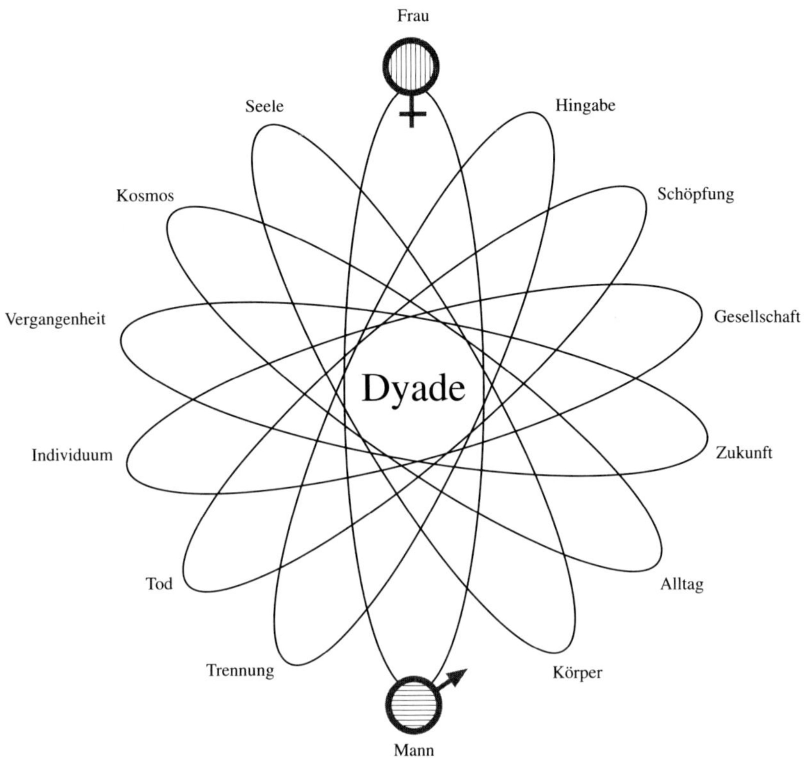

Abb. 1b. Liebeszyklus

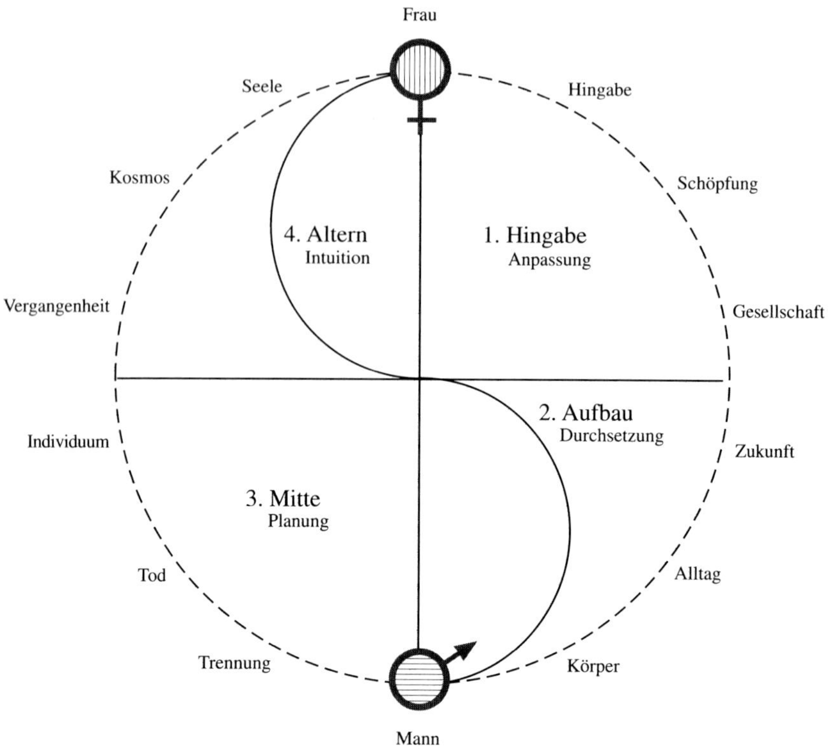

Trias
- Polarität, Ambivalenz, Zyklus
- Geschichte, Dialog, Spiritualität
- Ganzheit, Gleichberechtigung, Androgynie

Abb. 2a. Liebes- und Konfliktdynamik im Partnerdiagramm: Lebensraum, Eigenraum, Partnerraum

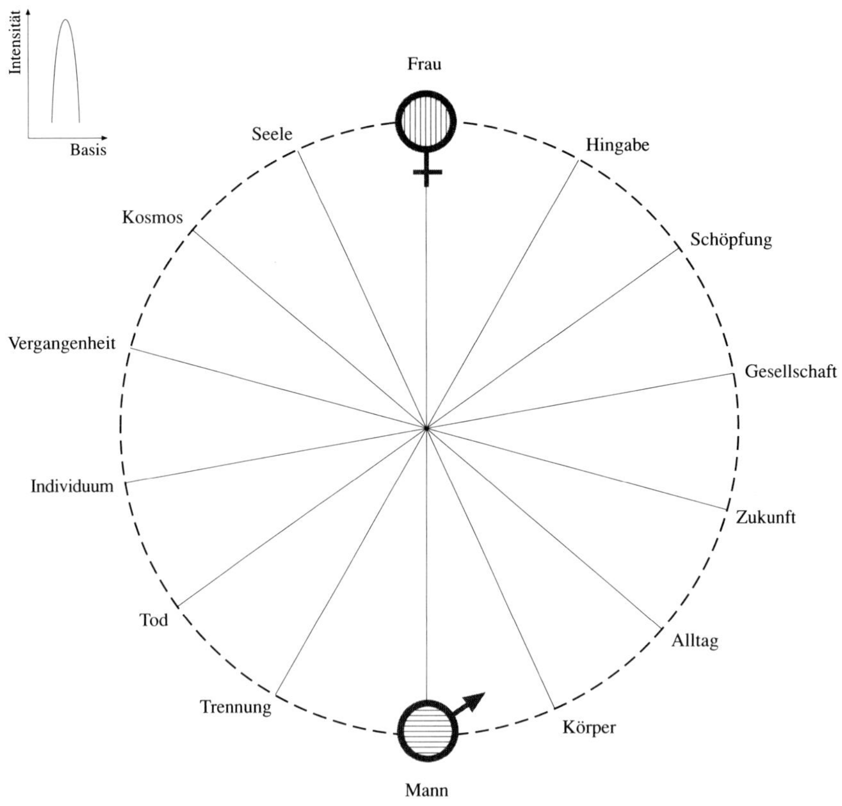

Frau	*	*	*	**Geschlecht**	*	*	*	**Mann**
Trennung	Aggression	Freiheit	Autonomie	**Beziehung**	Harmonie	Geborgenheit	Treue	**Hingabe**
Tod	Einsamkeit	Rückzug	Abgrenzung	**Leben**	Anpassung	Sehnsucht	Entfaltung	**Schöpfung**
Individuum	Macht	Selbstwert	Subjekt	**Sozialisation**	Familie	Umgebung	Beruf	**Gesellschaft**
Vergangenheit	Herkunft	Partnerwerdung	Gestern	**Zeit**	Morgen	Paarzyklen	Lebensplan	**Zukunft**
Kosmos	Sinnlichkeit	Genuß	Sein	**Sinn**	Haben	Pflicht	Verantwortung	**Alltag**
Seele	Erfüllung	Gefühl	Geist	**Ganzheit**	Kraft	Sexualität	Lust	**Körper**

⟵ 0 ⟶

Abb. 2b. Liebes- und Konfliktdynamik im Partnerdiagramm: Eigenraum der Frau

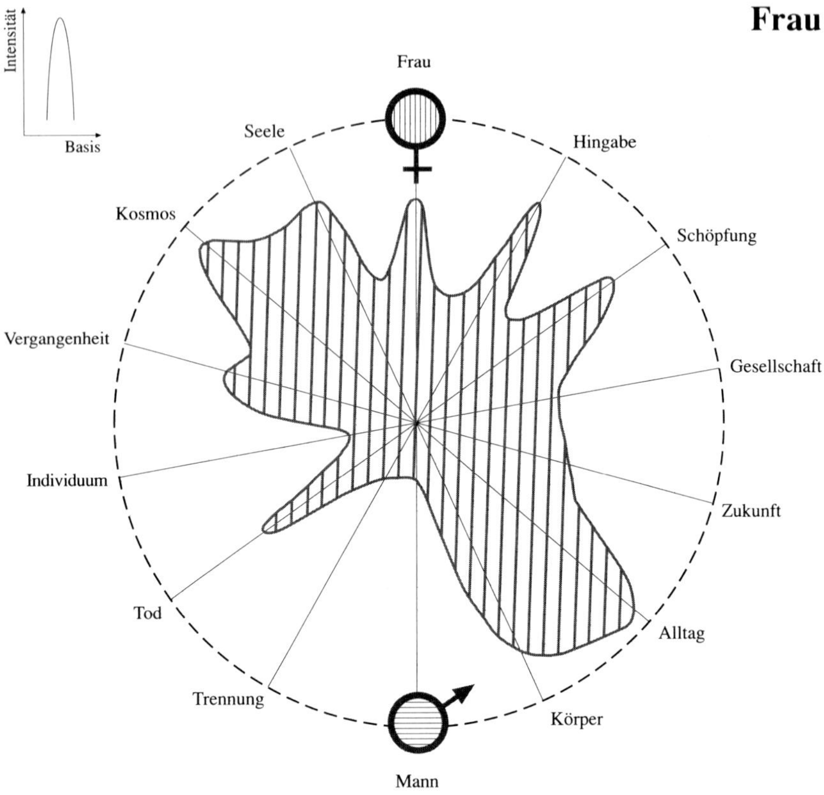

Frau	*	*	*	**Geschlecht**	*	*	*	**Mann**
Trennung	Aggression	Freiheit	Autonomie	**Beziehung**	Harmonie	Geborgenheit	Treue	**Hingabe**
Tod	Einsamkeit	Rückzug	Abgrenzung	**Leben**	Anpassung	Sehnsucht	Entfaltung	**Schöpfung**
Individuum	Macht	Selbstwert	Subjekt	**Sozialisation**	Familie	Umgebung	Beruf	**Gesellschaft**
Vergangenheit	Herkunft	Partnerwerdung	Gestern	**Zeit**	Morgen	Paarzyklen	Lebensplan	**Zukunft**
Kosmos	Sinnlichkeit	Genuß	Sein	**Sinn**	Haben	Pflicht	Verantwortung	**Alltag**
Seele	Erfüllung	Gefühl	Geist	**Ganzheit**	Kraft	Sexualität	Lust	**Körper**

⟵ 0 ⟶

Abb. 2c. Liebes- und Konfliktdynamik im Partnerdiagramm: Eigenraum des Mannes

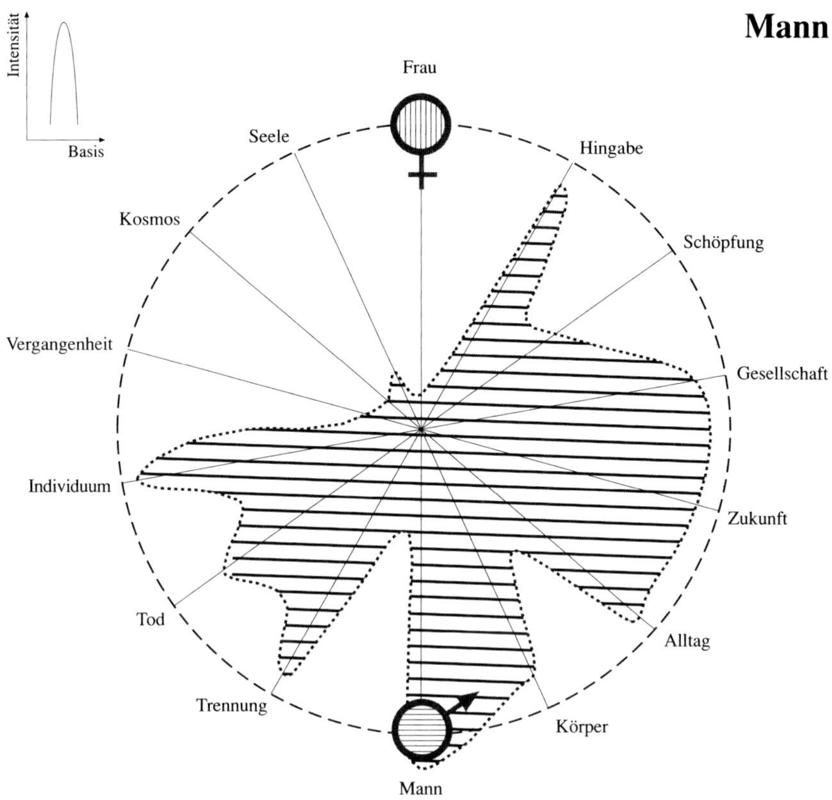

Frau	*	*	*	**Geschlecht**	*	*	*	**Mann**
Trennung	Aggression	Freiheit	Autonomie	**Beziehung**	Harmonie	Geborgenheit	Treue	**Hingabe**
Tod	Einsamkeit	Rückzug	Abgrenzung	**Leben**	Anpassung	Sehnsucht	Entfaltung	**Schöpfung**
Individuum	Macht	Selbstwert	Subjekt	**Sozialisation**	Familie	Umgebung	Beruf	**Gesellschaft**
Vergangenheit	Herkunft	Partnerwerdung	Gestern	**Zeit**	Morgen	Paarzyklen	Lebensplan	**Zukunft**
Kosmos	Sinnlichkeit	Genuß	Sein	**Sinn**	Haben	Pflicht	Verantwortung	**Alltag**
Seele	Erfüllung	Gefühl	Geist	**Ganzheit**	Kraft	Sexualität	Lust	**Körper**

⟵ 0 ⟶

Abb. 2d. Liebes- und Konfliktdynamik im Partnerdiagramm: Partnerraum

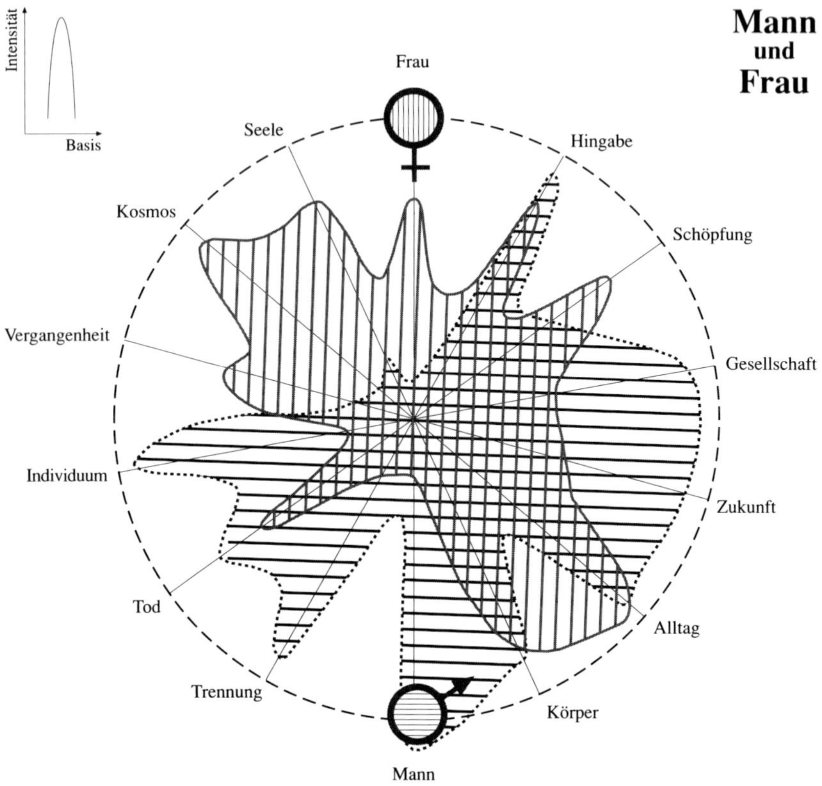

Frau	*	*	*	**Geschlecht**	*	*	*	**Mann**
Trennung	Aggression	Freiheit	Autonomie	**Beziehung**	Harmonie	Geborgenheit	Treue	**Hingabe**
Tod	Einsamkeit	Rückzug	Abgrenzung	**Leben**	Anpassung	Sehnsucht	Entfaltung	**Schöpfung**
Individuum	Macht	Selbstwert	Subjekt	**Sozialisation**	Familie	Umgebung	Beruf	**Gesellschaft**
Vergangenheit	Herkunft	Partnerwerdung	Gestern	**Zeit**	Morgen	Paarzyklen	Lebensplan	**Zukunft**
Kosmos	Sinnlichkeit	Genuß	Sein	**Sinn**	Haben	Pflicht	Verantwortung	**Alltag**
Seele	Erfüllung	Gefühl	Geist	**Ganzheit**	Kraft	Sexualität	Lust	**Körper**

⟵ 0 ⟶

Abb. 3. Paarzyklen

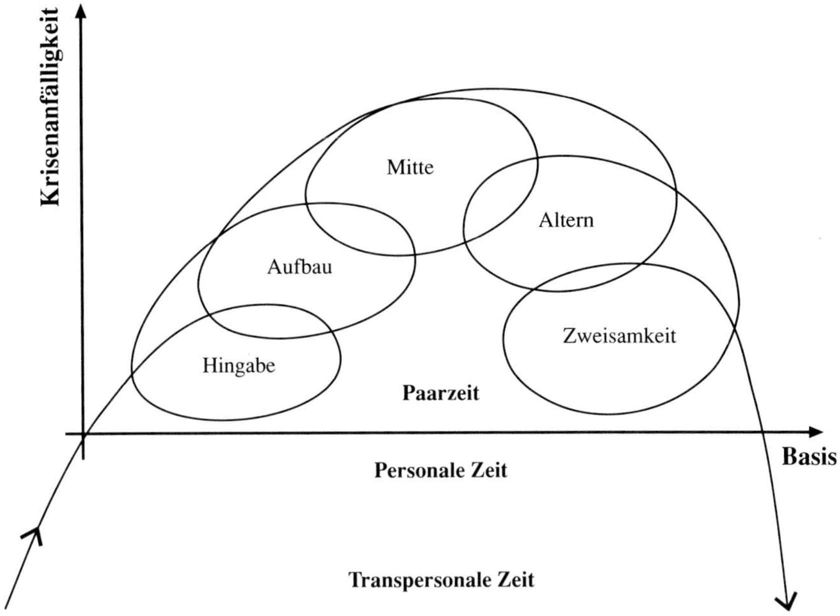

Abb. 4. Paardialoge

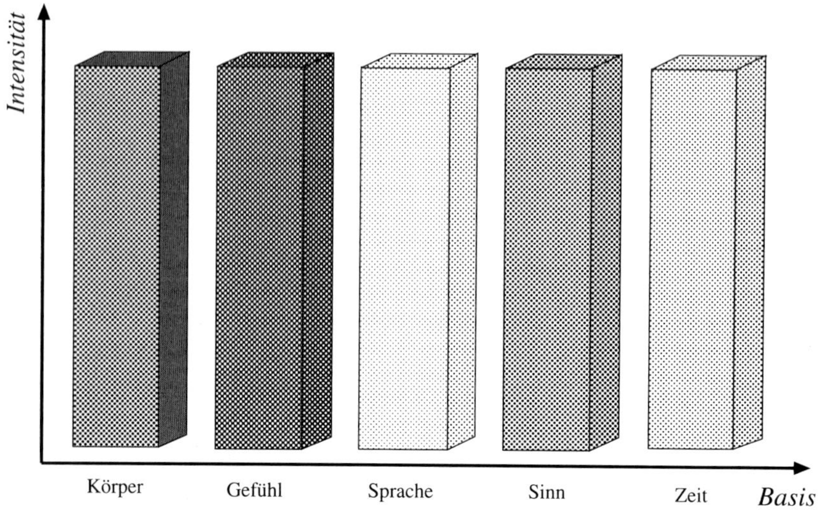

Dialog-Arbeit

- Gleichgewicht der Säulen
- umkehrbarer Dominoeffekt
- besonders bei Substanzbereichen
- Seele der Sexualität
- Emotionalität der Sprache
- Gestik der Gefühle
- Sinn in Dir
- Zeit schenken heißt Liebe schenken

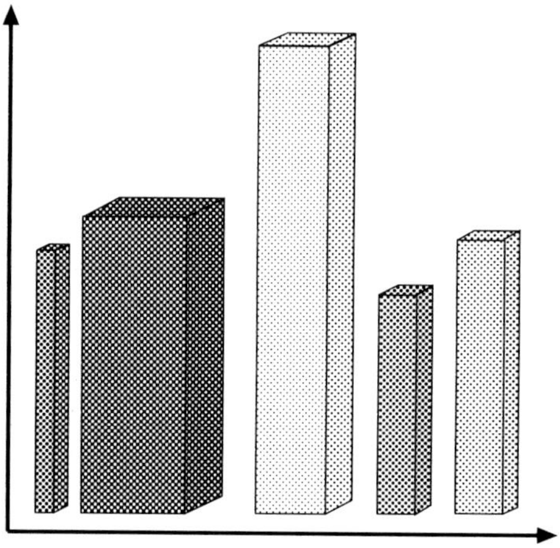

Abb. 5a. Partnerstile

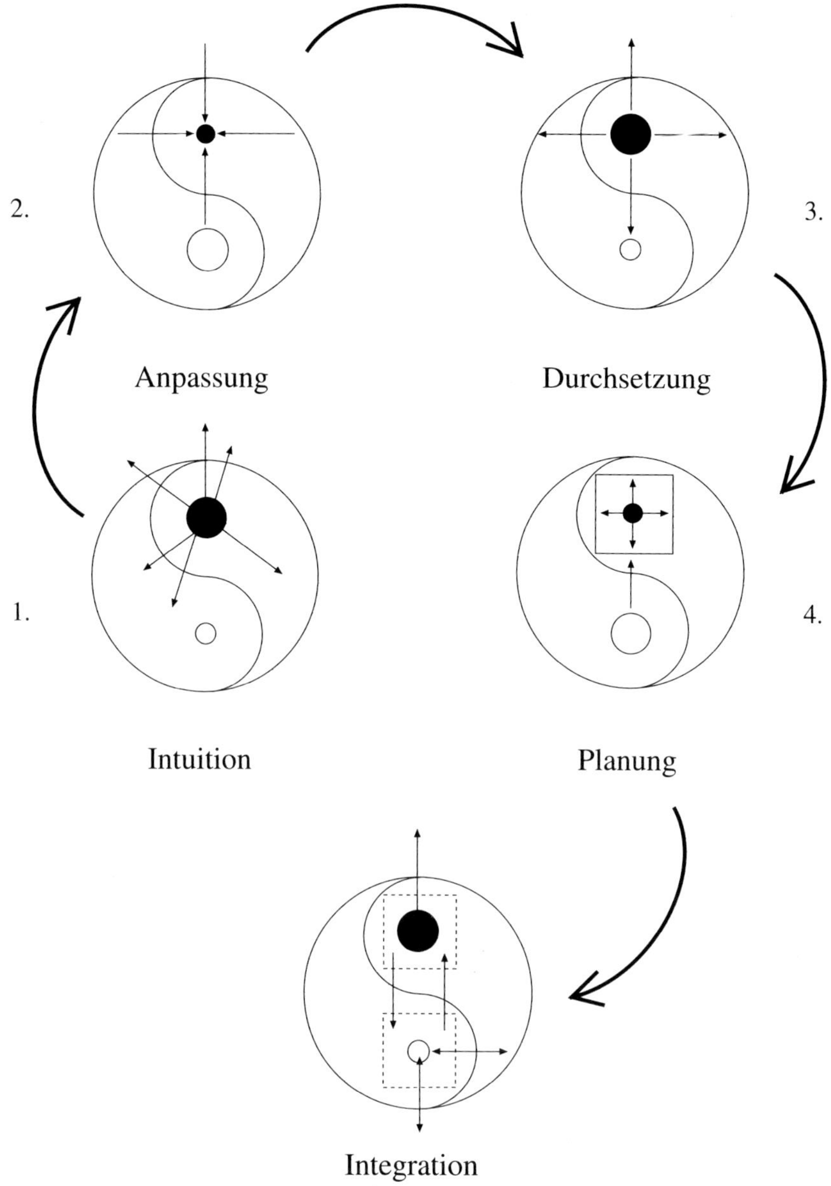

Abb. 5b. Wechselwirkung und Vernetzung

Partnerstile: Intuition – Anpassung – Durchsetzung – Planung – *Integration*

Intuition – Intuition:	Chaos
Intuition – Anpassung:	Orientierungslosigkeit
Intuition – Durchsetzung:	Kastration
Intuition – Planung:	Entfremdung
Anpassung – Anpassung:	Opfer – Opfer
Anpassung – Durchsetzung:	Opfer – Täter
Anpassung – Planung:	Unterwerfung
Durchsetzung – Durchsetzung:	Täter – Täter
Durchsetzung – Planung:	Konkurrenz
Planung – Planung:	Erstarrung

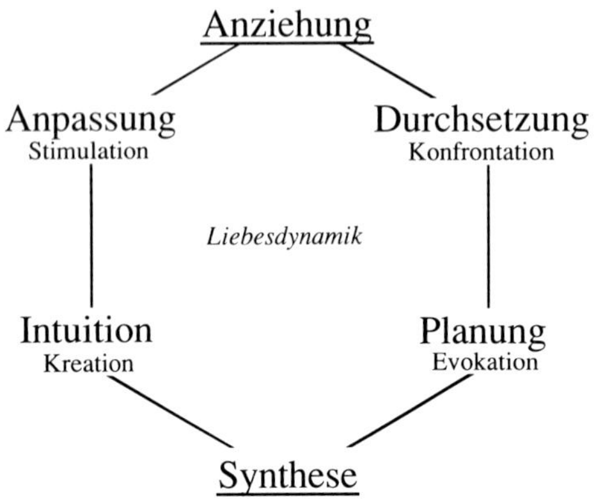

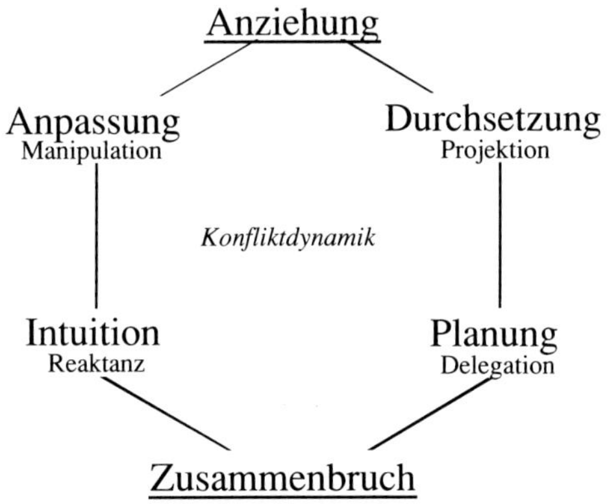

Abb. 5c. Krisenzirkel

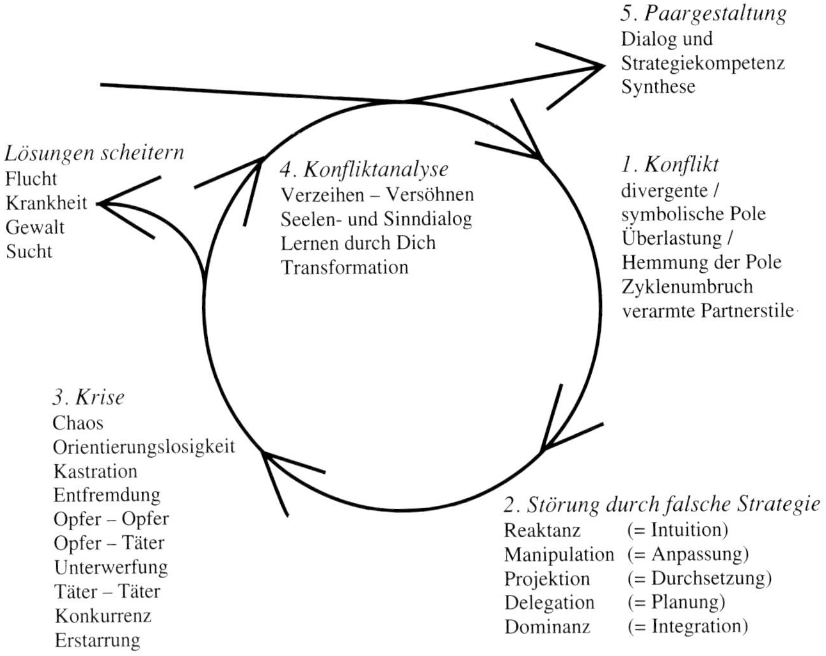

Abb. 6. Sexualität des Paares

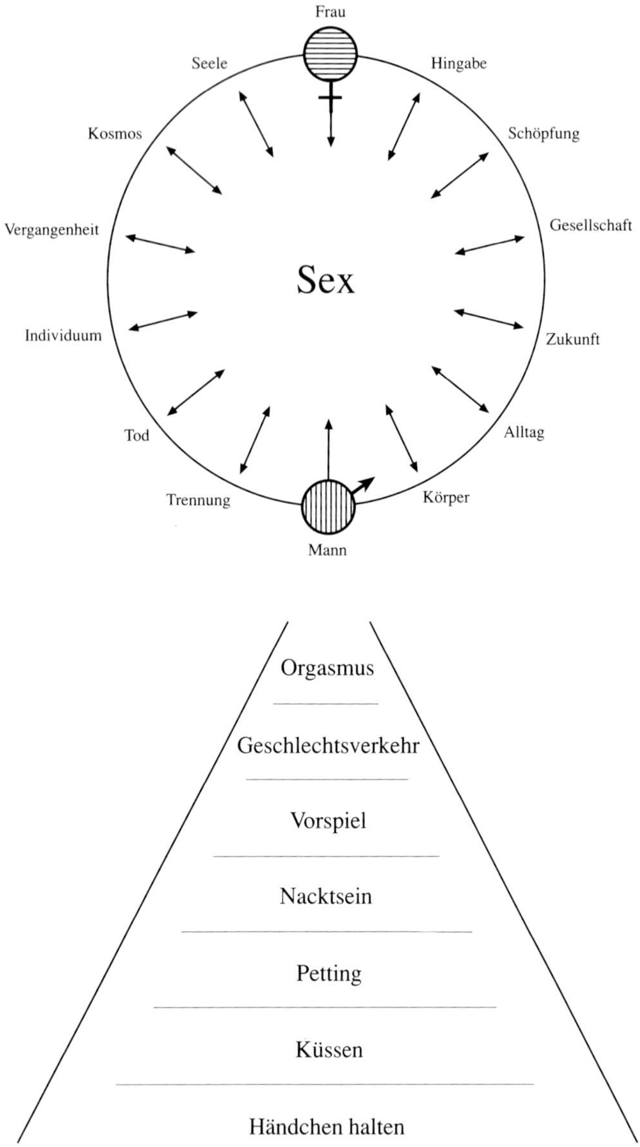

Viele Menschen glauben, sind sie erst einmal in einer festen Beziehung, daß sie auf einem unteren Niveau Energie verschwendet haben, wenn Zärtlichkeit und sexuelle Erregung nicht in Geschlechtsverkehr und Orgasmus enden *(Roger Mellot)*

Abb. 7. Therapieprozeß

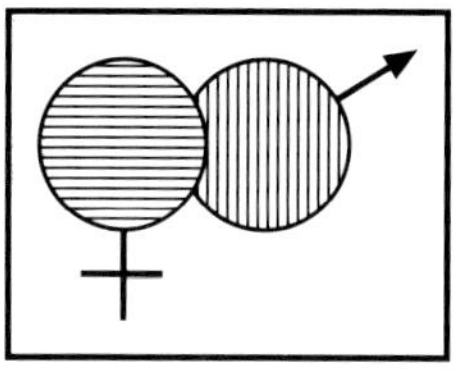

1. **Paargestalt**
   Im Konflikt gefangen
   Szenen und Bühne: Aura des Paares
   Paarsymbol und Innerer Dialog

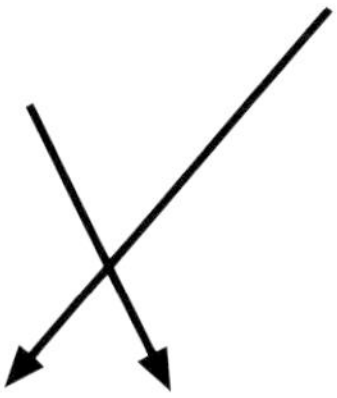

2. **Partnerwerdung**
   Liebesgeschichten mit Eltern
   und anderen – Partnerpanorama
   Ahnenbotschaft und die
   Reise zu den Wurzeln
   Liebe fühlen

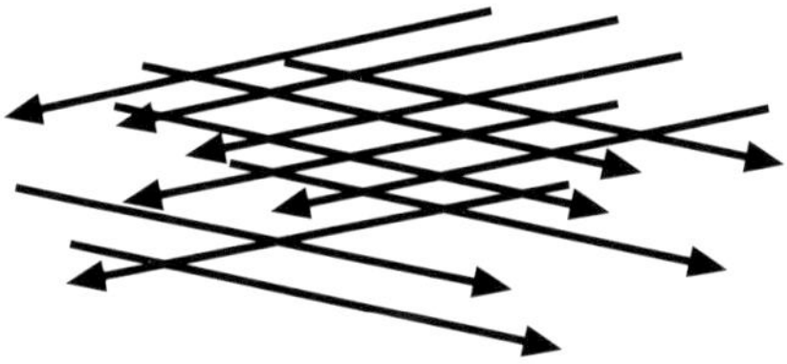

3. **Paardynamik**
   Alle Kräfte wirken frei
   im Gleichgewicht der
   fünf Dialoge – Dominoeffekt
   Kraft durch Sehnsucht
   Liebe zeigen

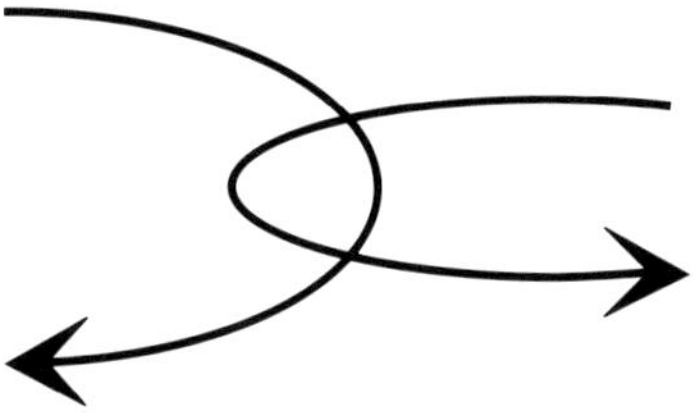

4. **Konfliktanalyse**
   Durch Dich finde ich zu mir
   Verzeihen und Versöhnen
   Seelen- und Sinndialog
   Liebe tauschen: Yin und Yang
   Transformation

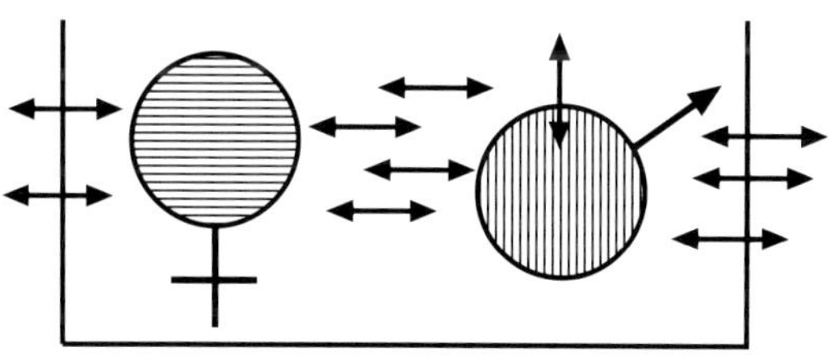

5. **Paargestaltung**
   Resonanzenergie
   Androgynie
   Ganzheit
   Gleichberechtigung
   Paarsynthese

Abb. 8. Paardynamik zwischen Integration, Synthese und Expansion

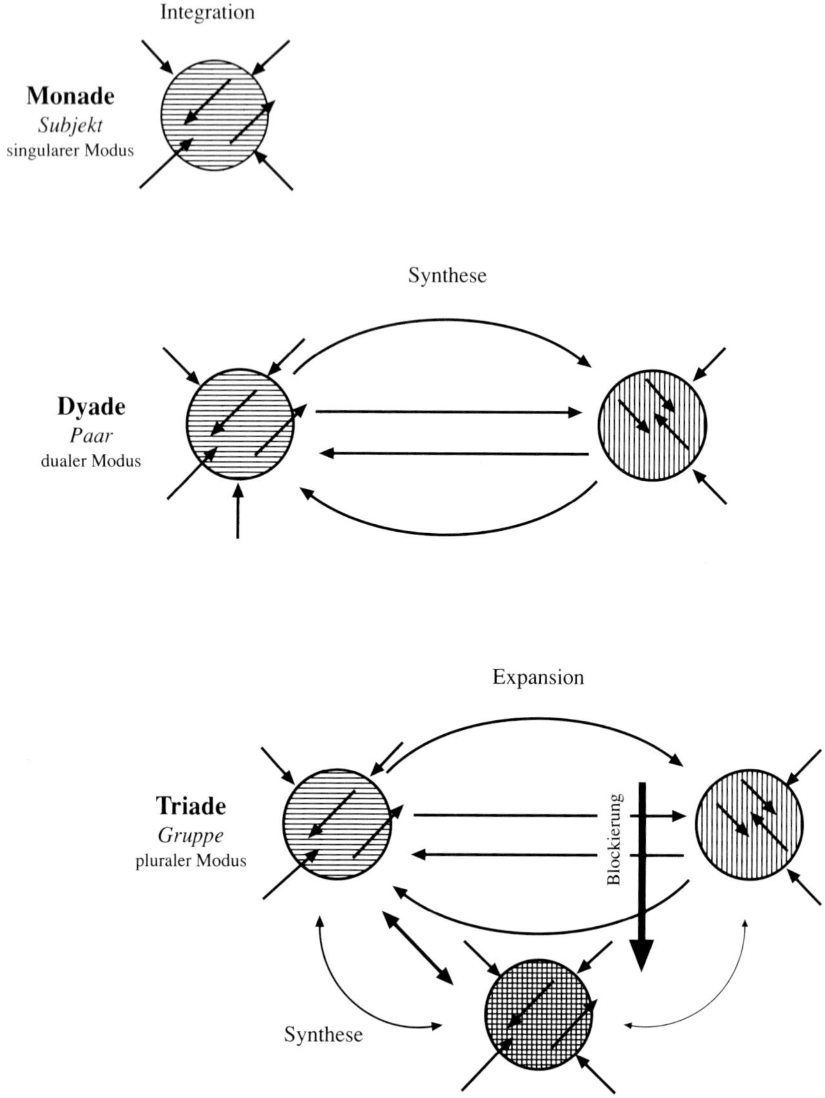

Abb. 9. Begriffs-Schema der Paarsynthese (G. Barkow, M. Cöllen, U. Holm)

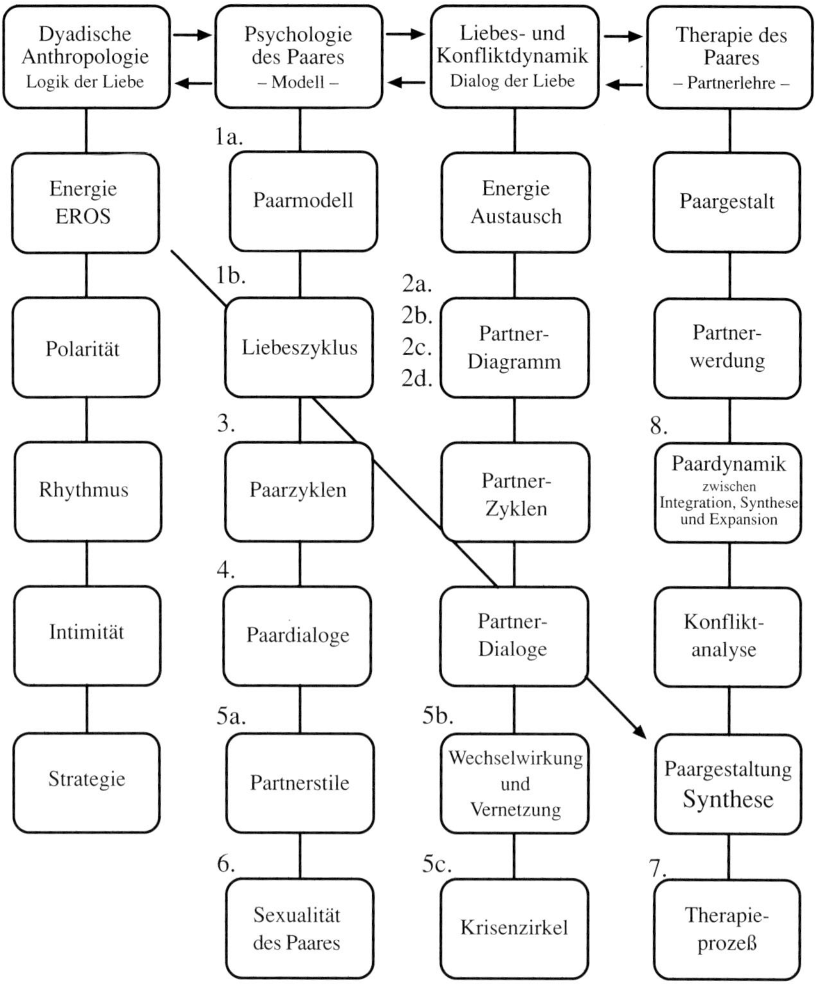

Literaturverzeichnis

Adler, A.: Praxis und Theorie der Individualpsychologie. Frankfurt: Fischer, 1980

Ainsworth et al.: Patterns of attachment. Hillsdale: L. Erlbaum, 1978

Amelang, Ahrens, Bierhoff (Hrsg.): Band 1: Attraktion und Liebe. Göttingen: Hogrefe, 1991

Amelang, Ahrens, Bierhoff (Hrsg.): Band 2: Partnerwahl und Partnerschaft. Göttingen: Hogrefe, 1991

Allport, G. W.: Social Psychology. Boston: Mifflin, 1924

Allport, G. W.: Persönlichkeit. Stuttgart: Ernst Klett, 1949.

Arentewicz, Schmidt (Hrsg.): Sexuell gestörte Beziehungen. Berlin: Springer, 1980

Auckenthaler, A.: Klientenzentrierte Psychotherapie mit Paaren. Stuttgart: Kohlhammer, 1983

Bach, W.: Streiten verbindet. Düsseldorf: Diederichs, 1976

Badinter, E.: L'un est l'autre. Paris: Edition Odile Jacob, 1986

Bartholomew, K., Horowitz, L.: Attachment steyles among young adults. Journal of Personality and Social Psychology, Vol. 61, 1991

Bateson, G.: Mind and Nature. New York: Chandler, 1979

Bauer, W.: China und die Hoffnung auf Glück. München: Hanser, 1971

Baumann, U.: Wissenschaftliche Psychotherapie auf der Basis der wissenschaftlichen Psychologie. In: Report Psychologie. 50. Jahrgang. Bonn: 9/1996

Bauriedl, T.: Beziehungsanalyse. Frankfurt/M.: Suhrkamp, 1984

Bauriedl, T.: Leben in Beziehungen. Freiburg: Herder, 1996

Beck, Beck-Gernsheim: Das ganz normale Chaos der Liebe. Frankfurt/M.: Suhrkamp, 1990

Beck, H., Rieber, A.: Anthropologie und Ethik der Sexualität. Salzburg: Universitätsverlag, 1982

Benedict, R.: Urformen der Kultur. Reinbek: Rowohlt, 1960

Benjamin, J.: Die Fesseln der Liebe. Frankfurt: Fischer, 1994

Benjamin, J.: Unbestimmte Grenzen. Frankfurt: Fischer, 1995

Berdjadev, N.: Die Philosophie des freien Geistes. Darmstadt: Holle, 1930

Berner-Hürbin, A.: EROS, die subtile Energie. Basel: Schwabe, 1989

Berscheid, E., Walster, E., Bohrnstedt, G.: Body image. Psychology Today, Vol. 7, 1973

Binswanger, L.: Grundformen und Erkenntnis menschlichen Daseins. München: Reinhardt, 1962

Bhagwan, S.: Beziehungsdrama oder Liebesabenteuer. In: sannyas 16/1981. Maragarethenried: Sannyas, 1981

Bhagwan, S.: In: Ma Anand Sucheta: Meditationstechniken von Bhagwan. Stuttgart: Sambuddha, 1982

Blanck, R., Blanck, G.: Marriage and personal development. New York: Columbia, 1968

Böhme, J.: Aurora oder Morgenröte im Aufgang. Freiburg: Aurum, 1977

Bornemann, E.: Lexikon der Liebe. Frankfurt: Ullstein, 1978
Bosch, M.: Die therapeutische Beziehung in der Familientherapie. In: Petzold (Hrsg.): Die Rolle des Therapeuten und die therapeutische Beziehung. Paderborn: Junfermann, 1980
Bowlby, J.: Attachment and loss: Volume 1. Attachment. London: Pelican Books, 1971
Bowlby, J.: Attachment and loss: Volume 2. Separation. London: Pelican Books, 1975
Bowlby, J.: A secure base – clinical applications of attachment theory. Bristol: Arrowsmith, 1988
Brähler, C., Brähler, E.: Paardiagnostik mit dem Gießen-Test. Köln: Huber, 1993
Branden, N.: Liebe für ein ganzes Leben. Psychologie der Zärtlichkeit. Reinbek: Rowohlt, 1982
Brandl-Nebehay, A.: Die therapeutische Beziehung in der systemischen Therapie. Psychotherapie Forum (Wien) 3/95. S. 147–158
Breitfuss, R.: Integrative Paartherapie: Paarsynthese und Partnerstile. Diplomarbeit, Universität Salzburg, 1990
Brunner, E.: Grundfragen der Familientherapie. Berlin: Springer, 1986
Buber, M.: Ich und Du. Heidelberg: L. Schneider, 1958
Bunge, M.: The mind-body problem. New York: Pergamon, 1980
Buss, D.: Die Evolution des Begehrens. Kobel, 1994
Camby, P.: L'erotisme et le sacré. Paris: Albin Michel, 1989
Cameron-Bandler, L.: Wieder zusammenfinden. Paderborn: Junfermann, 1983
Capra, F.: Wendezeit. Bern: Scherz, 1983
Capra, F.: Tao der Physik. Bern: Scherz, 1984
Cardenal, E: Das Buch von der Liebe. Gütersloh: Mohn, 1981
Chang, J.: Das Tao der Liebe. Reinbek: Rowohlt, 1977
Chasseguet-Smirgel, J.: Psychoanalyse der weiblichen Sexualität. Frankfurt: Suhrkamp, 1974
Chu, V., de las Heras, B.: Scham und Leidenschaft. Zürich: Kreuz, 1994
Cöllen, M.: Laß uns für die Liebe kämpfen. München: Kösel, 1984
Cöllen, M.: Neue Männer für die Frauen? In: Ehrenforth, Herwarth (Hrsg.): Gegenstimmen. Reinbek: Rowohlt, 1987
Cöllen, M.: Das Paar – Menschenbild und Therapie der Paarsynthese. München: Kösel, 1989
Cöllen, M: Paarsynthese. In: Schwertfeger, Koch (Hrsg.): Der Therapieführer. München: Heyne, 1989a
Cöllen, M.: Paar- und Partnerdiagnostik der Paarsynthese. In: Kath. Bundesarbeitsgemeinschaft für Beratung e.V.: Kompendium der Paardiagnostik. Bonn, 1989b
Cöllen, M.: Wenn Ekstase in Routine erstarrt. Publik-Forum Extra, 1991
Cöllen, M.: Seitensprung und die Liebe zu sich selbst. „Was" (Graz), Heft Nr. 68, 1992
Cöllen, M.: Heilende Partnerschaft. Paartherapie als Seelendialog. Reinbek: Rowohlt, 1993
Cöllen, M.: Ein ganzes Leben lang – Paarsynthese und Scheidung. Flensburger Hefte, Nr. 44, 1994
Colley, T.: The nature and origines of psychological sexual identity. Psychological Review, 1959
Creutzfeldt, O.: Rückblick in die Zukunft. Berlin: Siedler, 1981
Descartes, R.: Discours de la Methode (1637). Stuttgart: Reclam, 1938
Descartes, R.: Philosophische Schriften. Köln: Meiner, 1996
Deschner, K. H.: Das Kreuz mit der Kirche. Sexualgeschichte des Christentums. München: Heyne, 1974
Devi, K.: The eastern way of love: Tantric sex. New York: Simon and Schuster, 1977

Dicks, H.: Marital tensions. London: Routledge and Kegan Paul, 1969

Doll, J., Mentz, M., Witte, E.: Einstellungen zu Liebe und Partnerschaft: Vier Bindungsstile. In: Hamburger Forschungsberichte Sozialpsychologie, HaFoS Nr. 8, 1994

Dornes, M.: Der kompetente Säugling. Frankfurt: Fischer, 1993

Dorsch, F.: Psychologisches Wörterbuch. Hamburg: Meiner und Huber, 1963

Douglas, N., Slinger, P.: Das große Buch des Tantra. Basel: Sphinx, 1985

Dreikurs, R.: Die Ehe – eine Herausforderung. Stuttgart: Klett, 1973

Dreitzel, H.-P.: Reflexive Sinnlichkeit – Mensch, Umwelt, Gestalttherapie. Köln: EHP, 1992

Duhm, D.: Der unerlöste Eros. Radolfzell: Meiga, 1991

Dumont, L.: Lehre von den Gefühlen. Leipzig: Brockhaus, 1876

Durrell, L.: Das Lächeln des Tao. München: Dianus Trikont, 1985

Esser, U., Schneider, I.: Klientenzentrierte Partnerschaftstherapie als Beziehungstherapie – eine Positionsbestimmung. In: Jahrbuch für personenzentrierte Psychologie und Psychotherapie, Bd. 1, S. 206 ff. Salzburg: Müller, 1989

Faehndrich, W.: Die Mann-Frau-Neurose. Heidelberg: Asanger, 1988

Fedrowitz, J., Matejovski, D., Kaiser, G. (Hrsg): Neurowords. Frankfurt: Campus, 1994

Ferenczi, S.: Die Elastizität des psychoanalytischen Technik. In: Bausteine der Psychoanalyse, Bd. 3. Bern: Huber, 1964

Ferguson, M.: Wirklichkeit und Wandel. In: Wilber, Ken (Hrsg): Das holographische Weltbild. München: Scherz, 1986

Feyerabend, P.: Wider den Methodenzwang. Frankfurt/M.: Suhrkamp, 1977

Ficino, M.: Über die Liebe oder Platons Gastmahl (1469). Übersetzt v. K. P. Hasse, hrsg. v. R. Blum. Hamburg: Felix Meiner Verlag, 1994

Finke, J.: Empathie und Interaktion. Stuttgart: Thieme, 1994

Fisher, H.: Anatomie der Liebe. München: Drömer Knaur, 1995.

Fourier, C.: Aus der neuen Liebeswelt. Ausgewählt von D. Guerin. Berlin: Wagenbach, 1977

Frankl, V.: Der Mensch vor der Frage nach dem Sinn. München: Piper, 1979

Frech, H.: Erwachter Geist und das Selbst-Konzept. Gestalttherapie (Köln), EHP Heft 1/1995

Freud, S.: Drei Abhandlungen zur Sexualtheorie. Frankfurt: Fischer, 1970

Freud, A.: Probleme der Psychoanalyse in Vergangenheit und Gegenwart. Frankfurt: Fischer, 1972

Frischenschlager, O.: Die therapeutische Beziehung in der Psychoanalyse. Psychotherapie Forum (Wien) 3/95, S. 159–169

Fromm, E.: Haben oder Sein. Stuttgart: Deutsche Verlags-Anstalt, 1976

Fuhr, R.: Das Selbst – Illusion und wahrer Kern. Gestalttherapie (Köln), EHP Heft 1/1995

Füller, I.: Eine Affäre in Ehren. Reinbek: Rowohlt, 1992

Gadamer, H. G.: Wahrheit und Methode. Tübingen: Mohr, 1986

Gambaroff, M.: Utopie der Treue. Reinbek: Rowohlt, 1984

Gay, P.: The bourgeois experience, Vol. I+II. Oxford: Oxford UP, 1984, 1989

Gaylin, W.: Von der Wiederkehr der Liebe. Bern: Scherz, 1987

Gendlin, E.: Focusing. Salzburg: Müller, 1981

Goldstein, K.: Der Aufbau des Organismus. The Hague: Nyhoff, 1934 (Photomech. Nachdruck)

Greenspan, S., Greenspan, N.: Das Erwachen der Gefühle. Zürich: Piper, 1985

Grammer, K.: Die biologischen Gesetze der Partnerwahl. Hamburg: Hoffmann u. Campe, 1993

Granet, M.: Das chinesische Denken. Inhalt, Form, Charakter. München: Piper, 1963

Grawe, K., Donati, R., Bernauer, F.: Psychotherapie im Wandel. Göttingen: Hogrefe, 1994
Grof, S.: Geburt, Tod und Transzendenz. München: Kösel, 1985
Grof, S. (Hrsg.): Alte Weisheit und modernes Denken. München: Kösel, 1986.
Grossman, Klaus; Grossmann, Karin: Bindungstheoretische Grundlagen psychologisch sicherer und unsicherer Entwicklung. GwG Zeitschrift, Heft 96/1994
Guenther, H. V.: Tantra als Lebensanschauung. München: O. W. Barth, 1974
Habermas, J.: Theorie des kommunikativen Handelns. Frankfurt: Fischer, 1981
Hagen, H.: Über die Bedeutung der psychoanalytischen Theorie des Wiederholungszwanges für die Sozialarbeit. Diplomarbeit, Universität Hamburg, 1996
Hahlweg, K., Schindler, L., Revenstorf, D.: Partnerschaftsprobleme: Diagnose und Therapie. Handbuch für den Therapeuten. Berlin: Springer, 1982
Hahlweg, K.: Partnerschaftliche Interaktion. München: Gerhard Röttger, 1986
Hahlweg, K., Markmann, H.: Effectiveness of behavioral marital therapy. Journal of Consulting and Clinical Psychology, Vol. 56, 1988
Hark, H. (Hrsg.): Lexikon Jungscher Grundbegriffe. Olten: Walter, 1988
Harris, A.: Geschlecht als Konstruktion. In: Benjamin, J. (Hrsg.): Unbestimmte Grenzen. Frankfurt: Fischer, 1995
Heidegger, M.: Sein und Zeit. Köln: Niemeyer, 1993
Heider, F.: Psychologie der interpersonellen Beziehungen. Stuttgart: Klett, 1977
Helferich, C.: Geschichte der Philosophie. Stuttgart: Metzler, 1992
Heller, A.: Theorie der Gefühle. Hamburg: VSA, 1981
Hellinger, B.: Finden, was wirkt. München: Kösel, 1993
Hellpach, W.: Die Grenzwissenschaft der Psychologie. Leipzig: Dürr'sche Buchhandlung 1902
Herzog, M., Braun, H. (Hrsg): L. Binswanger: Ausgewählte Werke, Bd. 2: Grundformen und Erkenntnis menschlichen Daseins. Heidelberg: Asanger, 1993
Hite, S.: Hite-Report. Das sexuelle Erleben der Frau. München: Goldmann, 1978
Hite, S.: Frauen und Liebe. Der neue Hite-Report. München: Bertelsmann, 1988
Homans, G.: The human group. New York: Harcourt, 1950
Homans, G.: Social behavior. New York, Harcourt, 1961
Hueck, W.: Die Polarität der Wahrheit. Remagen: Otto Reichl, 1961
Hülsemann, I.: Ihm zuliebe? Stuttgart: Kreuz, 1988
Irigaray, L.: Speculum, Spiegel des anderen Geschlechts. Frankfurt: Fischer, 1980
Jahrmarkt, M.: Das Tao-Management. Freiburg: Rudolf Haufe, 1988
Jantsch, E.: The self-organizing universe. New York: Columbia, 1980
Jaspers, K.: Enthusiasmus ist Liebe. Aus: Psychologie der Weltanschauungen. München: Piper, 1985
Jellouschek, H: Semele, Zeus und Hera. Die Rolle der Geliebten. Zürich: Kreuz, 1988
Jung, C. G.: Praxis der Psychotherapie. Olten: Walter, 1979
Jung, C. G.: Von Sexualität und Liebe. Olten: Walter, 1988
Jürgens, H.: Partnerwahl und Ehe. Theorie und Praxis. Hamburg: Altmann, 1973
Jürgens, H.: Partnerverhalten. Sexualmedizin, Heft 8. Wiesbaden: Medical Tribune, 1989
Kaes, R., Anzieu, D. (Hrsg.): La thérapie psychanalytique du couple. Paris: Dunod, 1984
Kakar, S., Ross, J.: Über die Liebe und die Abgründe des Gefühls. München: C. H. Beck, 1986.
Kant, I.: Kritik der reinen Vernunft (1781). Frankfurt: Suhrkamp, 1974
Kast, V.: Mann und Frau im Märchen. Olten: Walter, 1983
Keil, W.: Wirkfaktoren der Klientenzentrierten Psychotherapie. Personenzentriert (Linz), ÖGWG, Heft 2, 1995
Kiley, D.: Das Peter-Pan-Syndrom. Hamburg: Kabel, 1987

Klages, L.: Vom Kosmogonischen Eros. Jena: Eugen Diederichs, 1930
Klann, N., Hahlweg, K.: Ehe-, Familien- und Lebensberatung. Freiburg: Lambertus, 1987
Köhn-Behrends, C.: Du bist Dein Schicksal. München: J. F. Lehmanns, 1937
Köhn-Behrends, C.: Der bedrohte Eros – Kritik der modernen Liebe. 1960
König, K., Kreische, R.: Psychotherapeuten und Paare. Göttingen: Vandenhoeck, 1990
Kondylis, P. (Hrsg.): Der Philosoph und die Lust. Frankfurt: Keip, 1991
Korff, F.: Der Philosoph und die Frau. Tübingen: Klöpfer & Meyer, 1995
Kraft, C., Witte, E.: Vorstellungen von Liebe und Partnerschaft – Strukturmodell und ausgewählte empirische Ergebnisse. Zeitschrift für Sozialpsychologie (Stuttgart), S. 257–267, 1992
Kurtz, R.: Hakomi. München: Kösel, 1994
Laireiter, A.: Therapeut-Klient-Beziehung in der Verhaltenstherapie. Psychotherapie Forum (Wien), Heft 3, 1995
Langner, V.: Die etwas andere Familie. München: Goldmann, 1995
Langos-Luca, M.: Überlegungen zum Verhältnis von Meditation und Therapie in der Paartherapie. Graduierungsarbeit am FPI. Hamburg, 1996
Lazarus, A.: Fallstricke der Liebe. Stuttgart: Klett-Cotta,1988
Lederer, W. J., Jackson, D.: Ehe als Lernprozeß. München: Pfeiffer, 1972
Leibniz, G.: Monadologie (1714). Stuttgart: Reclam, 1947
Lemaire, J.-G.: Leben als Paar. Olten: Walter, 1980
Lemaire, T.: Die Zärtlichkeit. Düsseldorf: Patmos, 1975
Lempp, R.: Familie im Umbruch. München: Kösel, 1986
Leonard, G.: Sex ist die beste Medizin: Lust an der Liebe verlängert das Leben. Esquire, Heft 7/1989
Lenz, Osterhold, Ellebrecht: Erstarrte Beziehung – heilendes Chaos. Freiburg: Herder, 1995
Levinger, G., Snoek, J.: Attraktion in Beziehungen. In: Mikula, Stroebe (Hrsg.): Sympathie, Freundschaft und Ehe. Bern: Huber, 1977
Leutz, G.:Psychodrama. Theorie und Praxis. Berlin: Springer, 1974
Lewin, K.: Angewandte Sozialpsychologie. Werkausgabe, Bd. 7. Bern: Huber, 1987
Lowen, A.: Lust. München: Kösel, 1979
Luhmann, N.: Liebe als Passion. Zur Codierung von Intimität. Frankfurt: Suhrkamp, 1982
Maslow, A.: Motivation und Persönlichkeit. Olten: Walter, 1978
Mandel, K., Mandel, A., Rosenthal, H.: Einübung der Liebesfähigkeit. München: Pfeiffer, 1975
Maffesoli, M.: Der Schatten des Dionysos. Frankfurt/M.: Syndikat, 1986
Marcel, G.: Sein und Haben. Paderborn: Schöningh, 1968
Maturana, H., Varela, F.: Der Baum der Erkenntnis. München: Scherz, 1987
Mead, G. H.: Geist, Identität und Gesellschaft. Frankfurt: Suhrkamp, 1968
Mead, G. H.: Sozialpsychologie. Neuwied: Luchterhand, 1969
Mead, M.: Growth and culture. New York: Putman's Son, 1951
Mead, M.: Mann und Weib. Hamburg: Rowohlt, 1958
Merleau-Ponty, M.: Phänomenologie der Wahrnehmung. Berlin: De Gruyter, 1966
Métral, M. O.: Die Ehe. Analyse einer Institution. Frankfurt: Suhrkamp, 1981
Minuchin, S.: Familie und Familientherapie. Freiburg: Lambertus, 1977
Moeller, M. L.: Die Wahrheit beginnt zu zweit. Reinbek: Rowohlt, 1988
Naslednikov, M.: Tantra – Weg der Ekstase. Berlin: Simon & Leutner, 1987
Neidhardt, F: Themen und Thesen zur Gruppensoziologie. In: Neidhardt, F. (Hrsg.): Gruppensoziologie. Opladen: Westdeutscher Verlag, 1983
Nietzsche, F.: Aphorismen. Aus: Schlechta, K. (Hrsg.): Nietzsche. Werke, Bd. 1–3. München: Hanser, 1966

Nietzsche, F.: Jenseits von Gut und Böse. Aus: Schlechta, K. (Hrsg.): Nietzsche. Werke, Bd. 4. München: Hanser, 1980
Novalis: Aphorismen. Aus: Schulz, G. (Hrsg.): Novalis, Werke. München: Beck, 1987
Norwood, R.: Wenn Frauen zu sehr lieben. Reinbek: Rowohlt, 1986
Olivier, C.: Jokastes Kinder. Düsseldorf: Claassen, 1987
Onken, J.: Geliehenes Glück. München: Beck, 1991
Örter, R.: Moderne Entwicklungspsychologie. Donauwörth: Auer, 1984
Onfray, M.: Philosophie der Ekstase. Frankfurt: Campus, 1993
Otscheret, E.: Ambivalenz. Heidelberg: Asanger, 1988
Ott, R.: Psychologische Grundlagen gelingender ehelicher Partnerschaft. Dissertation, Universität Würzburg, 1985
Ovid: Ars armatoria. Stuttgart: Reclam, 1992
Ouspensky, P. D.: Ein neues Modell des Universums. Weilheim: Otto Wilhelm Barth, 1970
Parrinder, G.: Sexualität in den Religionen der Welt. Olten: Walter, 1991
Parsons, T.: Societies: Evolutionary and comarative perspectives. Englewood: Prentice, 1966
Pasini, W.: Feelings. München: Goldmann, 1994
Perls, F.: Gestalt, Wachstum, Integration. Paderborn: Junfermann, 1980
Petzold, H., Frühmann, R.: Modelle der Gruppe. Paderborn: Junfermann, 1986
Petzold, H.: Integrative Therapie. In: Petzold, H., Sieper, J. (Hrsg): Integration und Kreation I+II. Paderborn: Junfermann, 1993a
Petzold, H.: Integrative Therapie, Bände I–III. Paderborn: Junfermann, 1993.
Petzold, H. (Hrsg): Die Wiederentdeckung des Gefühls. Paderborn: Junfermann, 1995
Pfeiffer, W. M.: Die Beziehung – der zentrale Wirkfaktor in der Gesprächspsychotherapie. GwG Zeitschrift 97, 3/1995
Piaget, J.: La construction du réel chez l'enfant. Paris: Delachaux & Nestlè, 1937
Pieringer, W.: Grundhaltungen in therapeutischen Beziehungen. Psychotherapie Forum (Wien) 3/95, S.115–127
Platon: Meisterdialoge. Übertragen von R. Rufener. Zürich: Artemis, 1958
Popper, K.: Objektive Erkenntnis. Hamburg: Hoffmann & Campe, 1974
Popper, K., Eccles, J.: Das Ich und sein Gehirn. München: Piper, 1989
Portele, H.: Selbst und Nichtselbst. Gestalttherapie (Köln) EHP Heft 1/1995
Prechtel, P., Burkard, F. P. (Hrsg.).: Philosophie Lexikon. Stuttgart: Metzler, 1996
Pribram, K. H.: Worum geht es beim holographischen Paradigma? In: Wilber, K. (Hrsg.): Das holographische Weltbild. München: Scherz, 1986
Prodöhl, D.: Gelingen und Scheitern ehelicher Partnerschaft. Göttingen: Hogrefe, 1979
Racker, H.: Übertragung und Gegenübertragung. München: Reinhardt, 1982
Ramakrishna, S.: Setze Gott keine Grenzen. Freiburg: Herder, 1984
Ranke-Heinemann, U.: Eunuchen für das Himmelreich. Hamburg: Hoffmann & Campe, 1988
Reich, W.: Die Funktion des Orgasmus. Frankfurt/M.: Fischer, 1975
Reich, W.: Die sexuelle Revolution. Frankfurt/M.: Fischer, 1982
Reiter, L.: Gestörte Paarbeziehungen. Göttingen: Vandenhoeck & Ruprecht, 1983
Röhl, K. R.: Die verteufelte Lust. Hamburg: Hoffmann & Campe, 1983
Rogers, C.: On becoming a person. Boston: Mifflin, 1961
Rottleuthner-Lutter, Gründe von Ehescheidungen in der BRD. Köln: Bundesanzeiger, 1992
Russel, P.: Die erwachende Erde. München: Heyne, 1984
Satir, V.: Familienbehandlung. Freiburg: Herder, 1973
Segraves, R.: Marital therapy. A combined approach. London: Penguin Books, 1982

Selvini-Palazzoli, M., et al.: Hinter den Kulissen der Organisation. Stuttgart: Klett-Cotta, 1984
Schenk, H.: Geschlechtsrollenwandel und Sexismus. Weinheim: Beltz, 1979
Schenk, H.: Freie Liebe – wilde Ehe. München: Beck, 1987
Schild, H. J.: Einführung. In: Hank, G., Hahlweg, K., Klann, N. (Hrsg.): Diagnostische Verfahren für Berater. Materialien zur Diagnostik und Therapie in Ehe-, Familien- und Lebensberatung. Weinheim: Beltz, 1990
v. Schlippe, A.: Familientherapie im Überblick. Paderborn: Junfermann, 1984
Schmölders, C.: Die Erfindung der Liebe. München: Beck, 1996
Schnabl, S.: Lust des Lebens. Frau und Mann intim. Berlin: Ullstein, 1992
Scholz, O. B.: Ehe- und Partnerschaftsstörungen. Stuttgart: Kohlhammer, 1987
Schopenhauer, A.: Physiognomik der Geschlechtsliebe. Aus: Hübscher, A. (Hrsg.): Die Welt als Wille und Vorstellung. Wiesbaden: Brockhaus, 1972
Schubart, W.: Religion und Eros. München: Beck, 1944
Shorter, E.: The making of the modern familiy. New York: Basic Books, 1975
Simmel, G.: Fragmente über die Liebe. Logos 1921
Simon, H.: A formal theory of interaction in social groups. American Sociological Review 1952
Singer, J.: Nur Mann – nur Frau? München: Pfeiffer, 1981
Shaver, P., et al.: Love as attachment. The integration of three behavioral systems. In: Sternberg, Barnes (Hrsg.): The psychology of love. New Haven: Yale University Press, 1988
Solé, J.: Die Liebe in der westlichen Kultur. Frankfurt: Propyläen, 1979
Solov'ev, V.: Der Sinn der Liebe. Übers. v. E. Kirsten. Hamburg: Meiner, 1985
Speierer, G. W., Weiderer, M.: Therapeutische Verhaltensweisen in der Gesprächstherapie heute. GWG-Zeitschrift 99, 26. Jahrgang. Köln, 1995
Stauber, Diederichs (Hrsg.): Psychosomatische Probleme in der Gynäkologie. Berlin: Springer 1987
Steiner, R.: Aus der Akasha-Chronik. Dornach: R. Steiner-Nachlaßverwaltung, 1964
Sternberg, R., Grajek, S.: The nature of love. Journal of Personality and Social Psychology, Vol. 47, 1984
Stierlin, H.: Das Tun des Einen ist das Tun des Anderen. Frankfurt/M.: Suhrkamp, 1976
Stikker, A.: Tao, Teilhard und das westliche Denken. Bern: Barth, 1988
Strzebniok, L.: Frauen im Leben heiliger Männer. Deutschlandfunk: Am Sonntagmorgen (14. 7. 96)
Theresa v. Avila: Mit dem Kuß seines Mundes. Aus: Stoll (Hrsg.): Teresa v. Avila. Frankfurt: Insel, 1984
Thibaut, J., Kelly, H.: The social psychology of groups. New York: Wiley, 1959
Thiele, J.: Die Erotik Gottes. Stuttgart: Kreuz Verlag, 1988
Thirleby, A.: Das Tantra der Liebe. München: Scherz, 1978
Thomann, C.: Klärungshilfe. Bern: Selbstverlag, 1986
Titze, M.: Aktive Steuerung von Übertragung und Gegenübertragung bei tiefenpsychologisch fundierter Kurztherapie. Psychotherapie Forum (Wien), 2/95, S. 61–68
Tscheulin, D.: Wirkfaktoren psychotherapeutischer Intervention. Göttingen: Hogrefe, 1992
Tsuno, T.: Gelöstes Haar. Hrsg. v. M. Hausmann. Zürich: Arche, 1974
Türcke, C.: Sexus und Geist. Frankfurt: Fischer 1991
Vissell, J., Vissell, B.: Der gemeinsame Weg. Südergellersen: Martin, 1985
Votsmeier, A.: Gestalttherapie und die Organismische Theorie. Gestalttherapie (Köln) EHP 1/1995
Wagner, L.: Lernen durch Gefühle. Stern (Hamburg), Heft Nr. 10, 27. 2. 1997

Wagner, N.: Geist und Geschlecht. Karl Kraus und die Erotik. Frankfurt: Suhrkamp, 1981
Walf, K. (Hrsg.): Tao für den Westen. München: Kösel, 1989
Walster, E., et al.: Equity: Theory and research. Boston: Allyn & Bacon, 1978
Watts, A.: Der Lauf des Wassers. Frankfurt: Suhrkamp, 1982
Weber, M.: Wirtschaft und Gesellschaft. Tübingen: Mohr, 1964
Weininger, O.: Geschlecht und Charakter. Wien: Braumüller, 1917
Wieck, W.: Männer lassen lieben. Stuttgart: Kreuz, 1987
Wilber, K.: Halbzeit der Evolution. München: Scherz, 1981
Wilber, K. (Hrsg): Das holographische Weltbild. München: Scherz, 1986
Wille, D.: Couples therapy. A nontraditional approach. New York, Pelican Books, 1982
Willi, J.: Die Zweierbeziehung. Reinbek: Rowohlt, 1975
Willi, J.: Therapie der Zweierbeziehung. Reinbek: Rowohlt, 1978
Willi, J.: Koevolution. Reinbek: Rowohlt, 1985
Willi, J.: Was hält Paare zusammen? Reinbek: Rowohlt, 1991
Willi, J.: Ökologische Psychotherapie. Reinbek: Rowohlt, 1996
Witte, E.: Die Theorie der kognitiven Dissonanz und das Konzept der Informationsintegration. In: Witte, E. (Hrsg.): Beiträge zur Sozialpsychologie. Weinheim: Beltz, 1980
Witte, E. H.: Lehrbuch Sozialpsychologie. Weinheim: Beltz, 1994
Witte, Lehmann: Ein Funktionsmodell von Ehe und Partnerschaft. Gruppendynamik, Heft 1, 1992
Wölpert, F.: Sexualität, Sexualtherapie, Beziehungsanalyse. Wien: Urban & Schwarzenberg, 1983
Wright, R.: Diesseits von Gut und Böse. Evolutionäre Psychologie. München: Limes, 1996

Zeitschriften

Jahresbericht Ehe-, Familien- und Lebensberatung in der Erzdiözese Freiburg. Jahresbericht 1995
Jahresbericht Psychologische Beratung im Familien-Center CPF Luxemburg: Bilanz 1996
Zeit für die Liebe. Veröffentlichung des Verbandes Katholischer EFL-BeraterInnen. Jahrestag. 1994
Zeitschrift: petra, Nr. 6/96, S. 106–110: Sex-Forschung – Schöner kommen mit dem A-Punkt.

Sachverzeichnis